看護学テキスト NiCE

精神看護学II
地域・臨床で活かすケア

対象者の力を引き出し支える

改訂第3版

編集 萱間真美 稲垣 中

南江堂

執筆者一覧

◆ 編 集

萱間　真美	かやま　まみ	国立看護大学校
稲垣　　中	いながき　あたる	青山学院大学教育人間科学部／保健管理センター

◆ 執 筆 （執筆順）

稲垣　　中	いながき　あたる	青山学院大学教育人間科学部／保健管理センター
滝上　紘之	たきうえ　ひろゆき	慶應義塾大学医学部精神・神経科学教室
山本　暢朋	やまもと　のぶとも	国立病院機構　榊原病院
久保健一郎	くぼ　けんいちろう	東京慈恵会医科大学解剖学講座
加藤　英生	かとう　ひでお	慶應義塾大学医学部精神・神経科学教室
尾久　守侑	おぎゅう　かみゆ	慶應義塾大学医学部精神・神経科学教室／国立病院機構下総精神医療センター
野﨑　昭子	のざき　しょうこ	慶應義塾大学医学部精神・神経科学教室／国立病院機構下総精神医療センター
中川　敦夫	なかがわ　あつお	聖マリアンナ医科大学神経精神科学教室
天野　瑞紀	あまの　みづき	慶應義塾大学医学部精神・神経科学教室
野上　和香	のがみ　わか	慶應義塾大学医学部精神・神経科学教室
西　大輔	にし　だいすけ	東京大学大学院医学系研究科公共健康医学専攻
阿部　晃子	あべ　あきこ	慶應義塾大学医学部精神・神経科学教室
片山奈理子	かたやま　なりこ	慶應義塾大学医学部精神・神経科学教室
宗　未来	そう　みらい	東京歯科大学市川総合病院精神科
大橋　明子	おおはし　あきこ	前聖路加国際大学大学院看護学研究科
石井　歩	いしい　あゆみ	医療法人社団欣助会吉祥寺病院看護部
福島　鏡	ふくしま　かがみ	聖路加国際大学大学院看護学研究科
後藤　優子	ごとう　ゆうこ	医療法人社団碧水会長谷川病院看護部
岡本　典子	おかもと　みちこ	医療法人社団リラ　訪問看護ステーションスマイルリラ
大熊　恵子	おおくま　けいこ	宮城大学看護学群
秋山　美紀	あきやま　みき	埼玉県立大学保健医療福祉学部看護学科
長田　洋和	おさだ　ひろかず	京都ノートルダム女子大学現代人間学部心理学科
瀬戸屋　希	せとや　のぞみ	聖路加国際大学大学院看護学研究科
菊地　俊暁	きくち　としあき	慶應義塾大学医学部精神・神経科学教室
宮本　有紀	みやもと　ゆき	東京大学大学院医学系研究科健康科学・看護学専攻
野田　賀大	のだ　よしひろ	慶應義塾大学医学部精神・神経科学教室
木村　沙織	きむら　さおり	NTT東日本関東病院看護部
大竹眞裕美	おおたけ　まゆみ	社会医療法人一陽会　一陽会病院看護・福祉部

田村　法子	たむら　のりこ	慶應義塾大学医学部精神・神経科学教室／医学教育統轄センター
藤澤　大介	ふじさわ　だいすけ	慶應義塾大学病院医療安全管理部／慶應義塾大学医学部精神・神経科学教室
岡田　佳詠	おかだ　よしえ	国際医療福祉大学成田看護学部
根本　友見	ねもと　ともみ	国際医療福祉大学成田看護学部
船越　明子	ふなこし　あきこ	神戸市看護大学
藤井　千代	ふじい　ちよ	国立精神・神経医療研究センター精神保健研究所地域精神保健・法制度研究部
林　亜希子	はやし　あきこ	訪問看護ステーションメンタル名古屋
半澤　節子	はんざわ　せつこ	自治医科大学看護学部
遠藤　直子	えんどう　なおこ	国立看護大学校看護学部
木戸　芳史	きど　よしふみ	浜松医科大学医学部看護学科
渡邉　忠義	わたなべ　ただよし	社会医療法人あさかホスピタル
永井真理子	ながい　まりこ	東京大学医学部附属病院看護部
米倉　一磨	よねくら　かずま	NPO法人　相双に新しい精神科医療保健福祉システムをつくる会　相馬広域こころのケアセンターなごみ
角田　秋	つのだ　あき	東京有明医療大学看護学部
河野　伸子	かわの　のぶこ	横須賀共済病院看護部
寺岡征太郎	てらおか　せいたろう	帝京大学医療技術学部看護学科
笹井　美香	ささい　みか	（株）円グループ　訪問看護ステーション鈴

はじめに

　第3版の刊行にあたり，編集者として稲垣中先生をお迎えすることができました．

　本書は，2019年に故人となられた前任の編集者・野田文隆先生が，精神科医療を地域に展開するうえで，一貫して用いられてきた，「バイオ・サイコ・ソーシャルモデル」を軸にしています．

　このモデルは，病気と治療の生物学的理解（バイオ・からだ），当事者や家族の出来事に対する反応（サイコ・こころ），社会・地域・家族や大切な人とのかかわり（ソーシャル・かかわり）という視点から精神障害をもつ人と暮らしを理解し，支援しようとするものです．

　今回の改訂では，バイオ・からだの視点と記載をさらに強化し，「精神障害にも対応した地域包括ケアシステムの構築」を目指した，国の施策と精神保健医療福祉政策との関係，法制度の説明，そして看護職がどのように参加することを期待されているかを学べるように整理しました．

　2019年に発生し，現在まで私たちのこころとからだに大きな影響を及ぼしている，新型コロナウイルス感染症の蔓延は，自殺者の動向，メンタルヘルス対策への強い関心・ニーズとも関連しています．近年の大規模災害がもたらしているこころの問題と，自分自身の夢に向かってリカバリーしていくための力であるレジリエンス（回復力），支援モデルとしてのストレングスモデルについても詳しく解説しました．

　このような時代に学ぶみなさんは，さまざまな困難を感じてこられたと思います．不利なこと，イメージと異なることも多く経験されたことでしょう．看護師となったとき，私たちが出会う多くの方々も，予想外の健康問題，こんなはずではなかったと思う状況に直面し，それを乗り越えて新しい生活を組み立てる必要性に迫られています．みなさん自身が経験した困難が，人とじっくり話したいと願う気持ち，その中で相手を理解したいと願える気持ちに，つながっていく力になると信じています．

　悩みをもつことは，人として当然のことであり，自分で行う工夫と，必要なときは他者に助けを求めることで，新しい自分を獲得することができます．こころの健康への取り組みを身近に感じられる時代に学ぶみなさんに，さらに状況を理解し，当事者とともにリカバリーに向けて取り組むための知識が，看護師として進む道のりを支えることを願い，このテキストを届けます．

2021年10月

編集者を代表して　萱間真美

初版の序 〜The door has been opened〜

あなたはなぜ看護師になろうとしているのでしょうか？

いろんな人に聞かれ，自分でも考え……でも，やっぱり「本当の」動機はわからない人が多いのではないでしょうか．それは，人はなぜ助け合うのかという不思議とつながっている問題です．人間は陰惨な喧嘩をしたり，大きな戦争をする一方，親子を超え，家族を超え，地域を超え，世界を超えて援助し合います．そうしたいからするわけではなくても，母親にはぐれて泣いている子どもがいたら，つい「どうしたの？」と声をかけてしまいます．息を切らしているおばあさんがいたら，席を譲ってしまいます．そんなものの集合体が，きっと援助というDNAを人間に刷り込んだのでしょう．援助職になろうと思う人は，そのDNAに導かれているのかもしれません．でも，DNAだけでは，援助職のあなたの人生は決まりません．素質を磨いていくのは，なにあろう「あなた」です．

さて，そのあなたは，この「精神看護学−こころ・からだ・かかわりのプラクティス」という教科書を持って，その厚さにうんざりしていませんか？　項目の多さにくらくらしていませんか？　きっと「試験のために読まなければいけない」「国試のために勉強しなければいけない」という気持ちが先に立って，この本の持つ豊穣な世界に思いが立ちいたらないのだろうと思います．教科書は，すべてを読むことやすべてを覚えることに目的があるわけではありません．DNAがあなたの身体の地図であるように，教科書はあなたの知識と経験の地図です．

この本は，人の"こころ"の看護という，大きな挑戦を描いた地図です．身体看護という比較的目に見える対象を扱う看護に対し，精神看護はおおむね画像や生化学検査などでは判別はできない"こころ"という目に見えない対象を看護します．「えっ，それってどうするの？」という素朴な疑問が湧いてくるはずです．そのあなたの素朴な疑問の導くままに，この本を紐解いてください．身体が傷ついたり，血を流したり，痛みを抱えるように，こころも痛み，発熱し，病みます．そのケアはクーリングや，ギプスや，手術ではないけれども，ちゃんと同様な手当てがあるのです．

この教科書では，そのケアをバイオ（からだ）・サイコ（こころ）・ソーシャル（かかわり）という視点から考えています．それは人間という存在がそのように組成されているからであり，その中心にあって，でも，透けて見えるわけではない精神は「からだ・こころ・かかわり」の中を駆け巡り，栄養されているからです．このアプローチはなにより，対象を広く，大きく，深く理解していこうとするものです．

この教科書の道順は，まずこの地図の意図を示し（第Ⅰ章），精神を病む人の症状を理解し（第Ⅱ章），どんなアセスメントや治療・ケア・支援が必要かを示し（第Ⅲ章），その看護とはなにかを解説し（第Ⅳ章），最後に看護の対象者が守られるべき社会的手段（つまりは法律）を示します（第Ⅴ章）．

　それぞれの章には，もっと詳しい地図が添えられていると理解してください．でも，山に登るにもいろいろなルートがあります．頂上を目指す人もいれば，見晴らしのよい中腹でピクニックをしたい人もいるでしょう．ふもとからルートを眺めて「いい景色だなあ」と満足する人もいるかもしれません．それぞれに精神看護の「風景」を理解してもらえればいいと思います．

　ただ，「からだ－こころ－かかわり」という峰を越えて，頂上に出たときの絶景は，あなたの苦労のぶんだけ感動を与えてくれるでしょう．また，看護師としてのあなたに大きな知識と深い理解を与えてくれるでしょう．あなたの援助職としてのDNAが「こころの看護」の醍醐味にあなたを誘うかもしれません．そんな好奇心と，探求心を持ってこの本に向かってください．

　　こころの看護を旅するあなたに，登山口（Door）はすでに開かれています．
　　　　　　　　　　The door has been opened!

2010年1月

編集者

目　次

第Ⅶ章　心理・社会的側面の検査

1　心理学的側面からアプローチする検査　長田洋和

2　社会機能・家族機能を測る尺度　瀬戸屋　希

総目次

第V章

精神を病む人は
どんな状態を示すのか

学習目標

1. 精神症状と現症（状態像）について理解する.

1 精神症状とは何だろう

この項で学ぶこと

　　1．精神症状を正確にとらえることの意義や注意点を学ぶ．
　　2．主な精神症状の特徴を理解する．

A．精神症状をとらえるために

　　ここでは，精神症状をとらえるために患者と面接を行うにあたって注意を要する点について解説する．

　　第1に，精神疾患は身体疾患と違って生物学的な指標が少ない．したがって，精神疾患を正しく評価するためには精神症状を正しく評価しなければならない．

　　第2に，精神症状は**主観的症状**（自覚的症状）と**客観的症状**（他覚的症状）の2つに分けられる．主観的症状というのは患者が直接に体験する症状のことで，医療者を含めた患者以外の者は，患者自身の陳述を経由しないと把握することができない．たとえば，幻聴や被害妄想が存在する患者の場合，患者本人が「神の声が聞こえてくる」とか，「悪の秘密結社が自分のことを尾行している」などといった主観的な体験を説明してくれれば，患者以外の者もその症状の存在を把握できるが，説明してくれなかった場合には把握できない．一方，客観的症状というのは患者以外の者であっても認識できる症状のことで，患者の表情や服装，行動，話し方などがこれに属する．たとえば，うつ病の患者の場合，患者自身が症状について説明してくれなかったとしても，面接時の様子から意欲の低下や悲哀感の存在，また，話す速度が遅くなったことなどによってうつ状態の存在を客観的に確認できる場合があるし，同様に，統合失調症の患者の場合もセルフケア能力の低下や独語，空笑をはじめとする行動上の異常などの存在によって統合失調症の疑いをもったり，あるいは重症度の評価をすることができる場合がある．看護学生として精神医学を学ぶみなさんの中には，精神科診療では主観的症状のみに基づいて症状の評価を行うものではないかといった印象を漠然ともっていた人もいるかもしれないが，客観的症状も主観的症状と同様に重要な所見であることに留意されたい．

　　第3に，初めて精神科を受診する場合には本人以外に家族や恋人，あるいは職場の上司・同僚などが同伴してくることが多いが，症状評価を行うに際しては，これらの本人以外の同伴者からも話を聞く必要がでてくることが多い．というのは，病識を欠く，あるいは病識が不十分な精神障害者が少なくないからである．たとえば，躁状態の患者は実際に存在する症状を軽めに申告したり，まったく訴えなかったりするし，逆にうつ状態の患者は睡眠障害をはじめとするさまざまな症状を実際よりも重症であるかのように訴える場合

がある．精神看護・医学をこれから学ぶみなさんの中には，なんとなく，患者本人の問題は患者本人に聞くべきであって，本人以外に確認することに違和感を覚える人がいるかもしれないが，その背景にはこれらの事情がある．また，同伴者から話を聞くのであれば，家族から話を聞けば十分であるように思われるかもしれないが，必ずしもそうとは言えない．同居する家族の前では精神障害に基づく問題をあらわにしていない一方で，職場などでさまざまな問題が発生している場合がしばしばみられるからである．ここで問題なのは，同伴者の言っていることが必ずしも正しいとは限らないことである．ことによると，その同伴者は特殊な価値観の持ち主であったり，思い込みの激しい人であったりするかもしれない．したがって，患者本人と同伴者の見解が食い違ったときに無条件に同伴者の言い分を信じるのは危険なことである．また，同伴者の主張の間に食い違いがある場合も十分に起こりうる．精神症状の評価を行う際には，患者本人と同伴者から話を聞いたうえで，総合的，客観的に判断を下すことが必要になる．

B. 意識とその障害

1 ● 意識とは

　意識という言葉がもつ意味は多様であり，どのような文脈，もしくは学問分野で用いられるかによってその意味が異なる．医学分野における意識とは，あらゆる精神現象が生ずる場もしくは舞台のことであり，健常な状態，つまりあらゆる刺激をそのままの強さで認識でき，自分や周囲の様子をよく知っている，はっきりとわかっている状態を意識が清明である，もしくは覚醒意識と表現する．言い換えるならば，精神現象が生ずる舞台全体が適度な明るさで照らされている状態である．意識には，その明るさ（清明度），広がり，質的なもの，という3つの標識がある．

　しかしながら，人間の精神生活は，必ずしも上記の舞台上でのみ繰り広げられるわけではない．舞台の上以外のそのような場所を**無意識**という．

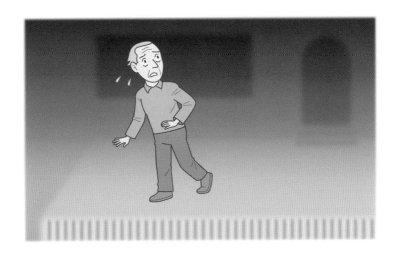

表Ⅴ-1-1　ジャパン・コーマ・スケール（JCS）

Ⅰ：覚醒している	
1	見当識は保たれているがいまひとつはっきりしない
2	見当識障害がある
3	自分の名前や生年月日を答えられない
Ⅱ：刺激に応じて一時的に覚醒する	
10	ふつうの呼びかけで開眼する
20	大声で呼びかけたり，強く体を揺すったりすると開眼する
30	痛み刺激を加えつつ大声で呼びかけるとかろうじて開眼する
Ⅲ：いかなる刺激を加えても覚醒しない	
100	痛みに対して払いのけるなどの動作をする
200	痛み刺激で手足を動かしたり顔をしかめたりする
300	痛み刺激に対してまったく反応しない

付．R：不穏，I：失禁，A：自発性喪失．例：100-I，20-RI．

2 ● 意識の障害

　意識の標識には，明るさ，広がり，質的なもの，という3つの標識があると述べた．この3者それぞれに関する障害について，順に触れていく．

a. 明るさの障害：意識混濁

　意識の障害とは，基本的にはその舞台が暗くなってしまい，舞台上で何が起きているかを把握しづらくなるものであり，これを**意識混濁**とよぶ．意識混濁には，意識清明（正常）から昏睡（後述の，いかなる刺激にもまったく反応しない状態．JCS Ⅲ-300）に至るまで種々の程度があり，どれくらいの意識混濁が生じているかを表すのに**ジャパン・コーマ・スケール**（Japan Coma Scale：**JCS**）と**グラスゴー・コーマ・スケール**（Glasgow Coma Scale：**GCS**）という2つの評価尺度がしばしば用いられる．

　JCSは別名3-3-9度方式とよばれ，意識清明でない場合に，まず自発的に開眼しているか否か，および閉眼している場合に，なんらかの刺激によって開眼するか否かの3段階に分ける．自発的に開眼する場合を一桁とする．おおむね意思の疎通はとれるがなんとなくはっきりしない状態をⅠ-1，今いる場所や今の日時などの見当識が障害されている状態をⅠ-2，自分の名前を想起できない状態をⅠ-3とする．閉眼しているが，刺激で開眼する場合を二桁とする．呼びかけるのみで開眼する場合をⅡ-10，大声または体を揺さぶる刺激で開眼する場合をⅡ-20，痛み刺激を加えてようやく開眼する場合をⅡ-30とする．どのような刺激でも開眼しない場合を三桁とする．痛み刺激を払い除けるような動作をする場合をⅢ-100，痛み刺激に対しなんらかの（払い除ける以外の）動作が認められる場合をⅢ-200，痛み刺激に対しても一切の動作を認めない場合をⅢ-300とする（**表Ⅴ-1-1**）．

　GCSは開閉眼，言語，動作の3要素を加味して意識レベルを評価するものである．開閉眼については自発的に開眼している場合を4，呼びかけにより開眼する場合を3，痛み刺激で開眼する場合を2，まったく開眼しない場合を1とする．言語については，見当識が保たれている場合を5，会話が混乱している場合を4，会話にならず混乱した言葉がでてくるのみの場合を3，言葉にならず呻き声などの理解不能な音声が認められるのみの場合を2，発語がない場合を1とする（気管挿管によって発声不能となっている場合はtと表記

表Ⅴ-1-2　グラスゴー・コーマ・スケール（GCS）

E：開　眼	E
自発的に開眼している	4
呼びかけると開眼する	3
痛み刺激で開眼する	2
痛み刺激でも開眼しない	1
V：最良言語反応	**V**
見当識が保たれている	5
見当識障害があり会話が混乱する	4
発語がみられるが会話は成立しない	3
意味のない発声	2
発声みられず（挿管されている：t）	1
M：最良運動反応	**M**
命令に従って四肢を動かす	6
痛み刺激部位に手をあてようとする	5
痛み刺激に対して四肢を引っ込め逃避する	4
四肢を屈曲させたまま（除皮質硬直）	3
四肢を伸展させたまま（除脳硬直）	2
一切の運動反応を認めない	1

し1として扱う）．動作については，従命可能な場合を6，痛み刺激を加えた部位に手をやる場合を5，痛み刺激から逃避する場合を4，四肢を屈曲させたままの状態を3，四肢が伸展したままの状態を2，一切の動作や姿勢を取らず何の反応もない場合を1とする．3要素（開閉眼をE，言語をV，動作をMと表記する）の合計点で意識レベルを判定する．すなわち3点が昏睡（E1V1M1），15点が意識清明（E4V5M6）となる（**表Ⅴ-1-2**）．

いずれの評価尺度も，被検者の側に精神的な要因による反応性の低下（主に昏迷状態が挙げられる）が存在する場合，意識混濁の程度を正しく評価できなくなることに注意を要する．

意識の明るさが亢進した状態を過度覚醒などとよび，覚せい剤使用後などにみられることがある．

b. 意識の広がりの障害：意識狭窄

意識混濁の有無にかかわらず，意識の広がりが狭まった状態を**意識狭窄**とよぶ．特定の刺激に対してしか反応しなくなるものであり，舞台に例えるならば，舞台の一部しか照らされていない状態である．意識混濁がない状態で生じる意識狭窄の一種が催眠であり，施術者の指示に対してしか反応しなくなるのである．

c. 意識の質的な障害：意識変容

軽度の意識混濁がある中で，種々の精神症状が合併した場合を**意識変容**とよぶ．もうろう状態，せん妄，錯乱，アメンチアなどが挙げられる．いずれも，通常は意識混濁の原因となる身体疾患が軽快ないし治癒することで意識変容も改善ないし治癒するが，一過性に残存する場合もある（通過症候群）．

(1) もうろう状態

急に意識狭窄が生じて，目の前のことにしか注意が向けられなくなり，周囲の状況が把握できない不安などを契機として突発的な行動や暴力行為に及ぶのをもうろう状態とよぶ．

幻覚や錯覚を伴う場合もあれば，伴わない場合もある．もうろう状態の終了後には健忘を残す．電気けいれん療法やてんかん発作の後に生ずることが多い．意識混濁が軽い場合，行動異常が目立たず，一見して異常がないように思われることもある．時に意識清明下にもうろう状態が生じることがあり，解離性もうろう状態とよばれる．これは自己暗示による一種の催眠状態である．

(2)せん妄

軽度から中等度の，動揺する意識混濁に加えて注意が散漫となり，短時間の周期で精神状態の悪化と改善を繰り返す（夜間の悪化が多い）ものを**せん妄**とよぶ．「天井を虫が這っている」などの幻視や，本人の生活史とはかけ離れた内容の妄想を訴え興奮状態を呈するのが特徴的である．身体科病棟において，高齢者にしばしば認められるために認知症の周辺症状との鑑別が問題となるが，せん妄の場合，中身がより突拍子もなく，訴えが一貫しない傾向がある．

せん妄は，古典的には幻覚妄想状態や興奮状態の併存が必須とされていた．一方で米国精神医学においては，1980年代以降，幻覚妄想状態がなくともせん妄とみなせるようにその定義が変えられ，古典的な意味でのせん妄は**過活動型せん妄**という名称となり，軽度の意識混濁に注意の散漫さが加わったのみで，幻覚妄想状態や興奮状態を伴わない状態が**低活動型せん妄**と名づけられた[1]．

(3)錯　乱

ある程度の意識混濁を背景に，見当識や記憶が障害され，考えがまとまらなくなり（後述の「思路」が障害されて思考散乱が生じ），話の中身がぐちゃぐちゃになって混乱している状態である．興奮や幻覚，妄想を伴うことがある．

(4)アメンチア

軽い意識混濁に考えのまとまらなさ（思考散乱）が加わっているものの，思考散乱への自覚があり，まとまらない状態に対して困惑し，同じ質問を繰り返す状態である．

(5)通過症候群

意識混濁が改善した後，もしくは意識混濁へと移行する直前に，幻覚や妄想，感情・意欲障害，健忘などの精神神経症状を認める場合があり**通過症候群**とよばれる．回復過程において通過症候群を呈した場合，その後，無症状（健常な状態）に至ることもあるが，とくに頭部外傷などの器質性障害発生後においては通過症候群を呈してから慢性期症状（認知機能低下，パーソナリティの変化）へと移行していくこともある．

▌引用文献▌
1) 深尾憲二朗：精神科における「意識障害」歴史と概念．臨床精神医学 **49** (3)：301-310, 2020

C.　知能とその障害

1 ● 知能とは

知能とは判断力，思考力，自発性などに基づき，自らにとって新しい課題を解決する能力を指す．厳密には記憶力や知識量とは区別されるが，知能はそれらとおおむね相関する

ものでもある．知能は本来測定不可能なものであるが，どれくらいのレベルにあるのかを推定するために，一定の課題を与え，その解決能力を測定する知能検査（第Ⅶ章1節A参照）が行われる．たとえば，田中-ビネー知能検査，ウェクスラー成人知能検査（Wechsler Adult Intelligence Scale：WAIS），ウェクスラー児童用知能検査（Wechsler-Bellvue Intelligence Scale for Children：WISC）などが挙げられる．知能検査の結果は知能指数（intelligence quotient：IQ）などの数値で表される．IQは精神年齢（検査の得点が，平均的な健常者であれば何歳時点における結果に相当するかという年齢）を生活年齢（実際の年齢）で割り，100を掛けた数値である．したがって平均的な健常者のIQは100となる．

2 ● 知能の障害

　知能の障害には，先天的なものと後天的なものがあり，前者が**精神遅滞（知的障害）**，後者が**認知症**である．これらは知能の量的な障害であり，いずれも意識障害や急性の精神障害がないことが前提となる．一方で，量的な障害がないにもかかわらず，一時的に知能が低下しているようにみえることがあり，知能の質的な障害としてまとめられる．

a. 精神遅滞（知的障害）

　精神遅滞は，生まれながらに，もしくは生後早期より知能レベルが低い状態を指す．遺伝的な要因によって決定される部分もある一方，重い精神遅滞の場合は，脳の形成障害などの先天性疾患や胎児期における感染，周産期の事故，乳幼児期の脳炎といった，脳の正常な発育発達を妨げる要因が背景にあることが多い．

　程度に応じて，軽度，中等度，重度，最重度の4段階に分けることができる．IQの数値に応じた区別が一般的であるが，米国精神医学会による診断基準であるDSM-5においては数値による区別がなく，種々の能力について，実際の生活の中でどの程度のことができるか，支援が必要かに応じた区別となっている[1]．

b. 認知症

　認知症は，いったん正常に発達した知能が，器質的な脳の障害，たとえば脳梗塞や脳の萎縮によって低下していくものを指す．知能のみならず記憶や見当識，感情など種々の精神機能が程度の差こそあれ，同時に障害されていくことが多い．したがって，認知症の可能性を検討するための評価尺度（改訂長谷川式簡易知能評価スケール［HDS-R］やMini-Mental State Examination［MMSE］がよく用いられる）においては，たとえばHDS-Rの場合，見当識，即時再生，遅延再生，計算，注意など，知能にかかわる複数の能力について測定することとなる．

c. 知能の質的な障害

　一時的に認知症のような状態を呈するものや，言行不一致で言動に見合った行動が伴わないものが含まれる．前者は仮性認知症などとよばれ，簡単なことを間違える的外れ応答（たとえば，馬の足の数は5本と答える）をはじめ，わざと頭がわるいように振る舞っているように見受けられる．退行や幼稚症，ガンザー（Ganser）症候群などともよばれる．後者は自分の能力に見合わない高い目標を掲げ，達成できずに失敗を繰り返すものなどがある．

▌引用文献▌
1) 日本精神神経学会日本語版用語監修，高橋三郎，大野　裕（監訳）：DSM-5 精神疾患の分類と診断の手引，
p.18-22，医学書院，2014

D. 記憶とその障害

1 ● 記憶とは

　記憶とは，過去の情報を取り入れて保持し，必要に応じて取り出して用いられる能力を指す．したがって，記憶は記銘（情報をインプットする），保持（情報を蓄えておく），再生（情報を思い出してアウトプットする．追想ともよばれる）という3つの段階からなる．保持時間や内容によっていくつかの種類に分けることができる．

a. 時間による分類：短期記憶と長期記憶

　記憶を保持していられる時間によって，**短期記憶**（主として即時記憶）と**長期記憶**（近時記憶，遠隔記憶）とに分けられる．

　即時記憶は，記銘された内容を1分間程度，持続して覚えているものである．即時記憶の内容を再生することを即時再生という．

　近時記憶は数分から数日程度の記憶で，記銘した後で別のことに意識を向け，その後に思い出せるものである．こちらの再生を遅延再生という．遠隔記憶は月，年単位の記憶で，自らの過去や歴史的事件を思い出せることを指す．

b. 短期記憶から長期記憶への移行：作業記憶

　長期記憶の内容と短期記憶の内容を組み合わせて物事の理解や課題の遂行を助け，同時にその短期記憶内容を長期記憶に追加させていくのを**作業記憶**（ワーキングメモリー）という．たとえば長い文章を読み進めるときは，そのつど，新たに読んだ部分（短期記憶）とそれ以前に読んだ部分（長期記憶）を組み合わせるという作業を繰り返していくのだが，これが作業記憶の過程である．

c. 記憶内容による分類：陳述記憶と手続き記憶

　遠隔記憶の内容によって，**陳述記憶**と**手続き記憶**の2種類に分けることができる．陳述記憶は言葉などの形で表現可能な記憶である．エピソード記憶（自らの過去や体験に関する記憶）と意味記憶（学習した内容，有名人の名前や地名など世間一般で共有されている知識）からなる．一方の手続き記憶は，自転車に乗る，楽器を演奏するなど，体で覚える技能を指す．

2 ● 記憶の障害

　記憶の障害は，大まかには記銘の障害と再生の障害に分けられる．

a. 記銘の障害

　記銘の障害とは，新しいことを覚えられない記銘力低下である．これは近時記憶の障害によって引き起こされ，主として認知症や意識障害において認められる．加齢に伴い，健常者であっても記銘力低下が生じるものであり，これを良性老人性物忘れとよぶ．認知症とは，日常生活やその他の認知機能が保たれている点で区別される．

b. 再生の障害

再生の障害には，保持された記憶をどれくらい思い出せるかという，量的な側面に関する障害と，記憶の中身が変わってしまったり，存在しない記憶が作り出されてしまったりするという，質的な側面に関する障害がある．

(1)再生の量的な障害

再生の障害は，保持された記憶を全般的に思い出しづらくなる記憶減退，ありありと思い出しすぎる記憶増進，一定期間の出来事などを思い出せなくなる健忘からなる．古いことより新しいこと，複雑なことほど忘れやすい傾向があり，リボ（Ribot）の法則とよばれる．

健忘は，その原因によって器質健忘と心因健忘に分けられる．器質健忘は，脳血管障害や認知症，頭部外傷，物質使用など，主として脳に（物理的な）障害が起こることによって生ずるものである．その障害が生じていた期間全体を思い出せなくなった場合を全健忘，ところどころに再生可能なところがある場合を部分健忘とよぶ．障害が生じるよりも前の出来事までさかのぼって思い出せなくなると逆向性健忘となる．逆に，障害が生じた後の出来事を覚えられなくなる（つまり再生ではなく記銘障害である）ものを前向性健忘とよぶ．

心因健忘は，上記のような脳への障害ではなく，思い出すと不安や不快をもたらす記憶を，本人の意思とは無関係に（無意識的に）押さえ込んでしまい，その結果として思い出せなくなっていることである．思い出させなくするこころの働きを抑圧とよぶ．ある特定の人物や出来事のことだけを忘れるものを選択健忘というが，その出来事が虐待や大事故への遭遇など，思い出すこと自体がきわめて苦痛なものである場合に解離性健忘とよばれることがある．他に，自分の過去すべてを忘れる全生活史健忘といったものが挙げられる．

(2)再生の質的な障害

記憶の内容が加工され，記銘されたときと再生されたときの内容が異なるものを誤記憶や記憶変容とよぶ．そもそも体験されていないのに架空の記憶が作り出されてしまい，実際にあったことであるかのように再生されるものを仮性記憶もしくは偽記憶とよぶ．仮性記憶の一種に既視感（デジャ・ビュ）が挙げられ，初めて見るものがいままでに見たことがあるように感じられることである（側頭葉てんかんでみられる）．

E. 知覚とその障害

1 ● 知覚とは

見る，聴く，味を感じる，匂いを嗅ぐ，触れるという五感（順に視覚，聴覚，味覚，嗅覚，触覚という）をまとめて感覚という．感覚によって得られた情報をもとに自分や周囲の出来事や状態を知るのが知覚である．

2 ● 知覚の障害

知覚の障害には，量的なものと質的なものとがある．

a. 知覚の量的な障害

　知覚の量的な障害としては，まず，刺激を本来より強いものと感じられる知覚過敏，本来より弱いものと感じられる知覚鈍麻がある．視覚領域に生じると，物が実際よりも大きく見える大視症，小さく見える小視症となるが，身体の全体や一部が拡大もしくは縮小したように感じられるなどした場合には「不思議の国のアリス症候群」とよばれる．これらの他に，身体基盤の明確でない痛みである精神痛，切断されてもう存在しない身体部位の痛み（たとえば，右足を切断した者が右足の痛みを訴える）である幻肢痛，末梢神経損傷の後に耐えがたい痛みが生じる灼熱痛が挙げられる．

b. 知覚の質的な障害

　知覚の質的な障害としては，主に**錯覚**と**幻覚**が挙げられる．

(1)錯　覚

　錯覚とは，枯れ木を幽霊と間違えるように，対象を誤って別のものであると知覚することである．幽霊を例としたように，くっきりと見えず，不鮮明・不明瞭に感じられるのが通例である．しかし，鮮明・明瞭な錯覚が生じる場合もあり，パレイドリアとよばれる．

(2)幻　覚

　幻覚とは，存在しないものが知覚されることを指す．五感それぞれの領域に応じた幻覚がある．光や単純な音といった単純なものが知覚される場合を要素幻覚，人の姿や言葉など，より複雑なものが知覚される場合を有形幻覚という．また外界の現実であるかのごとくにはっきりと知覚されるものを真正幻覚とよび，あまりはっきりした形をとらなかったり，あるいははっきりしつつもこころに浮かぶイメージであるかのように感じられたりして，真正幻覚の特徴のいくつかをもたないものを仮性幻覚とよぶという分類もある．

①幻　視

　存在しないはずのものが見える**幻視**は，意識障害下に「病室の天井を虫が這っている」と訴えるせん妄や，びまん性レビー小体型認知症において「布団のひだの上に生首が見える」という訴えが認められるように，身体的要因がある程度判明している精神障害（器質性/外因性精神障害）において生ずることが多い．視力低下が生じた高齢者に幻視が認められるものをシャルル・ボネ（Charles Bonet）症候群という．

②幻　聴

　他の人には聞こえない音が聞こえる**幻聴**は，要素幻覚である幻音と，なんらかの言葉が聞こえる，つまり有形幻覚である言語幻聴からなる．言語幻聴は主として統合失調症において認められ，なかでも自分の考えが声になって聞こえる考想化声，誰かと誰かが話し合っている，もしくは自分と誰かが話し合っている声が聞こえる会話形式の幻聴，自らの行為を批評したり干渉したりする声が聞こえる行為批評の幻聴の3種類は，ドイツの精神科医クルト・シュナイダー（Schneider K）によって「一級症状」とされ，統合失調症に特徴的なものと考えられた．一方で，言語幻聴は解離性同一性障害（多重人格障害）において，別人格由来の声として生じることもあるが，統合失調症に比べて，多少なりとも頭の中から聞こえてくるように感じられる場合が多いとされる[1]．

③幻触・臓器幻覚

　触覚にまつわる幻覚は，それが皮膚表面に関してのものであるかそれ以外であるかに

よって複数種に分けられる．虫が這いずり回っているなど，皮膚表面に生じる幻覚を幻触とよぶ．その一方，「頭の中がビリビリする」「胃がなくなった」など，内臓にまつわる幻覚を臓器幻覚とよぶ．

④幻味・幻嗅

味に関する幻覚を幻味，匂いに関する幻覚を幻嗅とよぶ．いずれも異様なものに感じられ，不快感をもよおして被毒妄想などの被害妄想につながりやすい．

⑤体感幻覚

頭にネジが入っているなど，体内についての，実際には生じ得ない訴えを体感幻覚という．口の中に見えない糸が垂れ下がっているなど，口腔内に関する訴えが多いとされる．

⑥機能幻覚

実際の知覚と同時に，その知覚と同じ領域に幻覚が生ずるものを機能幻覚という．水の流れる音に悪口などの幻聴が乗っかって聞こえるが，水音が止まると幻聴も止まるなどである．

(3)その他

錯覚と幻覚の他に，音の聞こえ方がいつもと違うなど，対象がいつもとは違って感じられるという知覚変容や，「自分の後ろに誰かがいる」というような，幻覚なしに存在を知覚する実体意識性といった知覚異常が挙げられる．

▌引用文献▌
1）柴山雅俊：解離性障害「うしろに誰かいる」の精神病理，p.84，筑摩書房，2007

F. 思考とその障害

1 ● 思考とは

思考とは，なんらかの目的に沿って，五感を通じて得られた情報を集めたうえで，各々の情報同士をつなげてその全体像をイメージし，判断や予測を作り上げていく作業である．また，考えられた内容のことを**観念**や**考想**とよび，それが具体的な像（視覚や聴覚など，感覚を伴うもの）となる場合には**表象**とよぶ．つまり，なんらかのメロディや人物の像を思い浮かべた場合，そのメロディや人物が表象となる．

2 ● 思考の障害

思考の障害は，そのあり様（形式）についての障害と，その中身（内容）についての障害に分けることができる．

a. 思考形式の障害

思考形式の障害としては，その流れやつながり，まとまり，速さ（まとめて**思路**という）の障害，体験の障害が挙げられる．

(1)思路の障害

①思考制止

考えを進めようとしても進みづらくなり，物事を思い浮かべるのも難しくなって，「考

えるのに努力が要る」状態となること．うつ状態において典型的なものである．

②観念奔逸

考えが速くなりすぎ，しかもささいな刺激によって脇道に逸れやすくなって観念同士の結びつきが弱まり，まとまらなくなって，目標に達しないことを指す．躁状態において典型的である．

③思考途絶

思考の流れが突然止まることを指す．主に統合失調症においてみられ，多くの場合，短時間で再開するため，急に黙った後，しばらくしてまた話し始めるという経過となる．考想奪取と同時に生ずることが多く，「考えを誰かに抜き取られて（考想奪取）考えが止まりました（思考途絶）」という訴えとして現れる．

④支離滅裂（滅裂思考，思考散乱），連合弛緩

思考をまとめられなくなり，観念同士が意味のある結びつきを失って，互いに無関係な観念同士が続けて出てくるために，何を言っているのかが掴めなくなるのを支離滅裂とよぶ．原則として躁状態を伴わず，観念同士の結びつきがなくなる点で観念奔逸とは異なる．意識清明時に，とりわけ統合失調症においてみられるものを滅裂思考，意識障害時にみられるものを思考散乱とよぶ．支離滅裂の程度が軽い場合には連合弛緩とよばれる．

⑤迂遠

物事の細部にこだわってしまい考えが回りくどくなるために，目標には到達するもののそこまでの時間が延びてしまうことを指す．てんかんや認知症など，脳自体になんらかの異常が存在する場合にみられる．

⑥保続

観念を切り替えられず，違う質問を出されても前の質問に対する答えを繰り返すなどして，いつまでも同じことを考え続けてしまうことを指す．

(2) 思考体験の障害

①優格観念

強い喜怒哀楽や恐怖に結びついて，思考のベースを形づくる観念を優格観念という．支配観念や固定観念ともよばれる．かつては観念の内容が誤ったものである場合のみを指すこともあった[1]が，現在では必ずしも誤ったものとはいえない場合をも含むことがある．たとえば，「がんだけでは死にたくない（ので抗がん薬治療の副作用で死んでもよい）」という考えは，がんへの恐怖を背景とした優格観念と見ることができる．また，近年では，特定の優格観念をもつ人々が，インターネット上で「○○脳」とよばれ揶揄されていることがある．

②強迫観念

不合理な内容の考えがおかしいとわかっていつつ，その考えを捨てられずにとらわれてしまうことを強迫思考とよび，その不合理な考え自体を強迫観念とよぶ．たとえば，家の鍵をかけたことを確認しており，そのことを覚えているにもかかわらず，鍵をかけ忘れたのではないかと考え続けてしまう状態である．それ以外の正常な考え，ないし活動が制限される．

③自生思考

普段の考えと関係ない考えがひとりでに浮かんできてしまい，自分でコントロールできないことを指す．統合失調症の前触れとして生じることがある．

b. 思考内容の障害

思考内容の障害には，恐怖症，心気症，妄想の3種類がある．

(1)恐怖症

恐怖症は，恐れなくてよいとわかっているのに，特定の対象を恐れすぎることである．広場恐怖，社交恐怖，特定恐怖，疾病恐怖など恐怖の対象によって分けられ，不安障害というカテゴリーを構成するが，あらゆるものが恐怖の対象となりうる．

(2)心気症

心気症は，身体面のささいな不調を恐れすぎることである．心気症の対象となる症状としては，頭痛や頭重感，持続性のめまい，疼痛，肩こり，動悸，不整脈，悪心，胃部不快感，便秘，下痢，易疲労感など多岐にわたる．治療の必要はないと医師に説明されても納得できず，病院を転々とする（ドクターショッピングという）傾向がある．

(3)妄　想

妄想は，主として自分自身に関して誤ったことを確信し，周囲がそのようなことはないと明確な根拠をもって訂正を試みるも，かたくなに拒絶するというものである．この拒絶におけるかたくなさは健常人においてみられる頑固さをはるかに超え，健常人が「妄想する」などと前置きして語るもの（それはしばしば単なる「想像」もしくは「空想」であり，いとも簡単に訂正が可能である）とはまったく違うものである．感情や他の体験に由来せず，ひとりでに生じる妄想を一次妄想もしくは真正妄想，なんらかの出来事をきっかけに，ある程度了解可能な形で生じる妄想を二次妄想もしくは妄想様観念とよぶ．統合失調症では前者（被害妄想，被影響妄想），気分障害では後者（気分の落ち込みに対応して生じる微小妄想，躁状態において生じる誇大妄想）が認められることが多い傾向がある．

この妄想にも，形式による分類と内容による分類がある．

①妄想の形式による分類

妄想の形式には，妄想知覚，妄想着想，妄想気分の3種類がある．

妄想知覚は，たとえば「隣りの家のベランダに白いハンカチが干されたのを見て，明日私を逮捕する合図だと直感した」など，知覚されたものに，きっかけなく誤った意味づけをするものである．妄想着想は，何のきっかけもなく妄想を思いついて確信に至るものである．妄想気分は，なんらかの確信に至っていない点で厳密には妄想ではないが，何か破滅的なことが起きてしまいそうな，得体の知れない不気味な雰囲気が感じられる状態を指す．統合失調症の発症直前にみられることがあり，世界没落体験とも称される．

②妄想の内容による分類

妄想はその内容によって，被害妄想，微小妄想，誇大妄想，被影響妄想の4種類に分けられる．

被害妄想は，「誰々に何々をやられている」と確信する妄想である．自分の考えが筒抜けになっているなど，特定あるいは不特定の他者との実在しない関係ができてしまう関係妄想，皆が自分を見ているという注察妄想，食事に毒が盛られている，あるいは医薬品が

毒薬にすり替えられているなどの被毒妄想，怖い組織の者に追われているとする追跡妄想，しまっておいたはずの物がなくなっているので同居の嫁が盗んだに違いないなどの物盗られ妄想，配偶者が不貞を働いているなどの嫉妬妄想などが挙げられる．

　微小妄想は，自分はもうだめになってしまったと確信する，自己を過小評価する内容の妄想である．後の祭りで取り返しがつかないと，過去を向いたものが典型的である．ひどいことをしてしまったとする罪業妄想，もう破産してしまったなどと訴える貧困妄想，重病にかかっているに違いないとする心気妄想などがある．主としてうつ状態において認められることが多い．

　誇大妄想は，自分は（とてつもなく）すごいと確信する妄想である．高貴な家柄の出であるとする血統妄想，偉大な発明をしたとする発明妄想，誰々に恋されているとする恋愛（被愛）妄想，我こそは人類を救うなどとする宗教/救済者妄想などがある．

　被影響妄想は自分の行動が他者に干渉ないし支配されていると確信する妄想である．自らの考えを誰かに操られているというものが典型的であるが，キツネなどの動物が乗り移ってきたなどとする憑依妄想や，自分は誰それの生まれ変わりであるとする変身妄想も存在する．

▌引用文献▌
1)　内村祐之，西丸四方，島崎敏樹ほか（訳）：ヤスペルス精神病理学総論　下巻，p.162，岩波書店，1956

G. 感情とその障害

1 ● 感情とは

　感情とは，快，不快，喜怒哀楽などといったこころの状態のことで，「気分」，「情動」，「情性」，「熱情」などが含まれる．**気分**とは，「ゆううつな気分」，「楽しい気分」などのように特別な対象や内容をもたず，持続的な比較的弱い感情のことである．**情動**とは喜怒哀楽など，状況に反応してみられる激しい感情のことで，自律神経系と関連した身体症状を伴うことが多い．**情性**とは同情，恥，良心などといった人間的道徳感情のことである．**熱情**とは特定の対象に向けられた激しい持続的な感情のことで，学問，宗教，恋愛などに対する熱情は人を行動に駆り立てるエネルギーをもっている．

2 ● 気分の異常

　気分の異常には，動機のない気分の異常，**気分変動性**，**多幸症**が含まれる．

a. 動機のない気分の異常

　動機のない気分の異常には，明確な原因がないのに気分がゆううつになる**抑うつ気分**や，同じく，明確な原因がないのに気分が高揚する**爽快気分**が含まれる．抑うつ気分はうつ状態，爽快気分は躁状態でみられる代表的症状である．

b. 気分変動性

　気分変動性とは気分が不安定で外部からの影響で変わりやすいものを指し，パーソナリティ障害の1つである「気分変動者」や脳器質性疾患などでみられる．

c. 多幸症

　多幸症とは客観的な状況にそぐわない空虚で表面的な爽快気分のことで，認知症を含めた脳器質性疾患や酩酊時などでみられる．

3 ● 感情の興奮性の異常

　感情の興奮性の異常は，感情の興奮性の低下と感情の興奮性の亢進の2つに分類できる．

a. 感情の興奮性の低下

　感情の興奮性の低下には情動麻痺，感情（情意）鈍麻，高等感情の鈍麻，情性欠如が含まれる．

　情動麻痺とは，地震などの大災害や突発的なショックを受けたときに呆然として，恐怖をはじめとする感情の動きが停止したように見える状態のことである．

　感情鈍麻とは，統合失調症の，とくに慢性期に出現する症状で，外界からの刺激があるのに感情が起こらない状態のことを指す．感情鈍麻がみられると，喜怒哀楽の感情が鈍くなり，身近な人に対しても愛情や関心を示さなくなり，道徳感情や美的感情なども鈍くなって，他人の迷惑も構わず，身だしなみも不潔でだらしなくなったり，暑さ，寒さや痛みなどに鈍感になる．

　高等感情の鈍麻とは，道徳感情や美的感情などが低下する状態のことで，盗みや虚言，不潔行為など，本来のその人であれば考えられない道徳に反する行為をするなどといった形で現れ，認知症などにおいて出現する．

　情性欠如とは，愛情，同情，羞恥，自責，後悔，良心などといった感情に乏しい状態のことで，パーソナリティ障害や統合失調症の欠陥状態などにおいて残忍な犯罪行為を行なっても平然としているなどといった形で現れる．

b. 感情の興奮性の亢進

　感情の興奮性の亢進とはささいなことで激怒したり，不機嫌になったりする状態のことで，**易刺激性**ともいう．易刺激性が著明な場合には暴言や暴力であたり散らす場合もある．易刺激性は酩酊状態，躁状態，統合失調症，認知症，パーソナリティ障害などで出現する．

4 ● 感情調節障害

　感情調節障害とは，ささいなことで笑い，怒り，泣くなどといった過度の感情が誘発される感情失禁のことである．感情失禁は脳血管性認知症などの脳器質性疾患で感情の調節能力に問題が発生した結果もたらされる．

5 ● 感情の体験様式の異常

　自我の能動性意識（後述）が減弱すると，自分がロボットのように感情のない存在となったように感じ，周囲の事象を生き生きと感じられなくなるといった**離人症，離人体験**とよばれる症状が出現する．

6 ● 病的感情

　病的感情には**不安，恍惚**（エクスタシー），**両価性**（アンビバレンス）が含まれる．

a. 不　安

不安とは，対象がない漠然とした未分化な恐れの感情のことで，対象がある恐れの感情である恐怖（本節F「思考とその障害」参照）とは別のものであるが，実際にはしばしば混同される．不安はしばしば動悸，発汗，呼吸困難，胸内苦悶，振戦，めまい，頭痛などの自律神経症状を伴う．とくに不安が著しい場合には不安発作，あるいはパニック発作といって，破局感や切迫感を伴い，上記の自律神経症状や過呼吸症候群を伴う．不安発作の再発を恐れて不安を抱くことを予期不安といい，パニック障害などでしばしば出現する．

b. 恍　惚

恍惚とは，気分高揚が強まって，感激してうっとりと我を忘れ，あまりの幸福感のために自分自身がなくなってしまったように感じ，宇宙や神などと融合したように感じる状態のことである．恍惚は宗教的な悟りを開いたときや，LSDなどの幻覚薬の急性中毒状態，統合失調症，てんかんや解離性障害におけるもうろう状態などでみられることがある．

c. 両価性

両価性とは，同一の対象に愛と憎，快と不快など，相反する感情が同時に起こる状態のことで，統合失調症などで認められる．

H.　欲動・意志の障害

1 ● 欲動の障害

欲動とは，あらゆる精神活動のもとになる力で，人は欲動に駆られて行動する．欲動には食欲，性欲，睡眠欲，排泄欲，休息欲などが含まれる．ここでは欲動全般に関する障害と個々の欲動に関する障害に分けて説明する．

a. 欲動全般に関する障害

欲動の減退は前頭葉障害や間脳障害などの脳器質性疾患やうつ病，統合失調症などで自発性や活動性の低下といった形で認められ，顕著な場合には行動がまったく起こらなくなることもある．

欲動が亢進すると躁病性興奮や緊張病性興奮などといった精神運動興奮がみられる．**躁病性興奮**とは気分の高揚に加えて，食欲や性欲の亢進，多弁，多動，徘徊，浪費などがみられるものの，行動の意図は了解できるというもので，躁状態において認められる．一方，**緊張病性興奮**とは言動にまとまりが乏しく，意図がわからないのが特徴で，主に緊張型統合失調症でみられる．

b. 食欲の異常

食欲に関する異常には，食欲の低下，食欲の亢進，そして食欲の質的異常である異食症の3つがある．

食欲の低下は，脳内の摂食中枢が障害された場合や神経性無食欲症，うつ病・うつ状態などにおいてみられる．

食欲の亢進は，知的障害や認知症などのために食欲に対する抑制がかからなくなった場合や神経性大食症や躁状態などにおいてみられる．

異食症は，砂，土，床材のリノリウム，ゴミなど通常は摂食の対象とならないものを食

べるという症状のことで，知的障害，認知症，統合失調症などでみられる．

　なお，食欲の低下と類似した症状に，食欲自体はあるにもかかわらず，幻覚・妄想などのために食事を拒む**拒食**というものがある．

c. 性欲の異常

　性欲に関する異常には性欲の低下，性欲の亢進，そして性欲の質的異常である性倒錯の3つがある．

　性欲の低下は，うつ状態，内分泌障害，知的障害，アルコール依存症などでみられ，男性の場合は性交不能，女性の場合には不感症として出現する．

　性欲の亢進は，認知症や知的障害などで性欲に関する抑制がかからなくなった状態や躁状態，内分泌障害で認められ，男性ではサチリアーデス，女性ではニンフォマニアとよばれる．

　性倒錯には，通常は性対象とならない小児や高齢者を性対象にする小児性愛や老人性愛，動物を性対象にする動物性愛，死体を性対象にする死体性愛，異性が身につけているものや毛髪，手足，排泄物などに性欲を感じるフェティシズム，自身の性器や裸身を性対象である他者に露出することに性的満足を感じる露出症，性対象である他者の性器や裸身を見ることに性的満足を感じる窃視症，性対象である他者に苦痛を与えることに性的満足を感じるサディズム，逆に苦痛を与えられることに性的満足を感じるマゾヒズムなどがある．

2 ● 意志の障害

　意志とは欲動の上に立って，欲動に方向性を与え，一定の目標を設定して，手段を選択して行動に導くものである．意志の障害は欲動に対する意志による統制が障害される欲動統制の障害と意志発動の障害に分けられる．前者の場合には衝動行為が出現するという形で現れる．一方，後者では**制止**（精神運動制止），**昏迷**，**途絶**，**緊張病症候群**などが出現する．

a. 制　止

　制止とは欲動そのものは低下していないのに，意志の発動の面に問題があるため，思考，行動のテンポがまるで歯車が錆びついているかのように遅くなる状態のことで，うつ病・うつ状態においてみられる．

b. 昏　迷

　昏迷とは意識障害がないにもかかわらず，意志の表出や行動をとることができない状態のことで，抑うつ性昏迷，緊張病性昏迷，解離性昏迷がある．

c. 途　絶

　途絶とは意識障害がないにもかかわらず，思考や行動の流れが突然遮断される現象のことで，統合失調症に特有の症状である．途絶がみられた場合，患者は突然黙り込むものの，しばらくすると思考や行動の流れが再開される．

d. 緊張病症候群

　主に**緊張型統合失調症**で出現する意志の発動の障害によってもたらされる症候群である．緊張病症候群では緊張病性興奮，緊張病性昏迷の他にカタレプシー（強硬症，蝋屈症），反響動作，反響言語，常同症などがみられる．

　カタレプシーとは，筋緊張が高まり，不自然な姿勢を長時間保ち続けるという症状のことで，意志発動性の低下と他から与えられた刺激に対する被暗示性の亢進によって惹起されるといわれている．**反響動作**，**反響言語**とは相手の動作をオウム返しに繰り返すもので，これも意志発動性の低下と被暗示性の亢進によって惹き起こされるといわれている．**常同症**は状況にかかわらず，同じ動作や行動を自動的に反復することで，常同行為，常同運動，常同姿勢，常同言語などがある．常同症は緊張病症候群の他にも，認知症，知的障害，自閉症，脳炎後遺症などにおいてみられる．

Ⅰ. 自我意識とその障害

1 ● 自我意識とは

　自我意識とは，自分自身をこころの中でどのように意識しているかということで，自己と他者・外界の区別を認識する意識のことである．自我意識は，能動性意識，単一性意識，同一性意識，外界に対立する自我意識の4つから構成される．

2 ● 能動性意識

　能動性意識は精神活動が自分のものである，つまり，「知覚，思考，行為しているのは自分である」という自己所属性の意識と，「自分がそれを行っている」という実行意識から構成され，これが障害されると，**離人症**，**させられ体験**（作為体験）や**憑依体験**などが出現する．

a. 離人症

　離人症というのは，自分の存在や身体感覚，行為に対する実感や外界に対する現実感がなくなって，喜怒哀楽といった感覚も感じられなくなる症状のことである．離人症は外界意識離人症，内界意識離人症，身体意識離人症に分類される．**外界意識離人症**というのは外の対象が生き生きと感じられないという症状で，たとえば，「（外のものと）自分との間にベールがあるようで生き生きと感じられない」とか，「ファインダー越しにものを見ているようで生き生きと感じられない」などといったように感じられる．**内界意識離人症**とは自分自身の実在感がなくなるという症状で，見る，考えるという体験に対して，「自分自身がやっているという実感がわかない」などといったように感じる．**身体意識離人症**とは手足などの自分の身体が自分自身のもののように感じられなくなるという症状である．

　離人症は統合失調症，うつ病，恐怖症性障害，強迫性障害，てんかん，疲労時などに出現しうる．

b. させられ体験

　させられ体験というのは，自分の思考，感情，行動が他人や外部の力によって支配されているように体験する症状のことで，たとえば，「テレパシーによって自分の行動が操られる」，「誰かに考えを操られている」などといったように感じられる．させられ体験は統合失調症に特徴的な症状の1つである．

c. 憑依体験

　憑依体験とは，神や仏，霊などといった超自然的な存在や狐などの動物，他の人などが

自分に乗り移ってくるという症状のことで，解離性障害の1つである「トランスおよび憑依障害」や統合失調症などにおいてみられる．

3 ● 単一性意識

単一性意識とは，ある瞬間において自分は1つであるという意識のことで，これが障害されると自分は分裂して2つ以上存在し，「自分の右半身と左半身は別々の人間である」，「自分はもう1人の自分から干渉されてしまう」などといった二重体験や，幻視として自分の姿を外界に見る自己像幻視，自分の考えが声になって聞こえてくるという考想化声などが出現する．

4 ● 同一性意識

同一性意識とは，自分が過去から現在に至る時間経過の中で一貫して同一の人物であるという意識のことで，これが障害されたものが，2つ（あるいはそれ以上）のまったく異なる人格が異なる時間に出現し，しかも，それぞれの人格は別の人格の言動について記憶していない二重人格（多重人格）という症状である．

5 ● 外界に対立する自我意識

外界に対立する自我意識とは，自分と周囲との境界や自分と他人との区別を意識することで，これが障害されると，外界と自分の区別が怪しくなり，「自分の考えが周囲に知れわたってしまう」という考想伝播や，「自分が頭の中で考えていることが他人にわかってしまう」という考想察知などといった，自我漏洩症状とよばれる自分の内側から外側に漏れ出ていく症状が出現する．

J. パーソナリティ（人格）とその障害

1 ● 性格，人格，気質とは

性格とは，個人に備わった心理的特徴の全体を意味するものであり，特定の状況や対象によって，その人なりの感情や意志に関する反応傾向や行動様式として現れる．性格と人格や気質が重複している部分も少なからずある．

人格とは，性格とほぼ同じ意味で用いられることもあるが，倫理・道徳・教養といった社会的価値観を加えた個人的特徴を指しており，外に現れる社会的側面が強調され，発育や経験などによって後天的に形成される要素が大きい．人格を意味する英語はパーソナリティ（personality）であるが，語源はラテン語で演劇の仮面を意味するペルソナ（persona）である．

気質とは，刺激に対する反応特性を意味しており，先天的・生物学的要素が強いとされる．

2 ● 性格，気質の分類

性格や気質を類型化し，その違いを検討することは，古くから試みられてきた．よく知

られているのは，ユングの分類とクレッチマーの分類の2つである．

a. ユングによる分類：内向型と外向型

　ユング（Jung CG）は，精神分析学の立場から，性格を**内向型**と**外向型**に分類している．
　内向型とは，精神的エネルギーが自己の内界に向かい，興味や関心も自己に向かうものである．このため，内向型性格であれば，非社交的・消極的で，孤独を好み他者と距離をとる傾向がみられる．外向型とは，精神的エネルギーが自己の外界に向かい，興味や関心も自己以外の対象に向かうものである．このため，外向的性格では，社交的・積極的であり，他者との交際を好む傾向がみられる．

b. クレッチマーによる分類：統合失調症気質，循環気質，てんかん気質

　クレッチマー（Kretschmer E）は，気質や体型と疾患を関連づけ，以下の3つの気質に分類している．
　統合失調症気質では，細身型の体型に対応し，まじめ・内気・非社交的で，繊細さがみられる．**循環気質**では，肥満型の体型に対応し，ユーモアがあり社交的で，爽快と抑うつを認める．**てんかん気質**では，筋骨隆々とした闘士型体型に対応し，几帳面で融通が利かず，徹底性がある一方，爆発性も認められる．

3 ● 人格の障害

a. パーソナリティ障害

　米国精神医学会が作成した精神科診断基準であるDSM-5（第Ⅵ章3-1節参照）においては，人格の障害を**パーソナリティ障害**という形で分類している．パーソナリティ障害では，認知・感情性・対人機能・衝動統制といった面で，患者が属する文化において期待されるものから著明に偏っており，そのために自分自身あるいは社会が悩まされることになる．パーソナリティ障害は，思春期あるいは青年早期に現れ，長期にわたって変わることなく存在し，広範で柔軟性に乏しく，苦痛や障害を引き起こすといった特徴がある．DSM-5においては，パーソナリティ障害をおおむね10類型に分類している．

(1)A群パーソナリティ障害

　猜疑性/妄想性パーソナリティ障害では，他者の動機を悪意のあるものとして解釈するような様式が，シゾイド/スキゾイドパーソナリティ障害では，社会的関係からの離脱と感情表出の範囲が限定されるような様式が，統合失調型パーソナリティ障害では，親密な関係において急に不快になる様式などが認められ，この3つのパーソナリティ障害はA群パーソナリティ障害とされる．A群パーソナリティ障害の患者は，奇妙で風変わりに見えることが多い．

(2)B群パーソナリティ障害

　反社会性パーソナリティ障害では，他人の権利を無視・侵害する様式が，境界性パーソナリティ障害では，対人関係・自己像・感情の不安定さや著明な衝動性がみられる様式が，演技性パーソナリティ障害では，過度な情動性を示し他者の注意を引こうとする様式が，自己愛性パーソナリティ障害では，誇大性や称賛されたい欲求に加え共感の欠如を示す様式がみられ，これら4つのパーソナリティ障害はB群パーソナリティ障害とされている．B群パーソナリティ障害の患者は，演技的・情緒的で移り気に見えることが多い．

(3)C群パーソナリティ障害

　回避性パーソナリティ障害では，社会的抑制・不全感・否定的評価に対する過敏性を示す様式が，依存性パーソナリティ障害では，世話をされたい欲求に関連し従属的でしがみつく様式が，強迫性パーソナリティ障害では，秩序・完璧主義・統制にとらわれる様式がみられ，これら3つのパーソナリティ障害はC群パーソナリティ障害とされている．C群パーソナリティ障害の患者は，不安や恐怖を感じているように見える．

b. 人格変化を認める病態

　この他，統合失調症の残遺状態（本章2節J参照）では，無為で自閉的といった人格変化がみられることがある．また，脳の器質性障害では，易怒性や易刺激性の亢進，脱抑制，情動不安定などといった人格変化が認められることもある．さらに，神経症性障害や依存症といった疾患においても，人格が果たす役割は，臨床上重要であると考えられる．

K. 高次脳機能とその障害（失語，失行，失認）

1 ● 高次脳機能障害の原因と特徴

　高次脳機能とは，注意，記憶，知覚，学習，思考といった認知機能に加え，行為に伴う情動を含めた精神機能のことを意味している．**高次脳機能障害**とは，病気や外傷によって脳が部分的に損傷した結果として引き起こされる，さまざまな神経心理学的障害を指す．

　高次脳機能障害を引き起こす疾患は多岐にわたるが，東京都の調査結果によると，最も多いのが脳血管障害であり，全体の8割を占め，次いで頭部外傷が1割を占めている．

　症状は多彩であり，失語・失行・失認のほか，記憶障害，注意障害，遂行機能障害，社会的行動障害などといった症状が認められる．なお，東京都の調査によると，通院患者の場合，行動と感情の障害44.5％（意欲の障害，抑うつ状態，不安，興奮状態など），記憶障害42.5％，注意障害40.5％，失語症40.4％などが挙げられた[1]．こうした症状は，主に精神・心理面を中心として出現することから，外見上は目立たず，本人自身も障害を十分認識できない場合が多い．また，在宅での日常生活，とくに社会活動場面において障害の症状が現れる一方，診察場面では目立ちにくいため，医療者が障害を見落としてしまうこともある．

2 ● 高次脳機能障害の症状

a. 失　語

　失語とは，言語の理解・表出障害を意味し，末梢感覚器の障害や構音障害[*1]とは区別される．失語症は流暢性失語と非流暢性失語に大別される．声の高低や強弱の変化といった抑揚の自然さをプロソディというが，流暢性失語では，プロソディが保たれるものの，錯語[*2]が多く，聞き手にとっては理解困難な内容になりやすい．典型例はジャルゴン（jargon）とよばれ，これはフランス語の「ちんぷんかんぷん」を意味する言葉に由来する．非流暢性失語では，会話の速度が遅くなり，プロソディが失われ，一文の長さも短く

[*1]構音障害：発語に関する中枢あるいは末梢器官が損傷したために，うまくしゃべることができない状態のこと．
[*2]錯語：失語症において，誤った音韻を選択して発音すること．

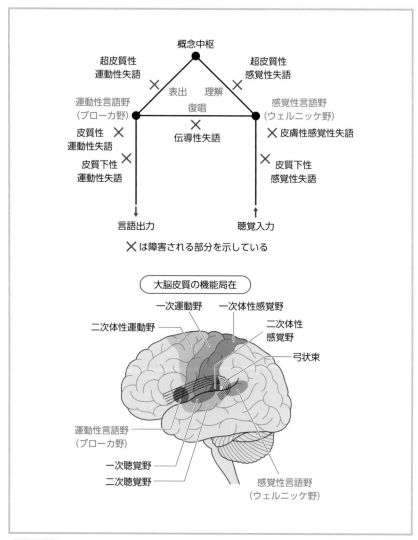

図Ⅴ-1-1　ウェルニッケ・リトハイムの図式

なり，典型的には助詞や助動詞が省略され，努力性発語[*3]がみられる．

(1)失語症の分類

　失語症における臨床像の分類としては，ウェルニッケ・リトハイム（Wernicke-Ritheim）の図式を用いれば理解しやすい（**図Ⅴ-1-1**）．大脳皮質の運動性言語野をブローカ野，感覚性言語野をウェルニッケ野とよび，両者を連合する経路として弓状束がある．

①運動性失語

　運動性失語は運動性言語野の障害によるものであり，最も多いタイプの失語である．自発言語が障害され，臨床的にも非流暢性失語がみられるものの，言語理解は保たれる．また，復唱は不可能であり，口頭言語に加え，書字言語も同様に障害される．皮質下性の運

[*3]努力性発語：喉に力の入った，絞り出すような声が観察される．

動性失語では，口頭言語のみが侵され，書字に関する機能は障害されないため，純粋運動失語ともよばれる．超皮質性の運動性失語では，運動性失語同様の症状が現れるものの，復唱は可能である．

②感覚性失語

感覚性失語は感覚性言語野の障害によるものであり，言語理解が障害されるため，重症例では一語文ですら理解できない．臨床的には流暢性失語を呈し，多弁であり，錯語がみられる．また，復唱が困難であり，書字機能も障害される．皮質下性の感覚性失語では，感覚性失語同様の症状が観察されるが，感覚言語中枢が保たれるため，錯語は目立たず，多弁になることもない．書字機能は正常であり，純粋感覚失語とよばれる．超皮質性の感覚性失語では，感覚性失語同様の症状をきたすが，復唱は可能である．

③伝導性失語

伝導性失語は，運動性言語野と感覚性言語野を結ぶ弓状束の障害によるものである．言語理解は正常であるものの，音韻性錯語が多いため音読は不可能であり，流暢性失語が観察される．優位半球[*4]の言語野が広範に障害された場合には全失語（自発言語，理解，復唱，書字などあらゆる言語機能が障害される）がみられるが，時間の経過と共に回復する例が多く，運動性失語や感覚性失語に移行する．また，喚語困難（発語時に言うべき言葉が出てこない状態）を特徴とする失名詞失語がみられることがあり，この場合には，言語理解，自発言語，復唱といった機能は障害されない．

b．失　行

失行とは，以前に可能であった行為ができなくなることを意味する．

(1)肢節運動失行

肢節運動失行では，指先の巧緻運動ができなくなる手指失行などがみられる．

(2)観念運動失行

言われた動作の内容を理解しているものの，遂行できない失行のことを観念運動失行とよび，意図的な運動はできないものの，自動運動は可能であるといった特徴が存在する．

(3)観念失行

観念失行は，一連の複合的な動作ができなくなる失行であり，1つひとつの動作が可能であっても，それらを組み合わせることは不可能となる．

(4)構成失行

構成失行とは，絵や図形を描く，積み木を組み立てるといった図形の構成が障害される失行で，模写もできなくなる．着衣失行は，着衣という行為に限って不可能になる失行である．

c．失　認

失認とは，五感を通して得られた対象を認知できない病態のことを指す．

(1)視覚性失認

視覚性失認には，物体を見てもわからず，触れるなどして初めて認知できる物体失認や，顔を見ても誰か理解できないが，声を聴くと理解できるといった相貌失認などがある．

[*4]優位半球：左右の大脳半球のうち，ある特定の機能と密接に関係している大脳半球を優位半球，そうでない大脳半球を劣位半球とよんでいる．右利きの人の95％は左大脳半球が言語優位半球であるとされる．

(2)視空間失認

　視空間失認には，以下の3タイプが存在することが知られている．

　半空間失認は，視空間の半側にある視覚対象が認知されない状態のことを指す．地誌的失認では，空間における物体の位置関係に関する認識が障害される失認であり，自宅や施設内において，自室の場所がわからなくなるといった症状がみられる．バリント（Bálint）症候群は，注視の精神麻痺，視覚失調，視覚性注意障害からなり，まれな症候群で，両側の頭頂・後頭移行部が病変とされる．

(3)聴覚性失認

　聴覚性失認は，音楽や音声が聞こえているものの，それが何の音かわからない状態のことを指す．

(4)触覚性失認

　触覚性失認は，手に触れた物体の認知が障害される状態のことを意味する．

(5)身体失認

　身体失認とは，自己の身体部位の位置関係，大きさなどの認知が障害されるものである．このうち，身体部位失認では，自分の身体の各部位を認知できなくなる．手指失認，左右失認，失書，失算の4症状が存在するものをゲルストマン（Gerstmann）症候群とよんでいる．半側身体失認では，身体の半分を無視し，その部分が存在しないかのように振る舞う．

(6)病態失認

　病態失認は，自己の病態に対する無認知で，片麻痺への否認として現れることが代表的である．

3 ● 高次脳機能障害を引き起こすその他の病態

a. 前頭葉症候群

　前頭葉症候群とは，腫瘍や外傷，前頭側頭型認知症のように，前頭葉に広範な損傷が存在する場合に現れる，意欲・感情・知能などの多彩な精神症状を示すものである．自発性が低下し，脱抑制がみられ，性的逸脱行動や反社会的行動，深みのない上機嫌・児戯的態度といった症状がみられることもある．

b. 側頭葉症候群

　側頭葉症候群とは，腫瘍や外傷・前頭側頭型認知症やヘルペス脳炎のように，側頭葉に広範な損傷が存在する場合に現れる，意欲・感情などの多彩な精神症状を示すものである．無関心や発動性低下，脱抑制といった症状がみられるほか，両側性に障害されると，高度の記憶障害や逆向性健忘といった健忘症候群が出現する．側頭葉てんかんでは，幻覚が生じることも多い．

■ 引用文献 ■

1)　東京都福祉保健局：高次脳機能障害者実態調査結果—調査結果のポイント（概要），p.2，〔https://www.fukushihoken.metro.tokyo.lg.jp/joho/soshiki/syougai/seishiniryo/oshirase/kouji.files/point.pdf〕（最終確認：2021年9月15日）

学習課題

1. 精神症状を正確にとらえるために，どのようなことが必要ですか.
2. 代表的な精神症状にはどのようなものがありますか.

2 現症・状態像を理解しよう

この節で学ぶこと

1. 現症，症候群，状態像とはどのようなことか理解する．
2. 代表的な状態像の概要を理解する．

A. 現症とは何か

1 ● 症候群，状態像，現症とは

　精神症状は単独で出現することもあるが，通常は関連がある症状がいくつかの一定の組み合わせで出現する．このような一定の症状の組み合わせのことを**症候群**とよぶ．そして，いくつかの症状，あるいは症候群の組み合わせによって形作られる病状の全体像のことを**状態像**という．

　また，**現症**とは，現在治療中の，あるいはこれから治療する疾患の症状のことである．患者の精神障害の評価を行う際には現症を把握するための面接を実施したうえで，観察された症状，症候群を状態像としてとらえることになる．

2 ● 現症から患者をとらえる

a. 面接時の着目点

　面接にあたっては，患者の**表情**，**動作**，**話し方**，**態度**といった点に注目する．

　とくに表情は，患者の精神状態をよく反映することが多い．たとえば，統合失調症急性期では硬い表情が，統合失調症慢性期や精神遅滞，認知症では弛緩した表情が認められる．また，躁状態では朗らかな，うつ状態では元気がなく沈んだ表情がみられる．

　動作については，患者が指示どおり円滑に動作できるか，患者の動作に緩慢さやぎこちなさが存在するかを確認する．

　話し方については，たとえば，躁状態では大声・早口で，会話の内容が次々と変化していく様子が観察され，うつ状態ではぼそぼそと小声で話し，会話の内容も乏しい様子が観察されることが多い．統合失調症においては，会話の内容にまとまりがない，急に黙り込むといった症状が観察される．

　態度については，診察に協力的か否か，落ち着いているか，緊張しているかといった点を観察する．病識を欠く患者では，医療者に対して拒絶的態度を示すことも少なくない．

b. 患者の内的世界を把握する

　面接によって患者の**内的世界**を把握するように努める．面接は精神疾患の評価を行ううえで最重要の方法である．面接では来院の目的や最もつらい症状である主訴を患者から聴

取し，その後に発症時期，現病歴，既往歴，家族歴，生活歴や生活習慣，性格などについて聴取しながら，以下の項目（本節B〜J）などに該当するような精神症状の有無を把握する．発症時期や現病歴に関しては，発症が急性か亜急性か，エピソード的か持続的かといった事項を把握する．

　家族歴に関しては，疾患・症状に関する家族的集積傾向の有無や，家族構成員の心理的相互関係を把握していく．性格傾向に関しては，患者が陳述するものと，第三者が把握しているものが異なることもあるため，双方から聴取することが望ましい．

B. 不安状態

　不安状態とは，対象のない漠然とした恐れの感情がみられる状態のことで，症状の程度が著しい場合には苦悶状態とよばれる．不安状態には発作性のものと持続性のものが存在する．**パニック発作**とは，予期できない，急性で強烈な不安が生ずる発作のことで，口渇，動悸，息切れ，発汗，振戦といった自律神経症状を伴う．パニック発作は通常は数分程度で終息するが，患者はしばしば「発作のために死んでしまうのではないか」と恐れ，循環器内科や呼吸器内科などを受診したり，救急外来に運ばれたりすることもある．パニック発作を繰り返すと，発作が生じていない状態においても，患者は発作が生じるのではないかと恐れるようになる．これが**予期不安**である．

C. 心気状態

　心気状態とは，自己の健康や身体のささいな不調に対して過度の恐れを抱くことを意味する．心気状態を主訴とする疾患を**心気症**とよぶ．

　心気症患者では，自己が重篤な疾患にかかっているという恐怖を抱くものの，それに見合う身体症状が見出せない．繰り返される検査によって身体的疾患が説明できないにもかかわらず，患者は自己が重篤な身体疾患に罹患していると主張する．身体症状としては，頭痛，頭重感，疼痛，肩こり，動悸，発汗，便秘，下痢，頻尿などが，精神症状としては，易疲労感，不安，注意や集中の困難といった症状がみられる．典型例においては，患者は症状を詳細に記載したメモを準備し，医学書を事前に読みこんで受診し，医師の説明に納得せず，ドクターショッピング[*1]を繰り返すようになる．

　心気症は治療に反応しにくく，慢性的な経過をたどることが多いとされている．訴えの内容が妄想の域に達している場合には**心気妄想**とよばれる．心気妄想は罪業妄想，貧困妄想と並ぶうつ病の3大妄想の1つである（第Ⅵ章3-2節Bの**表Ⅵ-3-4** 参照）．

[*1]ドクターショッピング：患者が診察や説明などに納得できず，別の病院，また別の病院…と，医療機関を次々と受診すること．

D. 躁状態と抑うつ状態

1 ● 躁状態

躁状態では，気分は晴れやかで活動的であり，気分の高揚や意欲の増進がみられる．幸福感や充足感にあふれ，自信が湧いてくる．自信が過剰になれば，尊大な態度をとり，威圧的となる．よくしゃべり，動き回るようなことや，金銭の浪費，性的欲求の亢進，他者への不適切・過剰な介入といった症状がみられ，社会的に問題化することも少なくない．また，刺激への反応性が高まっており，興奮しやすく，抑制力の低下や衝動性の亢進といった症状も認められる．躁状態は，気分障害の1つである双極性障害の躁病相でみられるのが典型的であるが，器質性・症状性精神障害や統合失調症などにおいても出現する．

2 ● 抑うつ状態

抑うつ状態では，気分の落ち込み，悲しさ，寂しさといった症状が認められ，患者は周囲の出来事が生き生きと感じられず，理由もないのに涙を流すこともある．また意欲低下，思考制止，自己評価の低下や自責感，劣等感といった症状も認められる．患者は何をするのもおっくうだと述べ，仕事や家事の能率が上がらず，食事や入浴といったセルフケアもおっくうに感じるようになり，終日臥床（がしょう）して生活するような場合もある．考えがなかなか進んでいかず，患者に質問しても，回答が返ってくるまで一定程度の時間を要することや，質問に反応しないといった思考制止が観察される場合もある．

また，患者は喜怒哀楽の感情が低下し，何をしても楽しくないと訴え，日々のニュースにも関心をもたず，それまで楽しめていたことが楽しめなくなる．患者は自殺念慮[*2]を有し，自殺企図[*3]や自傷などといった行為が認められることもある．

ただし，抑うつ状態が重症であれば，自殺や自傷を決行しようとする意欲すら失われるが，逆に症状が軽度である時期や回復期に自殺・自傷がみられることが少なくないので，注意を払う必要がある．

抑うつ状態は，うつ病あるいは双極性障害のうつ病相でみられるのが典型的であるが，神経症やパーソナリティ障害，器質性・症状性精神障害や統合失調症などでもみられる．

E. 幻覚妄想状態

妄想状態とは，意識清明な状態で妄想が出現した状態のことで，これに加えて幻覚も出現した状態のことを**幻覚妄想状態**という．幻覚妄想状態は統合失調症で発生することが最も多いが，器質性・症状性精神障害や精神作用物質関連障害，気分障害などでも出現しうる．幻覚は幻聴がみられることが最も多く，妄想は「他人から危害を加えられる」，「他人からいやがらせをされる」などといった被害的な内容のもののほうが多いが，「自分は高貴な家系の出身だ」，「自分は特別な存在だ」などといった誇大的な内容の妄想が出現する場合もある．患者は幻覚や妄想に対する病識はなく，それらを現実に発生している現象と

[*2,3]自殺念慮，自殺企図：自殺念慮は，自殺をしてしまいたいと考えることを指す．一方，自殺企図は，自殺を意図して自損行為を行うことを指す．

考えることが多い．幻視は症状性精神障害，せん妄，アルコール離脱に伴う振戦せん妄のように，意識変容下でみられることが多い．振戦せん妄では虫や小人が出てくるなどと表現される小動物幻視，小人幻視が特徴的である．統合失調症においても，意識清明な状況下で幻視がみられることがある．

　妄想は，当初，断片的な非体系妄想であるが，経過とともに現実の知覚や知識などと整理統合され，患者本人の認識では論理的に矛盾のない妄想体系が形成されることがある（妄想の体系化）．

F. 錯乱状態

1 ● 錯乱状態とは

　錯乱状態とは，ある程度の意識混濁を背景とした，意識狭窄をきたす意識変容状態の1つであり，主として症状性・器質性精神病でみられる．錯乱状態では外界の認知が急激に低下し，思考や行動にまとまりを欠くことになる（本章1節B-2-c参照）．

　意識混濁とは，思考，知覚，注意といった精神機能が障害された状態のことで，浅眠状態でぼんやりしている昏蒙，刺激がないと覚醒しない傾眠，強い疼痛刺激などによって不完全に覚醒する嗜眠，強い刺激が加わっても覚醒せず完全に意識が消失している昏睡などに分類される．脳神経内科や脳神経外科などではジャパン・コーマ・スケール（Japan Coma Scale：JCS）やグラスゴー・コーマ・スケール（Glasgow Coma Scale：GCS）などを用いて評価される（本章1節B参照）．

　意識狭窄とは意識野の広がりが障害されている状態のこと，**意識変容**とは注意が意識野に集中せず他の方向に向いている状態のことをいう．意識狭窄や意識変容では意識混濁に比べて複雑な精神症状を呈する．

2 ● 意識混濁，意識狭窄と関連した病態

　せん妄とは，軽度から中等度の意識混濁に激しい精神運動興奮が加わった状態のことである．せん妄では錯視などの錯覚，幻視を中心とする幻覚，不安，不穏，状況の誤認といった症状がみられ，症状は短期のうちに変動しやすい．多くは強い健忘を残し，まったく想起できないことも少なくない．

　アメンチアとは，意識混濁は軽度であるものの，思考の散乱がみられ，注意の集中が困難であり，患者は周囲の状況が十分理解できず，困惑しまとまりのない言動がみられる状態のことで，せん妄の軽度なものである．

　もうろう状態とは，意識混濁は軽度から中等度であるものの，意識狭窄が著明な状態を意味する．発症は急激で，徘徊や衝動的行為，暴力などが認められることもある．回復も急速であり，健忘を残す．

　夢幻様状態は，意識混濁あるいは意識変容に，幻視を中心とした症状が加わり，精神運動興奮状態を呈するものである．錯乱と比較し，見当識障害や滅裂思考は軽度に保たれている．てんかんの精神運動発作などでみられる．

G. 緘黙状態

1 ● 緘黙状態とは

　緘黙状態とは，構音・発語機能に問題はないにもかかわらず，自発的な発語が特定の場面，あるいは一時的ではあるものの，あらゆる場面で困難になり，その発語障害が心因性である状態のことで，まったくしゃべらない全般性緘黙と，特定の状況下のみで緘黙状態となる選択性緘黙に分けられる．聴覚障害や器質的障害による言語障害でも自発的な発語がみられない場合があるが，これらは言語機能に問題がないという点で緘黙とは区別される．

2 ● 選択性緘黙

　選択性緘黙では，自宅など他の状況においては会話しているにもかかわらず，学校などの特定の状況において，患者は一貫して話すことができない．

　5〜9歳頃の小児期で出現することが多く，まれに思春期でみられることもあり，性差はない．発達の遅れ，とくに言語発達の遅れが認められることが多く，恥ずかしがりやで引っ込み思案，不安が強いといった病前性格が指摘されることも多い．また，母親との分離不安（Ⅰ巻第Ⅲ章2節C参照）が認められるケースや，親の精神的問題，家庭不和などが認められるケースもある．社交不安，チックなどが合併する場合もある．

3 ● 全般性緘黙

　全般性緘黙は，統合失調症やその類縁疾患でみられることがあり，緊張病状態における拒絶症のほか，昏迷状態によるもの，幻聴や妄想といった病的体験によるもの，さらには衒奇症[*4]の一部としてみられるものなどがある．また，解離性障害や詐病などでも観察されることがある．

H. 通過症候群（健忘症候群）

1 ● 通過症候群とは

　通過症候群とは，頭部外傷などによって意識障害がみられた後の回復期に一過性に出現する幻覚，妄想，自発性欠如，不穏，記憶障害を中心とした精神症状のことである．通過症候群では意識障害はみられない．

2 ● 健忘症候群

　健忘症候群とは，記銘力低下や逆向性健忘を主要な徴候とし，作話や失見当識といった他の精神症状を伴わないものを指す．責任病巣は両側海馬や側頭葉内側面とされ，ベンゾジアゼピン系抗不安薬・睡眠薬の使用時や，ヘルペス脳炎後，てんかん手術後などにみられることがある．また，健忘症候群をきたす代表的疾患であるコルサコフ（Korsakoff）症

[*4]衒奇症：不自然でわざとらしく，奇を衒った動作や表情のこと．

候群は，記銘力低下，健忘，失見当識を特徴とし，意識障害や認知症は存在せず，言動は整っているようにみえるが，自己の異常に気づかず，関心や気力が乏しいといった特徴がみられる．

I. 神経衰弱状態

神経衰弱状態とは，心身の疲労や疾病，その他慢性の持続的ストレスによって生じた，神経の刺激性衰弱状態のことである．

神経衰弱状態には2つのタイプが存在する．1つは，精神的な努力の後に疲労が増強するもので，職務遂行や日常的業務にあたっての能率低下と結びつくことが多い．患者からは易疲労性，注意や集中力の低下といった症状が述べられる．もう1つは，努力した後に患者から身体的・肉体的な疲労や消耗が述べられるもので，筋の疼痛・鈍痛やリラックスできない感覚を伴う．これら2つのタイプの双方とも，めまい，筋緊張性頭痛，その他不快な身体感覚や自律神経症状を伴うことが多い．また，軽度の抑うつや不安，易刺激性，アンヘドニア[*5]，心身の健康に関する不安なども認められる．睡眠は初期および中期においては障害されることが多いものの，睡眠過剰が目立つこともある．

J. 残遺状態

残遺状態とは，統合失調症において発症から一定期間が経過して，幻覚や妄想といった急性期精神症状が消失するか，あるいは不鮮明になり，比較的安定した状態となっているものの，無気力，思考内容や会話の貧困，感情の鈍麻や平板化，自発性の欠如や受動性，表情・視線・身振りといった非言語的なコミュニケーション能力の低下，社会的ひきこもり，自己および社会的管理能力の低下などの陰性症状が支配的となっている状態のことであり，ICD-10では残遺型統合失調症がこれに相当する．

残遺状態の程度が軽度の場合には，普通に就労し社会生活を送ることも十分可能であるが，重症の場合には，終日にわたって何もせずに無為に過ごし，洗面・更衣・入浴といったセルフケアにも拒絶的であり，臥床していることが多く，それまで好きだったものに興味を示さないというような症状を呈することもある．

ただし，抗精神病薬の副作用として，残遺状態に類似した症状がもたらされることがあるので，注意を必要とする．また，施設や精神科病院に長期間滞在することによって同様の症状が出現することもある（施設症）．急性精神病症状が消退した後，陰性症状に加えて抑うつ性のエピソードが出現することがあり，これを統合失調症後抑うつとよぶ．

[*5]アンヘドニア：快感消失．快楽や喜びを感じられず，何をしても楽しいと感じられない状態のこと．

学習課題

1．「現在」「症候群」「状態像」の違いを説明してみよう．
2．代表的な状態像にはどのようなものがありますか．

対象を理解するための考え方

1 生物学的側面から理解する ―脳の構造・機能

この節で学ぶこと

1. 脳は主に神経細胞（ニューロン）とグリア細胞でできていることを理解する.
2. 神経細胞の間での連絡に，神経伝達物質が使われていることを理解する.
3. 脳の構造と，それぞれの構造の主な機能を学ぶ.

　読者のみなさんは，今この教科書を読み，ここに書かれている内容を理解しようとしている. このようなとき，みなさんの脳では，たくさんの神経細胞の間で情報が伝達されている. その神経細胞の働きを支えているのがグリア細胞である. 本節では，それらの細胞がつくる，脳をはじめとする神経系とその働きについて学ぶ. これらの知識は，精神疾患とその症状を理解するための土台となる.

A. 脳を構成する細胞とその機能

　脳をはじめとする神経系は，主に**神経細胞（ニューロン）**と，**グリア細胞**によってつくられている.

1 ● 神経細胞の構造と情報伝達の仕組み

　脳の中で情報が伝わっていくときに，それぞれの神経細胞の中では，電気信号が伝えられていく. 神経細胞は特徴的な形をしているが，大きく分けて，樹状突起と細胞体，**軸索**からできている（**図Ⅵ-1-1A**）. 樹状突起はその名前の通り，木の枝のような形をしており，スパインという小さな膨らみを，まるで木の葉のようにたくさんつけている. 他の神経細胞からきた信号は，このスパインから樹状突起に伝わる. 樹状突起に伝えられた信号は次に，細胞体に伝えられる. 神経細胞は，身体の他の細胞と同じように，その中心に（細胞）核をもっており，核の周囲の膨らんでいる部分が細胞体である. 他の細胞から受け取った信号が十分強いときには，信号を受け取った神経細胞の全体が，細胞体を含めて興奮する. この興奮は，再び電気信号としてその細胞の軸索の中を伝わっていく.

　神経細胞には小さな細胞から大きな細胞まであるが，大きな細胞の細胞体でも，最大で $100\,\mu\mathrm{m}$（1 mmの1,000分の1がμmである）程度であり，肉眼ではまず見えない. しかし，その細胞体から伸びる軸索は非常に長く，人（ヒト）の場合は最大で約1 mにもなる.

　軸索の先（終末）からは**神経伝達物質**（トランスミッター）が放出され，信号が次の神経細胞へと伝えられる. 信号を伝える側の軸索の終末と，信号を受け取る側の樹状突起のスパインの間にはシナプスという特殊な構造があり，小さなすき間が空いている（**図**

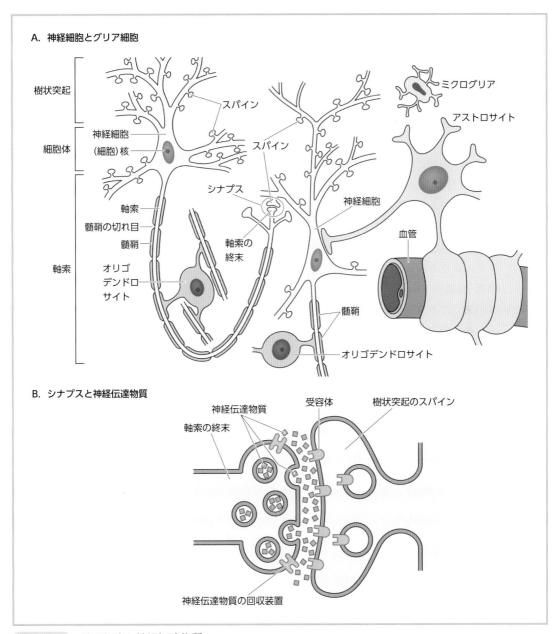

図Ⅵ-1-1　脳の細胞と神経伝達物質

Ⅵ-1-1A，B）．放出された神経伝達物質はシナプスのすき間に広がり，樹状突起のスパインにある神経伝達物質の**受容体**に結合する（**図Ⅵ-1-1B**）．あとで説明するように，この神経伝達物質とその受容体は，精神疾患とその治療薬を理解するうえで，非常に重要である．

2 ● グリア細胞の働き

　神経細胞の働きを支えているのが，**グリア細胞**である．グリア細胞は，以前は神経細胞同士をくっつけることがその主な役割だと考えられていた．その当時，膠が接着剤として使われていたため，神経細胞同士をくっつける細胞という役割から，グリア細胞を神経膠細胞とよぶこともある．しかし近年は，グリア細胞は単に神経細胞をくっつけるだけでなく，神経細胞に栄養を与え，神経細胞の機能を整えるなど，神経細胞を支える重要な働きをすることが明らかになっている．

　グリア細胞には主に3種類の細胞がある．**アストロサイト**（アストログリア，星状膠細胞），**オリゴデンドロサイト**（オリゴデンドログリア，奇突起膠細胞），**ミクログリア**（小膠細胞）である（**図Ⅵ-1-1A**）．

a. アストロサイト

　アストロサイトは，神経細胞に突起を伸ばすのと同時に，脳の血管にも突起を伸ばして血管の周りを取り巻く．血管内の物質の多くは，脳に入れないようになっており，これを血液-脳関門（blood-brain barrier：BBB）とよぶ．それに対し，脳の働きに必要なグルコース（ブドウ糖）などは血液-脳関門を通ることができ，アストロサイトの突起を通して，神経細胞に輸送される．また，アストロサイトは，神経細胞が周囲に放出した過剰な物質を回収する働きももっており，これらの働きは神経細胞が正常に働くために必須であることがわかっている．

b. オリゴデンドロサイト

　オリゴデンドロサイトは神経細胞の軸索の周りを取り巻いて，髄鞘（ミエリン鞘）を形成する．神経細胞の軸索は，電気を伝える電線に似ている．髄鞘は，ちょうど電線の周りを取り巻く絶縁体のように，軸索同士が接触しないよう，軸索の周りを巻いている．中枢神経系でこのように軸索の周りを巻く細胞は，オリゴデンドロサイトであるが，末梢神経系では，シュワン細胞が同じような働きをしている．このため，シュワン細胞を末梢膠細胞とよぶこともある．

　神経細胞の軸索を取り巻く髄鞘には，ランビエ絞輪という切れ目がある．この切れ目には，伝わってきた電気信号が弱くならないように，電気信号を増幅する仕組みが備わっている．このため，神経細胞の軸索を伝わる電気信号は，長い距離であっても弱くならずに伝わる．また電気信号が軸索を伝わる速度が，この切れ目と髄鞘によって速められ，最大で1秒間に100 m，つまり新幹線の速さと同じくらいの速度で軸索の中を伝わる．

c. ミクログリア

　ミクログリアは，脳の「掃除屋」とよばれ，脳に生じた老廃物を取り込んで片付ける．神経変性疾患では，老廃物が過剰に溜ってしまう病気がいくつも知られており，このようなときにはミクログリアの働きに問題が生じているのかもしれない．さらに，最近では，ミクログリアが神経細胞の余分なシナプスを片付ける働き（「刈り込み」とよばれる）もしており，シナプスの数を正しく保つためにも重要であると考えられている．

B. 神経伝達物質と精神疾患

　神経伝達物質には，モノアミン（ドパミン，セロトニン，ノルアドレナリンなど），ア
セチルコリン，アミノ酸（グルタミン酸，γ-アミノ酪酸［GABA］など），さまざまな神
経ペプチドなど，多くの種類がある．また，それぞれの神経伝達物質が結合する受容体が，
それぞれの物質に対して何種類も存在する．これによって多様な信号の伝達が行われる．
また，この神経伝達物質や受容体は，さまざまな精神疾患の治療薬が作用する部位である．

1 ● モノアミン

　ドパミンは，さまざまな精神疾患や神経変性疾患で重要である．代表的な精神疾患であ
る統合失調症の治療薬の多くは，ドパミン受容体の働きを抑える作用をもっている．この
ため統合失調症では，ドパミンの働きが過剰であると考えられている．

　発達障害の1つである注意欠如・多動症（ADHD）では，ドパミンやノルアドレナリン
の働きが不十分であると考えられている．このため，ドパミンやノルアドレナリンの働き
を強める治療薬が用いられる．

　これもまた代表的な精神疾患である，うつ病では，シナプスに放出される神経伝達物質，
とくにセロトニンが低下していると考えられている．うつ病の代表的な治療薬，選択的セ
ロトニン再取り込み阻害薬（SSRI）は，シナプスにあるセロトニンの回収装置に結合し
てその働きを抑え，セロトニンが回収されないようにする．結果として，シナプスに放出
されるセロトニンが増え，これによって脳の働きが活発になるとされる．

2 ● アセチルコリン

　アセチルコリンは，とくに認知機能，つまり，物事を記憶したり考えたりする脳の働き
に重要である．有名な神経変性疾患であるアルツハイマー（Alzheimer）病（代表的な認
知症）では，アセチルコリンの働きが低下していると考えられている．現在用いられてい
るアルツハイマー病の治療薬は，ほとんどの薬がシナプスのアセチルコリンを増やす効果
をもつ．

3 ● アミノ酸

　グルタミン酸も認知機能に重要である．大脳皮質の神経細胞の多くが，グルタミン酸を
主な神経伝達物質として用いている．通常，グルタミン酸が放出されると，受け取る側の
神経細胞は興奮が強まる．この興奮によって情報が伝達されるため，グルタミン酸は脳が
正しく働くために必須である．ところが，脳の過剰な興奮である，てんかんの発作が続け
て起きたときや，脳の虚血（血流不足）が生じたときは，グルタミン酸が過剰に放出され，
神経細胞が興奮しすぎて傷ついてしまうことがある．

　一方で，脳には興奮を抑える仕組みもある．そのための神経伝達物質がγ-アミノ酪酸
（GABA）である．たとえば大脳皮質では，2割程度の細胞が伝達物質としてGABAを用
いている．これらの細胞からGABAが放出されると，受け取る側の細胞の興奮が抑えら
れる．

お酒とタバコは20歳になってから？

　おもしろいことに，人類は薬以外にも，これらの神経伝達物質の働きを調節する物質を摂取している．代表的なものが，お酒（アルコール）とタバコである．アルコールは複数の受容体に作用するが，低濃度では，一時的にGABAの働きも強める．タバコの中に含まれるニコチンは，アセチルコリンと同じような働きをする．ただし，アルコールとタバコはどちらも作用が一時的で依存性があり，さまざまな臓器に障害を与えて健康を害する．

　神経細胞の興奮を抑制するGABAとその受容体は，精神科の治療で用いられるさまざまな薬の作用部位である．たとえば，不眠症などの睡眠障害の治療で用いられる薬物は，その多くがGABA受容体に結合して，GABAの働きを強める．これによって，脳の興奮が抑えられ，睡眠が得られる．抗不安薬の多くも，GABA受容体に結合してGABAの働きを強め，不安症状を抑える．ただし，抗不安薬が効きすぎると，脳の興奮が抑えられすぎて，眠気が生じてしまうわけである．また，多くのてんかんの治療薬もGABAの働きを強める．このように，脳の中ではさまざまな神経伝達物質による興奮と抑制が絶妙なバランスで行われており，薬による治療の多くは，そのバランスの崩れを調節する．

C.　中枢神経系と末梢神経系

　神経系は，中枢神経系と末梢神経系に分けられる．

1 ● 中枢神経系

　中枢神経系は，脳と脳の下部につながる**脊髄**で構成される．このうち脊髄は，脊椎という骨（いわゆる「背骨」である）で周囲を取り囲まれ，守られている．脊髄の中には，脳と脊髄を結ぶ軸索の束が数多く存在する．このため脊髄は，基本的には脳から，もしくは脳への情報の通り道である．

2 ● 末梢神経系

a.　末梢神経系の分類

　末梢神経系には，主に3つの種類の神経（系）がある．全身の感覚を脊髄と脳に伝える感覚神経（知覚性神経），逆に脳や脊髄から出て，脳からの運動の指令を全身の個々の筋肉に伝える運動神経（運動性神経），そして**自律神経（系）**である．

　末梢神経を，脊髄に出入りする脊髄神経と，脳に直接出入りする脳神経に分けることもある．脊髄の高さによって，どこの筋肉を動かす運動神経が出ていき，どこの皮膚の感覚を伝える感覚神経が入っていくか決まっている．一方，顔の皮膚や，眼，耳，舌などの頭部に入る感覚を伝える感覚神経は，脊髄には入っていかず，脳神経として脳に直接入る．眼や顔，顎などの頭部の筋肉を動かす運動神経も，脳神経として脳から直接出ている．

b. 自律神経の働き

運動神経が，その人自身が意識して筋肉を動かすための神経なのに対して，自律神経というのは，その人は意識しなくても，自動的に（つまり，自律的に），臓器の運動などを制御する神経系のことを指す．代表的なのは，心臓の拍動や呼吸の回数である．その人が意識をしなくても，心臓の拍動の回数や呼吸の回数は調節される．その人が眠っていても，心臓の拍動や呼吸は止まることがない．反対に，強い運動をするときなどは，自然に（意識しなくても）拍動や呼吸の回数が増える．

自律神経には**交感神経**と**副交感神経**があることは重要である．交感神経は心拍数を上げ，呼吸の回数を増やすが，腸などの消化管の運動を下げる．副交感神経は，逆の作用をもち，心拍数や呼吸数を下げ，消化管の運動を上げて，消化を活発にする．この交感神経と副交感神経の違いは，昔，人間が動物だったときのことを考えると理解しやすい．基本的に，交感神経は，狩猟，狩りのときに働く．獲物を捕らえるために，心拍数や呼吸数を上げるが，そのときは消化管の運動は必要ないので，消化管の働きを抑える．獲物を捕らえた後，それを食べるときは，逆に消化管の運動が必要で，副交感神経が働く．

排尿や排便を行う膀胱や直腸も自律神経が調節している．ただし，排尿や排便については，自律神経による調節に加えて，ある程度その人が意図して調節することも可能である．このため，排尿や排便を一定の時間は堪えることができるわけである．

D. 脳の構造と機能

1 ● 大脳の構造

脳は，外側から見たとき，木の形に例えられる．葉をつけている部分に相当するのが**大脳**（終脳ともいう）であり，大脳の表面には，いわゆる「シワ（皺）」が目立つ（**図Ⅵ-1-2A**）．シワによって膨らむ部分を脳回，シワによるへこみを脳溝とよぶ．とくに目立つ大きな脳溝が，中心溝（ローランド溝，ローランド裂ともいう）と外側溝（シルビウス溝，シルビウス裂ともいう）である（**図Ⅵ-1-2A**）．大脳は大きく4つの部位（葉）に別れる．大脳の後ろの部分が後頭葉，中心溝の前が前頭葉，後頭葉と前頭葉の間の大脳の上の部分が頭頂葉，外側溝の下側が側頭葉である（**図Ⅵ-1-2A**）．

2 ● 脳幹，小脳，間脳の構造

一方で，木の幹にあたる部分が，その名のとおり**脳幹**であり，脳幹は下で脊髄につながっている（**図Ⅵ-1-2A，B**）．脳幹の後ろ側にあるのが**小脳**である．大脳と脳幹の間には**間脳**という部位があるが，間脳は大脳に包まれているために，外側からは見えにくい．脳を半分に切って内側から見た図（**図Ⅵ-1-2B**）では，間脳や脳幹の位置がわかりやすい．

a. 脳 幹

脳幹には，脊髄から近い順に，延髄，橋，中脳という3つの部位が区別される（**図Ⅵ-1-2B**）．

延髄は，生命の維持に重要な部位であり，呼吸や循環を制御している．このため，延髄は生命中枢ともよばれる．脳に出血や腫瘍などが生じると，頭蓋骨で包まれる頭の中はス

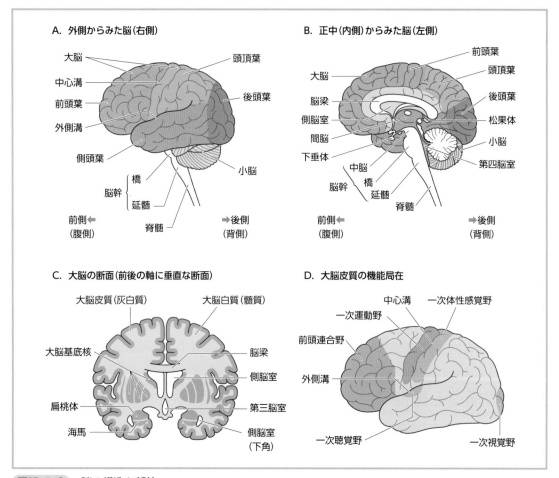

A. 外側からみた脳（右側）

大脳
中心溝
前頭葉
外側溝
側頭葉
頭頂葉
後頭葉
小脳
橋
脳幹 延髄
脊髄
前側（腹側）
後側（背側）

B. 正中（内側）からみた脳（左側）

大脳
脳梁
側脳室
間脳
下垂体
中脳
橋
脳幹 延髄
脊髄
前頭葉
頭頂葉
後頭葉
松果体
小脳
第四脳室
前側（腹側）
後側（背側）

C. 大脳の断面（前後の軸に垂直な断面）

大脳皮質（灰白質）
大脳白質（髄質）
大脳基底核
脳梁
側脳室
第三脳室
側脳室（下角）
扁桃体
海馬

D. 大脳皮質の機能局在

中心溝
一次体性感覚野
一次運動野
前頭連合野
外側溝
一次聴覚野
一次視覚野

図Ⅵ-1-2　脳の構造と部位

ペースが限られるため，結果として脳幹が圧迫され，生命の危険が生じることがある.

橋は大脳と小脳を結びつける働きがある.

中脳には，黒質とよばれる部分が存在し，黒質にはドパミンをつくる神経細胞が集まっている. ドパミンをつくる神経細胞は脳の複数の部位にあるが，この黒質の神経細胞がつくるドパミンは，運動の制御に重要である. 黒質の神経細胞が変性すると，ドパミンが不足して，手足をはじめとする身体が動かしづらい状態，パーキンソン（Parkinson）病になる.

b. 小　脳

小脳には，小さな「シワ（皺）」が豊富にある. 小脳も，運動の調節や平衡感覚（身体のバランスを取るために必要な感覚）に重要である. このため，小脳が損傷を受けると身体のふらつきが生じる. お酒（アルコール）を飲んだときにふらつくのは，小脳の働きが低下するためである.

c. 間　脳

　間脳には，視床と視床下部が存在する．視床は大脳皮質に向かう感覚の情報を中継する．視床下部には，下垂体とよばれる小さな膨らみが，ぶら下がるように付いている．視床下部と下垂体からは，さまざまなホルモンが分泌される．分泌されたホルモンは血液に入り，血液の流れによって身体中の臓器に運ばれ，その働きを調節する．視床下部から下垂体に運ばれて分泌されるホルモンとしては，オキシトシンやバソプレッシン（抗利尿ホルモン）がある．オキシトシンは，母親と赤ん坊など，人と人の愛着を強めるホルモンとしても知られ，最近は自閉スペクトラム症の治療薬の候補として研究されている．

　他に視床下部から分泌されるホルモンには，成長ホルモン，卵胞刺激ホルモンや黄体形成ホルモン，副腎皮質刺激ホルモン，甲状腺刺激ホルモンなどがある．このうち，甲状腺刺激ホルモンは頸部にある甲状腺に運ばれ，甲状腺ホルモンの分泌を促す．甲状腺ホルモンは，脳の発達に必須である．成人しても，甲状腺の機能低下で甲状腺ホルモンが不足すると，うつ病に似た状態となることがある．

　近年，視床下部の神経細胞でつくられる**オレキシン**という物質（神経ペプチド）が注目されている．オレキシンは，覚醒，つまり，起きていることの維持に重要で，ナルコレプシーという過眠症の一種では，オレキシンが欠損していることが多い．逆に，このオレキシンの作用が弱まると眠くなる現象を利用して，オレキシンの働きを妨げる薬（受容体の拮抗薬）が，新しい作用の睡眠薬として実際に使用されている．

d. 松果体

　間脳の後部にある松果体（**図Ⅵ-1-2B**）ではメラトニンというホルモンがつくられる．メラトニンは光の刺激で合成が低下するため，日中に少なく，夜間に多く分泌される．メラトニンも脳や身体が昼夜のリズム（概日リズム，サーカディアンリズム）をつくることにかかわっている．

E.　精神機能を司る大脳の部位と働き

　ヒトの脳で，最も大きな割合を占めるのが大脳である．大脳は精神機能に大きくかかわる．

　大脳を輪切りにすると，表面に多くの神経細胞が並んでいる（**図Ⅵ-1-2C**）．これが大脳皮質である．大脳の内側には，神経細胞の軸索が多く存在している．前述したように，軸索は多くが髄鞘（ミエリン）で囲まれているため，白く見える．このため，軸索の多い大脳の内側は白く見え，この部分を大脳白質（または大脳髄質）とよぶ（**図Ⅵ-1-2C**）．それに対して，表面の神経細胞の存在する部分である大脳皮質は，やや灰色に見えるため，大脳の灰白質ともよばれる．左右の大脳（半球）は，軸索の太い束である脳梁で結ばれている．

1 ● 大脳皮質

　大脳の表面にある**大脳皮質**は，場所によって異なる働き（機能）をもっている（**図Ⅵ-1-2D**）．たとえば，さまざまな感覚の中枢が大脳皮質にある．体の各部分の感覚器

（眼，耳，皮膚など）に入った感覚の情報（光や音など）は，大脳に伝えられることで初めて感覚として認識される．後頭葉には視覚の中枢（一次視覚野），頭頂葉には身体の触覚や温痛覚（熱さや痛みの感覚）の中枢（一次体性感覚野），側頭葉には，聴覚の中枢（一次聴覚野）がある（**図Ⅵ-1-2D**）．一方で，運動の中枢（一次運動野）は前頭葉にあり，ここにある神経細胞から出た指令は，脊髄の運動神経の細胞まで伝えられて，体の各部位の筋肉を動かす．これらの中枢が存在することは，昔，ペンフィールド（Penfield WG）博士らが脳外科手術をするときに，脳に少量の電気を流すことで確かめた．たとえば，触覚の中枢に電気を流すと，実際には触られていないのに，触られたのと同じ感覚が（電気を流された人に）生じる．

　中枢以外の大脳皮質の大部分は，感覚をはじめとする情報を合わせて（連合して），より高度な判断や思考などを行うために使われている．それらの部位を連合野という．とくに，計画や目標を立てるなど高度な脳の働きを支えているのが，前頭葉にある**前頭連合野**（前頭前野，前頭前皮質を含む）である（**図Ⅵ-1-2D**）．前頭連合野はヒトでとくに大きく発達している．

2 ● 大脳基底核

　大脳の内側には，軸索の存在する白質に加えて，ところどころに神経細胞の細胞体が固まって存在するところがある（**図Ⅵ-1-2C**）．この部分は**大脳基底核**とよばれ，小脳などと共に，運動の調節にかかわっている（中脳にあるが，前述の黒質も大脳基底核の一部とされる）．これらの大脳基底核に障害が生じると，スムーズな運動や，運動の開始，逆に運動の停止などが難しくなり，動きが全体的にぎこちなくなる．手足の震えや，自分では動かそうと思っていないのに勝手に体が動いてしまう不随意運動が生じることもある．これらの大脳基底核がうまく働かないために生じる症状を錐体外路症状とよぶ．この症状は，脳性麻痺やパーキンソン病，大脳基底核の脳梗塞など，さまざまな疾患で起きる．それに加えて，統合失調症の治療などで用いるドパミン受容体の働きを抑える薬の副作用としてでてくることもある．

3 ● 大脳辺縁系

　大脳基底核のそばには，大脳辺縁系がある．大脳辺縁系は，情動とよばれる，喜び，怒り，恐れ，悲しみ，などの強い感情にかかわる．大脳辺縁系の代表が**扁桃体**と**海馬**である（**図Ⅵ-1-2C**）．扁桃体は，とくに恐怖や怒りの反応にかかわる．扁桃体が障害されると，たとえばサルの場合は，普段は怖がるヘビを恐れなくなり，ヘビを手でつかむ，口に持っていくなどの行動の変化が起きる．この行動の変化は，クリューバー・ビューシー（Klüver-Bucy）症候群として知られ，ヒトでも扁桃体の障害によって同様の行動変化が起きるとされる．

　海馬は，記憶（つまり，覚えること）にきわめて重要である．記憶の中でもとくに出来事記憶という，日々の経験についての記憶がつくられるときに海馬が働く．昔，てんかんの手術のために，両方の海馬が切り取られた患者（頭文字でH. M. 氏とされる）は，てんかんの発作は起きなくなったものの，手術以降，新しい出来事がまったく覚えられなく

なった．これはH. M. 氏にとって非常に気の毒なことであったが，この症例を通じて，海馬が記憶にきわめて重要であることを，われわれ人類は教わった．代表的な認知症であるアルツハイマー病では，海馬が萎縮して小さくなり，記憶力が低下する症状が生じる．アルツハイマー病では，脳の老廃物が溜まることがきっかけで，海馬を中心とする脳の神経細胞が変性する．

F. 脳　室

　最後に，脳室に触れておく．脳の真ん中付近にある，空洞のように見える部分が脳室であり（図Ⅵ-1-2B, C），側脳室，第三脳室，第四脳室がある．実際には，脳室は空洞ではなく，**脳脊髄液**（髄液）という液体で満たされている．1日に200 mLくらいの脳脊髄液が新たにつくられて入れ替わり，最後は血液中に戻っていく．脳室はすべてつながっているが，狭くなっている部位がいくつかある．そこに細胞などが詰まってしまうと，脳脊髄液の流れがせき止められ，脳脊髄液が溜まりすぎてしまう．これが水頭症とよばれる状態である．

　幼少期に水頭症が起きると，まだ頭の骨が融合していないため，頭囲の拡大が起きる．成人の水頭症は，頭の骨が融合しているため頭囲の拡大は起きないが，その分，脳室が拡大して脳が圧迫される．認知症の症状に加えて，歩行障害や尿失禁が早期から生じる特徴がある．通常の認知症と区別がつきにくいことも多いが，手術によって脳室に溜まった脳脊髄液を抜くことで治療できるため，治療可能な認知症として覚えておく必要がある．

　これまで見てきたように，脳は部位によって異なる働きをもっている．それぞれの部位では，神経細胞が神経伝達物質などを用いて情報を伝達しており，これが精神機能のもとになっている．このような脳の構造と機能を学ぶことは，精神疾患とその症状および看護を理解するうえでとても重要である．何度も繰り返して学習すること（それによって，みなさんの脳で，神経細胞の間のシナプスが安定化し，記憶が定着する）で，知識を確かなものにしてほしい．

学習課題

1．神経細胞の形にはどのような特徴がありますか．
2．グリア細胞にはどのような種類がありますか．
3．代表的な神経伝達物質にはどのようなものがありますか．
4．大脳にはどのような部位があり，それぞれはどのような働きをしていますか．

2 生物学的側面からアプローチする検査

この節で学ぶこと

1. 精神科医療で行われる理学的検査，血液検査，脳脊髄液検査，画像検査の概要について学ぶ．
2. それぞれの検査所見と精神症状の関連について学ぶ．

　精神科は主にこころを扱う診療科であるが，こころの病気が脳を含む身体の疾患から生じる，あるいは，こころの病気に身体疾患を合併することは多々あり，他の科と同じく，身体の状態をアセスメントすることは重要である．本節では，精神科診療において行われている理学的検査，血液検査，尿検査，心電図検査，脳脊髄液（髄液）検査，画像検査，脳波検査について，向精神薬の血中濃度モニタリングなど，実際の臨床現場で行っている検査項目を交えながら解説する．

A. 理学的検査

1 ● バイタルサインズ

　ヒトの生命維持にとって基本となる徴候のことで，**意識レベル**，**呼吸数**，**心拍数**（**脈拍**），**血圧**，**体温**を指すことが多く，これに**尿量**を含めることもある．また，簡便に測定できるようになったことから**パルスオキシメータ**（皮膚を通して動脈血酸素飽和度［SaO_2］と脈拍数を測定する装置）による**経皮的動脈血酸素飽和度**（**SpO_2**）をバイタルサインズに含めることもある．

a. 意 識

　意識障害には**覚醒度**（清明度）の障害と意識内容の障害（**意識変容**）があり，脳機能の障害，心因，あるいはその両方で起こりうる．

　脳機能の障害は，てんかんや虚血，脳炎など脳実質の器質的障害に加え，電解質異常や薬剤，アルコールなどの精神作用物質によっても生じうる．脳機能の障害による場合，覚醒度の障害は広汎な障害によって起こる場合が多いが，局所的な障害でも覚醒度が低下することはあり，また意識変容が起こりうる．意識の評価には，診察場面以外でも，たたずまいや歩き方など行動の観察が重要である．ソワソワとしている，ボンヤリしている，なんとなく元気がない，つじつまの合わないことを言っているといった状態は意識障害の可能性がある．

b. 呼吸数，心拍数（脈拍），血圧

　呼吸数，心拍数（脈拍），血圧は自律神経の状態を反映している．

　向精神薬の頻度の高い副作用として**起立性低血圧**があり，仰臥位または座位から立位への体位変換に伴う血圧の低下（起立後に収縮期血圧が20 mmHg以上，あるいは拡張期血圧が10 mmHg以上低下）が認められ，症状としては立ちくらみを訴えることが多い．また，とくに抗精神病薬の多剤投与を受けている場合は安静時心拍数が高いとの報告がある．機序としては，抗コリン作用による副交感神経の遮断，抗α_1作用による血管拡張が想定されている．急性期にある患者では，興奮により頻脈，血圧上昇を呈することも多い．不安や緊張により呼吸数が増える過換気症候群を呈している場合，まずは安心させ，ゆっくり呼吸するよう指示する．紙袋を口にあてていったん吐いた息を再度吸わせることで血液中の二酸化炭素濃度を上昇させる方法（ペーパーバッグ法）が有効とされてきたが，血液中の酸素濃度が低くなりすぎる場合があり，十分な注意が必要である．

c. 体　温

　精神科で体温に関して注意すべき場面として，まず高齢者ではむしろ発熱しにくいことが多く，注意が必要である．また，精神症状に発熱を伴う場合，興奮そのものにより軽度に発熱している場合に加え，感染や自己免疫疾患などの身体疾患が原因である場合，骨折などの外傷を伴っている場合，また近年減ってきているが抗精神病薬の投与による**悪性症候群**である場合など，身体疾患を反映している場合がある．悪性症候群の場合は筋緊張，意識障害を伴っていることが多い．

d. 酸素飽和度

　精神科で酸素飽和度の測定が必要となる場面は少ないが，**睡眠時無呼吸症候群**の患者が不眠を訴えて睡眠薬を処方された場合には，かえって悪化している場合があるため留意する．睡眠中の酸素飽和度測定が診断の一助となる場合がある．また，不安による息苦しさ（パニック障害，過換気症候群など）を訴える患者では，酸素飽和度に問題がないことを患者に示すことが，症状緩和に有用である場合もある．

2 ● 身長・体重

　統合失調症（幻覚や妄想，思考障害などの精神病症状を主とする疾患）では，時に水を過剰に摂取する異常行動（**心因性多飲，過飲水**）を呈することがあり，重症では意識障害に至る．本人が申告する飲水量は正確でないことが多く，体重測定が心因性多飲の管理に有用である場合がある．また，抗精神病薬や抗うつ薬には体重増加をきたす薬剤があるため，身長を測定するとともに定期的に体重を測定してBMI（body mass index，体格指数）を算出し，生活指導の参考にするとよい．

3 ● 身体所見

　患者によっては生活歴や身体的既往歴の聴取が困難である場合があり，そのような場合には身体の観察が重要となる．

　手術痕，自傷などの傷跡，刺青（いれずみ）の有無などを確認し，発疹などの皮膚症状や新しい外傷がないかも観察する．あわせて四肢，とくに下肢の筋肉に痩せがないか，筋力が保たれているかを観察する．また，起床や歩行が可能かといった**日常生活活動**（activities of daily living：ADL）の評価も重要であり，ADLの低下がある場合は原因も考えることが必要

である．加齢によってADLは低下するが，認知機能障害を合併しているとさらに低下する．歩行障害には前傾・小刻みとなる**パーキンソン歩行**，両足を開きよろめきながら歩く**失調性歩行**などがあり，いずれも重要な身体所見である．

さらに，高齢者では誤嚥による肺炎が多く，とくに入院時には嚥下機能についても聴取・評価し，食形態を検討する必要がある．

B. 血液検査

現在のところ，精神疾患，とくに統合失調症やうつ病，双極性障害といった内因性精神疾患において，病勢を判断しうる臨床的に実用化された検査項目はない．精神科領域の血液検査は，一般的には，精神症状の原因となる身体疾患の除外，薬剤使用に伴うモニタリング，他身体疾患の合併のチェックのために行う．

1 ● 精神症状の原因となる身体疾患の除外

意識障害がある場合，血液検査は必須である．一見，意識の清明度に問題がないように見えても，意識が変容している場合があり，その鑑別は困難であることがある．このような意識の変容は，体内にできた抗体（自己抗体）が自らの組織を攻撃する自己免疫疾患やホルモン異常，ビタミン欠乏，感染症などが原因である場合がある．

a. 血糖値

血糖値は簡易的な測定も可能である．糖尿病の罹患歴や関連薬剤の服用歴の聴取は重要であり，低血糖による意識障害の場合はただちに対応が必要である．高血糖も意識障害の原因となり，コントロール不良の糖尿病でみられることが多い．また精神科では糖尿病患者に禁忌となる薬剤が複数あることにも留意が必要である．

b. 電解質

電解質の異常として，ナトリウム（Na），カリウム（K）値の異常も意識障害の原因となり，とくにK値の異常は心電図にも反映され不整脈の原因となりうる．この他，マグネシウム（Mg），リン（P），カルシウム（Ca）の異常は直接的に意識障害の原因となることは少ないが，緩下薬として酸化マグネシウムを投与されていると高マグネシウム血症を呈している場合がある．

c. 腎機能，肝機能

尿素窒素（BUN），クレアチニン（Cr）値が高い場合，腎機能障害が疑われ，著しい場合には意識障害の原因となる．AST，ALT，γ-GTPは肝機能を反映しており，肝機能障害は主に高アンモニア血症により意識障害の原因となりうる．

d. 自己抗体

自己免疫疾患としては，全身性エリテマトーデス（systemic lupus erythematosus：SLE）や抗NMDA受容体脳炎などの自己免疫介在性脳症が挙げられ，幻覚や妄想を含むさまざまな精神症状を呈することがあり，診断は困難であることが多い．

e. ホルモン

ホルモン異常としては，甲状腺機能異常，副腎機能異常などが挙げられ，抑うつ状態を

主に気分障害に類似する症状を呈する場合が多いが，これも診断は困難である．

f. その他

　ビタミンB$_1$やビタミンB$_{12}$，葉酸などのビタミンの欠乏，感染症である神経梅毒やHIV脳症は，認知症に類似する状態を呈するが，症状のみから認知症を鑑別することは困難である．必要に応じた血液検査に加え，画像検査や髄液検査が行われることもあるが，スクリーニングとして一般的な検査を行い，たまたま異常が見つかった場合や，医師が多忙である場合など，検査結果の確認が遅れる場合がある．スムーズに診断につながるよう，検査所見に疑問がある場合は医師に確認するとよい．

2 ● 薬剤使用に伴うモニタリング

　薬剤使用に伴うモニタリングとしての血液検査の目的には，薬剤濃度の測定と副作用の確認がある．

a. 薬剤濃度の測定

　双極性障害に対する気分安定薬として用いられるリチウムは，血中濃度の有効域と中毒域の差が狭く，血中濃度の上昇により後述の腎機能障害などの重篤な症状を呈しうるため，定期的な採血が必要である．また，バルプロ酸ナトリウムやカルバマゼピンなどの抗てんかん薬にも有効域があり，気分安定薬として用いられることも多い．**服薬アドヒアランス**（どの程度処方どおりに服用しているか）の確認の意味でも血液検査による定期的なモニタリングが望ましいとされている．各薬剤には至適な血中濃度があり，その濃度を目標に投薬の増減を行うが，高齢者では安全域の濃度であっても副作用が出現する可能性があり，また夏場には軽度の脱水による血中濃度の上昇が認められる場合がある．リチウムは非ステロイド性抗炎症薬（non steroidal anti-inflammatory drugs：NSAIDs）によって血中濃度が上昇する場合があり，NSAIDsは汎用されているため注意が必要である．

b. 副作用の確認

　一般の薬剤同様，精神科の薬剤も肝臓や腎臓で代謝される薬剤が多く，血液検査で肝・腎機能を定期的に確認する．

　抗てんかん薬投与時は，肝機能障害に加え，低ナトリウム血症などの電解質異常を呈することがある．また，高アンモニア血症にも注意する必要があり（次頁のコラム参照），複数の抗てんかん薬を併用している場合はとくに注意を要する．なお，バルプロ酸ナトリウムは精神科で汎用されている薬剤であるが，妊婦に対しては原則禁忌である．

　リチウムは腎機能障害を引き起こすことがあるが，高リチウム血症が腎機能障害をきたす一方，腎機能障害自体がリチウムの排泄を阻害するという関係にあるため，とくに注意が必要である．また，リチウム服用により甲状腺機能が低下することがある．

　向精神薬の比較的頻度の高い副作用として，血球減少が挙げられるが，貧血が問題になることは少なく，むしろ白血球減少，とくに好中球の減少は感染症を合併した場合，命にかかわることがあるため，注意を要する．

　酸化マグネシウムは緩下薬として汎用されているが，とくに高齢者では高マグネシウム血症を呈することがあり，定期的に血中のマグネシウム濃度を測定することとされている．その他，非定型抗精神病薬に分類される比較的新しい種類の抗精神病薬は，耐糖能異常や

ⓒⓞⓛⓤⓜⓝ
バルプロ酸ナトリウム内服中に高アンモニア血症による意識障害が出現した例

　70歳代，施設入居中の男性．3年前より数度のけいれん発作があり，てんかんの診断でバルプロ酸ナトリウムを投与され，数ヵ月間てんかん発作はなくコントロールは良好であった．怒りっぽい，大声を出すなどの訴えで当院を受診した．初診時，やや意思疎通が困難な印象であった．バルプロ酸ナトリウム400mgを処方されており，血液検査でアンモニア114μg/dLと高値であった．バルプロ酸ナトリウムは減量ののち中止し，作用機序の異なる抗てんかん薬であるラコサミドに変更したところ，怒りっぽい様子はみられなくなり，その後再検査したアンモニア濃度は21μg/dLに改善した．初診時の怒りっぽさは高アンモニア血症による軽度の意識障害と考えられた．

※患者のプライバシーに配慮し，年齢や病歴は一部改変している．

脂質異常などのメタボリックシンドロームを引き起こしやすいとされており，体重に加えて血糖値や脂質異常を定期的に確認することが望ましい．

　抗精神病薬，なかでもいわゆる定型抗精神病薬はプロラクチン値を上昇させ，女性では無月経や乳汁分泌，男性では性機能障害を伴うことがある．近年はプロラクチン値に対する影響が少ない抗精神病薬が主流となってきたが，とくに定型抗精神病薬を処方されている場合は，血中プロラクチン値にも注意を払うことが望ましい．無月経の結果として骨粗鬆症になる場合，とくに男性では性機能障害が服薬アドヒアランス不良の一因となる場合がある．

3 ● 身体疾患の合併のチェック

　精神科患者も他科の患者と同様，精神疾患とは別に身体疾患を合併することがあるが，痛みなどがあっても，自ら症状をうまく伝えられないことも多い．精神症状に伴う身体症状と決めてかからず，必要に応じて身体疾患を疑い検査する必要があるが，その場合は理学的検査に加えて血液検査も参考となる．

　向精神薬による**過鎮静**（必要以上に鎮静させてしまうこと）や，抗精神病薬の副作用による**錐体外路症状**（脳による運動の調整機能の障害の一種）により嚥下機能が低下し，**誤嚥性肺炎**を併発することがあり，とくに高齢者では注意を要する．誤嚥性肺炎を含む感染症では，CRPの上昇，白血球数増加が認められる．また，長期臥床や身体拘束により**深部静脈血栓症**（いわゆるエコノミークラス症候群）が生じることがある．深部静脈血栓症の患者では血栓による塞栓を起こすことがあり，とくに**肺塞栓症**は突然死の原因となりうるため，長期臥床を要する場合は弾性ストッキングの着用などの予防措置がとられるのが一般的である．下肢の腫脹がみられるなど深部静脈血栓症を疑う患者では，D-ダイマー値の確認が行われることが多い．D-ダイマー値が陰性であれば深部静脈血栓症は否定的であるが，D-ダイマー値が陽性でも深部静脈血栓症であるとは限らない．必要に応じて下肢静脈の超音波検査が行われる．

　前述の心因性多飲では低ナトリウム血症となり，多尿を伴う．急激な低ナトリウム血症の進行はけいれんや意識障害の原因となるため，患者の行動を観察して医師に報告する必

要がある．一方，急激な血清Na値の補正は神経を不可逆的に損傷する可能性があり，輸液速度には十分な注意が必要であるため，医師の指示を確認する．

　精神科患者では著しい肥満や，やせを合併している場合があり，肥満を合併している場合は脂質異常や血糖値の定期的なチェックが望ましい．神経性食思不振症に伴うような著しいやせの管理には専門的知識が必要であり，体重の増加ばかりに気をとられると重篤な合併症を併発する（**リフィーディング症候群**，第Ⅸ章6節参照）ことがあるため，電解質などをチェックするとともに輸液やエネルギー補給の速度にも留意し，医師に指示を確認する．

C. 心電図検査

　摂食障害における低カリウム血症など，電解質の異常は不整脈の原因となりうる．心電図ではQT時間が自動計測されていることが多く，確認しておくとよい．向精神薬の投与に際し，QT時間の延長（**QT延長**）は，比較的頻度の高い副作用であり，薬剤開始前にもともとQT延長がないかを確認し，必要に応じて投与後と比較することが望ましいとされている．著しいQT延長は心臓突然死の原因となりうる．

D. 尿検査

　尿量・尿の成分を調べる検査があるが，精神科で汎用されているのは尿比重の測定である．経過の長い統合失調症患者では過飲水を呈することがあり，また，統合失調症でなくても心因性の多飲がありうる．尿比重を測定し，比重が低い場合には過飲水・心因性多飲を疑うことが多い．もっとも，尿比重が低いだけでは診断を確定できないため，尿崩症などの身体疾患を鑑別する必要がある．尿量を測定する場合は，尿量が1日400 mL以下の場合は乏尿，3,000 mL以上の場合は多尿とされ，いずれも重要な所見である．

　意識障害患者で精神作用物質の影響が疑われる場合には，トライエージ®などの尿中薬物スクリーニング検査が有用な場合もある．また，妊娠可能年齢の女性では常に妊娠の可能性を念頭におき，必要に応じて検査を勧めることが大切である．その場合は，薬物療法開始前であることが望ましい．

E. 画像検査（頭部単純X線検査，CT検査，MRI検査）

　画像検査には，超音波検査，X線検査，CT検査，MRI検査，核医学検査などがあり，精神科で主に行われている画像検査は，脳に関するものである．脳の画像検査には脳の形を調べる**形態画像診断**（頭部単純X線検査，CT検査，MRI検査）と，脳の機能を調べる**機能画像診断**（脳血流SPECT検査など）の2種類がある．

1 ● 頭部単純X線検査

頭部単純X線検査の有用性はほぼ骨折の診断に限られており，それ以外の場面で行う

ことは少ない．骨折の診断は頭部CT検査でも可能である．

2 ● 頭部CT検査（コンピュータ断層撮影法）

　X線を頭部に照射して撮影する．比較的短時間で撮影が終了するため，検査中じっとしていられない患者でも実施しやすい．また，後述のように頭部MRI検査が禁忌となる患者では第一選択となるが，被曝量は比較的多い．妊娠中は禁忌となる．

　脳の萎縮などの形態学的評価，骨折の有無，頭蓋内出血，脳挫傷，広範な脳梗塞，水頭症の診断のほとんどはCT検査で十分評価が可能である．とくに，出血や脳挫傷，骨折の評価によく活用されており，急性の経過で精神症状が出現した患者では，脳出血の除外のために頭部CT検査を実施することがある（コラム参照）．一方で，微小な出血や急性期の脳梗塞，炎症の有無に関してはMRI検査のほうが優れており，被曝もないことから，双方の撮影が可能な施設では特段の理由がなければ頭部MRI検査が選択されることが多い．

コラム
脳血管性認知症で入院中，慢性硬膜下血腫を発症した例

　70歳代，男性．他人の家に侵入するなどの問題行動があり，精査目的で入院．問題行動は物忘れに基づくものであり，脳血管性認知症と診断された．慢性硬膜下水腫も認めたが，脳神経外科と相談のうえ経過観察されていた．

　入院してしばらく経ったある日の夕方，病棟の看護師から「少し元気がなくて様子がおかしい，見てほしい」と連絡があり，病棟に行き診察すると，確かに元気がなくぼんやりとしていて，歩行にふらつきがあった．頭部CT検査（下写真）を実施したところ，硬膜下血腫を認め，転院のうえ緊急手術となった．手術後，当院への再入院を経て退院した．

　すでに認知症の診断をされていても，転倒するなどしてさらに硬膜下血腫を合併することはあり，注意が必要である．

※患者のプライバシーに配慮し，年齢や病歴は一部改変している．

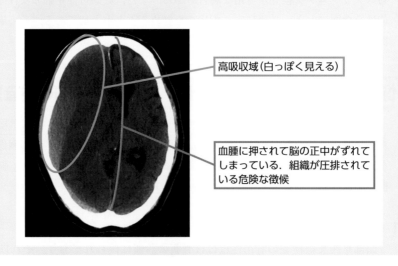

高吸収域（白っぽく見える）

血腫に押されて脳の正中がずれてしまっている．組織が圧排されている危険な徴候

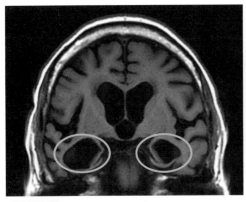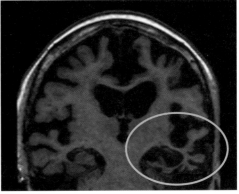

図Ⅵ-2-1　認知症のMRI画像（T1強調画像）
左：アルツハイマー型認知症の80歳代男性．側頭葉内側の海馬が著明に萎縮している．
右：前頭側頭型認知症の70歳代女性．左の側頭葉が外側を中心に萎縮している．
アルツハイマー型認知症と前頭側頭型認知症では，頭部MRI画像の萎縮のパターンが異なるのが典型的である．

3 ● 頭部MRI検査（核磁気共鳴画像）

　認知症（**図Ⅵ-2-1**）など，脳の特定の部位が萎縮する疾患や，脳梗塞などの脳血管障害，脳炎や髄膜炎などの炎症を疑う際に施行する．放射線は用いず，磁気により撮影するため，被曝することはない．得られる情報は多いが，磁気を用いるため，体内にMRI検査に対応していない金属がある（刺青を含む）患者は撮影できない．心臓ペースメーカー，人工内耳を装着している患者でも原則的に禁忌となる．また，撮影時に騒音や身体固定による閉塞感があり，加えて頭部CT検査に比べて撮影時間を比較的長く要するため，認知症や閉所恐怖の患者では施行できないことがある．モニター装着，輸液継続などの身体処置を要する場合，撮影室内に金属を持ち込むことはできないため，持ち込み可能な物品であることを確認する．誤って持ち込んだ場合，クレジットカードなどは使用不能となり，MRI本体に損傷を与えた場合には復旧に時間を要し病院全体に影響が及ぶ可能性があるため，十分な注意が必要である．

4 ● 脳血流SPECT検査（単一光子放射断層撮影）

　SPECT検査は極微量の放射性元素を注射して撮影して脳血流を評価する検査である．とくに認知症では病型によって血流の低下のパターンが異なり，SPECTで血流低下のパターンを評価することにより，診断の一助とする．上記検査に比べると，検査可能な施設は限られている．

F. 脳波検査

　頭部に約20個の電極を装着し，脳の電気的活動を測定する（**図Ⅵ-2-2**）．脳全体の活動がおおまかにわかるため，意識障害を疑う場合は非常に有用な検査である．また，けいれんなどの症状から**てんかん**を疑った際に，てんかん波の有無を調べるために施行する．
　意識レベルは一貫して出現する背景波，てんかんは突発波に着目して診断される．意識

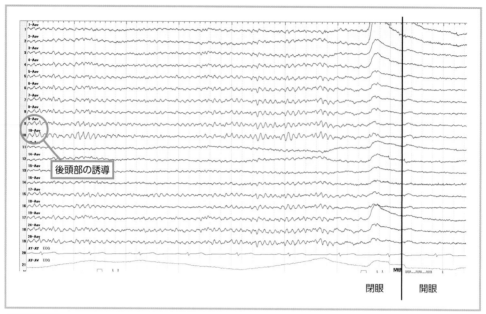

図Ⅵ-2-2　正常脳波
20歳代女性の正常脳波．後頭部で最も振幅の大きい10 Hzのα波．開眼により抑制されている．

清明であれば，安静，閉眼，覚醒時には後頭部優位に左右対称，持続的なα波（8〜13 Hz）が出現し，開眼時に抑制されるが，意識障害のある患者では波が遅くなる（**徐波化**）現象が観察される．次頁のコラムに実際の脳波を提示してあるが，1つの波の幅が大きい（広い）場合に「波が遅い」，小さい（狭い）場合に「波が速い」と表現する．なお，健常者であっても，眠気により波は遅くなる．ベンゾジアゼピン系の薬剤を服用していると，速い波が混入することもあるので，検査時には服用中の薬剤を確認しておく．

　近年，けいれん発作を伴わないてんかん重積（**非けいれん性てんかん重積**［nonconvulsive status epilepticus：**NCSE**]）が注目されている．意識障害を呈し，全身の筋緊張を伴い反応が鈍くなる緊張病のような状態を呈する場合や，見当識，行動の障害を伴う場合がある．NCSEの意識障害は意識の変容を主とすることも多く，診断が困難であり，脳波を施行するまで精神病として扱われる可能性がある．そのような患者において脳波を積極的に施行する利益は大きい（次頁のコラム参照）．

　脳波所見の解釈のうえで注意すべき点は，脳波はあくまで計測時の脳の活動しかみていない，ということである．てんかん患者は発作を起こしていないときの脳波はいたって正常なことがあり，発作時以外に脳波検査を施行して正常であることをみて，それだけで「てんかんでない」と言うことはできない．また，しばしば心因性非てんかん発作とよばれるいわゆるヒステリーのけいれん発作と，真のてんかん発作の鑑別が問題になることが多いが，発作中の脳波に異常がないことをとらえない限り，心因性非てんかん発作であると確定的に診断することは難しい．

コラム

統合失調感情障害に非けいれん性てんかん重積を合併した例

　40歳代，男性．数年前に統合失調感情障害（第Ⅵ章3-2節A-5参照）を発症し，抗精神病薬による加療で安定して経過していたが，数日前から突如，床に寝て体動がなくなる，同じ言葉を繰り返すなど緊張病状態となり，精神病症状の増悪が疑われ当院に搬送された．家族から聴取したところ，緊張病状態になった後けいれん発作が数度あったとのことであった．脳波検査を施行したところ，棘徐波の持続を認め，非けいれん性てんかん重積（NCSE）と診断した．ジアゼパムを静注し発作は治まり，精神症状も改善した．
　NCSEの鑑別は困難であることが多いが，本人から病歴などの聴取が困難である場合は，てんかん発作の既往などを周囲の人から聴取するのが有用であることがある．

※患者のプライバシーに配慮し，年齢や病歴は一部改変している．

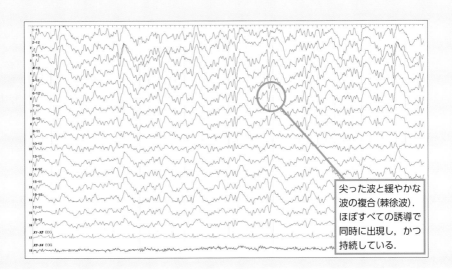

尖った波と緩やかな波の複合（棘徐波）．ほぼすべての誘導で同時に出現し，かつ持続している．

G. 脳脊髄液（髄液）検査

　精神科においては，精神症状の原因として髄膜炎や脳炎を疑う際に施行する検査であり，腰椎から脳脊髄液（髄液）を採取して髄液圧と成分を調べる．患者に側臥位でエビのように丸くなってもらい，腰椎の椎間が空いた隙間に細い針を刺して髄液を採取する．特殊な体位，かつ清潔操作で行うため，患者が体位を保持できるような介助と医師の清潔操作の補助が必要である．

　出血や脳腫瘍などの頭蓋内占拠病変や脳浮腫により頭蓋内圧が亢進している場合，穿刺による急激な圧の低下で脳組織が隣接腔に押し出される（ヘルニア）重篤な副作用を起こす可能性がある．眼底鏡でうっ血乳頭の有無をみて判断することもあるが，頭部CT検査や眼底鏡により事前に頭蓋内圧亢進がないことを確認することが必要である．また，重度の凝固障害がある場合や，穿刺部に感染がある場合も施行できない．頻度の高い副作用としては，腰椎穿刺後に10〜30％の割合で頭痛を生じることがある（腰椎穿刺後頭痛）．

以上，精神科領域で比較的よく行われる検査について概説した．記述の性質上，比較的珍しい病態も含めて所見に異常がある場合を中心に記述したが，最後に重要な点として，以下の3点を挙げておきたい．

- 検査に異常値があることと，その異常値に**病的意義**がある（何かの病気の徴候である）こととは異なる．
- 精神科領域では，若年の場合は身体的所見がほぼすべて正常であるのがむしろ一般的であるが，高齢になるほど検査所見に異常がある割合は増える．しかし，必ずしも病的意義があるわけではない．
- 所見から病的意義を正しく読み取るには，豊富な臨床経験とたゆまぬ学習の双方が必要であり，プロフェッショナルとしての生涯にわたる長い道のりとなる．

学習課題

1．精神科領域の患者において，バイタルサインズ測定でどんなことがわかりますか．
2．CT検査とMRI検査はどのように使い分けますか．
3．脳波検査は，どんな目的で行いますか．
4．病的意義とは何ですか．

3 生物学的側面から理解する —精神疾患と診断基準

3-1 精神疾患と診断基準

> **この項で学ぶこと**
>
> 1. 精神疾患の成因や分類について学ぶ.
> 2. 現在, 世界的に使われている精神疾患の分類・診断基準であるICDとDSMについて知る.

A. 精神疾患とは：用語の整理

　精神疾患とは, 精神や行動における有意な症状を呈することにより, 機能障害や顕著な苦痛を伴っている状態をいう.「疾患（disease）」という用語には,「機能障害（impairment）」や著しい「苦痛（distress）」の意味合いが含まれていないため, 世界保健機関（WHO）や米国精神医学会では, 臨床的に有意な症状や行動とそれに伴う機能不全の両方を含む「（医学的）障害（disorder）」という用語を採用し, **精神障害（mental disorder）**と表記している. しかし, この「障害」という日本語は, 不可逆的な機能障害を意味する「disability（障害）」と混同されることから, disorderを「症」と訳す提案がなされた. 一方で,「症」は「あがり症」のような軽度な状態を含み, 誤用され過剰診断につながるという批判もある. このような議論を踏まえ, 現在のところ「パニック症/パニック障害」のように, ほとんどの精神疾患では障害と症表記の併記がされている.

B. 精神疾患の成因と分類

1 ● 精神疾患の成因

　精神医学では伝統的に, 病因のどこに重心があるかによって精神疾患を3つに分けていた. 脳炎や脳腫瘍などの身体疾患が原因で生じる**外因**, 統合失調症や双極性障害など, ほとんど原因不明の**内因**（素因）, そして心因反応や神経症など, こころの問題が原因となって生じる**心因**である. しかし, 精神疾患の発現には単一の病因で生じることはほぼなく, 複数の病因が関与することが多いことから, 環境因も複雑に絡んで発現するという考えのもと, **素因-ストレスモデル（diathesis-stress model）**が提唱された. 精神疾患の成因が十分に解明されていないことから, このように成因に関する考え方が学派により異なり, 精神疾患は種々の形の分類がなされてきた.

2 ● 精神疾患の分類：疾患単位と類型分類

　クレペリン（Kraepelin E）は，同一の病因，症状，経過・予後，病理解剖学的所見などをもつ精神疾患を1つの**疾患単位**とする概念を確立させた．しかし，精神疾患の多くは原因不明のため，いずれ病因などは明らかにされるという前提のもとにこの疾患単位は構成され，特徴的な症状，重症度，経過などいくつかの精神症候学をまとめた症候群もしくは**類型**（カテゴリー）によって分類された．

　現在，世界的によく使われている精神疾患の分類・診断基準は，WHOの「国際疾病分類（International Classification of Diseases：**ICD**）」と米国精神医学会の「精神障害の診断・統計マニュアル（Diagnostic and Statistical Manual of Mental Disorder：**DSM**）の2つであるが，これらはいずれも類型分類に基づく．

3 ● 操作的診断基準：ICDとDSM

　第二次世界大戦後の米国精神医学では精神分析学が主流をきわめ，症状の解釈や心理的な原因の探索に力点が置かれるなど，精神疾患分類に重きが置かれていなかった．このため，精神科医ごとに診断のばらつきは大きく，治療効果の判定もあいまいであった．1950〜1960年代の向精神薬の登場によって精神病水準患者の治療について道筋が立ったことや，1970年代には米国と英国の精神疾患診断の比較研究により診断一致率が低いことから，信頼性の高い診断基準の作成が求められ，境界が明瞭となるように明確な操作的定義の設定と横断面の状態像を重視し，また実証的研究の知見を考慮した**操作的診断基準**が作成された．

　ICDは先進国だけでなく発展途上国の疫学的調査において使われることを想定して診断基準が複雑になりすぎないように配慮されているのに対して，DSMは研究に利用する目的で作成されていることからも厳密な診断基準が設定されている．なお，病因論や特定の理論に偏しない記述的方法を採用した点でICDとDSMは変わらないものの，米国の実証的精神医学に根ざしたDSMでは精神分析理論に基づく病因を示唆する神経症（neurosis）という分類は廃止されたのに対して，ヨーロッパ精神医学の伝統に根ざしたICDでは神経症性障害という分類が残っているような差異がある．

　DSMの現在の最新版は，2013年に刊行されたDSM-5である．ICDの現在の最新版は2019年にWHO総会で承認されたICD-11であるが，現在，日本での適用に向けた翻訳など準備が進められ，2022年に発効が予定されているため，2021年9月現在，臨床場面では1つ前の版であるICD-10が使用されている．

学習課題

1．現在，多くの精神疾患の日本語表記において「障害」と「症」が併記されている理由は何ですか．
2．ICDとDSMの共通点と相違点として，どのようなことが挙げられますか．

3-2 主な精神疾患

この項で学ぶこと

1. 精神疾患の類型と，どのような疾患があるのかを学ぶ.
2. 主な精神疾患について，病態，診断，治療を学び，それぞれの疾患の特徴を理解する.

A. 統合失調症と関連疾患

統合失調症および関連疾患（妄想性障害，急性一過性精神病性障害，感応性妄想性障害，統合失調感情障害）は，精神病症状に加えて，しばしば陰性症状または認知機能障害により特徴づけられる.

1 ● 統合失調症

a. 概　要

統合失調症は，幻覚や妄想といった精神病症状や意欲・自発性の低下などの機能低下，認知機能低下などを主症状とする精神疾患である. 世界中のさまざまな地域で100人に1人ほどが発症すると考えられており，決してまれな疾患ではない. 主に思春期から青年期にかけて発症し，その人の社会生活機能に重大な影響を与える精神障害である. 従来の亜型分類としては，ICD-10では妄想型，破瓜型（はか），緊張型，鑑別不能型，統合失調症後抑うつ，残遺型，単純型などが，DSM-Ⅳでは妄想型，解体型，緊張型，鑑別不能型，残遺型が挙げられていた（現在は，伝統的な分類［妄想型，破瓜型，緊張型］は用いられていない）.

b. 成　因

統合失調症の原因は明らかになっておらず，遺伝的要因が強く関与することが指摘されている. しかし，発症リスクを高める強い効果をもった遺伝子は知られていない. そのため，現在では，もともと統合失調症になりやすい素因が存在し，胎生期を含む人生早期の環境要因や児童・思春期のストレスなどをきっかけとして発症すると考えられている. また，統合失調症の治療薬はドパミン拮抗作用があることから，ドパミンの機能異常が存在すると考えられている.

c. 症　状

統合失調症の症状は大きく分けて，**陽性症状**，**陰性症状**，**認知機能障害**の3種類がみられる. 陽性症状は，周囲から見てもわかりやすく華々しい一方で，薬物療法が奏功する. しかし，陰性症状は薬物の効果が乏しく，慢性的となり予後に影響を与えやすい. これらに加えて認知機能障害がみられることもある. 認知機能障害は，記憶力の低下や注意力の低下など，日常生活に困難をもたらす. 統合失調症でみられる代表的な症状を**表Ⅵ-3-1**

表Ⅵ-3-1　統合失調症でみられる代表的な症状

陽性症状	陰性症状	認知機能障害
• 幻覚 • 妄想 • 思考の障害 • 自我障害 • 行動の異常	• 感情の平板化 • 意欲の低下 • 思考の低下 • 会話の貧困 • 社会性の喪失	• 集中力や記憶力の低下 • 問題解決能力の欠如 • 注意散漫 • 作業スピードの低下 • 抽象的思考の障害

に示す.

(1)陽性症状

　陽性症状には，幻覚，妄想，思考の障害，自我障害などがみられる．幻覚の1つである幻聴とは，自分の行動に関して意見を述べる声，互いに会話する声，あるいは批判的で口汚いことをいう声などが聞こえるという症状である．他にも，聴覚，視覚，嗅覚，味覚，触覚についての幻覚が生じることがあるが，幻聴が最も多い．妄想とは，明らかに矛盾する証拠があるにもかかわらず，持続的な誤った確信のことである．妄想には，「見張られている」，「いじめられている」，「あとをつけられている」などの被害妄想や，本，新聞などの内容がとくに自分に向けられていると思い込む関係妄想などがある．自我障害は，「人は自分のこころが読める」，「自分の考えが人に伝わっている」，「外部の力によって考えや衝動が自分の中に吹き込まれている」などと思い込む症状である．これらの症状は，患者にとってはとてもつらいものであり，医療者が幻聴や妄想内容を現実のものではないと否定することは，かえって反発をまねく．まずは，訴えをじっくり傾聴し，患者の心配や不安に共感するように接するのがよい.

(2)陰性症状

　陰性症状には，感情の平板化，意欲の低下，思考の低下や会話の貧困，社会性の喪失などが認められる．感情の平板化とは，感情が鈍くなることであり，通常なら笑うまたは泣くような状況でも何の反応も示さない．また表情に動きがなくなり，視線を合わせない．会話の貧困とは，言葉数が少なくなり，質問への回答がそっけなくなり，思考の低下や内面の空虚さを反映する．社会性の喪失とは，他者とのかかわりに興味を失うことである．部屋の中が荒れ，身なりがだらしなくなったりもする．目標の喪失や意欲の低下といった症状も陰性症状と関連している．社会復帰を考慮する際に問題となる症状である.

(3)認知機能障害

　認知機能障害には，集中力や記憶力の低下，計画能力や問題解決能力の欠如などが認められる．集中力が低下すると，本が読めず，指示どおりに物事ができなかったりする．また，記憶力の低下や問題解決能力の欠如により，単純な作業でもやり終えることが難しくなる．そのため，日常生活や就業などに影響を与え，認知機能障害の重症度は全体的な能力障害の主要な決定因子となる.

d. 診　断

　統合失調症を確定的に診断するような検査は存在しない．そのため，統合失調症の診断は，病歴，症状，および徴候の包括的評価に基づき，鑑別疾患の除外からなされる．鑑別疾患として代表的なものを**表Ⅵ-3-2**に示す．側頭葉てんかん，甲状腺機能障害，全身性

表Ⅵ-3-2　統合失調症の鑑別疾患

- 精神作用性物質（覚せい剤，幻覚薬使用や乱用後）
- てんかん（とくに側頭葉てんかん）
- 甲状腺機能障害
- 頭蓋内悪性新生物，脳血管障害，頭部外傷後（とくに前頭葉や辺縁系）
- 全身性エリテマトーデス（SLE），バセドウ病などに伴う症状性精神病
- 抗NMDA受容体抗体脳炎
- 他の精神障害（統合失調感情障害，急性一過性精神病，統合失調症型障害，虚偽性障害，詐病など）

表Ⅵ-3-3　統合失調症の診断基準（DSM-5）

		以下のうち2つ（またはそれ以上），おのおのが1ヵ月間（または治療が成功した際はより短い期間）ほとんどいつも存在する．これらのうち少なくとも1つは1か2か3である
A	1	妄想
	2	幻覚
	3	まとまりのない発語（例：頻繁な脱線または滅裂）
	4	ひどくまとまりのない，または緊張病性の行動
	5	陰性症状（すなわち感情の平板化，意欲欠如）
B		障害の始まり以降の期間の大部分で，仕事，対人関係，自己管理などの面で1つ以上の機能のレベルが病前に獲得していた水準より著しく低下している（または，小児期や青年期の発症の場合，期待される対人的，学業的，職業的水準にまで達しない）
C		障害の持続的な徴候が少なくとも6ヵ月間存在する．この6ヵ月の期間には，基準Aを満たす各症状（すなわち，活動期の症状）は少なくとも1ヵ月（または，治療が成功した場合はより短い期間）存在しなければならないが，前駆期または残遺期の症状の存在する期間を含んでもよい．これらの前駆期または残遺期の期間では，障害の徴候は陰性症状のみか，もしくは基準Aに挙げられた症状の2つまたはそれ以上が弱められた形（例：奇妙な信念，異常な知覚体験）で表されることがある
D		統合失調感情障害と，「抑うつ障害または双極性障害，精神病性の特徴を伴う」が以下のいずれかの理由で除外されていること
	1	活動期の症状と同時に，抑うつエピソード，躁病エピソードが発症していない
	2	活動期の症状中に気分エピソードが発症していた場合，その持続期間の合計は，疾病の活動期および残遺期の持続期間の合計の半分に満たない
E		その障害は，物質（例：乱用薬物，医薬品）または他の医学的疾患の生理学的作用によるものではない
F		自閉スペクトラム症や小児期発症のコミュニケーション症の病歴があれば，統合失調症の追加診断は，顕著な幻覚や妄想が，その他の統合失調症の診断の必須症状に加えて少なくとも1ヵ月（または，治療が成功した場合はより短い）存在する場合にのみ与えられる

［日本精神神経学会（日本語版用語監修），髙橋三郎，大野　裕（監訳）：DSM-5R精神疾患の診断・統計マニュアル，p.99，医学書院，2014より許諾を得て転載］

エリテマトーデス（SLE），抗NMDA受容体抗体脳炎，覚せい剤などの精神作用性物質の乱用も統合失調症に類似した症状を呈する．これら他疾患との鑑別を目的として，血液検査や尿検査，脳波検査，頭部CTや頭部MRI，髄液検査などが適宜行われることになる．

最近の診断は，国際的な診断基準によって行われる．最も一般的に用いられている米国精神医学会の診断基準（DSM-5）を**表Ⅵ-3-3**に示す．

e. 治　療

統合失調症の治療では，薬物療法や精神療法を含む心理社会的介入を併せて行うことが

病状の改善・安定に有効である．治療は抗精神病薬により，陽性症状を緩和させ，再発（再燃）を予防すること，生活の質（quality of life：QOL）の向上，社会復帰を目指すことが中心となる．

(1)薬物療法

統合失調症の治療の中心となる薬を**抗精神病薬**といい，症状の改善や再発の予防に大きな力を発揮する．抗精神病薬は，主として脳内で過剰に活動しているドパミン神経の活動を抑えることで症状を改善すると考えられている．臨床的に抗精神病薬は，**定型抗精神病薬**と**非定型抗精神病薬**の2つに分類され，さまざまなガイドラインで，非定型抗精神病薬による単独治療が薬物療法の基本とされている．

現在，日本で使用できる非定型抗精神病薬には，アリピプラゾール（エビリファイ®），オランザピン（ジプレキサ®），ペロスピロン（ルーラン®），クエチアピン（セロクエル®など），リスペリドン（リスパダール®），パリペリドン（インヴェガ®），ブロナンセリン（ロナセン®），アセナピン（シクレスト®），ブレクスピプラゾール（レキサルティ®），ルラシドン（ラツーダ®）の10種類がある．この非定型抗精神病薬は定型抗精神病薬に比べ，過剰な鎮静化や錐体外路症状などの副作用が少ないといわれている．しかしながら，非定型抗精神病薬に特徴的な副作用として，高血糖とそれによるケトアシドーシス昏睡に注意が必要である．とくにオランザピンとクエチアピンについては，糖尿病やその既往がある患者には投与禁忌となっている．

クロザピン（クロザリル®）は**治療抵抗性統合失調症**[*1]の場合，日本では登録病院でのみ使用可能になっている．この薬物は，無顆粒球症をはじめ重篤な副作用をもつため，使用には規定に従う必要がある．

(2)心理社会的療法

近年，統合失調症の治療は，精神科病院での入院中心の医療から，地域の中での医療保健福祉へと変遷しつつあり，それに伴いリハビリテーションを含めた心理社会的療法の重要性が増しつつある．幻覚や妄想などの急性期症状が改善しても，その後，陰性症状や認知機能障害が持続することが多く，そのため社会生活が妨げられる．日常生活や就労などが困難となり，それによる心理的ストレスも大きくなる．そのため，急性期治療が落ち着いた後は，再発予防と社会機能の改善が大きな目標となり，以下の心理教育，リハビリテーションを患者の状態に応じて，多職種で検討していく姿勢が必要である．

①心理教育

統合失調症は慢性疾患であり，長期間にわたって治療に取り組んでいく必要がある．そのためには本人が病気や治療の重要性について正しく理解していることが必須である．統合失調症という病名やその特徴，服薬の必要性などを本人の状態・理解度に応じてていねいに説明し，医療者と患者・家族が納得して協働的に治療を選択できるように心がける

[*1]治療抵抗性統合失調症：治療抵抗性統合失調症は，反応性不良統合失調症，耐容性不良統合失調症の2つに分けられる．反応性不良統合失調症とは，2種類以上の十分量の抗精神病薬を適切な服薬コンプライアンスで十分な期間（4週間以上）服薬しても反応が認められなかった統合失調症である．耐容性不良統合失調症とは，非定型抗精神病薬のうち，2種類以上による単剤治療を試みたが，①中等症以上の遅発性ジスキネジア，遅発性ジストニア，あるいはその他の遅発性錐体外路症状の出現，悪化，②コントロール不良のパーキンソン症状，アカシジア，あるいは急性ジストニアの出現のために，十分に増量できず，十分な治療効果が得られなかった統合失調症である．

（共同意思決定［shared decision making：SDM］）．このような疾病教育と服薬指導などの**心理教育**をすることで，患者自身が治療の重要性を理解し，治療方針や治療計画に参加するなど積極的に治療に取り組めるようになり，患者のアドヒアランスの向上につながるといえる．

②リハビリテーション

患者は，精神症状のために家庭生活や社会生活に障害が生じるが，このような日常生活における障害を克服し，充実した人生を営むために，入院・外来においてレクリエーションやデイケアなどを通してリハビリテーションを行うことがある．

- **精神科作業療法**（occupational therapy：OT）：生活を構成するさまざまな営みを作業として行うことで，課題を克服し，生活に対する自信の回復，日常生活の基本的な技術の習得を目的に用いられている．
- **社会生活技能訓練**（social skills training：SST）：人は周囲とのコミュニケーションを行ううえで，受信技能，処理技能，送信技能という3段階の異なった技能を用いている．この受信・処理・送信の3つの技能についてロールプレイなどを用いて訓練する方法である．主な方法には，主に対人コミュニケーションに焦点を当てて，送信技能の向上に目標が置かれる「基本訓練モデル」や，処理技能の訓練に目標が置かれる「問題解決技能訓練」などがある．
- **デイケア**：社会復帰を促進するため，病院と地域生活の橋渡しをして，患者が生活の場を広げていけるように支援する．日中6時間程度通所し，レクリエーション活動や心理教育などのプログラムに参加する．デイケアは医療施設，保健所，精神保健福祉センターなどで行われている．
- **職業リハビリテーション**：一般就労の前に障害者職業センターや作業所，授産施設などを利用することを検討する．
- **生活支援，居住サービスプログラム**：退院後に安定した家庭環境が得られるよう支援するため，訪問看護や地域生活支援センターを活用する．住宅確保が難しい場合は，グループホームや福祉ホームなどを利用する．

f. 経　過

統合失調症の経過を**図Ⅵ-3-1**に示した．経過としては，以下の4つの段階を経ると考えられている．エピソードを繰り返す中で陰性症状，認知機能障害が進行し，十分な寛解，社会復帰を得られない患者も存在する．この発症から治療開始までの**精神病未治療期間**（duration of untreated psychosis：DUP）と疾患予後との関連が強く示唆されており，DUP期間が長いほど予後がわるいといわれている．

(1)前駆期

幻覚・妄想などの代表的な症状がみられる前に，不眠，不安，神経過敏，身体症状などの非特異的な症状が出現する．

(2)急性期

数ヵ月，幻覚，妄想などの陽性症状や抑うつ，無気力，ひきこもりなどの陰性症状が出現する．

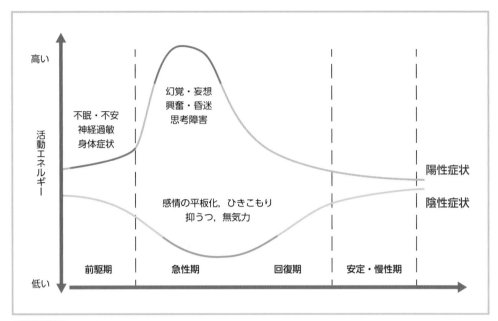

図Ⅵ-3-1　統合失調症の経過

(3) 回復期

　過度の眠気，倦怠感，無気力，ひきこもり，自信のなさなどがみられる．陽性症状は減少し，陰性症状が残存する．

(4) 安定期・慢性期

　治療によって，安定した生活を送れるようになる．陰性症状などが残ることがある．

2 ● 妄想性障害

　長期にわたる妄想が唯一の，または最も目につく臨床特徴をなし，かつ脳器質性疾患，統合失調症，気分障害などに分類できないような病態をまとめて**妄想性障害**とよぶ．明白な幻聴，させられ体験，感情鈍麻などの統合失調症症状は認めないが，妄想だけが存在するという点で，統合失調症と異なる．普通は中年期に発病することが多い．心理社会的機能は，統合失調症の場合ほど障害されず，妄想に直接関係する行為や態度を除くと，感情，話しかけや行動などは正常である．

3 ● 急性一過性精神病性障害

　急性一過性精神病性障害は，各種の急性精神病を一括したもので，2週間以内の妄想・幻覚・錯乱の急性発症，関連する急性ストレスの存在といった特徴をもつ．関連する急性ストレスとしての典型的な出来事は，死亡，配偶者や職を不意に失うこと，結婚，戦闘，テロや拷問による心理的外傷などである．通常は2〜3ヵ月以内に完全に回復し，持続的な能力低下を示すものはまれである．統合失調症の診断には症状が1ヵ月以上持続することが要求されるが，症状持続が1ヵ月に満たない場合にはまず，急性一過性精神病性障害と診断し，これらの症状が長引くようであれば，統合失調症と再分類する．

4 ● 感応性妄想性障害

　親密な情緒的つながりがある2人，あるいはそれ以上の人物が妄想性障害を共有する状態をいう．精神障害者と同居していたり，密接な関係にある他者（1人でも2人以上でも）が，元の精神障害者に感応されて類似の精神症状を呈するようになるものである．

5 ● 統合失調感情障害

　統合失調症症状に気分症状も認められる場合に考慮される．統合失調症症状と気分障害の症状の両方が，病気の同一のエピソードの中にできれば同時に存在し，両症状が共に顕著であるようなエピソード性の障害と定義されている．予後は統合失調症と比べて，いくらか良好であるが，気分障害よりは不良である．

B. 気分障害

　気分障害（mood disorders）は，うつ病（depressive disorders）と双極性障害（bipolar disorders）の2つの疾患カテゴリーから構成される．DSM-5（2013年）では気分障害のカテゴリーはなくなり，「抑うつ障害群（depressive disorders）」と「双極性障害および関連障害群（bipolar and related disorders）」は独立したカテゴリーとして記載された．

1 ● うつ病

a. 成　因

　うつ病の成因は確立されていない．発症には，素因と環境的要因の相互作用が影響しており，神経症的な気質を認める者は，ストレスの高いライフイベントに反応して生じるといわれている．うつ病の家族歴を第一度親族[*2]に有すると発症リスクは一般人口の2〜4倍となり，とくに早発性や再発性のうつ病の家族歴の場合さらにリスクは高まるといわれている．虐待など幼少期のライフイベントも，大きな発症リスクであることがわかっている．

b. 症　状

　うつ病とは，疲労感・倦怠感などの不快な身体感覚や悲哀・抑うつ気分などの精神症状のみならず，食欲低下や不眠などの身体症状をも含む多様な症状を呈し，これら症状により臨床的に意味のある苦痛，または社会的・職業的な機能障害を引き起こしている疾患である．うつ病でみられる代表的な症状を**表Ⅵ-3-4**に示す．

(1)ライフステージによる症状の特徴

①学童期

　学童期のうつ病は，成年期のように女性に多く，また，典型的な症状は目立たず，頭痛や腹痛，悪心，チック，夜尿といった身体愁訴が前面にでることが多い．痙攣を起こしたり，精神運動性焦燥，分離不安，恐怖症などの不安症状，ひねくれや反抗的態度など行動上の問題が現れたりすることもある．学童期のうつ病は，両親の不和や虐待など家族機

[*2]第一度親族：遺伝学の用語で，個人にとって両親，兄弟，姉妹，または子どものこと．

表Ⅵ-3-4　うつ病でみられうる代表的な症状

精神症状	
抑うつ気分	・気が沈む，気がめいる，落ち込む，憂うつ，おもしろくない，喜怒哀楽の感情がわかない，哀しい，ひとりでに涙が流れる
興味の喪失	・興味に関心がなくなる，楽しめない，テレビや新聞を見ようと思わない
思考や行動の抑制	・考えが浮かばない，考えがまとまらない，頭の動きが鈍い，決断力が低下，返事に時間がかかる，生気のない話し方，話すスピードが遅い，ぼそぼそと小声
微小妄想	・取り返しのつかないことをした，過去の小さな過ちを悔やむ，自分を責める，周りに申し訳ないと確信（罪業妄想） ・不治の病にかかっている，もう助からない，身体がすっかりだめになっている（心気妄想） ・お金がない，貧乏で入院費も払えない，財産を手放さなければならない（実際にはそのような状況にはない，貧困妄想）
自責感	・自分には価値がない，罪悪感
意欲の低下	・やる気がない，おっくう，気力がわかない，寝てばかりいる
希死念慮	・いっそのこと消えてしまいたい，生きていても無意味
不安・焦燥	・イライラする，落ち着かない，じっとしていられない，そわそわする
身体症状	
睡眠障害	・うつ病患者のほぼ全例にみられ，とくに早朝覚醒が典型的 ・中途覚醒，入眠困難もある．過眠の場合もあり（非定型うつ病など）
消化器系症状	・食欲低下，体重減少が代表的 ・便秘や下痢，悪心，腹痛，腹部不快感（腹部膨満感など），口渇など多彩
疼痛	・頭痛，腰痛など．外科系を受診することが多い
全身倦怠感，易疲労感	
自律神経症状	・めまい，耳鳴り，動機，発汗，しびれ感など
性欲減退	
頻尿	

能の障害と関連することが多く，素行障害，注意欠如・多動性障害（ADHD），不安障害を併存することが多いといわれており，成年期うつ病に移行するものは青年期のうつ病より少ないとされている．

　②思春期・青年期

　身体の発育と精神的発達のバランスが崩れやすい時期であることから，環境因により急激に発症し，症状の変動が大きい傾向にある．思春期・青年期のうつ病は，不快気分，絶望感，過眠，体重変動，衝動性が強く，登校拒否やひきこもりの状態になったり，逆に攻撃的になったり，あるいはアルコールや薬物に手をだしたりするなどの問題行動に至ることも多い．また，素行障害，注意欠如・多動性障害，不安障害，物質関連障害，摂食障害などに併存することも多いといわれ，また成年期うつ病に移行するものが多いとされている．

　③成年期・壮年期

　成年期・壮年期においては社会の一員としての責任が求められ，人間関係や仕事と育児や介護など家庭のバランスに伴う葛藤など持続的な心理的ストレスによって抑うつを発症

表Ⅵ-3-5　うつ症状を呈しうる代表的な身体疾患

神経疾患	脳血管障害，認知症，パーキンソン（Parkinson）病，頭部外傷など
内分泌疾患	甲状腺機能低下症などの甲状腺疾患，ACTH欠損症，アジソン（Addison）病，副甲状腺疾患など
循環器系疾患	虚血性心疾患（とくに心筋梗塞），低血圧など
消化器系疾患	膵臓疾患，過敏性腸症候群，潰瘍性大腸炎など
呼吸器系疾患	慢性閉塞性疾患など
自己免疫疾患	関節リウマチ，橋本病，クローン（Crohn）病，全身性エリテマトーデス（SLE）など
悪性腫瘍	
その他	低活動型せん妄，ビタミンB$_{12}$欠乏症

ACTH：adrenocorticotropic hormone，副腎皮質刺激ホルモン.

表Ⅵ-3-6　うつ症状を呈しうる薬剤

- 降圧薬（プロプラノロール，メチルドパ，クロニジン）
- 副腎皮質ホルモン製剤
- インターフェロン
- パーキンソン病治療薬
- 抗腫瘍薬
- 経口避妊薬　　　　など

する例も少なくない．また，女性においては，不安焦燥型の抑うつを特徴とし，ホルモンのバランスが崩れることによって生じる**月経前不快気分障害**（premenstrual dysphoric disorder：**PMDD**）や**更年期障害**に伴う抑うつ，また妊娠・出産に伴って抑うつを発症する**産後うつ病（産褥期うつ病）**などがある．とくに，産褥期早期に発症する抑うつは希死念慮や自責感が強く，入院治療を要することも多いので注意がいる.

　④**老年期**

　老年期になると，脳の加齢変化に伴い無症候性の脳血管障害に伴う**血管性うつ病**（vascular depression）が増えてくるほか，甲状腺疾患，心疾患，悪性腫瘍などの身体疾患（**表Ⅵ-3-5**）や薬剤（**表Ⅵ-3-6**）からうつ病が引き起こされることもある．また，老年期になると退職などによる社会的役割の喪失や，身内や友人との死別，老人施設への入所などによる喪失体験が心因となり，老年期は認知機能の低下により思考の柔軟性を欠いているため，問題解決力が低下し，悪循環に陥ってうつ病が発症することもある.

　老年期うつ病の症状としては，悲哀などの精神症状は目立たず，身体の不調などの身体愁訴や自律神経症状が前面にでる**仮面うつ病**を示す場合があり，気づかれずかかりつけ医を受診していることもある（気づいても精神科への紹介に抵抗を示す例が多い）．他方で，抑うつ気分があまり目立たず平気な顔をしているものの，ていねいに聴取すると厭世観や希死念慮などを認めるといった「smiling depression（微笑みうつ）」があるので注意を要する.

　老年期うつ病では，抑うつ気分よりも不安・焦燥を前景とする抑うつが出現する例が多いのが特徴である．また，中等症以上の老年期うつ病では，自己を実際より低く評価し，物事をわるいほうにばかり解釈して取りこし苦労をする**微小妄想（心気妄想，貧困妄想，罪業妄想）**などがみられることがある.

c. 診　断

DSM-5では，うつ病の診断基準として，①抑うつ気分，②興味関心の低下・喜びの喪失，③食欲低下または亢進，④不眠または過眠，⑤精神運動抑制または焦燥，⑥易疲労感または気力減退，⑦無価値感または罪責感，⑧思考力・集中力の減退または決断困難，⑨希死念慮を挙げ，これらの症状のうち5つ以上（うち1つは①か②）が同じ2週間の間にほとんど毎日存在し，これらにより著しい苦痛もしくは顕著な社会・職業などの機能障害を引き起こしている状態と定義されている．

日本のうつ病の生涯有病率は5.7％（12ヵ月間有病率は2.7％），女性の有病率は男性よりも1.5倍高い傾向にある[1]．

d. 治　療

うつ病治療は，患者との協働によって実施されるものであり，まずは良好な医療者-患者関係を築いていくことが重要である．あわせて情報提供や心理教育など治療の基盤を整える．医療者は患者にうつ病はどんな病気（疾患モデル）か，どのような治療法があり，転帰を含めどの治療法が必要なのかを説明し，あわせて患者・家族の意向や価値観を把握しながら，治療目標を共有し，患者・家族に治療に好ましい対処行動をとるよう促していくことが望ましい．病状が許す限り，患者・家族が医療者の説明を理解し，その治療法に関して，医療者と患者・家族が納得して協働的に治療法を選択し（共同意思決定［SDM］），治療に取り組むといった姿勢を心がける．

(1)軽症うつ病の治療

心理教育を行いながら支持的にかかわり，患者の抱える問題の解決を試みる．必要に応じて，運動療法，抗うつ薬による薬物療法，精神療法を開始する．軽症の場合，一般的に抗うつ薬による薬物療法を初期から治療導入することは慎重にすべきだが，過去に薬物療法に対して良好な反応がある場合，中等症以上のうつ病の既往がある場合，非薬物療法に奏功しなかった場合は薬物療法の導入を検討する．

(2)中等症うつ病の治療

抗うつ薬による薬物療法をまず検討する（忍容性の面から三環系抗うつ薬よりも新しい抗うつ薬［選択的セロトニン再取り込み阻害薬〈SSRI〉など］からの選択を検討）．とくに，抗うつ薬による薬物療法は，過去に抗うつ薬に対して良好な反応がある場合，患者の希望がある場合，不眠や焦燥が強い場合などに選択される．抗うつ薬を開始する場合，アクチベーション症候群（第Ⅷ章1節A-3-d参照）や若者では自殺関連行動リスクが報告されているので注意する．薬物療法が適切でない場合は，精神療法として認知行動療法の選択もありうる．

(3)重症うつ病の治療

新規抗うつ薬をはじめすべての種類の抗うつ薬が選択されうる．抗うつ薬でうまく治療反応が得られない場合，気分安定薬（炭酸リチウム［例：リーマス®］，バルプロ酸ナトリウム［例：デパケン®］，カルバマゼピン［例：テグレトール®］など），甲状腺ホルモンを追加することによる抗うつ薬の増強療法，非定型抗精神病薬（例：アリピプラゾール［エビリファイ®］，クエチアピン［セロクエル®］，オランザピン［ジプレキサ®］）を追加することによる抗うつ薬の増強療法を行う．また認知行動療法などの精神療法の併用を行

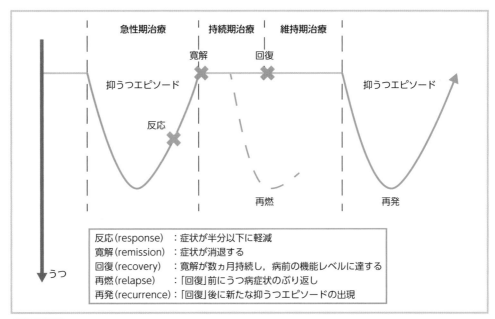

図Ⅵ-3-2　うつ病の治療経過

うこともある．なお，精神病性うつ病の場合は，抗うつ薬と抗精神病薬の併用療法，また自殺リスクや栄養摂取不良など生命危機が切迫している場合，電気けいれん療法（ECT［第Ⅷ章1節C参照］）などが実施される．

e. 経　過

　うつ病の治療経過を**図Ⅵ-3-2**に示した．うつ病患者に，抗うつ薬による薬物療法を十分用量，十分期間，投与を行った場合，治療反応率（うつ病重症度が治療開始時の半分以下になる）は約50%，寛解率（うつ病症状がほぼ消失する）は約30%であるといわれている．一方，最初の抗うつ薬に奏功しない場合，その後は抗うつ薬を変更したり組み合わせたりなどのいくつかの試みがなされるが，3分の1程度の患者は寛解しないままであり，5分の1程度のうつ病患者では発症から2年経過後も持続する慢性的な経過をたどる者もいる．なお，寛解に至っても，初発のうつ病患者の約50%は再発し，2回のうつ病エピソードを経験している場合は約70%，3回のエピソードを経験している場合は約90%が再発するといわれている．

2 ● 双極性障害

a. 成　因

　双極性障害の病因は確立されていない．双極性障害の発症に対して，素因-ストレスモデル（diathesis-stress model）が提唱され，双極性障害エピソードは，遺伝（生物学的素因）を背景に，ライフイベントなどによるストレスによって誘発されると説明されている．双極性障害の家族歴をもつ者は，発症リスクが平均10倍上昇するといわれ有力な生物学的な発症リスクである．また，生活におけるストレスは，生活や睡眠リズムなどを変化させ，ドパミン報酬系脳神経回路にも影響を及ぼして発症リスクを高める．

b. 症 状

　双極性障害は，古典的には**躁うつ病**とよばれ，気分が高揚し開放的または易怒的となるのに加えて，活動が亢進した症状（自尊心の肥大，睡眠欲求の減少，多弁，観念奔逸，注意散漫，目標指向性の活動の増加や精神運動焦燥，困った結果につながる可能性が高い活動への熱中［性的逸脱，浪費，危険な運転など］）を伴うことのある躁病エピソードと，気分の落ち込みを中心とする抑うつエピソードの間を変動することによって特徴づけられる疾患である．

c. 診 断

　DSM-5では，双極性障害および関連障害群の下位分類として**双極Ⅰ型障害**と**双極Ⅱ型障害**が含まれる．双極Ⅰ型障害の診断基準は，古典的な躁うつ病の概念を踏襲しているが，精神病や生涯における抑うつエピソードの存在は必須としていないのが特徴である．しかしながら，臨床においては躁病エピソードを認める者の多くは，経過の中で抑うつエピソードを経験する．双極Ⅱ型障害は抑うつエピソードと軽躁病エピソード（軽操状態）を伴う双極性障害として規定されている．双極Ⅱ型障害患者は，人生のきわめて長い期間抑うつ症状を認め，典型的には気分の不安定性により就労などの社会機能面で顕著な機能障害を伴うことがあり，双極Ⅰ型障害に比べて軽度の病態とは考えられていない．

　なお，躁病エピソードと抑うつエピソードが同時に生じるものを**混合性エピソード**（躁うつ混合状態），短期間で気分エピソードが入れ替わったりするものを**急速交代型**とよび，これらは易怒性，不安，希死念慮，無価値観に加え，エネルギーや活動，衝動行為が増加する．

　DSM-5では双極Ⅰ型障害の有病率は約1%，双極Ⅱ型障害は約1.1%で男女差はない．双極Ⅰ型障害の平均発症年齢は18.2歳，双極Ⅱ型障害は20.3歳で，これらの患者の50〜67%が18歳までに発症し，15〜28%が13歳までに発症するといわれている．

d. 治 療

　治療は，薬物療法が主体になるが，どのようにして気分の波を早くコントロールし，再発予防を図っていくのかについて疾患教育を行い，治療アドヒアランスを高めていくことが重要である．治療において，患者自身が自分の状態を客観的に評価することは難しく，とくに躁病期の状態を元気な本来の自分と考えることが多いため，家族から状態について聴取することが重要である．また，生活リズムの乱れ，とくに睡眠時間が短くなると躁状態に移行する可能性が高くなるため，睡眠覚醒リズム表などを用いてモニターするのがよい．そして，双極性障害の治療は中断しやすく，その結果として再発し，再発を繰り返すことで徐々に病状のコントロールがわるくなるため，長期にわたり維持期治療を継続し，再発予防に努めることが重要である．素因-ストレスモデルに基づけば，ストレスが高い状況下ではその再発予防効果が弱まるということが示されているため，生活ストレスのリスクを減らすためにも，患者や家族に心理教育を行いながら，包括的な心理・社会的プログラムの併用が大切である．なお，双極性障害の治療は急性期と維持期に分かれる．

(1)急性期治療：躁病エピソード

　軽症の場合は，気分安定薬の炭酸リチウム（リーマス®）やバルプロ酸ナトリウム（デパケン®）を使用して経過観察することもあるが，症状が急激に悪化することもあるため，

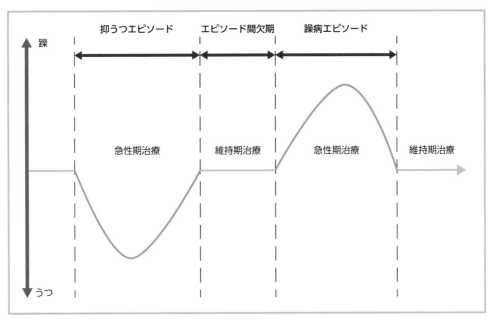

図Ⅵ-3-3　双極性障害の治療経過

気分安定薬に効果の発現が早い抗精神病薬（例：アリピプラゾール［エビリファイ®］，クエチアピン［セロクエル®］，オランザピン［ジプレキサ®］，リスペリドン［リスパダール®］）を併用したりする．なお，炭酸リチウムは中毒症状（胃腸障害，振戦，多飲・多尿など）を生じること，また催奇形性をもつため妊婦には使用禁忌であることに留意する．

(2)急性期治療：抑うつエピソード

気分安定薬の炭酸リチウムやラモトリギン（ラミクタール®），あるいは非定型抗精神病薬（例：アリピプラゾール［エビリファイ®］，クエチアピン［セロクエル®］，オランザピン［ジプレキサ®］）を投与することが多い．なお，躁転リスクを高めうる抗うつ薬による単独療法は行わない．

(3)維持期治療

維持期治療の薬物療法としては，炭酸リチウムが投与されることが多い．精神療法としては，認知行動療法，対人関係ストレスと睡眠リズムの調整に重きを置いた対人関係・社会リズム療法，家族間のストレスに重きを置いた家族焦点化療法などが併用されうる．

e. 経　過

双極性障害の治療経過を**図Ⅵ-3-3**に示した．躁病への炭酸リチウムの治療反応率は50〜70％であることが示されているものの，1年以内に40％が再発し，3年以内では60％，5年以内では75％が再発するといわれている．気分安定薬のほかに，抗精神病薬などに薬物療法をいろいろと組み合わせた場合，双極性障害患者の転帰は，2年後では回復が約6割であるが，5割は少なくとも1回の再発を経験するという．10年間追跡すると，再発を平均3回経験するといわれ，躁病エピソードを認めた者のほうがより多く再発を繰り返す．なお，急速交代型の特徴を有する双極性障害の予後は不良である．

■ 引用文献 ■
1) Ishikawa H, Tachimori H, Prevalence, treatment, and the correlates of common mental disorders in the mid 2010's in Japan, et al.：The results of the world mental health Japan 2nd survey. Journal of Affective Disorders **241**：554-562, 2018

C.　神経性障害，ストレス関連障害および身体症状症

　ここでは，不安症群/不安障害群，強迫症および関連症群/強迫性障害および関連障害群，心的外傷およびストレス因関連障害群をまとめた．これらは，歴史的には神経症概念にまとめられ，その大部分は心理的原因と関連するという共通点をもつ．精神病と区別される概念であったが，現在では神経症と精神病という二分法ではなく，各障害が共通の主題あるいは記述上の類似性に従って群別されている．

1 ● 不安症群/不安障害群
1-1 ● 社交不安症/社交不安障害

a. 症状，特徴

　従来，日本では**対人恐怖**とよばれてきた病態である．人前にでると緊張しすぎて思うように話ができない，頭の中が真っ白になりどうしてよいかわからない，体が震え冷や汗が出る，などの症状が出現し，そうした自分の言動や表情が他人から変に思われるのではないか，否定的な評価を受けるのではないかと著しい不安・恐怖を抱くため，そのような社会的状況を回避しようとする．やむを得ずその状況を避けられない場合には強い苦痛を感じる．社会的状況には人前で話すことだけでなく，他人と食事をすることや，他人に見られながら文字を書くことなど，他人の注目を浴びるかもしれないさまざまな状況が含まれる．ごく身近な人物や，逆にまったく見知らぬ人に対しては不安は起こらないことが多い．これらの不安は，軽度のものであれば多くの人が経験するものであるが，本来の生活ができないほど毎日の生活や仕事などの社会的機能に支障をきたしている．通常，小児期後半から青年期に発症するが，受診までに長い年月がかかることもあり，経過中にうつ病やアルコール関連障害などを生じることも多い．併存疾患を主訴に受診することが多いため，

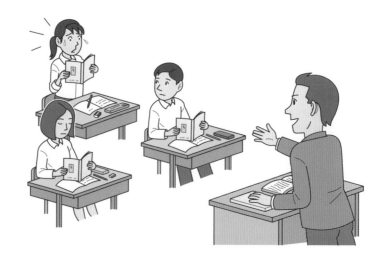

注意が必要である.

b. 治　療

　SSRIおよび抗不安薬を用いた薬物療法と，認知行動療法などの精神療法が第一選択である. 一般的には，薬物療法のほうがすみやかに効果が現れ，患者への精神的な負担も少ないと考えられる. 一方で精神療法では，回避してきた場面での不安に向き合い，予期不安や回避行動を減少させるよう訓練し，再発・再燃を少なくする. いずれの場合にも十分な疾患説明を行ったうえで治療可能な疾患であることを強調し，患者の希望に沿った治療を行うことが望ましい.

1-2 ● パニック症/パニック障害

a. 症状，特徴

　パニック発作は予期しない状況で発生する重篤な不安発作であり，恐れている社会状況や恐怖状況などの特定の状況に依存する**状況依存性発作**，状況因子が発作の準備状況をつくる**状況準備性発作**がある. パニック障害は，これらのうち予期しない突然のパニック発作が繰り返して起こるという特徴がある. パニック発作の出現時には，動悸，頻脈，呼吸促迫，息苦しさ，めまい感，脱力感などが多くみられ，胸痛，発汗，震え，非現実感などさまざまな症状が起こる. これらの自律神経症状の出現により不安感が増強し，どうにかなってしまうのではないか，死ぬのではないかという恐怖が起こる. 初期にはこのパニック発作が頻発し，やがて，再びパニック発作が出現するのではないかという持続的な不安（予期不安）と，パニック発作の起こる状況を回避するような行動の変化が症状の中心となり，社会生活にも影響をきたす. さらに長期化すると，うつ病や他の不安症を合併することも多い. 発症する年齢のピークは20歳代前半である.

b. 診　断

　パニック発作は，状況とは関係なく予期しないときに突然起こるもので，これは診断に必須の条件である. 診断には，このパニック発作が4週間以上にわたり繰り返し出現していることに加え，予期不安または回避行動のうち少なくともどちらかを満たす必要がある.

c. 治　療

　十分な疾患教育と認知行動療法的な指導を含む心理教育が治療のポイントであり，パニック発作の身体症状は自律神経の発作であり，それ自体では死なないこと，不安はピークに達した後，必ず軽減することを説明する. そのうえで，SSRIと抗不安薬の併用による薬物療法，および認知行動療法が治療の主体となる.

1-3 ● 全般不安症/全般不安障害

a. 症状，特徴

　特定の状況に限られたものではなく，多数の出来事や行動に対し，過剰でコントロールの難しい不安と心配が持続する病態である. 強い不安発作は認めないが，その不安や心配が少なくとも6ヵ月以上持続しており，①落ち着きのなさ，緊張感，神経の高ぶり，②疲労しやすい，③集中困難，こころが空白になる，④易怒性，⑤筋肉の緊張，⑥睡眠障害，のうち少なくとも3つを伴う（ただし，子どもの場合は1つ以上を満たす）. また，その不

安や心配，身体症状により社会的機能の低下を引き起こしており，患者の苦痛は予想する以上に大きい．身体症状があるため身体科を受診していることや，うつ病や他の不安症と合併し診断が見落とされていることもある．

b. 治　療

経過は慢性的であり症状が完全に消失することはないが，適切な介入により寛解状態を目指す．SSRIや抗不安薬を中心とした薬物療法や，疾患教育と不安への対処についての心理教育を行う．

1-4 ● 広場恐怖症

自動車やバス，電車などの公共交通機関の利用や，広い場所にいること，建物などの囲まれた場所にいること，列に並んだり人混みの中にいること，自宅に一人でいることなどのさまざまな状況において，不安発作が起こった場合にそこから逃げ出したり助けを得ることが困難であるという考えから，これらの状況を恐れ，そのような状況に身を置くことを回避する病態である．診断にはこれらのうち2つ以上の状況について，顕著な恐怖や不安をもつことが必要である．パニック症を合併することが多く，その場合はパニック症の治療を念頭におく．一方で，パニック症を伴わない場合は受診につながることが少なく，ひきこもりがちに過ごすことが多くなり社会的機能の低下は大きい．また，うつ病やアルコール関連障害の合併も多い．

2 ● 強迫症および関連症群/強迫性障害および関連障害群
2-1 ● 強迫症/強迫性障害

a. 症状，特徴

強迫症は，強迫観念と強迫行為の2つに特徴づけられる疾患である．

強迫観念は，合理的でないことがわかっていても繰り返しわき起こる考えやイメージのことで，強い不安や苦痛を引き起こす．**強迫行為**は，強迫観念からくる不安を解消するために何度も繰り返される行為のことで，明らかに過剰に行われるものである．他者には奇異にうつる場合もあるが，本人はその考えや行為が合理的でないことを理解していることがポイントとなる．代表的な例としては，細菌などの汚染への恐怖のために汚いと思うものに触れることができずに過剰な手洗いや掃除，入浴を繰り返す，ドアの鍵をかけ忘れたのではないかという不安のために鍵の確認を繰り返す，物の場所が決められた場所にないことや対称に置かれていないことに強い不快を感じるために，本人にとって完璧な状態になるまで場所を直す，などがある．全体の3分の2は25歳以前に発症する．

b. 診　断

診断は，強迫観念もしくは強迫行為，あるいはその両方が存在しており，臨床的に意味のある苦痛や，機能障害を引き起こしていることが基準になる．うつ病との関係も深く，うつ病相だけに強迫症状が出現することもある．

c. 治　療

家族が患者の症状に巻き込まれているケースも多いため，患者だけでなく家族に対する疾患教育も重要である．治療はSSRIを中心とした薬物療法と，曝露妨害反応法（exposure and response prevention：ERP)^{*3}を主体に行う.

3 ● 心的外傷およびストレス因関連障害群
3-1 ● 心的外傷後ストレス障害（PTSD）

a. 概　要

　生命や安全を脅かされるような著しく脅威的な心的外傷を体験することに対する，精神的後遺症である．心的外傷は短期間のものも長期間続くものもあり，災害や戦争に巻き込まれる，大けがをする，性的暴力を受けるなどといったことが自分自身や身近な人物に起こったり，直に目撃したりするという形で曝露する．もともとは，ベトナム戦争の帰還兵やレイプ被害者，自然災害の被害者などで共通した精神症状が観察されたことからまとめられた疾患である．

b. 症状，診断

　症状には，心的外傷的な出来事をフラッシュバックや夢の形で繰り返し体験する「再体験症状」，防衛的反応として関連する出来事を考えたり話すのを避けようとしたり，感情が鈍くなり無感覚状態になったりする「回避・麻痺症状」，自律神経が亢進した状態となり，イライラ，集中困難，不眠，不安，抑うつなどの症状が現れる「覚醒亢進症状」が現れる．これらが，心的外傷後1ヵ月以上続いている場合に**心的外傷後ストレス障害**（post traumatic stress disorder：**PTSD**）と診断される．なお，症状が数日〜1ヵ月の間にみられる場合は**急性ストレス障害**（acute stress disorder：**ASD**）とよぶ．

c. 診　断

　治療の主体は持続曝露療法や認知行動療法などの精神療法であるが，抗不安薬や抗うつ薬を用いた薬物療法も補完的に行う．まずは疾患教育を行い，時間の経過とともに回復することなどを伝え不安の軽減を図る．また，心的外傷の原因が自分にあると悲観する患者もいるが，患者のせいではないことを説明する．EMDR（eye movement desensitization and reprocessing；眼球運動による脱感作と再処理法）も行われる．

3-2 ● 適応障害

　なんらかのストレスとなる状況にうまく適応することができず，抑うつ気分や不安，行動の障害がみられる状態である．ストレス因には，結婚や転職などの重大な生活の変化や重い身体疾患，そのための入院生活などのあらゆるライフイベントが含まれる．これらのストレス因に対して，学校や仕事に行けないなどの社会機能の低下を引き起こすレベルの症状がみられる場合に**適応障害**と診断する．うつ病や不安症などの他の疾患の基準を満たさず，症状は通常6ヵ月を超えない．

　生活をしていくうえでストレスは常に生じているものであり，ストレスに対し動揺し落ち込みや不安などが起こるのは正常の反応である．誰しもストレスに対応するための力をもち，これをストレス耐性とよぶが，その個人のストレス耐性のレベルを超えたときに生活に支障をきたすような症状が出現する．そのため，診断の際には症状だけでなくストレ

---

^{*3}曝露妨害反応法：不安の対象となる物や状況に直面し（曝露），回避行動や安全確保行動，強迫行為を行わず（反応妨害）に，時間経過とともに不安が軽減するのを待つ．認知行動療法の1つ．

ⓒⓞⓛⓤⓜ

トラウマ・インフォームド・ケア

　試験の前には，多くの人が不安を感じるだろう．不安という感情には，未来の危険に備えて準備するよう私たちに働きかけてくれるという機能がある．つまり，不安を感じるからこそ私たちは試験勉強をして，その結果として良い点数をとれる可能性が高まる．

　このように1つひとつの感情には，本来それぞれの適応的な役割があり，私たちが目の前の状況を乗り越える手助けをしてくれる．ただ，しばしば私たちは過去の体験から影響を受けて，状況が刻々と変わっているのに同じ感情を引きずり続けたりすることがある．そのときの感情は，本来の機能を果たすものではなくなっている．そして感情は，私たちの思考や行動，身体的な反応とも影響を及ぼし合っている．

　過去のつらい出来事に対してその人なりに何とか対応しようとして，うまくいかなかった結果として残っている感情・思考・行動のパターン，あるいはそのときはうまくいったものの現在の状況にはそぐわなくなっているパターン，それが「精神症状」と考えると理解しやすい．たとえば，過去のトラウマ体験を思い出すことがつらすぎて，その記憶から逃れる手段としてお酒を飲んでいるうちに，アルコール使用障害（本節E-1参照）になる人がいる．アルコール使用障害は，本人に（多くの場合は周囲の人にも）精神的な苦痛をもたらしており，そのままの状態が続いてよいわけではない．しかし，その背景を理解すれば，その人に対する見方は大きく変わりうる．

　いまの「精神症状」の背景に，過去のトラウマ体験があるかもしれないことを念頭においてケアにあたることをトラウマ・インフォームド・ケア（trauma-informed care：TIC）とよぶ[i]．TICは特殊な治療法ではなく，通常の医療・看護の中で実践していくものである．たとえば，小児期に家庭内暴力を目撃した経験をもつ人はまれではない．その人たちにとって，大きな声や音はそれらの出来事を思い起こさせる怖いものであり，精神症状悪化のきっかけとなりうる．病棟や外来で大きな声を出さない，ドアの開閉の際に大きな音をたてない，といったことはTICの実践の一例といえるかもしれない．

　残念ながら，治療やサービスを受けている中でトラウマ体験を繰り返してしまう患者も決して少なくないことが指摘されている．医療・看護の場面での再被害を防ぐことは，本人がもともともっている回復力（レジリエンス，本章5節F参照）を発揮する環境を整えるためにも，支援者自身の燃えつきを防ぐためにも，非常に重要なことと考えられる[ii]．

引用文献

i) SAMHSA's Trauma and Justice Strategic Initiative：SAMHSA's Concept of Trauma and Guidance for a Trauma-Informed Approach, 2014,〔https://www.nasmhpd.org/sites/default/files/SAMHSA_Concept_of_Trauma_and_Guidance.pdf〕(最終確認：2021年9月15日)

ii) Kuehn BM：Trauma-Informed Care May Ease Patient Fear, Clinician Burnout. JAMA **323**：595-597, 2020

ス因の同定やストレス脆弱性の評価が重要であり，治療もその診立てに応じて選択される．ストレスを軽減させるようなアドバイスや環境調整だけで回復する場合もあれば，抗うつ薬や抗不安薬，睡眠薬などの薬物療法を行ったりストレス耐性を高めるための心理教育が重要となる場合もある．

4 ● 解離症群/解離性障害群

　強い心的外傷に対する自己防衛的な反応として生じる病態で，解離性健忘や解離性同一症などを含む．原因となる器質的な原因がないこと，心理的なストレス因が存在することが診断に必須である．一方で，治療にあたっては，心的外傷が強いストレスであることを

十分に認識し，心的外傷への直面化には慎重な判断が求められる．

a. 解離性健忘

　解離性健忘は，自分の名前や生活史といった自分に関する記憶が思い出せない状態で，最近の外傷的な出来事やストレスの多い出来事について，部分的あるいは完全な健忘が生じている．自分に関する記憶が一切想起できないこともまれに起こり，全生活史健忘とよばれる．また，原因となる出来事から逃れるため，家庭や職場などの生活の場から離れた場所に逃れ，健忘を起こす場合を解離性遁走という．軽症の場合には心理教育を行いつつ支持的なかかわりや問題を整理し，場合により抗不安薬の使用を検討する．入院治療が必要になることもある．

b. 解離性同一症

　解離性同一症は，幼少期の心的外傷や親への過剰な同調による影響などで，人格が1つに統合されず複数の人格部分が存在する状態をいう．別人格の行動を主人格が覚えていないなど，人格間での健忘を認める．症状が生活に支障をきたすほど問題となっていなければ必ずしも心的外傷を扱う必要はないが，治療のため心的外傷を扱う場合には，過去の外傷体験の想起が再外傷体験につながる可能性があることに注意する．衝動性のコントロールなどを目的に，対症的な薬物療法も行われる．

5 ● 身体症状症および関連症群

　身体症状症は，身体症状があるもののその症状を説明する身体的な異常がないが，生活や仕事上の社会生活上の機能障害が引き起こされた状態のことで，身体表現性障害ともいう．精神科を受診する前に一般身体科にかかっていることが多い．身体症状がない，または軽度であるにもかかわらず自分は重い病気であるという不安が拭えないものを**病気不安症**という．これらの身体症状や病気についてのとらわれが6ヵ月以上持続しているのが典型的である．

　初診の段階では患者は身体症状が主訴であるにもかかわらず，精神科受診を勧められたことに対して，医療に対する不信感を抱いていることも多い．患者のつらさや苦痛を受け止め，共感的に接することで良好な治療関係の構築を目指すことが好ましい．身体化症状の出現する背景には，なんらかの心理的ストレスが存在することが多い．治療は，疾患教育と認知行動療法的なアプローチを行い，症状へ固執しないための指導を行うとともに，ストレス因に対する対処法を身につけることが症状の出現や増悪の防止につながる．

D. 生理的障害および身体的要因に関連した行動症候群

　生理的障害および身体的要因に関連した行動症候群は，摂食障害や性機能障害のほか，不眠症，睡眠関連呼吸障害（睡眠時無呼吸症候群など），中枢性過眠症（ナルコレプシーなど），睡眠関連運動障害（レストレスレッグス症候群［むずむず脚症候群］など）といった睡眠障害から構成される．

1 ● 摂食障害

a. 定　義

拒食や過食などにより，患者の健康にさまざまな問題が引き起こされる障害の総称である．①神経性やせ症（anorexia nervosa），②神経性過食症（bulimia nervosa），③過食性障害（binge-eating disorder）からなる．

b. 症状・診断

DSM-5の診断基準では，神経性やせ症は，低体重，体重増加への恐怖/抵抗，体型や体重に関する認知の障害が挙げられる．肥満恐怖や，やせているのに太っていると感じる「ボディイメージの障害」はよく知られているが，治療上は「自己評価が体重や体型の影響を過剰に受ける」という症状が重要である．この症状が強いと，わずかな体重増加により抑うつ的になるなど，社会適応にも影響が大きい．神経性過食症では，反復する過食と不適切な代償行動（自己誘発性嘔吐，緩下薬や利尿薬の乱用，過剰な運動）がみられる．過食性障害では制御不能の過食症状があっても不適切な代償行動を伴わない．神経性やせ症における死亡率は2～11％と精神疾患の中でも最も高く，主な死因は飢餓による衰弱，低血糖，電解質異常，不整脈，心不全，感染症などの内科的合併症や自殺である．一方で，神経性過食症は身体的合併症よりは自殺による死亡が多い．

c. 治　療

神経性やせ症には心身両面からの治療が必要である．やせが極端な場合には栄養療法が推奨されるが，神経性やせ症で身体的に安定が得られた場合と神経性過食症，過食性障害には精神療法が推奨される．神経性やせ症は治療への抵抗が高い疾患であり，「治りたくない」病理を意識することが重要である．神経性過食症では過食をがまんさせることだけを治療目標にせず，ハードルを下げてコントロール感を少しずつもつことを目指すアプローチが必要である．また，併存障害や家族関係などの心理的な背景にも注意を要する．

2 ● 不眠症

a. 定　義

適切な時間帯に寝床で過ごす時間が確保されているにもかかわらず，夜間睡眠の質的低下があり，このため日中の生活の質が低下する状態である．

b. 症状・診断

原因は多種多様で，正確な診断のためには患者の日常の睡眠状態について詳細な情報を聴取する必要がある．頻度が高いのは原発性睡眠障害だが，睡眠を妨げうる生活習慣の確認とともに，睡眠時無呼吸症候群やレストレスレッグス症候群（ともに後述）などの特異的睡眠障害や内科・精神科的基礎疾患に伴う2次性の睡眠障害を除外することが重要である．

c. 治　療

薬だけに頼らず，睡眠衛生指導による睡眠に関するこだわりの改善や，総臥床時間の適正化を行う．薬物治療としては，ベンゾジアゼピン系睡眠薬，ラメルテオン（ロゼレム®），スボレキサント（ベルソムラ®）などが使われる．ただし，患者が眠りたいと望む分だけ眠らせようと，睡眠薬を安易に処方しないことも重要である．

3 ● ナルコレプシー

a. 定　義

　突発する日中の耐えがたい眠気（睡眠発作）とレム睡眠関連症状を呈する慢性の神経疾患である.

b. 症状・診断

　①睡眠発作（通常考えられないような状況でも生じる, 日中の耐えがたい眠気）, ②情動脱力発作（強い情動が誘因となり突然出現する, 全身性の抗重力筋[*4]の脱力）, ③睡眠麻痺（入眠期の金縛り）, ④入眠時幻覚の4徴を特徴とする. 明らかな過眠と情動脱力発作があることで臨床診断としては十分であるが, 客観的な診断のためには終夜ポリグラフ検査と反復睡眠潜時検査での入眠レム睡眠の確認が必要である.

c. 治　療

　原則は非薬物療法であり, 睡眠衛生に配慮した生活環境を整える. 薬物療法としては, 睡眠発作に対する中枢神経刺激薬と, レム睡眠関連症状に対する抗うつ薬, そして睡眠薬が対症療法となる.

4 ● 睡眠時無呼吸症候群

a. 定　義

　睡眠時無呼吸症候群（sleep apnea syndrome：SAS）は, 睡眠中に換気気流の停止や著しい減少を反復する疾患で, 原因の90%以上は, 上気道が閉塞または狭窄する閉塞型である.

b. 症状・診断

　睡眠中に呼吸停止といびきを繰り返し, 睡眠が断片化して熟眠感のなさを訴えることが多い. 睡眠の質的低下が1つの原因となり, 日中の過度な眠気, 疲労感, 集中力の低下, 居眠りからくる事故などさまざまな問題が生じる. 男性に女性の3〜5倍多くみられ, 40〜50歳代以降が好発年齢である. また, SAS患者では高血圧, 心疾患, 脳血管障害の発症リスクが上がるといわれている.

c. 治　療

　睡眠衛生指導および, 重症例に対しては経鼻的持続陽圧呼吸療法（CPAP）が適応となる. SASによる症状は不眠症やうつ病, 物忘れと誤診されることがあり, 筋弛緩作用のある抗不安薬や睡眠薬が処方されるとSASがさらに増悪するため注意が必要である.

5 ● レストレスレッグス症候群（むずむず脚症候群）

a. 定義・症状

　下肢の異常感覚と, 動かさずにはいられない感じが出現し, 入眠障害や熟眠感欠如をきたす. 足がむずむずする, ほてる, 足の奥がかゆいなど多彩な訴え方をする.

b. 原　因

　特定の原因が認められない特発性（一次性）と, なんらかの疾患と関連のある二次性が

[*4]抗重力筋：地球の重力に対して立位や座位などの身体の姿勢を保持する筋肉.

考えられる．二次性のものは，血中フェリチン値の低下がみられる場合が多く，鉄欠乏性貧血や腎不全で多い．その他，糖尿病，リウマチ，パーキンソン病などでも認められる．

c. 治　療

鉄欠乏が原因と考えられる場合には鉄剤を服用する．睡眠薬は無効で，パーキンソン病治療薬が有効とされている．軽い運動や局所の冷却が有効な場合もある．

E. 精神作用物質関連障害

精神作用物質関連障害には，普段から日常的に身の回りにあるアルコールによる障害，不法薬物による障害，医療で用いる薬物による障害がある．その症状は，中毒症状（物質の摂取により生じた症状や機能障害）と使用障害における症状（依存状態による症状），離脱症状（依存状態から急に摂取を中断した場合に起こる症状）に大別される．

精神作用物質依存とは，簡単にいうと「その物質の作用による快楽を得るため，あるいは離脱による不快を避けるために，有害であることを知りながらその物質を続けて使用せずにはいられなくなった状態」である．精神作用物質依存には精神依存と身体依存が存在する．**精神依存**とは「物質を使用せずにはいられなくなった精神状態」であり，**身体依存**とは「物質を使用することによって生理的平衡を保っていて，使用を中止すると身体的な離脱症状が出現するようになった状態」である．精神作用物質依存には，精神依存と身体依存の両方をもつものと身体依存を伴わないものがある．身体依存を生じにくい精神作用物質はニコチン，大麻，幻覚薬などであり，身体依存を生じやすい精神作用物質はモルヒネ，バルビツール酸系薬物などがある．複数の物質に依存することも多い．

1 ● アルコール関連障害

a. 特　徴

アルコールは，社会的に容認されている嗜好品の1つであるため，他の精神作用物質依存とは別に扱うことが多い．アルコールの使用（多くは大量飲酒）により，精神的・身体的依存症状と，社会的・職業的な機能障害が生じる．

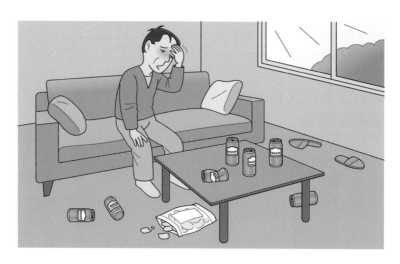

表Ⅵ-3-7　　単純酩酊の経過と症状

時　期	アルコール血中濃度	症　状
亜臨床期		身体的にも行動上もほとんど変化が認められない
発揚期	10〜50 mg/dL	抑制がとれて軽い興奮状態となり，気分は爽快・上機嫌で，多弁・多動になり，自我感情が高揚して誇大的になる．しかし，感情は不安定で刺激的である．自覚的には作業能力が上昇したように感じるが，注意集中が不十分で持続性に乏しく，実際の能力は低下している．顔面は紅潮し，次第に運動失調が現れる
酩酊期（狭義）	50〜100 mg/dL	運動失調や言語障害が現れる
泥酔期	200 mg/dL以上	歩行は千鳥足でほとんど不能になり，外部刺激にはわずかに反応するが，傾眠的になる
昏睡期	400 mg/dL以上	意識が完全に消失し，感覚刺激に対しても応答を示さず，反射も減退する時期．これがさらに進行すると死に至る

b. 症　状

　DSM-5のアルコール関連障害群には，アルコール摂取に引き続いて起こる一過性のアルコール中毒とアルコールの使用様式の障害であるアルコール使用障害（依存），アルコールを中止後に生じるアルコール離脱が含まれる．

(1)アルコール中毒の症状

　アルコール飲用時に生じる種々の程度の急性の精神的・身体的中毒症状をアルコール酩酊という（酔っぱらうこと）．単純酩酊（飲用したアルコール量にほぼ並行して生じるふつうの酩酊［酔っぱらい］），複雑酩酊（単純酩酊とは強度と持続性が「量的」に異なり，人格が変わり興奮を認めるもの［酒乱状態］），病的酩酊（単純酩酊とは「質的」に異なり，意識がもうろうとし幻覚なども生じる）がある．単純酩酊の経過と症状について表Ⅵ-3-7に示した．

(2)アルコール使用障害の症状

　アルコールは精神的抑制を解除し，不安・緊張を除き，一時的に気分を高揚させ上機嫌をもたらす精神作用があり，そのうえ，入手が容易なので精神依存を生じやすい．この精神作用を目的にしてアルコール使用が続けられると，耐性（効力が低下していくこと）形成のために次第に使用量が増加し，身体依存が形成される．そうなると，飲酒を中止すると離脱症状が出現するので，その苦しみを避けるために飲酒がやめられなくなる．

①精神症状

　アルコールを求める強迫的行動がみられる．初めは機会飲酒（飲み会などの機会があるときに飲酒する）であるが，次第に習慣的飲酒となる．最初は仕事後の晩酌だけであるが，飲酒量が増加するにつれて翌朝定刻に起床できず，遅刻・欠勤が増え，生活が不規則になる．起床時の離脱症状としての手指振戦，倦怠感，不快感などを抑えるために迎え酒として朝から酒を飲むようになり，徐々に終日飲酒を継続するようになる．依存が進むと，泥酔して眠ってしまい，覚醒すると再び飲み始め，また深酔して眠るという連続酩酊の状態となる．そうすると，責任をもって仕事を行えなくなり，酔っ払って警察に拘留されるなどの社会的問題行動が生じる．また，病的な嫉妬（嫉妬妄想）が生じることもある．

②身体症状

胃炎，下痢，肝障害，食道静脈瘤，膵炎，心筋症，動脈硬化，浮腫，腎障害，振戦，ビタミン欠乏，ウェルニッケ脳症*5がある．

(3)アルコール離脱の症状

身体依存が形成されているときに，自発的禁酒や身体衰弱のため酒を飲めなくなり，急に飲酒を中断すると離脱症状（手指振戦，幻覚［幻視が多い］，アルコール幻覚症*6，けいれん発作，振戦せん妄*7など）が起こる．

①小離脱

飲酒を中断して半日〜3日くらいで出現する．不眠（飲酒しないと眠れない，眠りが浅い），発汗，発熱，悪心，イライラ，手の震え，動悸などがみられる．

②大離脱

飲酒を中断して3〜7日くらいで出現し，長引くことがある．振戦せん妄を起こし，時に暴れて興奮状態になる．

c. 診 断

アルコール中毒，アルコール使用障害，アルコール離脱について，DSM-5における診断基準を表Ⅵ-3-8に示した．

d. 治 療

アルコールからの離脱（飲酒の中止）のための治療と，再発予防のための治療がある．

(1)解毒・離脱期：飲酒の中止

軽症（外来通院が可能な体力が維持されている）時は，身体診察と血液検査，心電図，頭部と腹部画像検査（X線，CT，MRI），脳波検査などを行い，合併の多い高血圧，アルコール性肝障害，電解質異常，糖尿病，脂質異常症などを確認する．飲酒日記などで自己管理を促す．断酒が期待できる場合はアルコールと交差耐性（ある薬物で得る耐性と同時に別の種類の薬剤に対しても得られる耐性のこと）のあるベンゾジアゼピン系薬剤を用いて，離脱症状の軽減を図る．

中等症〜重症（著しい不穏や意識障害，身体衰弱，振戦せん妄による精神病症状［幻覚・妄想］が出現）の場合は，入院治療を考える．全身状態の把握を行い，ビタミン欠乏症の予防のため，ビタミンB群やニコチン酸を投与する．離脱症状を緩和するためベンゾジアゼピン系薬剤を高用量使用する．

(2)解毒後：断酒を維持するための治療

薬物療法（ナルメフェン，アカンプロサート）を行う．心理社会的治療として，入院によるプログラムへの参加や，代表的なセルフヘルプグループであるAA（Alcoholics Anonymous）や断酒会など，地域の保健所や精神保健福祉センターで行われているミー

---

*5ウェルニッケ脳症：ビタミンB₁の欠乏によって起こる脳症．アルコール多飲者にも多く生じる．意識障害，眼球運動障害，小脳失調が特徴．ウェルニッケ脳症に引き続いてコルサコフ症候群（記憶障害・作話が特徴）が生じる．
*6アルコール幻覚症：アルコールに起因する精神病性障害．主として幻覚性のものである．断酒から約12〜24時間後に生じ，多くの場合，非難や脅迫的な声のような幻聴や幻視を伴う．
*7振戦せん妄：アルコール依存者に起こる幻覚と運動不安を主とする特有のせん妄状態（意識障害）である．長期間大量の飲酒を続けていた人が，急に飲酒を中止したときに離脱症状として起こることが多い．種々の程度の意識混濁があり，時間や場所の見当識が障害される．幻覚は主に幻視であり，とくに小動物幻視（床や皮膚上などにクモやアリ，小人などの小動物が多数うごめいて見えることがある）が特徴的である．

表VI-3-8　アルコール関連障害群の診断基準

診断名		診断基準
アルコール中毒	A	最近のアルコール摂取
	B	臨床的に意味のある不適応性の行動的または心理学的変化（例：不適切な性的または攻撃的行動，気分の不安定，判断能力の低下）が，アルコール摂取中または摂取後すぐに発現する
	C	以下の徴候または症状のうちの1つ（またはそれ以上）が，アルコール使用中または使用後すぐに発現する． （1）ろれつの回らない会話 （2）協調運動障害 （3）不安定歩行 （4）眼振 （5）注意または記憶力の低下 （6）昏迷または昏睡
	D	その徴候または症状は，他の医学的疾患によるものではなく，他の物質による中毒を含む他の精神疾患ではうまく説明されない
アルコール使用障害	A	アルコールの問題となる使用様式で，臨床的に意味のある障害や苦痛が生じ，以下のうち少なくとも2つが，12ヵ月以内に起こることにより示される． （1）アルコールを意図していたよりもしばしば大量に，または長期間にわたって使用する． （2）アルコールの使用を減量または制限することに対する，持続的な欲求または努力の不成功がある． （3）アルコールを得るために必要な活動，その使用，またはその作用から回復するのに多くの時間が費やされる． （4）渇望，つまりアルコール使用への強い欲求，または衝動 （5）アルコールの反復的な使用の結果，職場，学校または家庭における重要な役割の責任を果たすことができなくなる． （6）アルコールの作用により，持続的，または反復的に社会的，対人的問題が起こり，悪化しているにもかかわらず，その使用を続ける． （7）アルコールの使用のために，重要な社会的，職業的，または娯楽的活動を放棄，または縮小している． （8）身体的に危険な状況においてもアルコールの使用を反復する． （9）身体または精神的問題が，持続的または反復的に起こり，悪化しているらしいと知っているにもかかわらず，アルコールの使用を続ける． （10）耐性，以下のいずれかによって定義されるもの： 　（a）中毒または期待する効果に達するために，著しく増大した量のアルコールが必要 　（b）同じ量のアルコールの持続使用で効果が著しく減弱 （11）離脱，以下のいずれかによって明らかとなるもの： 　（a）特徴的なアルコール離脱症候群がある． 　（b）離脱症状を軽減または回避するために，アルコール（またはベンゾジアゼピンのような密接に関連した物質）を摂取する．
アルコール離脱	A	大量・長期のアルコール使用の中止または減量，および臨床的に意味のある苦痛や社会的・職業的機能障害を引き起こしている
	B	以下のうち2つ（またはそれ以上）が，基準Aで記載されたアルコール使用の中止（または減量）の後，数時間〜数日以内に発現する． （1）自律神経系過活動（例：発汗または100/分以上の脈拍数） （2）手指振戦の増加 （3）不眠 （4）嘔気または嘔吐 （5）一過性の視覚性，触覚性，または聴覚性の幻覚または錯覚 （6）精神運動興奮 （7）不安 （8）全般性強直間代発作
	C	基準Bの徴候または症状は，臨床的に意味のある苦痛，または社会的，職業的，または他の重要な領域における機能の障害を引き起こしている
	D	その徴候または症状は，他の医学的疾患によるものではなく，他の物質による中毒または離脱を含む他の精神疾患ではうまく説明されない

［日本精神神経学会（日本語版用語監修），髙橋三郎，大野　裕（監訳）：DSM-5R精神疾患の診断・統計マニュアル，p.483, 489, 490, 492, 医学書院，2014より許諾を得て転載］

表Ⅵ-3-9　不法薬物の主な中毒症状と離脱症状

原因物質	中毒症状	離脱症状
覚せい剤（アンフェタミン），MDMA，コカイン	精神運動興奮，気分高揚，多幸・万能感，多弁，不安，焦燥，瞳孔散大，頻脈，発汗，不整脈または胸痛，血圧上昇，体重減少，筋力低下，呼吸抑制，混乱・けいれん・昏睡	無欲，虚脱感，不安，不快気分，倦怠感，発汗，悪夢，頭痛，空腹感，抑うつ，希死念慮
大麻	結膜血管の拡張（赤目），頻脈，食欲増加，口腔内乾燥，外部刺激に対する感受性増加，現実感喪失，離人症，協調運動障害，多幸感	攻撃性，渇望，神経過敏，不安，不眠，情動障害，頭痛，悪寒，発汗，振戦
幻覚薬（LSD, PCPなど）	悪心，震え，散瞳，頻脈，血圧上昇，知覚障害（主に視覚障害，幻覚），サイケデリック体験，時間体験異常，自我意識障害，離人感，妄想様体験，不適切な行動，パニック反応，意識変容，フラッシュバック	なし
吸入薬（揮発性溶剤，シンナーなど）	無気力，社会的・職業的機能の低下，判断力障害，衝動的・攻撃的行動，悪心，無食欲，眼振，複視，昏迷，意識消失	なし
オピオイド（鎮痛薬：モルヒネなど）	多幸感，陶酔，絶頂感，縮瞳，呼吸抑制，悪心，めまい，無気力，倦怠感，抑うつ，昏睡	不快気分，悪心，筋肉痛，流涙，鼻漏，発熱，あくび，不眠，瞳孔散大，下痢
鎮静薬，睡眠薬（バルビツール系薬，ベンゾジアゼピン系薬）	協調運動障害，構音障害，記憶障害，歩行障害，行動的脱抑制，攻撃的な行動，性的脱抑制，昏迷，昏睡	不安，不快気分，易刺激性，不眠，頻脈，血圧上昇，反射亢進，振戦，けいれん，知覚障害（聴覚過敏，幻覚）

ティングや家族相談への参加を進める．断酒を継続させるために，断酒補助薬や抗酒薬を処方する．

2 ● 不法薬物関連障害

a. 特　徴

　依存性をもった薬物は乱用を防ぐために，その製造，移動，所持および使用が規制されている．不法薬物・危険ドラッグなどの薬物により，精神・身体症状と社会的・職業的な機能障害を生じる．覚せい剤，有機溶剤，大麻，コカイン，幻覚薬，PCP（フェンサイクリジン）などが主な起因薬剤となる．

b. 症　状

　表Ⅵ-3-9に覚せい剤，大麻，幻覚薬，吸入薬などの主な中毒症状と離脱症状を整理した．

(1)覚せい剤の使用による症状

　覚せい剤（アンフェタミンなど）を使用すると，約1時間以内に眠気や疲労感が消失し気分爽快となり，精神的および身体的活動力が増大した感じがして，自信が増し，幸福感が得られる．しかし，薬効は数時間で消失し，その後数日間持続する反跳現象（無欲，疲労，脱力，不快感，抑うつ気分など）が生じるため，再び薬物を使用することが多い．反復作用により耐性がすみやかに形成されるため，使用量が次第に増加するが，それでも満足できる効果が得られにくくなる．不眠は持続するため，徐々に周囲のささいな出来事にも過敏に反応し，易刺激的，情動不安定となる．覚せい剤には食欲を抑制する作用があり，食欲減退のためやせがみられ，身体的にも疲弊状態になる．

　なお，覚せい剤依存が現在ある，もしくは過去にあった人に生じる，幻覚妄想状態を主とする精神病状態を**覚醒剤精神病**という．

(2)幻覚薬の使用による症状

　幻覚薬（LSDなど）を使用すると，多彩な精神症状が出現する．幻覚（とくに視覚異常）が多く，感覚の強さが亢進して周囲が明るく生き生きと見え，歪んだり動いたりする．精神依存はあまり強くなく，スリルや新奇を求めてこの薬の作用を楽しみ，繰り返すことが多い．恍惚状態では，幻想的雰囲気の中で，自分の思考力が高まり，こころが豊かになり，視野が広がって深い洞察に達し，現実世界を超越して人類宇宙に統合したというサイケデリック体験をすることがある．

(3)大麻の使用による症状

　大麻（マリファナ）を使用すると知覚が鋭敏になり，音が大きく聞こえ，色彩が鮮明に感じ，身体浮上感，性感亢進なども起こり，欲動の制御が困難になる．気分は高揚し，超人的な体験をするが，思考はまとまりなく感情は不安定となる．錯覚，幻覚が生じることもある．多弁，多動，興奮，不穏を呈したり，時には不機嫌状態になったりする．

c. 診　断

　DSM-5では，起因物質ごとに大麻，精神刺激薬（覚せい剤，幻覚薬など）とその他の物質の関連障害と診断される．アルコール関連障害と同様に「使用障害」「中毒」「離脱」に分類される．

d. 治　療

　身体検査と諸検査を行い，身体への影響の理解を患者と共有する．低栄養や脳萎縮，う蝕（う歯）など具体的な症状を挙げて説明すると患者の理解を促しやすい．意識障害がある場合は，原因となりうる身体疾患を検索し，鑑別する．精神状態に応じて，ベンゾジアゼピン系薬，抗精神病薬による鎮静を図る．

　解毒後の治療方針は次のとおりである．

　日本で頻度の高い覚せい剤の使用障害では，易刺激性や衝動性，強迫が生活への支障となることがあるため，気分安定薬や抗精神病薬の処方を検討する．不法薬物以外に複数の物質依存が関連している可能性にも注意する．使用したことを素直に話すことができる安心する場所を提供し，使用に至った経緯を冷静かつ詳細に聴取することが必要である．一方的な禁止や約束ではなく，使用せざるを得なかった心理を考察することが大切である．

　心理社会的な治療としてセルフヘルプグループ（DARC^{ダルク}）や家族相談，グループ治療などを導入する．さらに，昼夜逆転や孤立は自尊心の低下を強め，自暴自棄な行動を起こしやすく，再使用の引き金になるため，規則正しい生活をするように勧める．

3 ● 医療で用いる薬物関連障害

a. 特　徴

　日本での医療施設を受診した薬物乱用・依存症の主たる原因薬物の割合は覚せい剤が42.0％を占め，次いで危険ドラッグが16.3％，睡眠薬・抗不安薬が15.1％，有機溶剤が7.7％と続く．医療で用いる薬物の中では，鎮静・睡眠・抗不安薬（バルビツール系薬，ベンゾジアゼピン系薬），鎮痛薬（オピオイド），鎮咳薬が多い．

表Ⅵ-3-10　医療で用いる薬物の主な中毒症状と離脱症状

原因物質	中毒症状	離脱症状
オピオイド（モルヒネ，コデインなど）	多幸，陶酔，絶頂感，縮瞳，呼吸抑制，嘔気，めまい，無気力，倦怠感，抑うつ，昏睡	不快気分，嘔気，筋肉痛，流涙，鼻漏，発熱，あくび，不眠，瞳孔散大，下痢
鎮静薬，睡眠薬（バルビツール系薬，ベンゾジアゼピン系薬）	協調運動障害，構音障害，記憶障害，歩行障害，行動的脱抑制，攻撃的な行動，性的脱抑制，昏迷，昏睡	不安，不快気分，易刺激性，不眠，頻脈，血圧上昇，反射亢進，振戦，けいれん，知覚障害（聴覚過敏，幻覚）

b. 症　状

　オピオイド（モルヒネ，コデインなど）は，医療の手術やがんの疼痛管理に不可欠であるが，陶酔作用（多幸感，絶頂感）をもつ．決められた使用量を超えた使用を続けると，容易に耐性が生じ，使用量が増加する．さらに，依存が形成されると，使用を中止した場合には激しい離脱症状が生じ薬物の使用が制御できなくなる．

　表Ⅵ-3-10にオピオイドとベンゾジアゼピン系薬の主な中毒症状と離脱症状を記載した．

c. 診　断

　DSM-5には，アルコール関連障害と同様に「使用障害」「中毒」「離脱」が含まれている．ただし，耐性・離脱の基準は，医学的管理下で服用している人への適応は考慮されていない．

d. 治　療

　急性中毒時は胃洗浄（服薬より1時間以内），活性炭・緩下薬投与，補液による排泄促進，拮抗薬による治療を行う．短時間作動性薬物への依存者を長時間型作用性薬剤に置き換え，漸減を試みる．外来での治療方針が守れなければ，いったん入院治療を選択する．

　退薬症状や身体的治療が一段落すると，精神依存の治療が中心となり，長期にわたる．セルフヘルプグループ（DARC）や家族グループ（ナラノン）などへの参加を勧め，精神療法や，家族療法なども行う．

F. パーソナリティ障害

　著しく偏った考え方や感じ方，行動のパターンにより，本人あるいは周囲の人が悩んだときに，初めてパーソナリティ障害と診断される．パーソナリティ障害の治療に消極的な医療者も少なくないが，うつや衝動性などの併存症状に対する薬物療法や精神療法，さらに環境調整や周囲への対応の助言は，精神医療の対象である．

　対人関係や感情のあり方によって，奇妙で風変わりなA群，演技的で移り気なB群，不安や抑制を伴うC群とに分けられる．

1 ● A群：社会から孤立しひきこもるタイプ

a. 猜疑性/妄想性パーソナリティ障害

　他人への不信があり，すべてに悪意があると疑い，他人は自分をだます，もしくは自分を利用していると一方的で被害的な意味づけをする．協調性に乏しく，すぐに裏切られた

と感じて攻撃的，他責的になる．有病率は0.5～2.5%である．

b. シゾイド/スキゾイドパーソナリティ障害[*8]

　家族を含めた他人との情緒的な交流に乏しく，かかわり合いを避け，社会的なひきこもりを生涯続ける．人間的な触れ合いには不快感を示す．感情表出は乏しく，無関心，疎通性の乏しさ，自閉傾向が目立つ．有病率は7.5%である．

c. 統合失調型パーソナリティ障害[*8]

　奇妙で風変わりな風貌，思考，行動をとる．他人に被害関係的な思考パターンを有し，テレパシーや超能力，魔術などに強い関心をもち，独特の信念のもとに生活している．話の内容がまとまらず，体験に奇妙な意味づけをする．有病率は3%である．

2 ● B群：情緒が不安定で攻撃的で，安定した関係が築けないタイプ

a. 反社会性パーソナリティ障害

　共感性を欠き，衝動的で無責任な行動に走る．他人の気持ちを想像せず，罪悪感もない．ささいなことに激怒し，けんかや暴力，器物損壊を繰り返す．社会規範を守れず，窃盗や薬物乱用を平気で行う．自己中心的で支配的．有病率は男性3%，女性1%である．

b. 境界性パーソナリティ障害

　むなしさや満たされなさが根底にあり，情緒不安定や行動上の激しさが目立つ．初対面では魅力的にみえても，関係性が築かれると適度な距離がとれず，依存と敵対，理想化とこき下ろしとの間を極端に揺れ動き，問題が顕在化する．感情面では，気分不快感，不安，焦燥が突発的に生じる．空虚感が満たされず，常に見捨てられ不安，不満と怒りを抱える．行動面では自傷行動，浪費，過食，性的逸脱を繰り返す．周囲は，本人のペースや意図に操作され巻き込まれがちとなる．有病率は1～2%である．

c. 演技性パーソナリティ障害

　一見華やかで，外交的，魅力的だが，自己顕示欲が強く，自分が注目の的にならないと途端に不愉快，攻撃的になる．他者配慮や共感性に欠け，自己中心的で不誠実なため，次第に周囲に相手にされなくなる．虚栄心が強く，注目の的でいるために芝居がかった大げさな態度で誇張し，誘惑や挑発をする．有病率は2～3%である．

d. 自己愛性パーソナリティ障害

　自分には優れた能力があると誇大な感覚に支配され，度を越した自負心を有し，周囲からの賞賛や取り計らいを当然と信じる．他人の評価には敏感で，周囲の批判や態度に傷つき，屈辱や羞恥を味わう．自分は正当に評価されていない，との気持ちが常にあり，自己顕示的で周囲と協調できない．有病率は1%未満である．

[*8]近年は，シゾイド/スキゾイドパーソナリティ障害では自閉スペクトラム症（ASD）との鑑別が困難，統合失調型パーソナリティ障害ではASDと重複が多いとDSM-5でも言及されている．これらは発達障害の概念が確立する以前にパーソナリティ障害と分類されていたためと考えられている．

3 ● C群：不安や神経症的な様相がみられるタイプ

a. 回避性パーソナリティ障害

自己評価の低さから，他人から批判や注意を受けたり，人前で恥をかくことを極度に恐れる．他人とは交流したいと願うが，非難を恐れて対人関係を避ける．自意識過剰のため，他人は何とも思っていないという客観的認知をもてない．親密な友人は少なく，傷つくのを恐れて，しばしばひきこもりに至る．有病率は1～10％である．

b. 依存性パーソナリティ障害

自分では何も決められず，助言なしに行動できない．自分の意志や判断が正しいかの助言を常に求める．背景には，見捨てられ不安や恐怖があり，一人でいること自体も強い不安となる．主体的な自分がいる，という感覚に乏しく，自己評価が低い．

c. 強迫性パーソナリティ障害

度を越した秩序意識や完全主義にとらわれ，日常生活が妨げられる．柔軟性を欠き，予定や規則にこだわる．結果よりも形式が重要で，本質からはずれたささいなことにとらわれ仕事が進まず，同じこだわりを他人にも期待するため，他人と協働できない．しばしば強迫性障害の病前性格となる．

G. 性行動の障害（性関連性障害）

性関連性障害の中でも，社会的に多く取り上げられるのが身体の性と脳の性との不一致に悩みを生じる**性同一性障害**（ICD-10）である．しかし，この診断名自体がスティグマ的なため，DSM-5では"**性別違和**"に変更された．性関連性障害は生来的基盤に由来すると考えられる．性以外の事柄については健康な精神状態にあり社会適応がよい．しかし，幼少時より悩みを抱えながら成長していることが多い．根本的治療はなく，通常，日本では，精神療法，ホルモン療法に次いで，性別適合手術などの外科療法と慎重に治療が進められる．

コラム

"病気"ではなくなった性同一性障害

2022年に発効予定のICD-11では，性同一性障害が「精神障害」から除外され，"性別不合"に変更される．結果，出生時に割り当てられた性別違和が「病気」ではなくなり，今後当事者が望めば性別適合手術などの医療行為を受ける権利も積極的に保障される方向で，議論が進みつつある．

H. 器質性精神障害

器質性精神障害は，認知症や事故などによる外傷性脳損傷，脳卒中のような直接脳を障害する脳機能不全による**認知機能障害**と，脳炎などの感染症や甲状腺疾患，ビタミンB_1欠乏症，肝性脳症といった代謝異常などの身体疾患によって脳機能が影響を受ける**症状精神病**とに大別できる．前者だけでなく，後者でも認知症様の症状やうつ，幻覚を生じる．

診断のために画像検査や脳波検査，血液検査を行い，原因を調べる．原因によって治療法が異なり，たとえば脳損傷があれば手術，感染症があれば抗菌薬投与といった治療が行われる．診療にあたっては，脳神経外科，脳神経内科，精神科，内分泌内科などが協力して行う．

　ここではなかでも臨床上，とくに多く経験される認知症とせん妄を中心に概説する．

1 ● 認知症

認知症とは，一度正常に発達した知的・精神機能が，後天的な脳の器質障害により持続的に低下して，「日常・社会生活に支障をきたしている」状態であり，かつ意識障害のないときに認められる．認知症は，かつては老化現象と混同されていたが，脳の病理的変化を伴う疾患である．加齢性の物忘れでは体験の一部を忘れても，ヒントがあれば思い出せることが多く，忘れたという自覚もある．一方で認知症は，体験自体を忘れ，その自覚もない．

　認知症の原因は70種類以上といわれ，その症状・経過はさまざまであるが，アルツハイマー型認知症に代表される脳神経の変性が原因で起こる脳の変性疾患と，それ以外の脳卒中のような疾患が原因で起こる二次性認知症に大別される．全認知症の約9割を占めるのは，脳の変性疾患である**アルツハイマー型認知症**（最多で全体の半数），**レビー小体型認知症**（1996年に診断基準が確立したためその後に増加傾向：20％），**前頭側頭葉変性症**，および二次性認知症である**脳血管性認知症**（生活習慣病対策により減少傾向：15％）である．物忘れの自覚があり，検査で記銘力低下が確認できるが，日常生活には支障のない健常と認知症との境界状態は**軽度認知障害**（mild cognitive impairment：**MCI**）とよばれ，MCIから認知症への移行は年間10～15％といわれている．診断には，改訂長谷川式簡易知能評価スケールやMMSE（Mini-Mental State Examination）などのスクリーニング検査の結果や神経心理検査や，画像診断などと臨床症状から総合的に判断する．

a. 症状：中核症状と周辺症状

　認知症の症状は，中核症状（認知機能障害）と周辺症状（認知症の行動・心理症状［behavioral and psychological symptoms of dementia：BPSD］）とに大別される．

　中核症状は，脳の器質的障害に直接由来するもので，ヒトならではの高次脳機能にかかわる障害であり，その代表が出来事や経験を忘れる記憶障害である．他にも，見当識障害（日時や場所を把握する能力が失われる），実行機能障害（計画や問題解決能力が失われる），失認（感覚異常はないのに，対象を正しく認識できなくなる），失行（麻痺はないのに簡単な日常動作ができなくなる），失語（発話や理解が障害される），判断力障害，性格変化が挙げられる．認知症では必ず何かしらの中核症状を伴う．

　一方で，**周辺症状**[*9]とは，中核症状に付随して起こる二次的な認知症症状で，行動面と心理面からなることから**行動・心理症状（BPSD）**ともよばれるもので，必ずしも出現するとは限らない．しかし出現した場合には，症状によっては患者のみならず，介護者に

[*9]BPSDは，後述のせん妄としばしば誤解されやすい．せん妄は適切な治療で改善しうる意識障害で，認知症そのものの症状である行動・心理症状には該当せず，区別して対応する必要がある．一方で，現場ではしばしばBPSDとせん妄は合併し，両者の区別がつきにくいことも少なくない．

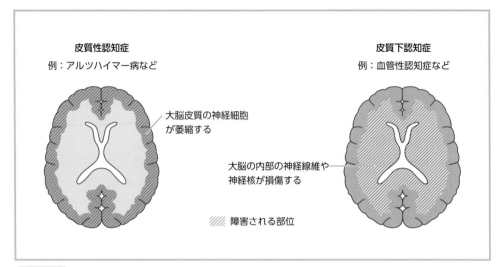

図Ⅵ-3-4　皮質性認知症と皮質下認知症で萎縮する脳の部位

とっても強いストレスとなるため注意が必要である．行動症状としては，徘徊・多動，暴言・暴力，無為・無反応，不潔行為，食や性行動の異常があり，心理症状としては，うつや不安・焦燥，アパシー，幻覚・妄想，誤認などが知られている．最初に周囲が困り，病院でまず対応が求められるのは，周辺症状であることが多い．たとえば，前頭側頭型認知症（後述）では暴言や暴力，アルツハイマー型認知症では徘徊や迷子，自分でしまったものを誰かに盗られたと思い込む「物盗られ妄想」などがみられることが多い．こうした症状は，患者本人の生活の自立を妨げ，介護者との関係性悪化につながりやすく，中核症状以上に早急に治療を要するケースが多い．

b．認知症の分類

障害される脳の場所により，①**皮質性認知症**と②**皮質下認知症**とに二分される（**図Ⅵ-3-4**）．

皮質性認知症は，アルツハイマー型認知症に代表されるような，大脳の皮質（表面の2〜4 mmの部分）に密集する脳神経細胞の萎縮による認知症である．

皮質下認知症は，血管性認知症などに代表されるような，大脳の内部の神経線維や神経核の損傷による認知症である．緩慢さなど精神活動の低下を主症状とする．

（1）皮質性認知症（大脳皮質の変性疾患）

神経系統の変性疾患など多くの種類があるが，ここでは代表的な3つの変性疾患について述べる．これらでは大脳表面の皮質の血流低下がまず確認でき，長期的には萎縮も明らかになっていく．アルツハイマー型認知症，レビー小体型認知症，前頭側頭型認知症の3タイプは，最初に変化がみられる脳皮質部位が異なることが多い（**図Ⅵ-3-5**）．

①アルツハイマー型認知症

アルツハイマー型認知症は通常，海馬や側頭葉，頭頂葉の機能低下から始まる認知症であり，まず「物忘れ（記憶障害）」を初発症状とし，その後，時間，場所，人物の順でわからなくなっていく見当識障害を伴いながら知的低下が進行する．障害部位の広がりと病

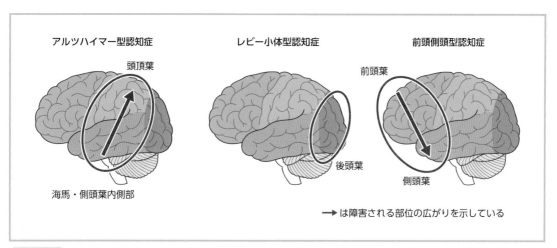

図VI-3-5　皮質性認知症の3タイプ

態の進行が関連しており，まず先に新たな記憶を司る海馬領域，そして古い記憶の保持を司る側頭葉内側の神経細胞変性が生じることで記憶障害が認められ，その後，側頭葉と共に見当識を司る頭頂葉に萎縮を広げながら，最後には大脳皮質全体の萎縮が生じることで失認・失行・失語，実行機能障害，判断力障害，性格変化と多彩な症状を認めながら機能低下へ至る．そのため見当識障害は，軽度認知障害（MCI）も含めた初期段階では認められないことから，病期診断における重要な指標となる．病識は乏しく多幸的で，ニコニコし無頓着である．ただし萎縮の程度は，高齢になるほど個人差が大きい．

　病理変化は，大脳皮質の脳神経細胞外に**アミロイドβ蛋白**の蓄積（**老人斑**）と脳神経細胞内に**リン酸化**された**タウ蛋白**の蓄積が認められ，脳神経細胞は徐々に死んでいく（**神経原線維変化**）．その発症には遺伝的素因が関係する．さらに危険因子として，喫煙，身体活動の少なさ，高血圧，糖尿病，肥満が知られている．危険因子の予防対策は，血管性認知症の進行予防と一致する．

　脳萎縮を示唆する脳溝開大や脳室拡大は，発症後数年は経過しないとMRI検査でも確認できないことが多いが，血流をみる機能画像（SPECT検査）により初期から側頭葉（内側部），頭頂葉の血流低下が確認される．

②**レビー小体型認知症**

　後頭葉皮質の機能低下から始まる認知症であり，「小人が私を見ている」といった生々しい幻視体験を当初から語る．この幻視体験は後で思い出せる，その場限りの体験ではない，という点で意識障害やせん妄の幻視とは異なる．この幻視のエピソードと，数ヵ月〜数年前後して，動作の緩慢さ，前傾姿勢が少しずつ目立ち，四肢筋固縮や小刻み歩行というパーキンソン症状が出現するようになる．また，交感神経節後線維が障害されて自律神経系の反射機能が障害されるため，起立性低血圧による転倒や失神が出現する．注意障害とアパシー（やる気の低下）が目立ち，日中の眠気や，寝言として観察されるレム睡眠関連行動異常も認める．進行性の認知症と思考の遅延など精神的な活力がゆっくりになる現象がみられ，抑うつや被害的訴えもあり，上記の症状が日〜週単位で変動することも特徴

である.

　CT検査やMRI検査では側頭葉内側部位の萎縮は目立たず，SPECT検査で脳全般の血流低下，当初は後頭葉領域の血流の低下が把握できる.　大脳皮質・辺縁系・脳幹神経細胞にレビー小体[*10]が分布する.

　③前頭側頭型認知症

　中年～初老期に発症し，前頭前皮質の機能低下から始まり，前頭葉・側頭葉の萎縮が目立つタイプの認知症である.　臨床的に次の3つに分類される.

- **行動障害型**：大脳皮質の情報を連合してより高度な脳の働きを担う前頭連合野（前頭前野，前頭前皮質）の機能低下から始まり，前頭葉による抑制がきかなくなるため，性格変化が生じ社会的な振る舞いができなくなる.　無遠慮，無反省，衝動的で，多幸，多弁である.　場に則した行動がとれず（抑制欠如），自分本位に行動するため，暴言や迷惑行為，たとえば万引きなどの反社会的行動がみられる.　一方で，記憶や視空間認知能力は比較的保たれる.　かつてはピック（Pick）病とよばれていた.

　被影響性（影響されやすさ）が亢進しているので，本人の視界に作業で用いる道具や場面をあらかじめ展開しておくと，すんなり作業に誘導できる.　常同行為を制止すると興奮するので，むしろ常同的な周遊行動（いつも同じコース，順序で歩く）を崩さないようにする.　同じ行動の繰り返しがみられる（常同行為，保続）が，失認，失行はほとんどなく，目立った神経学的所見もない.　滞続言語（いつも同じ内容の言葉を，何を聞かれても繰り返す）も，思考や動作の切り替えができないことによる常同的な症状である.

- **進行性非流暢性失語症**：前頭葉運動性言語野の機能低下から始まり，最初に言葉の流暢性がなくなり，吃音（きつおん）を交え，発声が途切れ途切れとなる.　錯語や文法の誤り，構音障害もみられるようになり，次第に進行し認知症が加わっていく.　DSM-5では前頭側頭型認知症言語障害型に該当する.

- **意味性認知症**：側頭葉外側部の機能低下から始まり，日常的に用いる単語の意味が理解できなくなる症状が，最初に出現する.　脳血管性の失語とは違い，文章の理解は良好で流暢性もよい.　その後，月～年単位で認知症が進行していく.

(2)皮質下認知症

　脳血管性の多発性脳梗塞（ラクナ梗塞），ビンスワンガー（Binswanger）病（長年の虚血性変化が深部白質～脳室周辺にみられる），パーキンソン病，両側視床や基底核の障害など，大脳皮質（脳神経細胞体）は正常であるが，知的活動が低下した状態を説明する際に用いられる概念である.　皮質性認知症と比較して，失語や失行はなく，記銘力も保たれる一方で，皮質下の神経ネットワーク障害のため動作の開始や遂行に時間がかかる.　また，振戦などの錐体外路症状や，不随意運動，姿勢・歩行の異常がみられる.　手続き記憶も障害され，体で覚えていた動作やなじみの道具利用が困難になる.　うつや意欲低下，発動性の低下，思考の緩慢さ，失念（想起に時間がかかる.　覚えてはいるが，検索して出力ができない），周囲への無関心が皮質性認知症に比べて多い.

[*10]レビー小体：レビー小体型認知症の患者の大脳皮質を顕微鏡で調べると，多数の神経細胞内にレビー小体（αシヌクレインという蛋白質）の蓄積が認められる.　これは，もともとパーキンソン病の患者に特徴的なものであり，発見者の名前をとってレビー小体とよばれていた.　αシヌクレインによる神経障害は，アルツハイマー型認知症のタウ蛋白による神経障害よりも，幻覚・妄想などが出やすいことが知られている.

2 ● 治療可能な認知症と鑑別すべき疾患（せん妄・うつ病）

認知症対応で一番重要なことは，1割程度の"治療可能な認知症"や"認知症様の症状"をきたす疾患を見逃さずに治療することである．数日で認知症状が進行した場合には，実は認知症ではなく，脳梗塞などの脳疾患発症，うつ病や意識障害（せん妄）だったということがよくある．せん妄の場合には，意識障害の原因を見つけ対応することが重要である．

a. 正常圧水頭症

くも膜下腔の癒着で髄液の吸収・流動の障害が起こり，頭蓋内圧亢進がないのに脳室拡大が起こる．歩行障害，尿失禁，数週間～数ヵ月の期間で進行する認知症状が三徴候である．脳室から腹腔内へのシャントで髄液を腹腔内に逃がすことで改善する．

b. うつ病の仮性認知症

抑うつ状態のときには記憶や注意の機能は低下する．知能も低下したように見える．しかし，うつ症状の改善に伴い元の水準にまで戻る．

c. せん妄

せん妄は，認知症と誤認されやすいもので，正確には器質性精神障害でなく，一過性の意識障害という機能性精神障害である．ただし，せん妄は器質性の原疾患があると生じやすいため，認知症などの他疾患とも併存する．DSM-5では，"注意と意識の障害"と規定され，過活動型（運動性活動量の増加，活動制御の喪失，落ち着かなさ，徘徊）と低活動型（活動量減少，活動速度減少，周囲に対する認識の低下，発語量減少，発語速度低下，活力減少，活動水準低下/ひきこもり），活動水準混合型（両者の混合性）とに分けられている．高齢者では健常者であっても，入院直後や術後には程度の差はあれ，一過性せん妄が過半数にみられるとも報告される．そのため，身体疾患のため入院中の高齢者に対する認知症精査は，せん妄の可能性などがあるため正確な評価が期待できず，入院環境ではなく身体状態の回復後に心身の状態が落ち着いてから行わなければならない．

せん妄と認知症の鑑別は，数時間～数日での急性発症のものはせん妄，数週～数ヵ月での緩徐発症のものは認知症と説明される．しかし認知症のある高齢者では，明確には区別できない場合も多く，脳波（意識障害の特徴である徐波増加がみられればせん妄の可能性が疑われる，など）などの検査が有用とされている．過活動型の場合には不安や興奮の抑制目的で，低活動型の場合には睡眠覚醒サイクルの改善目的で，薬物療法，非薬物療法を行う．

3 ● 認知症の治療

a. 薬物療法

中核症状には，認知症進行の危険因子（糖尿病，高血圧，喫煙など）を軽減し，アルツハイマー型認知症であれば，脳内アセチルコリン濃度を上昇させるコリンエステラーゼ阻害薬や，グルタミン酸神経系の異常興奮が引き起こす神経細胞死を抑制するNMDA受容体拮抗薬を投与し，認知症の進行を遅らせる．また，レビー小体型認知症についてはコリンエステラーゼ阻害薬の使用が推奨される．しかし，薬物療法の効果は限定的である．

周辺症状には，原因となる身体状態の変化やケア・環境への対応，あるいは症状に合わ

せて抗精神病薬や抗うつ薬，漢方薬を対症療法的に使用する．ただし薬物療法は，非薬物療法により症状の改善に十分努めた後にのみ行われるべきである．薬物投与が，優先される例外的状況は，①うつ状態，②他害の可能性が高い妄想，③自身や他者を危険にさらす攻撃性，の3つとされている．

b. 非薬物療法

　非薬物療法は，認知機能障害のみならずBPSDや日常生活機能の改善を目指して実施される．具体的には，認知機能訓練，認知刺激，運動療法，回想法（生活史を系統的に聞き，その意味づけを通して本人の人格再統合を目指す）や，音楽療法，日常生活動作訓練などがある．感覚刺激を促す作業療法はBPSDを改善するとされる．介護者もまた，ケアされるべき存在であり，介護者に対する適切な介入も燃え尽きなどに予防的に働く．

　従来の医療では，早期診断と治療導入に関心が集中していたが，それだけでは当事者と家族の心理的ストレスや将来の希望を失う心情への対応が不十分であると指摘され，現在は，安心して将来に備えるために，診断後の早い段階から生活に役立つ情報や社会資源に関する情報を提供し，将来計画を考えるための実際的支援（診断後支援，post-diagnostic support）が必要と考えられ，取り組みが始まっている．

I.　神経発達障害（自閉スペクトラム症，注意欠如・多動症）

　神経発達障害とは，発達過程が初期の段階から障害され，言語や認知，社会性や協調運動などに発達の遅れがあり，家庭や学校，社会において支障をきたす一群の精神障害のことをいう．同胞発生率の高さや，発達の初期段階から特徴が明らかになることから，発症には遺伝的素因の関与が考えられている．ここでは，代表的な自閉スペクトラム症と注意欠如・多動症について概説する．

1 ● 自閉スペクトラム症（autism spectrum disorder：ASD）

a. 特　徴

　人とのコミュニケーションがうまくとれない，言語の発達の遅れ，興味や活動が限定的で反復的，などを特徴とする疾患概念である．もともと，1943年に米国精神科医カナー（Kanner L）により報告された自閉症は，1960年代に入り言語や認知の障害を基本とする発達障害と認識され，1980年代には社会性やコミュニケーションの障害と理解されてきた．自閉症的な特徴を伴う症状の軽重が明確には分けにくいため，DSM-5への改訂では自閉症以外にも，アスペルガー障害や特定不能の広汎性発達障害など，それまで別々に分類されていた類似の疾患を新たな疾患概念であるASDという診断名のもとに集約化した．その結果，従来の典型的自閉症だけでなく，軽い状態も含めての診断が可能となった．

b. 診　断

　診断基準では，「社会的コミュニケーションの障害」と「限定された興味」の2つを満たす場合にASDと診断すると定められている．典型的なケースでは生後2年以内にASDの存在が明らかになる．有病率は0.65〜1%．性差は男児において女児の4倍とされる．ASD児童のうち約30%は知的障害を，11〜39%はてんかんを併発する．原因は，現時点

では脳機能の変異とされており, 親の子育てとは関係しないと判明している.

　ASDの症状の評価には, 自閉症診断観察尺度汎用版 (ADOS-G), 自閉症診断面接改訂版 (ADI-R), 自閉症スペクトラム指数 (AQ) などの評価尺度が使用される. 一般的には根治治療は存在せず, 一生持続する障害であるため, 治療より療育や支援に重きが置かれる. 治療のゴールは, 中核症状および関連症状を最小化し, さらに患者のQOLを最大化し患者・家族のストレスを軽減することに置かれる. とくに, 早期に行動科学的介入を行うことが推奨される. 治療・訓練として, TEACCHプログラム (環境を視覚的に構造化し, 見通しを立てやすくする), 応用行動分析技法 (よい行動を学習させ強化する), 社会生活技能訓練 (ロールプレイで対人的技能を高めていく), 感覚統合療法などが行われる.

c. 治　療

　薬物療法は, 主に感情の不安定さや不眠, てんかん[*11]といった随伴症状の管理に用いられるが, 中核症状に対するオキシトシン点鼻薬投与の効果が研究されている.

2 ● 注意欠如・多動症 (attention-deficit hyperactivity disorder：ADHD)

a. 特徴, 診断

　ADHDは, 以下の3点を主症状とする障害である.

1. 不注意：注意の持続が著しく困難で, 1つのことを続けて行うことができない. 外から刺激があると, その別の刺激に注意が移ってしまう. 注意が散漫で, 指示に従えない.
2. 多動：落ち着きなく動き回り, あるいは絶えず身をどこか動かし, じっとしていることがない.
3. 衝動性：がまんができない. 順番を待つことができない. 思いどおりにならないと他罰的に当り散らす. 規則を衝動的にやぶる.

　これら基本症状の組み合わせにより混合型 (1, 2, 3のいずれもが著明), 不注意優勢型 (1のみが顕著), 多動・衝動性優勢型 (2と3が目立つ) の3種類の下位分類がある.

　診断にあたっては, さらに①12歳未満の早期発症, ②6ヵ月以上の症状持続, ③複数場面で観察される, の3つを満たす必要がある. 日米共に小学校低学年児童の5%程度にみられ, 男女別では男児に多い.

　経過としては, 3歳頃から上記の1〜3の症状が明らかになり, 5歳頃から小学校低学年の時期, すなわち他児童からの刺激が多く, 忍耐を要する学校での集団生活が始まる頃に明らかになることが多い. ADHDは他のさまざまな障害と並存し, 行為障害や学習障害を伴いやすい. また多動があると, 学業成績や素行もわるく評価され, 自己評価も低くな

[*11]てんかん：てんかん発作を繰り返す脳の病気. 脳の神経細胞に突然発生する激しい電気的な興奮が原因であり, それらの電気活動を測定する脳波上に異常が認められる. いわゆる「けいれん」とよばれる間代発作や手足が突っ張り体を硬くする強直発作から, 感覚・感情の変化や特殊な行動が現れる複雑部分発作など, その症状はきわめて多彩である. 治療は抗てんかん薬とよばれる薬物療法が基本だが, 睡眠不足や飲酒, 疲労などでも発作は起きやすくなることがあり, 十分な睡眠と規則正しい生活リズムも重要である.

り，二次障害（抑うつ，情緒の不安定さ，反抗，逸脱行為，薬物・アルコール依存など）が引き起こされる場合もある．

多動は成長とともに目立たなくなり，思春期の頃までに落ち着くことが多い．衝動性は養育環境や人格特性の影響を受けやすく，不注意はしばしば成人後も持続する．

b. 治　療

治療として，前頭葉のドパミンやノルアドレナリンの神経系の機能不全により注意機能障害が生じており，中枢神経刺激薬であるメチルフェニデートの投与による症状改善が試みられる．近年は，非中枢神経刺激薬である選択的ノルアドレナリン再取り込み阻害薬のアトモキセチンやα_{2A}アドレナリン受容体作動薬であるグアンファシンも使用される．

運動の不器用さを合併するケースでは，身体の協調運動やバランス感覚を育て，姿勢を保ち集中できるように感覚統合療法（前庭覚など身体の各種感覚器に刺激を与え，感覚刺激への反応を評価し，さまざまな遊具を用いて，適切に反応ができるように導く治療）が行われる．心理社会的には，小集団での社会生活技能訓練（SST），本人と親へのカウンセリング，ペアレントトレーニング，学校での環境調整を含む教育的支援が必要である．「親のしつけ」の失敗，あるいは「学級管理・担任の指導力」の問題と短絡的に結びつけないよう，正しい知識と理解の普及が不可欠である．

「注意欠如・多動症—ADHD—の診断・治療ガイドライン（第4版）」（2016年）では，子どもへのSST，親へのペアレントトレーニングなど心理社会的治療や，学校との連携など環境調整が優先され，薬物療法頼みの姿勢は推奨されない．

J.　知的能力障害

a. 特　徴

知的能力障害とは，出生時や乳児期の初期から知能の働きが明らかに標準以下であり，正常な日常生活動作を行う能力が限られている状態である．遺伝的な場合もあれば，脳の発達に影響を与える病気の結果として起こる場合もある．行政的には知的障害，医学的には（従来からの）精神遅滞という用語を用いられていたが，DSM-5で，**知的能力障害**と称されるようになった．

b. 診　断

診断には，①知能が平均より有意（標準偏差の2倍以上）に低く（下位2.5%），知能指数（intelligence quotient：IQ）が70未満であること，②年齢に比べて低い社会的能力であり，そのことにより不適応が生じていること，③18歳未満の発達期に現れている知能障害であること，がそろうことが必要である．これは，世界標準である米国精神遅滞協会（AAMR）での要件でもあり，単に知能テストで知的に低いとの結果が出ただけでは，知的能力障害（精神遅滞）の診断は下せない．

行政的には更生相談所にて知的機能や適応状況から判定を受けることになる．当事者にとってみれば，認定を受け，療育手帳を取得することで知的障害者関連の福祉サービスが受けやすくなる．2020年版『障害者白書』によると，「生活のしづらさなどに関する調査（2016年）」の結果，日本で認定されている知的能力障害（精神遅滞）者数は109万4,000

人（在宅者96万2,000人，施設入所者13万2,000人）で，この数は理論的な計算による知能検査上の知的能力障害者数（診断基準①を踏まえて計算すると，日本の総人口約1億2,500万人［2021年5月1日現在］の下位2.5％≒312万5,000人となる）よりもかなり少ないことからも，仮に知能検査をすればIQ 70未満であっても，社会に適応できていて福祉サービスを受ける必要はない者が多数いることを示している．

　IQの程度と日常生活能力の程度とは必ずしも一致しない．しかし通常は知能指数の重症度別に，軽度（IQ 69〜50），中等度（IQ 49〜35），重度（IQ 34〜20），最重度（IQ 20未満）と判別することが多い．知能評価には，田中-ビネー知能検査Vやウェクスラー式知能検査（WAIS-Ⅲ［Ⅳ］）に代表される知能検査が用いられる（第Ⅶ章1節参照）．ただし知能指数には多少の測定誤差が生じるため，療育手帳発行にあたって知的能力障害（精神遅滞）の重症度を判定する場合には，測定誤差を念頭におき±5程度の範囲を考慮して総合的に判断する．発達水準が低く，言語使用による知能検査が難しい場合は，発達状況を家族から聴取し，発達指数（developmental quotient：DQ）を算出し，知的機能を推定する（第Ⅶ章1節参照）．

c. 原　因

　知的能力障害（精神遅滞）の原因としては，①出生前からの染色体異常（ダウン［Down］症候群など），②先天性代謝異常，③先天性内分泌異常，④神経皮膚症候群，⑤周産期の異常（胎児の低栄養，母体内での感染など），⑥出産時の異常，⑦出生後の疾病（脳炎などの感染症，レノックス・ガストー（Lennox-Gastaut）症候群などの難治てんかん，脳白質ジストロフィーなどの変性疾患，脳挫傷・脳出血などの脳損傷など）がある．実際には，いずれの原因かを診断できず不明なことも多い．

K.　心身症

　心身症とは，身体疾患であるが，発病に際して精神的ストレスが関与している一群を指す．しかし，どんな病気にも精神的ストレスなどこころの要素（病気に関することも含めた不安や苦悩）は大なり小なり影響しているので，広義ではすべての疾患は心身症ともいえる．日本心身医学会は心身症を，身体疾患の中で，とくにその発症や経過に心理社会的な因子が関与し，器質的ないし機能的な障害が認められる病態と定義している．これに従えば，精神的ストレスにより胃十二指腸潰瘍や気管支喘息などの身体疾患が生じている場合，これは心身症である．しかし同じ疾患でも，ストレス性の要素がなく，むしろピロリ菌の感染や，特定のアレルゲン吸入によることが原因となれば，心身症とはよばれないことになる．

　実際には，本態性高血圧，潰瘍性大腸炎，過敏性腸症候群，緊張性頭痛，書痙，メニエール（Ménière）病，じんましん，チック，口腔異常感症など，精神的ストレスで発症，悪化する多くの身体疾患が心身症の可能性をもつ．

　ICD-11やDSM-5では，あえて心身症という用語を使用していない．これは心身症を軽視しているのではなく，むしろすべての疾患が心理的な影響を受けているので記載する必要がない，という考えに立っている．心身症という疾患概念の存在が，それ以外は心理的

要因がないという誤解のもとになるからという理由で，心身症という言葉は避けられている．

a. 発生機序

　強い精神的ストレス状態におかれると，交感神経が持続興奮状態になり自律神経系の調節障害が生じ，あるいは副腎皮質系の本来あるべき反応機序に障害が生じ，身体的異常が生じやすくなる．

　心身症を生じやすい性格も知られている．たとえば，いつも時間に追われていて，競争的で完全主義的な行動特性をもつA型行動パターン（タイプA）では，狭心症や心筋梗塞が起こりやすい．また自分の感情を適切に感じることができない，あるいは情感を言葉にして表出することができない場合（失感情症［アレキシサイミア］，あるいは失感情言語症），情動がもっぱら身体症状という形で出現しやすい（種々の心身症になりやすい）[1]．

b. 治療

　心身両面の治療が必要である．内科的治療と並行して，自律訓練法，バイオフィードバック法，認知行動療法，交流分析，森田療法などを併用する．必要に応じて対症的に薬物投与もなされる．近年注目される自助介入として，20分/回を3回にわたって深層感情を綴る感情筆記（日記）の有効性が無作為化比較試験で検証され，血圧低下，創傷治癒時間の短縮，慢性痛の緩和，ウイルス（ヒト免疫不全ウイルス［HIV］やエプスタイン・バー・ウイルス［EBV］）の不活化，B型肝炎のワクチンブレイク（ワクチンを接種しても十分な抗体を獲得できないこと）改善などへの有効性が諸外国では注目されている[2]．

■ 引用文献
1）　最上　悠：「いい人」はなぜガンになりやすいのか，青春出版社，2010
2）　最上　悠：日記を書くと血圧が下がる—体と心が健康になる「感情日記」のつけ方，CCCメディアハウス，2018

L. 起立性調節障害

　起立性調節障害（orthostatic dysregulation：OD）は，起立時にめまいや動悸，失神などが起きる自律神経疾患である．男女比は1：1.5～2で，小学校高学年（小学生の約5%）から中学校（中学生の約10%）の思春期の子どもに多く，重症（約1%）の場合，朝起きられず登校にも支障を生じる（不登校の子どもの2/3に起立性調節障害が併存するとも報告されている）．

a. 原因

　自律神経機能の低下による循環器系の調節不良が原因である．通常，人は起立時に交感神経の働きで，下半身の血管を収縮させ，心臓に戻る血液量を増やし，血圧を維持している．しかし，交感神経の働きが不十分だと心臓へ戻る血液量が減少し，血圧や脳血流が低下して，めまいや動悸，失神などの症状が生じる．その原因は，発育による自律神経の乱れや水分摂取不足，運動不足，精神的なストレスが挙げられる．約半数では遺伝傾向を有する．

表Ⅵ-3-11　「心身症としてのOD」診断チェックリスト

1. 学校を休むと症状が軽減する
2. 身体症状が再発・再編を繰り返す
3. 気にかかっていることを言われたりすると症状が増悪する
4. 1日のうちでも身体症状の程度が変化する
5. 身体的訴えが2つ以上にわたる
6. 日によって身体症状が次から次へと変化する

以上のうち4項目がときどき（週1〜2回）以上みられる場合，心理社会的因子の関与ありと判定し「心身症としてのOD」と診断する．

［日本小児心身医学会：小児心身医学会ガイドライン集，第2版，p.27，南江堂，2015より許諾を得て転載］

b. 症　状

「朝起きられない」，「起立時にめまいや失神が起こる」，「動悸や息切れがする」など，自身で制御できない症状が出現する．午前中に症状が強く，午後には軽減や消失することが多く，昼夜逆転生活にも陥る．顔面蒼白や食欲不振，頭痛や腹痛，倦怠感，乗り物酔いなどの症状が現れたり，精神的なストレスから症状が悪化することもある．そのため日常生活に支障をきたし，集中力や思考力の低下や不登校にもつながる．

c. 検査・診断

他疾患除外のうえで，起立性調節障害の症状を有し，起立直後に起こる血圧低下が回復するまでの時間を測定する新起立試験を行い診断する．学校や家庭のストレスが関与していないかもチェックされる（表Ⅵ-3-11）．

d. 治　療

怠け癖ではなく身体疾患であることを，保護者や学校など周囲が理解を深めたうえで患者支援が不可欠である．薬物療法の効果には限界が多く，ゆっくりの起立，長時間起立の回避，毎日30分程度の歩行など日常生活の改善から取り組む．体内循環血液量を増やす目的で，1日に2L前後の水分と塩分10gの摂取，早い就寝も効果的である．精神的ストレスが影響している場合，その対応も必要である．「午前がきつければ，午後から登校」など，無理のない範囲で進めていく．軽症の場合，適切な治療を行うと早ければ2ヵ月程度で改善が見込めるが，重症（約1％）の場合，不登校などにより通常の日常生活を送れるようになるまで数年かかる．

学習課題

1. 主な精神疾患には，どんなものがありますか．それぞれの特徴を挙げてみよう．

4 精神看護における アセスメントの特徴

この節で学ぶこと

1. 精神看護におけるアセスメントの考え方を理解する.
2. 情報収集，情報の解釈・分析，患者の全体像をまとめる具体的な方法を理解する.

A. 精神看護のアセスメントとは

1 ● その人の全体像を理解する

　アセスメントは，看護過程の第一段階であり，①情報の収集，②情報の解釈・分析，③情報の統合（対象者の全体像をまとめる）をすることである．アセスメントに使用する情報は，ケアを生み出す材料であり，ケアの対象者とその人が置かれている状況についてくまなく集めることが必要である．集められた情報は，1つひとつの情報の意味を検討しながら，ケアの対象者に何が起きているのか，その状態が成り立つ原因について，得られた情報をもとに考える．その結果を統合することで，ケア対象者の全体像を明らかにする．

　精神看護のケア対象者に精神症状が現れる要因には，生物学的要因，心理学的要因，社会的要因などがあるとされ，またそれらの要因に即して薬物療法，精神療法，リハビリテーションなど精神症状やこころの危機状態への治療が行われる．精神看護の目指すところは，精神症状の治療に臨む人の生物学的要因，心理学的要因，社会的要因に加え，精神症状の評価や生活の質（quality of life：QOL）を含めたその人を全体的に理解し，生活を支え，回復の手助けをすることである．そのために精神症状を呈した人々の全体像を理解することが，**精神看護のアセスメント**である．

2 ● モデルや理論の活用

　精神看護では，アセスメントを実施する場合，心理学的要因や精神症状の評価の部分だけ情報収集をすればよいわけではない．また，生物学的，心理学的，社会的要因に関する多くの情報を集めれば，ケア対象者の全体像を理解できるわけではない．精神看護において，必要な情報をもれなく収集するには，バイオ・サイコ・ソーシャルモデルをはじめとしたモデルや，看護理論の枠組みを用いて体系的・多角的に情報を得るとよい．さらに，ケア対象者の全体を理解し，生活を支え，回復の手助けをすることが精神看護であるから，各側面からの影響が生活にどのように現れているのかといったことや，ケア対象者のニーズについての情報も必要である．情報の解釈・分析，および統合においても，看護師個人の個人的見解ではなく，同様にモデルや理論を用いて，根拠に基づき論理的に説明できるとよい．

3 ● 得た情報を正確に分析するために

さらに，ケア対象者とケアを提供する者との関係性も，情報収集や情報の解釈，判断に大きく影響する．私たちの通常の生活でもみられるように，親しい人や安全であると感じられる人とは，安心感をもって対話し，個人的な情報も共有することができる．

精神疾患を抱えている人は，その疾患の症状ゆえに他者との付き合いに困難を感じている場合が多い．自分の悪口が聞こえるなど幻聴がある統合失調症の人や，自責的になり人と付き合う意欲が低下しているうつ病の人など，周囲の人を警戒していたり，猜疑心を抱いていることもある．これらのケア対象者から得られた情報から，できるだけ正確な分析や解釈をするには，ケアをする者が対象者の周囲の人への思いや対人関係の特徴をよく理解し，そのうえで信頼関係を築くことが必要である．

対象者との関係がどのような段階にあるかによって，対象者が提供してくれる情報や発言は異なってくる．精神看護のアセスメントを行う者は，対象者との信頼関係を築くとともに，対象者から提供された情報には対象者とケアをする者との関係性がどのように影響しているのかについても，十分に把握しておく必要がある．

さらに，対象者の状態が日々変化していくように，ケア対象者と看護師の関係も変化していく．この変化も忘れず，精神看護のアセスメントを適宜更新し，最新でより正確な患者理解を進める．

B. 精神看護におけるアセスメントの具体的内容と方法

1 ● アセスメントの内容と方法

精神看護のアセスメントは，看護者自身による分析と解釈のみで行うのではなく，アセスメントの目的にかなう答えを導き出す理論やモデルに基づいて行う．そのため精神看護においてはアセスメントの目的を明確にし，その目的に合った理論やモデルを選択する必要がある．そして，対象者のある側面だけを把握するのではなく多面的かつ包括的に理解するために，アセスメントの目的は1つだけではなく複数あり，最後にそれらのアセスメントを統合することで全体像を明らかにしていく．

ここでは，対象者の生物学的・心理学的・社会的側面をとらえたうえで，必要なケアニーズを明らかにし，対象者がもつ強みや力を把握して全体像をまとめる，という流れに沿って解説する．

2 ● 生物学的・心理学的・社会的側面からアセスメントする

アセスメントにはまず，対象者の全体像を偏りなく把握できるバイオ・サイコ・ソーシャルモデルを活用する場合が多い．このモデルでは，人間の生物学的側面（バイオ），心理学的側面（サイコ），社会的側面（ソーシャル）から包括的にとらえていく（詳細は本章5節A参照）．各側面はそれぞれに独立したものではなく，相互に関連し合い複合的に作用して困難な状況をもたらしているととらえている．そのため，各側面がどのような状態にあるのかだけではなく，各側面間でどのような相互作用があるのかもとらえていくことが勧められている．このモデルを活用して，基本情報の収集と各側面の把握から始める．

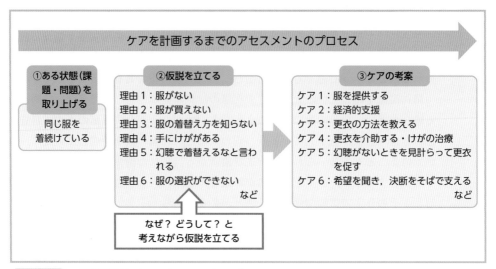

図Ⅵ-4-1　仮説検証をするアセスメントのプロセス

　生物学的側面としては，主に身体的健康状態をアセスメントする．心理学的側面では心理状態や精神症状についてアセスメントし，対象者にどのようなこころの動きがあるのかを明らかにする．社会的側面には，その人が置かれている環境すべてが含まれ，その環境と対象者との相互作用についてアセスメントする．このようにバイオ・サイコ・ソーシャルモデルを用いることで，対象者を包括的にとらえることができる．

　各側面間の相互作用に関してアセスメントする．たとえば，心理学的側面において気分の落ち込みがあると把握された場合，その情報のみで「抑うつ」や「うつ病」などによるものとアセスメントするわけではなく，体に痛みを抱えていないか，あるいは気分の落ち込みを引き起こす薬剤を服用していないかといったように生物学的側面からの影響や，親しい人を亡くすなどストレスとなる出来事の経験といった社会的側面からの影響についても確認する．このように，把握された対象者の課題や問題の原因を明らかにしていくために，各側面間の相互作用から考えられる仮説を立てて検討する（**図Ⅵ-4-1**）．このようにアセスメントを行うことで，対象者の理解を深める中で把握された気分の落ち込みなど，対象者の抱える課題や問題の背景・原因について，正しく明らかにしていく．さらに，同じくバイオ・サイコ・ソーシャルモデルを活用して，過去の生物学的側面（バイオ），心理学的側面（サイコ），社会的側面（ソーシャル）の状態を把握する（とくに，生活歴や既往歴などの情報から）ことで，これまでの経過で生じた変化をアセスメントし，またこれまでに行ってきたケアの評価も行う．このように，過去から現在の傾向を知ることで，未来を予測し，ケアの方向性を見出すことにつなげていく（**図Ⅵ-4-2**）．

3 ● 必要なケアについてアセスメントする

　このように対象者の情報を正確に把握し，アセスメントした後に，次にセルフケアモデル（詳細は本章5節B参照）を活用して，必要なケアを明らかにするためにアセスメント

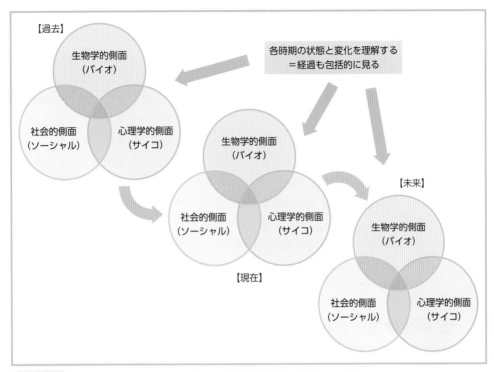

図Ⅵ-4-2　バイオ・サイコ・ソーシャルの経過に関するアセスメント

する．**セルフケア**は，生命や健康，安寧を維持・増進するために，個人が自分自身のために行う実践活動のことである．また，人はセルフケアを実施する力をもつ存在であり，そのセルフケアはバイオ・サイコ・ソーシャルからの影響を受ける．そのため，セルフケアを実施する力がどれくらい発揮されているのか（あるいは発揮されていないか），生物学的側面（バイオ），心理学的側面（サイコ），社会的側面（ソーシャル）からセルフケアを実施する力がどのような影響を受けているのか，という視点でアセスメントする．これによってセルフケアを行うことができている（あるいはできていない）原因や要因を明らかにすることができる．また，セルフケアモデルは必要なケアやその量を明らかにできるため，単にセルフケアを実施する力がこの程度発揮できていないと結論づけるのではなく，セルフケアを実施する力が発揮できない状態に対して，どのような方法で，どの程度のケアで補えるのかといったように，必要なケアやその量を示すようにする．

　セルフケアモデルでは，5つのニードについてどのようなセルフケアがどれくらい実施されているのかをアセスメントする．またどの程度セルフケアを行う力が発揮されているのかをアセスメントする．各ニードのセルフケア能力のレベルが明らかになったら，セルフケアを補うケアとその量をアセスメントする．なお，各セルフケアのニードを満たすための力が発揮されているかどうかについては，「問題なし」あるいは「一部できない」などとアセスメント結果を記述せず，セルフケア能力の状態と必要なケアの方法や量を記述する．

4 ● 対象者の強みや力をアセスメントする

　ここまで，バイオ・サイコ・ソーシャルモデル，およびセルフケアモデルによる，対象者の抱えている問題や課題，セルフケア能力が発揮されていない状態を明らかにするためのアセスメントについて述べてきたが，これらのモデルに，ストレングスモデル（本章5節D参照）やリカバリー（本章5節E参照）の視点を追加することで，**対象者の強みや，健康状態が維持されている背景なども明らかにするアセスメントも必要である**．たとえば，ストレングスモデルやリカバリーの視点を踏まえながらバイオ・サイコ・ソーシャルモデルを用いると，対象者の気分の落ち込みが解消された背景をアセスメントすることができる．

　このようなアセスメントをするには，アセスメントする看護者が，対象者の問題だけではなく強みにも注目し，また対象者自身から表出される**希望**をよく聞き，その希望に向けて取り組めることについて対話を続けることが大切である．そのようにしてアセスメントした結果を対象者に伝え，ケアプランに反映することによって，対象者が夢や希望をかなえるためのセルフケアや看護者が行うべきケアを明らかにすることができる．

5 ● 全体像をまとめる

　アセスメントのまとめとして，対象者の状態を分析し，解釈した結果と必要なケアや方針をまとめる．対象者の理解を深めるためのアセスメント結果と必要なケアを明らかにするアセスメント結果，その他の得られた情報を統合し，記述する．

　以下，全体像のまとめの例を示す．

全体像のまとめの例

　Aさん．男性．30歳代．小学4年生頃からいじめが続き，中学，高校は不登校傾向にあった．高校卒業後すぐに抑うつ状態が強くなり，家族に促されて精神科を受診し，うつ病と診断された．①働かなくてはいけない，そのためには人とうまく付き合えないといけないという思いが強く，②アルバイトを始めるも，人とうまく話せず不安になることが多いため続けられず，ひきこもりの状態が続いている．③家族には不安な気持ちを話すことはできているが，それ以外の人とかかわると緊張が高まる．④現在の状態が続けば，ひきこもりが持続し，必要なケアや支援を受けられず，本人が希望する働くこと，人とうまく付き合うこともできないままとなってしまうであろう．したがって，⑤Aさんの自宅を訪問して会う機会を増やし，安心して会話ができる関係と雰囲気をつくることや，その中でAさんが他者とかかわり話すことができていることを伝えるなど，自信を取り戻す支援が必要だと考えられる．

　はじめに，年齢，性別，抱えている病気など基本情報について，病気や健康状態を中心とした経過を含めて簡潔に記述する．とくに，セルフケアを実施する力が発揮されずに不足している要因（あるいは，セルフケアが実施されている要因，理由）を含めて記述する〔下線①〕．次に，先述した要因によってどのニードにおいてそれを満たすためのセルフケアが実施されていないか（または実施されているか）〔下線②〕，またセルフケアを実施する力がどの程度発揮できていないか（または発揮できているか）〔下線③〕を記述する．

そして，セルフケアを実施する力が発揮されずに不足した状態のままでいるとどのような危険性があると考えられるか（またはセルフケアを実施することができている理由や今後期待できること，対象者の希望）〔下線④〕について記述する．最後に，これらの危険性（あるいは期待できることや対象者の希望）を踏まえたうえで必要だと考えられるケアについて，またはケアが必要かどうかについてまとめる〔下線⑤〕．このようにしてアセスメント結果から全体像をまとめることは，看護計画を円滑に立案することにつながる．

C. 精神看護のアセスメントにおける大切なポイント

1 ● 見えていることの背景・理由を考える

　これまで述べてきたように，精神看護のアセスメントとは，生物学的側面，心理学的側面，社会的側面，精神症状，個人と社会の「価値観」，QOL，ケアニーズ，強みなどの評価，その人を把握できる情報をもれなく収集し，それを統合して全体像をとらえることである．ただし，精神看護を実践する中で目にすることができるのは，精神症状を抱え，こころの危機状態にある人の生活そのものである．そこで，その生活状況を見るときに，「なぜこのような生活状況なのだろうか」と考え，その理由をそれぞれの側面から整理するとよい．

　また，精神症状やこころのあり様とそれらを抱えながらの生活は，数値として示しにくいものであり，さまざまな観点で解釈できるものである．拒否をするといった行為1つにしても，「病気の症状なのだろうか？」「もともとの性格なのだろうか？」「私のことが嫌いだから？」と，理由はいくつも考えられる．

2 ● バイアスなく公正に物事を見る

　精神症状を抱えるケア対象者の状態を判断する際には，少なからず，その状態を解釈，判断する人の人間的な要素（経験，能力，性差，信条など）が影響するリスクがある．精神症状を抱える人，こころの危機状態にある人を理解するという特徴とアセスメントをする自分自身の人間的要素を十分に認識したうえで，バイアスの生じない公正な見方をする必要がある．そのためにも，日々自分自身の見方を振り返り，よりバランスのとれた見方ができるように洗練する必要がある．

　バイアスや偏りのない見方をするためには，カンファレンスなどを活用して他の専門職者と情報共有をすることも1つの方法である．精神看護は，精神科医だけではなく精神保健福祉士，作業療法士，臨床心理士，薬剤師，管理栄養士などさまざまな専門職者と連携・協働をする．これらの専門職者と情報共有や意見交換することで，よりケア対象者の生物学的側面，心理学的側面，社会的側面の正しい理解が深められる．また，それぞれの側面に対してどのようなアプローチができるのかを共に考え，役割分担することもでき，多職種で連携したアプローチを行うこともできる．

　このようにして洗練したバイアスのない見方によって，ケア対象者を正確に理解することとなり，ケア対象者にも「わかってもらえた」「理解してもらえた」という安心感をもたらすことになるだろう．

　　精神看護のアセスメントは，信頼関係を築き，何度も対話を重ねながら行うものである．このようなかかわりを行い，ケア対象者を正しく理解することもケアとなる．

3 ● 多角的に見たうえで，それぞれの側面に着目する

　　精神看護のアセスメントは，その結果をもとにケアを生み出すものでもある．精神看護のアセスメントの特徴は，多角的にケア対象者を見て全体像を描いていくことであるが，それと同時に，各側面に対する看護アプローチも抽出することができる．一側面のみの理解では，必要なケアもその側面のみの単純なケアとなってしまう．各側面を理解することで，それぞれに適した多様なアプローチを考えることができる．このように，生物学的側面，心理学的側面，社会的側面，精神症状の評価，個人と社会の「価値観」，QOLなど，その人を多角的にアセスメントすることは，ケアの種類を増やすことにつながる．また，精神看護のアセスメントがもれなくケア対象者について理解するのと同様に，もれなく各側面にケアアプローチすることで，ケア対象者のニーズに幅広く応えることができるケアとなり，ケア対象者のケアを受ける満足度も高くなると考える．

　　以上のように，多角的にフォーカスを当てて，全体像をとらえる精神看護のアセスメントの利点はさまざまある．精神疾患や精神障害，あるいはこころの危機状態が成り立つ理由は1つではなく，さまざまな要因が複雑に影響し合っている．この複雑な状態をアセスメントしてよいケアを生み出すために，看護師は，先入観や思い込みを捨てて，まずケア対象者のそのままの姿を知ることが必要である．

学習課題

1. 精神看護のアセスメントにおいてとらえるべき側面として，どのようなものがありますか．
2. バイアスのないアセスメントの視点が必要なのはなぜですか．
3. バイアスのないアセスメントをするため，看護師個人の個人的見解ではなく理論やモデルに基づいて行うこと，自分の視点を振り返ることの他に，どのようなことを心がける必要がありますか．

アセスメントに用いられる主な理論

この節で学ぶこと

1. 患者を包括的な視点でとらえるための理論であるバイオ・サイコ・ソーシャルモデルについて，事例を通して活用方法を理解する．
2. 精神看護におけるセルフケアモデルの考え方について理解する．
3. 精神的危機の概念を理解し，危機状態にある人への看護実践に活用する．また危機予防の概念に基づき，広く地域社会の健康について考える．
4. 精神障害を有する人に対して，なぜストレングスモデルを活用したかかわり・支援が必要なのかを学ぶ．
5. 精神障害を有する人のリカバリーのために，看護師はどのようにかかわることが必要なのかを学ぶ．
6. レジリエンスとは何かということを理解する．

A. バイオ・サイコ・ソーシャルモデル

1 ● 患者を包括的に理解するということ

a. 患者の全体をとらえるということ

　看護師として患者を支援するとき，はじめに，その患者がどのような人なのか，また患者も看護師がどんな人なのか，お互いのことを理解して，患者と関係性を築く．患者を理解することは，支援するうえで欠かせない，精神看護において最も大切なプロセスである．

　看護師が患者を理解するうえで重要なのは，偏りのない視点で患者をとらえることである（本章4節C参照）．これは簡単なように思えるかもしれないが，看護師としての経験が浅い時期や，支援において困難な状況にあるときは，目の前の問題や課題に必死になり，全体をとらえる総合的な視点をもつことが難しくなるものである．しかし，患者をどのように理解したかによって，患者への直接的な支援や，チームの支援方針は大きく異なってくる．そのため，できるだけ偏りのない全体をとらえた視点，つまり包括的な視点で情報収集をし，患者を理解することが必要である．

b. 看護における包括的な視点とは

　たとえば，腹痛や下痢に悩むXさんを，包括的な視点でとらえるための看護支援について考えてみよう．

　患者の主訴である身体状態のみに着目すると，腹痛を抑えるための薬物療法や，食生活の改善につながる指導といった対症療法が，Xさんに合った支援として提供される．

　しかし，少し視野を広げ，症状だけではなくXさんの生活全般について情報収集をしてみると，腹痛や下痢が起こるのは決まって出勤前であること，現在勤務している会社で

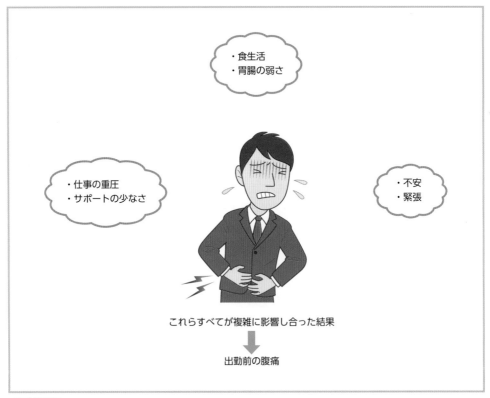

・食生活
・胃腸の弱さ

・仕事の重圧
・サポートの少なさ

・不安
・緊張

これらすべてが複雑に影響し合った結果

出勤前の腹痛

図Ⅵ-5-1 腹痛を訴えるＸさんの全体像

とても大きなプロジェクトが動いており，Ｘさんは責任ある立場を任されていることなどが見えてくる．

　さらにＸさんが今の状況をどのように感じているのか，自身の気持ちについて聞いてみると，仕事に関して大きなプレッシャーを感じていること，しかしそれを同僚にも家族にもあまり話せず，一人でプレッシャーに耐えていたことが見えてくる．それと同時に，Ｘさんの腹痛は，これらの要素が複雑に関与し合って生まれたものであると推察し，身体だけではなく，こころのケアの必要性も認識することができる（**図Ⅵ-5-1**）．

　このように，症状や診断といった一側面のみを見るのではなく，視野を広げて情報収集をし，患者のことを総合的にアセスメントすることで，見えてくるものや実施する支援の方向性が変化するのである．

　上記のようなケースの他にも，患者を支援する中で「精神症状がなかなかよくならない」「医療者との信頼関係の構築が難しい」など，看護師が支援の方針に悩み，困難を感じるケースも少なくない．支援に行き詰まりを感じると，「よくなっていない」「医療者を拒否している」など，患者のことを否定的にとらえたり，「自分の力不足で患者をよくできていないのだ」と看護師自身や支援チームのことも否定的・悲観的にとらえてしまうことがある．しかし，そのようなときほど，疾患による症状だけにとらわれない視点で患者を理解することが必要である．いま，患者に何が起きているのか，広い視野をもって患者

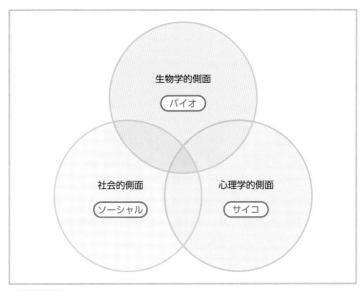

図Ⅵ-5-2　バイオ・サイコ・ソーシャルモデル

の情報収集やアセスメントを行い，包括的に患者をとらえ直すことで，それまで思い至らなかった新たな支援や，患者に合った支援の提供につながるかもしれない．

　では，包括的に患者をとらえるためには，どのような点に気をつけたらよいだろうか．

2 ● バイオ・サイコ・ソーシャルモデルとは

　患者を包括的に理解するために，人間が成り立っている要素を隈なくカバーできる物の見方を助けるツールとして，バイオ・サイコ・ソーシャル（Bio-Psycho-Social，生物学的・心理学的・社会的）モデルを活用できる．バイオ・サイコ・ソーシャルモデルの概念図を**図Ⅵ-5-2**に示す．

a. モデルの成り立ち

　このモデルは，1977年にエンゲル（Engel G）によって提唱された．それ以前は，医学モデルによる患者理解が主流であり，身体的理解，疾患の理解が重要視され，単一の基本的要素で物事を説明し，原因を探す「還元主義」が主流であった．ところが，1960年代になり，還元主義の中で見えていた「原因」は物事の一側面にすぎないこと，診断名は患者の全体を表しているわけではないことから，還元主義の限界が叫ばれ始めた．これらの流れから，こころとからだの結びつきに着目したエンゲルのバイオ・サイコ・ソーシャルモデルが広がったのである．

b. 本モデルの特長

　バイオ・サイコ・ソーシャルモデルの活用により，患者がどのように生まれ育ち，今はどのような暮らしをしているのか，どのような思いをもっているのかといった，患者の人となりや生活，社会とのかかわりを踏まえた，患者の**包括的な理解**が可能になった．バイオ・サイコ・ソーシャルモデルは，患者のさまざまな側面を見つめることを可能にするモデルである．

3 ● バイオ・サイコ・ソーシャルモデルの活用方法

バイオ・サイコ・ソーシャルモデルの活用方法について，下記の事例を用いて説明する.

> **事 例**
>
> 40歳代，男性，Aさん．診断名はうつ病．「眠れない」という主訴で来院した．

a. バイオの側面

　生物学的側面（バイオ）では，Aさんの主訴である「眠れない（不眠）」に関する情報を収集し，薬物療法などの生物学的側面の治療が提供されているか，提供されていれば治療が著効しているかどうかを確認する．主傷病であるうつ病の治療や病態生理を確認し，現在の患者の状態と照らし合わせ，精神疾患が主訴の症状に与えている影響についてもアセスメントする必要があるであろう．

　また，不眠を引き起こす，あるいは不眠につながる他の身体疾患の併発や既往がないかを，血液検査・画像検査の結果から確認する．精神疾患が主診断であっても，身体に異常が起きていないかを考慮することが大切である．

b. サイコの側面

　心理学的側面（サイコ）では，患者が日常生活や療養の中で体験していること，患者が抱いている気持ちやこころの動きといった，心理的な問題を考える．たとえば，Aさんの不眠だけではなく，少し視野を広げ，Aさんの仕事の状況や家庭の状況を確認してみる．なかなか寝つけないほどAさんが心配に思っていることや，不安に思っていることがわかるかもしれない．

　このように，サイコの側面では，身体症状と密接に関連しているこころの状態や動きなど，患者の内的な側面に着目する．患者のこころの動きだけでなく，看護師と患者のかかわりの中で起きていることや，支援している看護師自身のこころの動きにも着目すると，投影された患者の心理状態に気づくことができる．また，カウンセリングや認知行動療法など，患者が受けている心理学的な治療とその影響についても確認する．

c. ソーシャルの側面

　社会的側面（ソーシャル）では，Aさんを取り巻く環境全体に目を向ける．たとえば，身近なところでは，家族や職場といったコミュニティである．家族との関係性が良好であるか，また職場でAさんが担う，あるいは期待されている役割などに着目する．これらの状況と併せ，経済状況について考えることも必要である．

　また，介護サービスや障害福祉サービスを利用している者は，サービスの利用状況についても考慮する．どんな職業に就いているか，どんなサービスをどのような頻度で利用しているかだけではなく，そこでの人間関係についても情報収集をする．

　たとえばAさんが寝つけないほど不安に思っていることの1つに，職場の人間関係が見えてくるかもしれない．患者によっては，職場で産業医や企業保健師など専門職のカウンセリングを活用していることもある．また，治療を提供している主治医やサポートしている看護師などの医療者との関係性も考慮すべきであろう．

　さらに，ストレスとなるようなネガティブな側面だけではなく，Aさんのストレスマネ

表Ⅵ-5-1　バイオ・サイコ・ソーシャルの各側面に含まれる要素の例

	含まれる要素の例
生物学的側面（バイオ）	・診断名 ・既往歴 ・採血やX線，CTなどの検査結果 ・薬物療法や身体的な治療 ・現在合併している身体疾患とその症状 ・知能検査を受けていれば，その結果（IQなど） ・遺伝的特徴
心理学的側面（サイコ）	・本人が受けている心理学的な治療の内容（内容や頻度など） ・防衛機制の有無や様子 ・不安の有無とその強さ ・思考や感情の状態
社会的側面（ソーシャル）	・本人の住まいの状態，家族の様子 ・受けている福祉サービス ・本人の経済状況 ・職場や地域社会などのコミュニティの様子 ・本人の信仰や文化的背景

ジメントに活用されているサービスや対人関係についても考える．加えて，専門職によるかかわりのみならず，友人関係や患者を支える宗教など，インフォーマルなつながりも大切な情報である．

　ソーシャルの側面では，患者や家族の生活，サポートとして活用している社会資源，患者が置かれている周囲の人的・物理的環境，患者を取り巻く経済状況などを考え，患者を取り巻く環境全体がどのようにあるか，さまざまな情報を集め，それぞれが患者にどのような影響を与えているのかを推論する．

　このように，バイオ・サイコ・ソーシャルモデルを用いて患者の情報を整理することで，意識していなかった患者の側面に気づき，さまざまな角度から網羅的に患者をとらえることができる．なお，各側面に含まれる要素の例を**表Ⅵ-5-1**に示す．

4 ● 因果関係にとらわれない考え方

　医療者は，患者が病気やその症状で苦しそうにしている様子を見ると，「なんとかしてあげたい」と考え，それを解決する近道である病気・症状の根本的な原因（問題点）を必死に見つけようとする．しかし，とくに精神科では，「原因→結果」という単純な1対1の因果関係で説明できない，複数の要因が複雑に絡み合って起こっている出来事も多くある．そういった出来事は，1つの側面・要因のみを考えても，対象の正確な理解は進まず，患者への効果的な支援を生み出すことはできない．一見すると原因の特定，因果関係の把握には直接つながらないように思えるかもしれないが，患者の全体をとらえる俯瞰的な視点をもって情報収集やアセスメントをすることが，患者に苦痛をもたらしている複雑な病状を解き明かすきっかけになる．

　また，発生している症状に関連したネガティブな側面だけではなく，患者の気分転換や生きがいとなるような，ポジティブな側面の情報を収集することも重要である．広く情報を集め，アセスメントに加えることで，患者の強み（ストレングス）に気づくこともできる．

　　バイオ・サイコ・ソーシャルモデルを用いて患者情報の整理をする中で，バイオとサイコ，あるいはソーシャルとサイコのように，2つの側面で説明できる事柄も出てくるかもしれない．このモデルは，患者の全体像を網羅的にとらえることが目的であるため，このようなときは，情報をきっちりと振り分けることよりも，モデルを用いて自分自身が患者理解をしやすいように情報を整理することが大切である．

5 ● 全体の「調和」を目指す

　　バイオ・サイコ・ソーシャルモデルを通して患者を見る際は，それぞれの側面の問題探しに終始するのではなく，各側面が互いに影響し合い，全体として調和がとれているかに着目する．たとえば，重大な疾患を抱え，家族がそのサポートに疲弊していたとしても，福祉サービスを導入することで地域での生活を継続することができるケースもある．

　　問題がなくなる状態を目指すのではなく，人を成り立たせている各側面が有機的に機能し合い，調和のとれた状態になることを考える．

6 ● 看護にバイオ・サイコ・ソーシャルモデルを取り入れることの意義

　　バイオ・サイコ・ソーシャルモデルを活用し，「原因・問題探し」の視点ではなく，一見，症状とは無関係に見える社会とのかかわりや，患者がもつ不安やこころの動きに着目することで，新たに見えてくるものや，推察できることが出てくる．相手の新たな一面が見えることで，さらに理解が深まるとともに，より相手の状態に合った支援の提供につながる．

　　人間は，身体の活動だけではなく，家庭や社会の中で生きている．そのため，看護を提供する際には，身体や病気に対してのアプローチだけではなく，その人に影響を与えている生活全体をとらえられる視点，つまり**全人的な視点**が大切である．全人的な視点で対象をとらえることは非常に複雑なプロセスであり，アセスメントや支援をしようとすると，「うまく理解できた」と感じることよりも，「理解が難しい」と感じる場面に多く遭遇するかもしれない．そのようなときほど，「早く問題点を見つけて解決しなければ」と近視眼的なアセスメントになりがちであるが，そのような場合にこそ，本モデルを活用することで，今まで見えていなかった患者の新たな側面と共に，支援の糸口を見つけることができるかもしれない．また，自分自身の偏った物事の見方，あるいは「こんな点についてはよく考えられている」という自分の強みにも気づくことができ，少しずつ，視野の広がった患者のとらえ方を意識することにもつながるかもしれない．

B. セルフケアモデル

1 ● 精神看護で用いるセルフケアモデルとは

　　セルフケアの理論は，1971年に**オレム**（Orem DE）によって一般看護理論「セルフケア不足看護理論（self-care deficit theory of nursing：SCDTN）」として発表され，看護を実践的に導く考え方として広く活用されている．その後1984年に，オレムのセルフケア不足看護理論を精神看護の実践に適用しやすい形に**アンダーウッド**（Underwood PR）

表Ⅵ-5-2　オレムとアンダーウッドの普遍的セルフケア要素

オレムの普遍的セルフケア要素	アンダーウッドの普遍的セルフケア要素*
①十分な空気摂取の維持 ②十分な水分摂取の維持 ③十分な食物摂取の維持 ④排泄過程と排泄物に関するケアの提供 ⑤活動と休息のバランスの維持 ⑥孤独と社会相互作用のバランスの維持 ⑦人間の生命，機能，安寧に関する危険の予防 ⑧人間の潜在能力，既知の能力制限，および正常でありたいという欲求に応じた，社会集団の中での人間の機能と発達の促進	①十分な質と量の空気・水・食物 ②排泄と適切なケア ③活動と休息のバランスの保持 ④孤独と付き合いのバランスの保持 ⑤体温と個人衛生の保持

*日本で初めてアンダーウッドのセルフケアモデルを取り入れた長谷川病院では，普遍的セルフケア要素を6項目とし，①空気・水・食物，②排泄，③個人衛生，④活動と休息のバランス，⑤孤独と付き合いのバランス，⑥安全を保つ能力とした．

が修正したモデルが日本にも紹介された．これを「オレム-アンダーウッド理論（Orem/Underwood's theory）」あるいは「セルフケア看護モデル」とよぶ[1-3]．

2 ● オレム-アンダーウッド理論の要点

　以下，オレム-アンダーウッド理論に基づき解説を進める．

　まず，ベースとなったオレムの「セルフケア不足看護理論」は，セルフケア理論，セルフケア不足理論，看護システム理論の3つから構成される．

a. セルフケア理論—セルフケアとは何か，何のために必要なのか

　オレムはセルフケアを「成熟しつつある人および成熟した人々が，機能的・発達的調整のための既知の要素を充足することにより自分自身の生命と健康な機能，持続的な個人的成長，および安寧を維持するために開始し，遂行する諸活動の実践」と定義した[4]．

　セルフケアは，自分や取り巻く環境のために目標をもって継続的に意図的に行う実践である．生命を維持したり，成長を促進したり，健康や安寧を増進するために，日常生活の中で効果的に行われ学習される人間の調整機能である．

(1) セルフケア要素

　セルフケア要素とは，人がセルフケアとして行うべき具体的な事柄であり，以下の3つに分類される．

- **普遍的セルフケア要素**：すべての年齢と性別の人間に共通して必要とされる基本的なもの．基本的条件づけの要素（後述）などによって変化する．
- **発達的セルフケア要素**：人間の成長や発達に関して必要とされるもの．
- **健康逸脱に対するセルフケア要素**：身体や精神の疾患に関係して起こることや，その治療などによって必要となってくること．

　アンダーウッドは，発達的セルフケア要素と健康逸脱に対するセルフケア要素は，普遍的セルフケア要素や，基本的条件づけの要素に含まれるとした．また，オレムは普遍的セルフケア要件を8つとしたが，アンダーウッドは5つとした（**表Ⅵ-5-2**）[2-5]．**表Ⅵ-5-3**に，

表Ⅵ-5-3　普遍的セルフケア要素のアセスメント内容の例

空気・水・食物	・呼吸状態，水分の摂取状況，食事の摂取状況や栄養状態，食事や水分を自分で摂取できるか，食事の準備が自分でできるかなど
排　泄	・排尿，排便の回数や量，生理の状況，排泄の始末ができるかどうかなど
個人衛生	・入浴や洗髪などの状況，衣類などが清潔に保たれ適度に交換されているか，部屋の整理整頓ができるかなど
活動と休息のバランス	・活動の過剰や過小，休息が適度にとれるか，睡眠状況，昼夜逆転があるかなど
孤独と付き合いのバランス	・他者との関係が適度に保てるか，過剰になっていないか，ひきこもりがあるか，逆に一人でいる時間を過ごせるか
安全を保つ能力	・自傷行為，他者への暴力，器物破損など ・自分の症状のマネジメントや服薬の管理などを含む場合もある

筆者が所属する長谷川病院で実際に活用している例．オレム-アンダーウッドの普遍的セルフケア要素に「安全を保つ能力」を加えたもの．

普遍的セルフケア要素のアセスメント内容の例を示す．

(2)基本的条件づけの要素

　オレムはセルフケアの能力や必要とされるセルフケアに影響を及ぼす要因を「基本的条件づけの要素」として10挙げた．アンダーウッドはこれを，「年齢，性別，健康状態，学歴，職業，社会資源，文化的な影響，発達段階」などとした．

b. セルフケア不足理論—看護の必要を考える

　オレムはセルフケア不足理論において，「セルフケアエージェンシー」と「セルフケアディマンド」に着目した．アンダーウッドは，セルフケアエージェンシーを「患者」とよび，セルフケアディマンドを「**セルフケアニード**」とよんで，難解な用語をわかりやすくした．

　患者がセルフケアを行うために必要な力を見るには，健康で安寧に生きるうえで必要な行動が継続してできるのか，自己決定や行動をとるための能力をもっているのかに着目する．行動をとれていなかったり，患者の能力が十分でない場合，すなわちセルフケアが不足している場合には，理由は何か，特定のことに注意を向ける能力に課題があるのか，知識を得る能力に課題があるのか，決断をする能力に課題があるのか，変化を起こす能力に課題があるのかを見る．

　セルフケアが不足する状態とは，人が自分で日常生活に必要な行動を満たせなくなった状態である．セルフケアの不足は，患者のもつ力とセルフケアを満たすために必要になったセルフケアの行動（セルフケアニード）のバランス（**図Ⅵ-5-3**）をみることで理解する．必要になったセルフケアが，患者のもつ力を上回った場合に，看護師は後述の看護システムによって必要なケアの度合いや方法を選び，不足を補う（補完する）．

c. 看護システム理論—患者-看護師関係において，どの程度，どう援助をするのか

　セルフケアの不足があったとき，看護師は専門職として患者と対人相互関係をもち，技術を用いて，セルフケアの不足と患者がもつ力に見合った形で，援助を提供する．

　オレムは，患者の行動や患者と看護師の相互行為を“システム”とみなし，看護システ

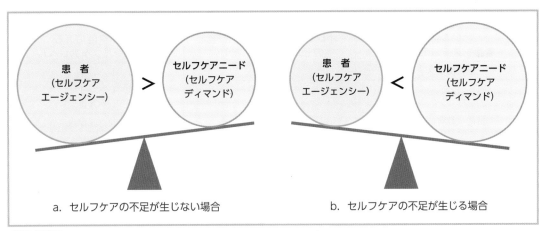

図Ⅵ-5-3　「患者（のもつ力）」と「セルフケアニード」のバランス

a：「患者（のもつ力）」（オレム理論ではセルフケアエージェンシー）が，「セルフケアニード」（オレム理論ではセルフケアディマンド）より大きい場合は，生じたニードを自分自身で満たすことができるため，セルフケアの不足は生じない．

b：疾患などの影響により，「患者（のもつ力）」が小さくなってしまった場合や，「セルフケアニード」が増大してしまった場合，生じたニードを自分自身で満たすことができない．そのためセルフケアの不足に対し，看護師により看護システムを通して，両者のバランスが整うように必要なケアで補っていく．

ム理論として，患者のセルフケア能力に応じた看護師のかかわりの度合い（タイプ）を示した．

(1)看護システムのタイプ

　看護システムのタイプは以下の3種類があり，必要なセルフケアを誰がどのくらい行うことができるのか，看護はどの程度援助を提供するのかを示す．

- **全代償システム**：看護師は，患者のセルフケアを全面的に援助する．
- **一部代償システム**：患者がセルフケアできない部分を，看護師が援助する．
- **支持的・教育的システム**：患者はセルフケアをある程度行うことができるが，そのためのサポートや教育などを看護師が行う．

　アンダーウッドはこれを，セルフケアのレベルⅠ～Ⅳの4段階に整理した（**表Ⅵ-5-4**）．

(2)援助の方法

　援助の方法には，「他者に代わって行動する」「方向づけする」「支持（サポート）する」「治療的環境を提供する」「教育する」という5つがある．

3● オレム-アンダーウッド理論を使った精神看護

　オレム-アンダーウッド理論では，自分で自分のことを決める能力である**自己決定**を重要視している．精神疾患を有した場合，疾患に影響されて生活の能力が低下したり，生活上の経験そのものが未熟になることで，自己決定能力が十分でない場合がある．このとき看護の目標となるのは，患者が日常生活を送るために，セルフケアや自己決定の能力を獲得したり，取り戻したり，維持するように援助することである[6]．

　たとえば統合失調症の患者が，幻聴で神様がよいと言ったものしか食べられずに栄養状

表Ⅵ-5-4 　看護システムの修正

オレムによる 看護システムのタイプ	オレム-アンダーウッド理論 のセルフケアのレベル	長谷川病院による 5段階のセルフケアレベル*
全代償システム	レベルⅠ	レベルⅠ
一部代償システム	レベルⅡ ──	── レベルⅡ ── レベルⅢ
支持的・教育的システム	レベルⅢ	レベルⅣ
	レベルⅣ	レベルⅤ

*日本では，長谷川病院が修正した5段階のセルフケアレベルが使われることも多い.
［粕田孝行：オレム理論の操作化（オレム/アンダーウッド理論）．セルフケア看護アプローチ，第2版（野嶋佐由美監），p.43，日総研出版，2000を参考に作成］

態が悪化するなど，患者のセルフケアの状態にはさまざまな要素が影響する．看護師はセルフケアの不足と共に現在の能力を査定し，必要な看護システムを見極め，どのような看護を提供するのか援助の方法を考えてケアを提供する．自分らしい生活を自分で決めて主体的に生きられるよう対象となる人の思いや考えをしっかり聴きながら，生命や健康，安寧などを自分で保ち，行っていけるように援助する．

　オレムが提唱した理論は名称こそ「セルフケア"不足"理論」ではあるが，不足だけに注目せず，人がもつ力や主体性に注目する理論であることを忘れてはならない．

4 ● オレム-アンダーウッド理論からケアを考える

　本項のまとめとして，以下の事例を通して，オレム-アンダーウッド理論を用いたケアを考えてみよう．

> **事 例**
>
> 　Bさんは仕事の多忙が重なり，さらに上司からのたびたびの叱責から気分の落ち込みや意欲低下，食欲低下がみられた．「自分は何をやってもだめだ」「死にたいくらいつらい」との訴えで入院し，抗うつ薬と睡眠薬が処方された．入院時，「少しでも楽になりたい」「いずれは好きなアーティストの音楽を楽しみたい」と話した．

　オレム-アンダーウッド理論を用いてBさんについて情報を収集した内容を**表Ⅵ-5-5**に示す．

▶ **Bさんの意思をもとにアセスメントと援助を始める**

　Bさんは「少しでも楽になりたい」「いずれは好きな音楽を楽しみたい」との希望があった．そのためにできること（現在必要となっているセルフケア：栄養と水分を摂ること，清潔を保つこと，休息をとること，つらい気持ちを話せる人に話すこと，自傷につながりそうなときはSOSを出すこと）を看護師と話し合い，Bさんが行うこと（まずは休息を大切にしながら無理をしないことなど）と看護師が援助することを共有し，入院生活が始まった．

　入院後，Bさんは病棟で内服治療を開始し，休息をとりながら療養を始めた．看護師は

表Ⅵ-5-5　　オレム-アンダーウッド理論により整理したBさんの情報

基本的条件づけの要素
・うつ病，身体的疾患なし ・20歳代後半，女性．会社員．両親と同居 ・大学卒業後，会社員として5年以上働き生活をしており，一般的な成長や発達はしている．

普遍的セルフケア要素	
空気・水・食物	・呼吸に問題はなし ・食欲低下し，摂取量5割．飲水量1日1,000 mL ・身長163.0 cm，体重48.0 kg（ここ2ヵ月で6.0 kg低下），BMI 18.1 ・Alb 3.4 g/dL，TP 6.7 g/dL ・嚥下に問題はなし
排　泄	・排尿，排便の回数や性状に問題なし ・尿量800 mL程度 ・排泄に伴う行動は自立してできる
個人衛生	・入浴や着替えがあまりできておらず，頭髪や顔などはべたついた印象 ・室内はやや乱雑
活動と休息のバランス	・自室にこもりがちでベッドにいることが多い ・睡眠は浅く，4時間ほどで目が覚める．その後寝ようと工夫するが寝つけず
孤独と付き合いのバランス	・家族とはコミュニケーションをとっている．他患者との交流はみられない
安全を保つ能力*	・死にたいくらいつらい気持ちは入院後軽快してはいるものの，まだある様子 ・自傷行為はみられていない ・つらいときには看護師に伝えることができる

*オレム-アンダーウッドの普遍的セルフケア要素に筆者が所属する長谷川病院で加えたもの．

Bさんが安全に過ごせるよう見守り，つらい気持ちを話せるように働きかけながらケアを行った．Bさんは，はじめは馴染めなかった入院環境にも徐々に慣れ，食事と水分を摂ったり，睡眠や休息もとれるようになっていった．Bさんはもう少し意欲と体力が戻ったら，好きな音楽を聴いてみたいと話した．

引用文献

1) Underwood PR：セルフ・ケア理論の活用　医療チームにおける看護独自の役割．ナースステーション**15**（2）：114-146，1985
2) 南　裕子，稲岡文昭（監），粕田孝行（編）：セルフケア概念と看護実践—Dr. P. Underwoodの視点から．p.39，へるす出版，1987
3) 粕田孝行：オレム理論の操作化（オレム/アンダーウッド理論）．セルフケア看護アプローチ，第2版（野嶋佐由美監），p.34，日総研出版，2000
4) Orem DE：オレム看護論—看護実践における基本概念，第4版（小野寺杜紀訳），p.479，医学書院，2005
5) 田中美恵子（編著）：精神看護学—学生-患者のストーリーで綴る実習展開，p.40-43，医歯薬出版，2001
6) Underwood PR：オレム理論の活用．看護研究**18**（1）：101-119，1985

C. 危機理論

　人は，日々刺激にさらされ，身体的にも精神的にもその刺激に反応しつつ，バランスを保ちながら生活をしている．

表Ⅵ-5-6　　リンデマンの研究における急性悲嘆反応のプロセス

第1段階	のどが締めつけられて息苦しくなったり，力が入らなかったりするような身体的な苦痛の感覚
第2段階	死者のイメージに強くこころを奪われる状況．火災で娘を亡くした患者が「娘が自分に電話をかけてくる姿が見えて，引き込まれる」という状況
第3段階	罪悪感がこころを占める状況
第4段階	他者に対して敵対感情を示す状況
第5段階	落ち着きがなく絶えず動き回っているような，行動パターンの喪失

　日々そのように生きている状況の中で，突然ストレスフルな出来事に直面したら，どのような状況になるだろうか.

1 ● 危機理論の背景

　1942年，ボストンのココナッツグローブナイトクラブで大火災が起こり500名近くの人が亡くなる大惨事となった．精神科医の**リンデマン**（Lindeman E）は，この火災で生存したものの死別を体験した人に精神医学的面接を行い，彼らの死別に対する反応—愛する人が亡くなったことを受け入れ，喪失感を解消していった一連のプロセス—を記述した[1]（表Ⅵ-5-6）.

　リンデマンはこの経験を通じて，精神的危機という概念を中心にして枠組みを考えることによって，危機に対する予防策を講じることが可能になるのではないかと考えた[2].

　その後，リンデマンと同じく精神科医である**カプラン**（Caplan G）は，広く地域社会の住民に対して精神的健康に関するプログラムを展開する中で，**危機理論**を確立させていった.

2 ● 危機の概念

a. 危機の定義

　ここでは，危機理論の基盤を創ったカプランの危機の定義を紹介する.

　危機とは，人が目標に向かうときになんらかの問題に直面し，自分がいつも用いるような解決法を用いても克服できないときに発生する状況のことをいう.

　すなわち，喪失という困難や喪失への恐怖に直面し，それに対処するには自分のレパートリーが不十分で，そのストレスを処理するのに直接すぐ使える方法をもっていない，そうしたときその人に起こる状況に対して用いられる概念である.

　われわれは危機のさなかでも結局は何か方法を見つけるので，危機は4〜6週間以上は続かないとされる[3].

b. 危機の種類

　危機的な状況になる出来事とは，どのようなものがあるだろうか．災害によって大切な人を失う，あるいは交通事故に遭って重傷を負うといったことが思い浮かぶかもしれない．これは偶発的な出来事によってもたらされる危機状態であり，**状況的危機**という．一方，エリクソン（Erikson EH）が示したように，人は人生の各時期に危機的段階を解決する

ことによって，心理社会的に発達していくと考えられており，これは**発達的危機**とよばれる（I巻第Ⅲ章参照）．

c. 危機の段階

カプランは，危機には特徴的な4つの段階があると述べている[4]．

第1段階は，なんらかの刺激によって緊張が高まり，それに対して習慣的な問題解決の反応が呼び起こされる段階である．習慣的な解決方法を用いても成功しなかったり，刺激が増大して緊張状態が高まったりすることにより混乱状態になるのが第2段階である．第3段階では，いままで以上に緊張が高まり，それによって新たな問題解決の方法が用いられる．問題を見直したり，むしろ無理に解決することを諦めたりすることで，問題が解決する場合もあれば，なお問題が持続することもある．問題が持続し，解決しない場合には，緊張がさらに高まり，混乱により破綻した状態になる．これが第4段階である．

このように，危機はその人の負担を増大させ，破滅的な状況にまで至ってしまう恐れがある一方，その人の状況に合わせて，適切な時期に適切なサポートがあれば**成熟の方向に向かうチャンス**にもなり得る．

3 ● 危機への介入：問題解決アプローチ

このような考え方をもとに，アギュララ（Aguilera DC）は危機に至る過程に焦点を当て，問題解決アプローチを図式化した（**図Ⅵ-5-4**）．

人はストレスの多い出来事に遭遇すると，はじめは不均衡状態を呈するが，次には均衡を保とうとする反応を示す．その後に危機状態に陥るか，危機を回避できるかは，3つの決定的な要因が影響する．3つの要因とはすなわち，**出来事に関する現実的な知覚，適切な社会的支持，適切な対処機制である**[2]．

危機への介入について，事例を通して考えてみよう．

事 例

統合失調症をもつ50歳代の女性Cさん．夫と息子の3人暮らし．悩みを抱えると夫に相談していたが，すぐに解決されないと自傷行為に至ってしまうこともあった．

あるとき息子が血液疾患のため入院することになり，Cさんは自宅と病院とを往復する生活になった．息子の入院が長期化すると，Cさんは「誰かに悪口を言われている」という被害的言動が増え，自殺を図って精神科病棟に入院となった．

入院後Cさんは，腹部の不快感を訴えたり，何となく不安だから薬が欲しいと言い，不安定な状況が続いた．看護師はそのつど，腹部状況を確認して問題がないことを伝え，不安を聞き，頓用薬を渡したりするなどのケアを行っていたが，Cさんの状態は変わらず，再び希死念慮を訴えるようになった．

---

a. Cさんの情報の整理

Cさんに自傷行為がみられ入院となった状況は，危機としてとらえることができ，入院後に再び希死念慮を訴えるようになった状況も，再び危機的状況に陥ったと考えることができる．

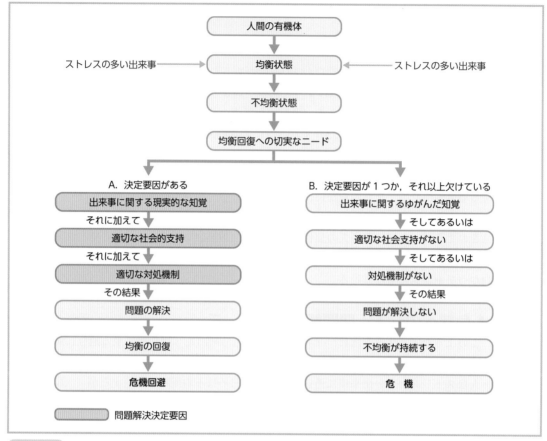

図Ⅵ-5-4　危機に至るプロセス
［Aguilera DC：危機介入の理論と実際（小松源助, 荒川義子訳）, p.25, 川島書店, 1997より引用］

　　Cさんが危機に陥った経過をアギュララの危機モデルを用いて整理すると，息子の入院はCさんにとってストレスの多い出来事である．またCさんは「息子が入院したのは自分のせいだ」と言い，**出来事に関する現実的な知覚**ができていない．Cさんにとってのキーパーソンは夫であり，近所付き合いはあるものの，悩みごとを相談するまでの仲間はいなかった．普段は夫と相談しながら生活していたが，夫も息子の入院によりストレスが高まっていたため，Cさんには**適切な社会的支持**が不足していたと考えられる．Cさんは夫に相談するという対処方法をもってはいたものの，今回は**適切な対処機制**を用いることができていなかった．

b. Cさんの看護計画

　　医療チームはこのように状況を整理し，今後Cさんにどのようにかかわっていけばよいのか計画を立てた．

(1) 出来事に関する知覚

　　まずCさんの危機状態は，息子の入院というストレスな出来事が引き金になっていたが，そのことについて，Cさんが現実的に知覚していないという状況についてのアプローチで

表Ⅵ-5-7　カプランによる精神障害の予防の類型

第1次予防	地域社会において新たな精神障害の事例の発生を減らすことが目的である．地域社会の環境を整えることと，人々のストレスに対する抵抗力を強くすることによって達成される
第2次予防	それでもなお起こる精神障害の事例の罹患期間を短縮することが目的であり，それによって精神障害の有病率を減少させることがねらいである．これらは精神障害を早期に発見し，効果的対処を行うことによって成し遂げられる
第3次予防	精神障害の結果生じる後遺症のような状態が地域社会に生じる割合を減らすことが目的である．精神疾患に罹っても仕事・家族・社会と疎遠にならないようにすること，社会復帰計画を組織することによって，達成される．

ある．息子が入院した直接的な原因は「血液疾患」であるが，Cさんは「自分のせいだ」と受け止めていた．医師や心理専門職，看護師が話を聴くと，Cさんは「自分はいつだって何もできない」「母親として子どもに十分なことをしてあげられなかった」と自分に対する自信のなさを表現するようになった．自信がもてないでいるCさんの話を聴き，同時にここまで育ててきたことを労うと，Cさんは少しずつ息子の病気の話もするようになっていった．息子が病気になったことで，もともともっていた自信のなさが増大し自責的になり，知覚をゆがませていたと考えられた．

(2)社会的支持

次にCさんへの社会的サポートが少ない状況についてである．入院中はそれまで同様，看護チームがサポートすることが可能であるが，退院後の生活を考えると，夫以外にもサポートが必要で，なんらかの社会的資源の活用について検討することが求められる．これについては精神保健福祉士がCさんと話をしながら検討することができるであろう．

(3)対処機制

3つ目に対処機制についてである．Cさんはもともと夫に相談することはできていたが，すぐに解決されないと自傷行為に至ってしまうという点は大きな問題であった．入院してからも医療者に話せている点は，Cさんの強みととらえ，それを続けてもらうことは重要となろう．また今回の入院を通して，話をして自信のない自分を受け入れてもらう体験をしたことで，自分が自信がないながらも子育てを続けてきたことにも気づいた．この経験が，次の危機を回避することにつながるものと考えられた．

このように，このモデルを活用することで，対象者にとってストレスの多い出来事とは何か，また問題解決（危機回避）に導く決定要因はどのようになっているのかをアセスメントしたうえで介入を計画することができる．

4 ● 危機と予防

カプランは，精神障害をもつ一人ひとりの患者の治療のみならず，広く地域社会の住民に対する精神的健康に関心を向けていた．また精神障害の発生を予防することがとくに重要だと考え，予防概念のモデルを提唱した（表Ⅵ-5-7）．

カプランがこの考え方を提唱した当時，米国では精神障害の治療の中心は，精神科病院

における入院治療であり，障害は本人とその家族の問題ととらえられていたが，この予防の概念によって，問題は地域社会のレベルで解決されることであり，精神障害の予防治療は地域社会の責任として考えられるものとなった．

　これからの看護はより一層，広く地域社会を対象とした支援のあり方を考えることが求められる．地域社会を対象とした支援とは，個人を無視することではなく，地域社会における個人に目を向けることである．われわれが個人を越えて地域社会にまで視点を広げてみると，人の健康が生物学的，心理学的要因，さらには広く環境とのかかわり（社会的要因）の中で成り立っていることも改めて見えてくる．

▎引用文献▎
1)　Lindemann E, 桑原治雄（訳）：急性悲嘆の特徴とその管理．社会問題研究 **49**（1）：217-234, 1999
2)　Aguilera DC：危機介入の理論と実際（小松源助，荒川義子訳），川島書店，1997
3)　Caplan G：地域精神衛生の理論と実際（加藤正明監，山本和郎訳）医学書院，1968
4)　Caplan G：予防精神医学（新福尚武監訳），朝倉書店，1970

D. ストレングスモデル

1 ● ストレングスとは

　ストレングス（strength）は「強み」と訳され，「対象者の誰もがもち，対象者をプラスに変化させていく力である」[1]とされている．ストレングスには，個人因子（希望・能力・自信）と環境因子（資源・社会関係・機会）がある．

2 ● ストレングスモデルとは

　1998年，米国のラップ（Rapp CA）が精神障害者に対するケアマネジメントの一類型として体系化した理論である．それ以前では，看護師は精神障害者の"個人・家族・地域社会の病理，欠陥，問題，異常，犠牲および障害"に着目するアプローチを行っていた[2]．すなわち，当事者個人とその環境の問題点を抽出し，それを改善することを中心に行っており，当事者の主体性を重要視していなかった．精神障害者に対して，「障害や疾病による問題がある人」から「強みをもっている人」と看護師がパラダイムシフトする（見方を変える）ことを提唱したのが**ストレングスモデル**である．

　また，田中は「ストレングスモデルとは，リカバリーという精神障害者の生活や人生の再建と創造を目的に開発された技法」とも述べている[3]．リカバリー（recovery）とは，疾病や障害によって失った，その人らしい生活や希望，誇りを自らの手に取り戻すことを意味している（本節E参照）．ストレングスモデルは，精神障害者のストレングスに着目することで，彼らのリカバリーを促進し，その人らしい生活や人生を送ることができるように支援するための理論なのである．ストレングスモデルの原則を以下に示す[4]．

　①対象者のリカバリーを信じること
　②欠陥ではなく「ストレングス」に焦点を当てること
　③その人の暮らす周囲を「資源のオアシス」としてとらえること

④本人こそが，リカバリーの旅の監督であると意識すること
⑤看護師とその人の関係性を大切にすること
⑥リカバリーの場は，その人自身が望む場であること

3 ● ストレングスモデルを活用した支援方法

　ストレングスモデルを活用して支援を提供するためには，まず，当事者と看護師のパートナーシップを形成することが必要である．パートナーシップとは，互いにパワー（力）を共有し，対等の立場に立つことである．そのうえで，当事者のストレングスを看護師が強化し，それを活かして，今後どのように生活していきたいのかを当事者と共に計画を立案し，実践，評価していく．この支援を提供することで，当事者はリカバリーに向かうことができる（具体的な支援方法については本節Eを参照）．

　また，当事者が自分のストレングスを目に見える形にし，看護師と共にこれから歩むリカバリーの道筋を思い描くためのツールとして，ストレングスアセスメントシートがある．看護師は当事者と話し合いながら，このシートを作成する．記入にあたっては，当事者の言葉をそのまま記入するように心がけたい．なぜなら，当事者を尊重することにつながるからである．このかかわりによって，当事者の主体性や希望が引き出され，彼ら自身で今後の人生を意思決定できるようになるのである．

　ストレングスモデルの活用について，事例を通して考えてみよう．

> **事例**
>
> 　Dさん（30歳代，女性）は海外留学中に統合失調症を発症し，帰国後，精神科病院に3ヵ月間入院した．退院後，生活保護・障害年金を受給し単身でアパート生活をしている．また，訪問看護と就労継続支援事業所B型のサービスを受けている．Dさんの担当看護師であるYさんは，週1回のペースで訪問しており，訪問を開始して3ヵ月が経過した．訪問時にDさんは自らの思いを伝えてくることもある．YさんはDさんが順調に地域生活を送っていると感じているが，Dさん自身はどのように感じているのか，また，将来をどのように考えているのかを共有したいと考えた．

a. ストレングスアセスメントシートを用いたDさんの情報の整理

　訪問看護師Yさんは，Dさんの自分の思いや考えを看護師に表出できるストレングスに着目し，ストレングスアセスメントシートを活用することにした．

　まずYさんは，Dさんにストレングスアセスメントシートを提示し，Dさんがこれからどのように地域生活を送っていきたいのかを共有し，一緒にDさんの考えについて整理したいと提案した．そのうえで，Dさんの今後の希望について尋ねたところ，「彼とゆくゆくは結婚したい！　まずは同棲したい」と話した．YさんはDさんのパートナーの存在は把握していたが，結婚を希望していることを初めて知った．同時にDさんは「同棲にしろ，結婚にしろ，お金が必要だが，いまの私と彼の稼ぎでは難しいと思う．彼と同棲するためには，もう少しお金が欲しい」と話した．YさんはDさんが結婚という希望をもちつつも，現実的には難しいと感じている思いを理解することができた．Dさんのことを

もっと知りたいという気持ちから，ストレングスアセスメントシートの各項目についてさらに尋ねた．Dさんは終始にこやかに話し，「体力が足りないから，今は事業所に週2回行くのが限界．でも，お金を稼ぐためには，もっと行きたいし，フルタイムで働けるくらいの体力が欲しい」と新たな希望を引き出すことができた．

b. アセスメントシートを介して，Dさんの思いを共に振り返る

Yさんはｓさんの言葉に共感を示しながら傾聴し，そのままストレングスアセスメントシートに記入し（**図Ⅵ-5-5**），Dさんに内容を確認してもらった．その際，Dさんは「私，こんなことを考えていたんですね．自分の考えを整理してもらって，より彼と結婚したい思いが強くなりました．Yさんもサポートしてくれているし，事業所への通所回数を増やしたいことを所長に話してみます．自分の人生は自分で選びたいですからね」と話した．Yさんは「Dさんがこんな思いを抱いているなんて，このシートを活用しなかったら，知ることができなかったと思います．Dさんの強みや希望をより深く理解することができました．教えてくださってありがとうございました．次の訪問で，またDさんの思いや考えを聞かせてください」と伝えた．

このように，このシートをもとに当事者と思いや考えを共有し合うことは，**当事者中心の支援**をするために重要である．希望や強み，それらに対する思いは，その当事者が主観的に感じていることであり，第三者である看護師が否定することはその当事者を否定することにつながる．繰り返しになるが，このシートを活用するときは，当事者の言葉を否定せず，そのままを記述することを強調したい．また，当事者の発した言葉に看護師が肯定的にフィードバック（例：事例のシート記入後の看護師Yさんの言葉「教えてくださってありがとうございました」／Dさん「○○がうれしかった」→看護師Yさん「よかったですね！　私もうれしいです」など）することも，当事者の希望や思いの表出を促す効果やストレングス強化にもつながる．さらに，このシートは1回作成したら終わりではない．人の希望や思いは変化することも多い．そのような場面では，"以前話していたこととは違う"と戸惑うかもしれないが，変化した理由があるはずである．その理由を当事者に尋ね，その思いを理解しようと努めることが重要である．その意味でも，このシートは定期的に当事者と見直し，継続的に改訂を加えていくことも必要である．

▌引用文献▌
1) 北村隆子：対象者が持つ「強み」についての概念分析．人間看護学研究10（1）：155-159, 2012
2) チャールズ・A・ラップ，リチャード・J・ゴスチャ：ストレングスモデル―リカバリー志向の精神保健福祉サービス，第3版（田中英樹訳），金剛出版，2014
3) 田中英樹：ストレングスモデルでアウトリーチがうまくいく．精神看護16（3）：19-23, 2013
4) 萱間真美：リカバリー・退院支援・地域連携のためのストレングスモデル実践活用術，医学書院，2016

E. リカバリー

1● リカバリーとは

リカバリー（recovery）を直訳すると「回復」「取り戻す」となる．では，精神障害を有する人の「回復」とはどういう状態なのであろうか．また，何を「取り戻す」のだろうか．

Dさんのストレングスアセスメント

現在のストレングス 私の今のストレングスは？ 才能・技能，個人，環境の ストレングス	願望・熱望（希望） 何がしたいか？ 何が欲しいか？	過去の資源 個人，社会，環境 どんなストレングスを 今まで使ってきたか
家／日常生活		
単身生活を3年間続けている 「薬を飲み忘れたことは1回もない」	「付き合っている彼と同棲したい」 「新しいアパートは彼の仕事場の近くを探したい」	グループホームで2年間生活していた 「そこで友人ができた」
財産・経済／保険		
生活保護と障害年金を受給中 成年後見人制度を利用	「彼と同棲するためには，もう少しお金が欲しい」	両親が健在なときは，金銭管理をしてもらっていた
就労／教育／専門知識		
就労継続支援B型事業所に週2回勤務．「この間，自分の作った品物が売れて，うれしかった！」	「もう少し多く（事業所に）通って，稼ぎたい．お金がないと彼と同棲できない」	大学を卒業している 英検準1級を持っている
支援者との関係性		
「相談する人は，まず彼」 「訪問看護師には，いろんな話をすることができる」	「夜中に訪問看護ステーションへ電話をしたときにも相談にのってほしい」	グループホームの友人とは「メール交換をしていたこともある」
快適な状態／健康		
「薬は必ず飲みます．私にとって絶対に必要なもの」	「フルタイムで働けるくらいの体力がほしい」	大学在学中，ほとんど休まず講義に出席した
レジャー／余暇		
「彼とのデートを定期的にしている」	「彼と海外旅行に行きたい」	発病前，長期留学をしていたことがある．「楽しかった！」
スピリチュアリティ／文化		
	「彼と結婚したい」	留学中，キリスト教に興味をもった（入信はしていない）

優先順位
1. 就労支援事業所にもっと通いたい
2. 体力をつけたい
3. 彼とゆくゆくは結婚したい．まずは同棲したい
4. 彼と海外旅行に行きたい

私についての追加コメント・重要事項
付き合っている彼と同棲したい．そのためには，お金が欲しい．自分の人生は自分で選びたい！

これは私のこれまでの人生で特定されたストレングスの正確な姿です．私たちは，私のリカバリーの旅において，私にとって一番重要な目標達成の助けとなるよう，時間をかけてストレングスを追加し続けていきます．	私は，人生において重要で意義ある目標の達成のために，この方が特定されたストレングスを使うことを支援することに同意します．この方がリカバリーの旅に何が重要なのかをさらに学びながら，この方がストレングスを追加していくことを支援し続けるでしょう．
私のサイン　　　　　D	支援者のサイン　　　　　Y
日付　　　　○○. ○. ○	日付　　　　○○. ○. ○

図Ⅵ-5-5　ストレングスアセスメントシートの記入例

記入例は筆者が加筆．
［チャールズ・A・ラップ，リチャード・J・ゴスチャ：ストレングスモデル―リカバリー志向の精神保健福祉サービス，第3版（田中英樹訳），p.137，金剛出版，2014を参考に作成］

　　精神障害者のリカバリーが注目されたきっかけは，1980年代後半の米国の脱施設化である．その後，精神障害者が地域で暮らすようになったが，すぐに病状が悪化し，入院せざるを得ない状況になっていた．このような状況に対して，精神障害者当事者自身が「地域でQOLを保ちながら暮らしたい」という当たり前の権利を求めるようになり，リカバリーの概念を提唱し始めた[1]．

　　さらに，彼らは自分自身のリカバリーの手記を書くようになった．その一人であるディーガン（Deegan PE）は，リカバリーの定義について，「リカバリーは一つの過程であり，生活の仕方，姿勢であり，日々の課題への取り組み方である．それは完全な直線的過程ではない．ときに私たちの進路は気まぐれで，私たちはたじろぎ，後ずさりし，取り直し，そして再出発するのだ．必要なのは障害に立ち向かうことであり，新たな価値ある一貫性の感覚，障害のなかで，あるいはそれを越えた目的で回復させることである」[2]としている．また，日本においても原田は，「リカバリーとは，従来の"回復"といった意味ではなく，そのたびそのたび主体的に人生を新たに生き直す，または人生を歩んでいくことを意味します．その中で，絶えず刻々と変わる状況の中で悩み，編み換えていくものだと考えます．そのため，リカバリーは精神障害者だけの特別なものではなく，広く人全体に言える現象ではないかと思います」[3]と述べている．

　　このように，リカバリーとは，疾病や障害，あるいは災害などによって失ったもの（その人らしい人生・希望・誇り・パワー）を自ら取り戻し，新たに作り上げていくことを意味しているのである．近年では，このような考え方を「パーソナルリカバリー」ともよぶ．

2 ● 看護師は精神障害者のリカバリーに伴走するパートナーになる

　　リカバリーはプロセスであり，人生そのものである．前述の原田も「そのたびそのたび主体的に人生を新たに生き直す，または人生を歩んでいくこと」「絶えず刻々と変わる状態の中で悩み，編みかえていくもの」とリカバリーの主役は精神障害を有する人（以下，当事者）であることを示している[3]．また，リッジウェイ（Ridgway P）は「リカバリーは一人で成し遂げられるものではなく，支援と連携が必要」とも述べている[2]．よって，看護師は当事者のリカバリーの旅に伴走するパートナーとなるべきであり，看護師には当事者がどのように人生を歩んでいきたいと考えているのか，理解しようと努める態度が求められる．

3 ● リカバリーの旅のパートナーとなるためのかかわり・看護ケア

　　では，看護師が当事者のリカバリーの旅のパートナーとなる，すなわち，当事者と看護師がパートナーシップを形成し，当事者がリカバリーに向かっていくための看護師のかかわりについて考えていこう．パートナーシップとは，互いにパワー（力）を共有し，対等の立場に立つことである．

a. 当事者にかかわる前に：精神障害者に対する自身の見方を振り返る

　　長年にわたり，精神科病院における医療者と入院中の当事者との関係として，パターナリズム（父権主義）的関係にあることが指摘されてきた．パターナリズムとは，医療者が患者を保護する（患者の意思よりも，医療者の考えや価値観を優先する）状態を示してい

る．また，患者本人のカンファレンスの参加を得ずに「この人の退院は無理」と医療者側だけで患者の人生を決めていることが多く[4]，医療者が当事者に対して偏った見方をしていたことも指摘されている．このような医療者の見方では，当事者とパートナーシップを形成することは不可能である．看護師が当事者を信頼し，内側から回復していくパワーがある存在としてとらえ直すことがパートナーシップを形成する前提となる．当事者を「精神障害者」というフィルターを通して見るのではなく，ひとりの"人"として見る視点を忘れてはならない．

b. かかわり始めの時期

(1)当事者が語る言葉・表現をありのままに受け止め，思いや考え方を傾聴し，共感する

　当事者自身も「どうせ自分なんて…」と無力感を抱いていることも少なくない．その原因には，精神疾患に対する偏見，精神症状に伴う不安や恐怖体験などが考えられるが，前述したように医療者の精神疾患に対する偏った見方も当事者の本来もっていたパワーを喪失させてしまう．まずは，当事者がパワーを失ったことによって抱く生きづらさや思いを傾聴し，寄り添い受け止めること，すなわち，対象者を人として尊重し，関心をもって共感的にかかわることで，当事者が本来もっていたパワーを取り戻すことにつながるのであり，それがリカバリーの旅の第一歩となる．

　統合失調症で長期入院をしているEさん（50歳代，男性）の事例（事例①～④）から考えてみよう．

> **事例①**
>
> 　Eさんを担当することになった看護師のZさんは，Eさんが実際にどのような思いで入院生活を過ごしてきたのか，生きづらさや思いを聞き，それを受け止めたいと考えた．そこで，ZさんはEさんの希望や抱えている生活上での困りごとや思い・考えについて，Eさんから教えてもらう態度で話を聞いた．Eさんは「退院なんてできるわけがない」と吐き捨てるように話した．ここでは，Eさんを理解したいというZさんの思いを伝えつつ，Eさんの退院できるわけない（したくない）という思いやそのように感じるようになった理由を傾聴し，受容・共感するかかわりを続けた．

(2)当事者が感じている困りごととその対処について話し合う

　この時期は，当事者が感じている困りごとに焦点を当て，共に考える．これまで困ったときにどのように対処してきたのか，その対処がうまくいったのか，いかなかったのか，一緒に振り返りながら，いまの困りごとの解決に活用できないか考えていくことが必要である．

　このときに注意したいことは，困りごとと看護問題は違うということである．看護過程の展開において，看護師は患者の問題点を看護問題として抽出し，優先順位をつけている．しかし，この看護師が抽出した問題点や優先順位と，当事者が感じている困りごととその優先順位は同じだと言い切れるだろうか．困りごととは，当事者自身が生活していくうえで，困っていることである．看護師の認識とずれがないかをすり合わせていく必要がある．

事例❷

　看護師のZさんがEさんの思いを傾聴していると「本当は薬を飲みたくないし，作業療法も行きたくない」と困りごとを語ってくれた．このときに，「患者は服薬や治療の知識が不足しているのでは？」とアセスメントし，「病識がない」「治療に対する理解不足」と看護問題を抽出するかもしれない．しかし，Eさんは「本当は」と本音を伝えられていることに着目したZさんは，薬に対して困っている思いを率直に伝えてくれたことを受け止め，なぜ飲みたくないという思いになったのかをていねいに傾聴した．すると，Eさんは「自宅で薬を飲むと頭が痛くなるので止めていたが，入院しているときは頭痛がしないので，仕方なく飲んでいる」「作業療法は行かないと退院できないと前の看護師に言われたので，仕方なく行っている」という思いを話した．Zさんはこさんがそのような認識をしているとは思っておらず，そのずれに驚き，その後はEさんのこれまでに抱いてきた不本意な思いを受け止めるようにかかわった．

　このようなかかわりにより，当事者と看護師の薬や治療に関する認識のずれが明らかになり，当事者がなぜそのような思いや考えに至ったのかという理解につながるのはもちろん，当事者も看護師に理解してもらえたという感覚を抱くことにつながるだろう．そのような感覚を抱くことで，当事者は看護師を信じてみようと思う気持ちが芽生え，パートナーシップが形成されていくことも考えられる．

c. パートナーシップが形成されてきた時期のかかわり

(1)当事者のストレングス(パワー・希望)を見出し,伝える

　これまで述べてきたように，当事者は，本来，パワーをもっている存在であるが，入院環境や精神障害によって，それを発揮することができない状態にある可能性がある．パワーを発揮するために必要とされているのが**ストレングス**である（詳しくは本節D参照）．対象者が自分のストレングスを他者から伝えられることで，自分の価値や可能性を信じられるようになり，もっている希望や困りごとに立ち向かっていこうというパワーを発揮することができるようになる．よって，看護師が患者のストレングスを見出し，伝え続けること，保証することが重要なかかわりとなる．

事例❸

　看護師のZさんがEさんへ希望について尋ねると，「自宅にいる年老いた両親が心配．長男である自分が両親の世話をすべきだと思うし，したいと思っている．これまでたくさん迷惑をかけてきたので，受け入れてもらえないかもしれないけど……」と話した．これまで精神症状が悪化すると両親に暴言を吐いてしまっていたことから，両親がEさんの退院を受け入れられない状況にあった．その情報をZさんは把握していたが，Eさんが両親を気にかけていたことを初めて知った．また，これまでの行為を振り返ることができていること，長男としての役割を果たしたいという前向きな思いはストレングス（強み）であると感じ，Eさんにもそのことを伝えた．Eさんは「そんなふうに言ってくれて嬉しいです」とはにかみながら話し，「両親と話し合える場があるといいな」と自ら話し，希望に向けて歩み出そうとしていた．

(2)当事者が希望に向かっていくために何ができるのかを一緒に考え,意見を伝え合いながら,計画を立案する.

　当事者が自分の人生設計をどのように考えているのか,また,どうなりたいのかを尋ねるだけではなく,それに向かっていくための計画を一緒に考え,実施できる環境を整えることが必要である.この時期には,当事者と積極的に対話する時間をつくることが必要である.「対話」とは互いに思いや意見を伝え合うことであることから,当事者の考えや希望を聞いたうえで,看護師の考えも伝えることが必要である.当事者が看護師の意見を聞くことで,自分の希望を振り返る機会となるだろう.もしかしたら,看護師の考えを伝えることにためらいを感じる人もいるかもしれない.しかし,「看護師から一方的に質問ばかりされるのが嫌だった.私の世界観は知ってもらいたいが,看護師の考えも伝えてほしい.お互いに考えを話し合い,会話のキャッチボールがしたい.そうすることで,自分の希望もより明確になると思う」と話す当事者もいた.これは,互いに対等な関係でありたいという当事者からのメッセージである.お互いに率直に意見を伝え合い,尊重されていると感じることができれば,パートナーシップは形成されているととらえることができ,その関係を基盤に,当事者は希望・リカバリーに向かって歩むことができるのである.

事例 ④

　看護師のZさんは,Eさんの「両親の世話をしたい.そのことについて両親と話し合える場が欲しい」という希望に向けて,対話の機会をつくった.Eさんは「両親は目がわるくなっているので,手紙よりも電話のほうがいいと思う.自分も書くことは苦手」と話した.そこで,Zさんは,電話でどのように話を進めていくのかを尋ねたところ,Eさんは「どう話をしていいのかが正直わからない」と下を向いた.Zさんは,両親に伝えたいことを一緒に考えようと伝え,電話のロールプレイを提案した.Eさんは「やってみたい」と話したので,Zさんが母親役となり練習を行った.練習を積み重ねることで,少しずつ自分の伝えたいことを整理でき,Eさんからも「最初は母親の様子を聴くことから話し始めたほうがいいのでは」と提案できるようになり,少しずつ自信をつけていった.

(3)当事者が実践していることを見守ったり,時々アドバイスをする・一緒に失敗もする

　当事者が今後の希望に向かっていくために実践しているときには,看護師は当事者を見守る姿勢が必要である.時には当事者が失敗をすることもあるが,それがなぜそうなったのかを共に考え,当事者自身が新しい計画を立案し直すこともリカバリーのプロセスとなる.ここで大事なことは,当事者が失敗したとしても,看護師が余裕をもち,失敗をチャンスに変えるという姿勢で臨むことである.リカバリーのプロセスは行きつ戻りつするものであり,一直線ではない.失敗から新たに考えられることも多い.当事者が失敗をしないように,看護師がおぜん立てしたり,安全な道に一方的に誘導しないように注意しなくてはならない.当事者と一緒に考え,計画したことを実践し,振り返ることが重要である.あくまでもリカバリーの主役は当事者であり,看護師は「当事者のリカバリーの旅の伴走者」であることを忘れてはならない.

事例❺

　Eさんから「両親に電話をしてみようと思うので，一緒にいてほしい」と依頼があり，看護師のZさんもそばで見守ることにした．しかし，いざ電話をかけてみるとEさんが言いたいことを伝えられず無言になってしまい，母親から「じゃあ切るよ」と言われてしまった．Eさんはがっくりし，「母の声を聞いたら，頭が真っ白になってしまった．あんなに練習したのに……」と涙ぐんだ．Zさんは，まずは自分から電話をしようと思い，実践できたことがストレングスなのでは，と伝えたうえで，頭が真っ白にならないためにどんな準備が必要なのかをまた一緒に考えようと伝えた．Eさんはしばらく考えた後，「話す内容をメモしておくことがいいかもしれない」と自分の意見を伝えることができた．

▌引用文献▐

1)　田中英樹：リカバリー概念と歴史．精神科臨床サービス10（4）：8-13, 2010
2)　チャールズ・A・ラップ，リチャード・J・ゴスチャ：ストレングスモデル─リカバリー志向の精神保健福祉サービス，第3版（田中英樹訳），金剛出版，2014
3)　原田幸一：私にとってのリカバリー．精神科臨床サービス10（4）：463-465, 2010
4)　平岡美千代：長期入院患者の退院調整．ディスチャージマネージメント（天賀谷隆ほか編），pp.106-107, 精神看護出版，2007

F. レジリエンス

1 ● レジリエンスとは

a. 困難や逆境を乗り越える

　学業や仕事の行き詰まり，大切な人との別れなど，生きていく中で私たちの周りには困難と思われる出来事がある．しかし，いま，ここに生きているということは，それらの逆境を乗り越え適応してきた結果といえよう．

　また，日本は豊かな自然の恩恵にあずかっている反面，自然災害とも向き合っていかなくてはならない．さらに日常で思いがけなく犯罪や事故の被害者になることもある．そのような困難や逆境を乗り越え適応していく過程でレジリエンス（resilience）が必要となる．

b. レジリエンスの定義

　もともとレジリエンスは，「跳ね返り」「弾力」という意味であり，ストレス（stress）と同様，物理学の分野で用いられていた．ゴムボールに圧力をかけると表面がへこんでしまうが，圧力を解除すると表面が跳ね返り戻る．それと同じように，ストレッサーによってストレス反応が起こってもそれを跳ね返すという意味合いがある．

　レジリエンスの定義については，さまざまみられる．米国心理学会はレジリエンスを「逆境，トラウマ，悲劇，脅威，または家族や人間関係の問題，深刻な健康問題，職場や経済的ストレスなどの重大なストレス源に直面した場合にうまく適応するプロセス」[1]と述べ，グロットバーグ（Grotberg EH）によると，「逆境の経験によって直面し，克服し，強化され，さらには変容する人間の能力」[2]であり，マステン（Masten AS）らは，「困難で脅威的な状況にもかかわらず，うまく適応するプロセス，能力，または結果（アウトカ

ム）」[3] と述べている．このようにレジリエンスが，「プロセス」であるか「能力」であるか「結果（アウトカム）」であるかは議論の分かれるところであるが，共通するところは，「困難，逆境を経験」しても「うまく適応」するというところであろう．よって，ここでは，レジリエンスとは，困難・逆境を経験し直面したにもかかわらず，うまく適応するプロセス・能力・結果である，とする．

2 ● レジリエンスモデル

レジリエンスモデルは，バイオ・サイコ・ソーシャルモデルと共に，精神疾患理解の理論モデルとして注目されている．このモデルの特徴は，加藤によると「発病の誘因となる出来事，環境，ひいては病気そのものに抗し，跳ね返し，克服する復元力，あるいは回復力を重視・尊重し，発病予防，回復過程，リハビリテーションに正面から取り組む理論布置をもっている」[4] ことである．

すなわち，予防・治療的視点をもち，個人のもっている力を信じ，前向きで柔軟であるという特徴があるといえるであろう．レジリエンスモデルはストレングスモデルと共に現代の精神医療で必要とされるモデルである．

3 ● レジリエンスの研究の変遷

ラター（Rutter M）は，ストレスフルな状況にあり，成長・発達においてハイリスクの子どもたちであっても，その成長に伴って感情的，発達的，経済的，環境的課題を克服する能力[5] があることに注目した．これがレジリエンス研究の始まりで，初期は小児精神医学の領域で研究が行われた．

心理学者であるワーナー（Werner EE）らは，ハワイのカウアイ島にて，698名の子どもを40年間追跡研究を行った[6]．最後まで追跡できた対象者の30％は貧困や親の精神疾患や不和などのリスクがあったが，そのうち2/3の子どもたちはなんらかの問題を呈していたものの，残りの1/3の子どもたちは，リスクがありながらも適応的な成人に育っていた．このことから，逆境があってもそれを乗り越える要因があるのではないかと考えられるようになった．

精神医学においては，大地震に被災したというような共通の外傷体験があったとしても，ある人はPTSD（第Ⅵ章3-2節C-3参照）になり，ある人はPTSDにならない．レジリエンスモデルは，同じ外傷体験を有しながら，なぜPTSDに至らなかったのかという点に注目している[7]．

現在は，ポジティブ心理学（次頁のコラム『ポジティブ心理学』参照）の発展もあり，予防要因またはさらにウェルビーイング（well-being）を増進することに焦点が当てられている．

4 ● レジリエンスの要因

日本のレジリエンス研究でよく用いられているのは，グロットバーグのレジリエンス指数[8] である．それは「I have」「I am」「I can」の3つの要因で構成されている（**表Ⅵ-5-8**）．ボニウェル（Boniwell I）は，ポジティブ心理学の視点から，さらに「I like」[9] を加

コラム

ポジティブ心理学

　ポジティブ心理学は，米国の心理学者セリグマン（Seligman M）が提唱したムーブメントであり，個人やコミュニティが成長させることを可能にするストレングスの科学的研究[i]である．この分野は，人々は，意味があり充実した人生を送ること，自分自身の中で最高のものを培うこと，愛，仕事，活動における体験を向上させることを欲しているという信念に基づいている．

引用文献

i) University of Pennsylvania, School of Arts and Sciences, Positive Psychology Center, 〔https://ppc.sas.upenn.edu/〕（最終確認：2021年9月15日）

表Ⅵ-5-8　レジリエンス指数の要因

グロットバーグのレジリエンス指数の3つの要因

I have
- 家族の中に1人またはそれ以上，信用できて，自分を無条件で愛してくれる人がいる．
- 家族以外で，1人またはそれ以上，無条件で信用できる人がいる．
- 行動に限度をもつ．
- 自立できるように励ましてくれる人がいる．
- よきロールモデルとなる人がいる．
- 健康，教育，ソーシャルサービスやセキュリティサービスへのアクセスがある．

I am
- ほとんどの人に好かれるような人である
- 一般的に穏やかで気さくである．
- 将来のために計画したことを達成する人である．
- 自分自身と他人を尊敬する人である．
- 共感し他人を気づかう．
- 自分の行動に責任があり，結果を受け入れる．
- 自信をもって，楽観的で，希望に満ちた人である．

I can
- 新しいアイディアや新しい方法を生み出すことができる．
- やり遂げるまで，タスクにとりかかることができる．
- ユーモアがわかり，それを使って緊張を和らげることができる．
- 他者とのコミュニケーションにおいて，考えや感じたことを表現することができる．
- 学業，仕事関連，個人，社会など，さまざまな状況で問題を解決できる．
- 自分の行動，感情，衝動，逸脱行動を管理できる．

※ボニウェルのレジリエンス・マッスルでは以下が加わる

I like
- 趣味活動に参加するのが好きである．
- おもしろい状況で楽しむのが好きである．
- 他の人のためによいことを行って，自分の関心を示すのが好きである．
- 友達と笑うのが好きである．

[Grotberg EH：Tapping Your Inner Strength, How to Find the Resilience to Deal with Anything, New Age Books, 2001／Boniwell I, Ryan L：SPARK Resilience：A teacher's guide, University of EastLondon, 2009を参考に作成]

え，合わせて4つの要因をレジリエンス・マッスル（筋肉）としている．マッスルと名付けているのは，筋肉トレーニングのように，トレーニングを積むことで鍛え上げられるスキルであるからである．

コラム
『夜と霧』

　　フランクル（Frankl VE）は，オーストリアの精神科医であり心理学者である．フランクルが第二次世界大戦の際の強制収容所の経験を記したものが『夜と霧』である．フランクルは，人間の極限状態での絶望や希望を語り，その中でも「生きる意味」を見出し，ロゴセラピー*を確立[i]した．

　　「私は私の仲間達に（彼らは全く静かにそこに横たわり殆ど動かなかった．せいぜい時折心を動かされた溜息が聞こえるだけだった．）人間の生命は常に如何なる事情の下でも意味をもつこと，そしてこの存在の無限の意味はまた苦悩と死をも含むものであることについて語った」[ii]．

　　フランクルの影響を受けているのが，トラベルビー（Travelbee J）の看護理論である．「患者はまさに自身の生きる意味に直面させられており，生きる意味の新たな方向を見出そうとしている」[iii]とトラベルビーは述べている．

　*ロゴセラピー：意思の自由，意味への意思，人生の意味の3つの概念に基づく心理療法[iv]で，生きるのに絶望しきった人が，自らの「生きる意味」を再発見することを特徴[v]とする．

引用文献
ⅰ）諸富祥彦：『夜と霧』ビクトール・フランクルの言葉，KKベストセラーズ，2016
ⅱ）Frankl VE：夜と霧―ドイツ強制収容所の体験記録（霜山德爾訳），みすず書房1985
ⅲ）Tomey AM, Alligood MR：看護理論家とその業績，第3版（都留伸子監訳），p.426, 医学書院，2004
ⅳ）Frankl VE：絶望から希望を導くために―ロゴセラピーの思想と実践（広岡義之訳），青土社2015
ⅴ）諸富祥彦：ビクトール・フランクル―絶望の果てに光がある，KKベストセラーズ，2013

5 ● 心的外傷後成長（PTG）とは

　　心的外傷後成長（posttraumatic growth：**PTG**）とは，危機的な出来事や困難な経験との精神的なもがきの結果生ずる，ポジティブな心理的変容の体験[10]であり，米国の心理学者であるカルフーン（Calhoun LG）とテデスキ（Tedeschi RG）によって提唱された概念である．PTGは①人間としての強さ，②新たな可能性，③他者との関係，④人生に対する感謝，⑤精神性的かつ実存的な変容[11]の5つの因子で構成されている．

　　PTGとは，人が自然災害，犯罪・暴力，大切な人との死別・離別，いじめ，パワーハラスメントなど，トラウマティックな出来事に遭遇したときに，悩み苦しんでもがいた結果，成長が生まれることである．悩み苦しみもがいたときに人生の意味（コラム『夜と霧』参照）を考えて「あのつらいことがあったから今の自分がある」と思い，周りへの感謝の念も生まれてくる．

　　大切な人との死別を乗り越えて元の日常生活を送れるまでに回復することがレジリエンスであれば，その結果，自分のような思いをする人を助けたい，人の役に立ちたいと，患者会を立ち上げたり，看護職を志すなど，大切な人との死別という困難がなければ，見つけることはなかったであろう新たな可能性を見つけ，ポジティブな心理的変容をすることがPTGと言えるであろう．

6 ● レジリエンスを患者の援助に活かす

　　レジリエンスが患者の援助にどのように活用されるのか，事例を通して考えてみよう．

> **事　例**
>
> 　アルコール依存症のＦさん，男性，30歳代．
> 　大学を卒業，就職1ヵ月で退職し，アルバイトをしていた．現在は無職であり生活保護を受給している．両親は離婚し，父親は音信不通で，主な協力者は母親である．
> 　現在までにアルコール関連の急性膵炎で2回入院経験がある．1年前にアルコール依存治療目的で精神科外来を受診したが断酒には至らず，今回再受診し，入院となった．精神科への入院は初めてである．
> 　入院後は病棟のルールを守り集団生活を送れていた．リハビリテーションプログラムも本人のペースで参加できており，外泊が決まった．
> 　外泊の前日Ｆさんは，担当看護師に「外泊中や退院後に再飲酒してしまったらどうしよう」と話した．「どのようなときに再飲酒していたんですか」と看護師が尋ねると，「一人で寂しいと思ったときに飲んでいた」とＦさんは答えた．
> 　Ｆさんは外泊に出かけたが，その夜飲酒をしてしまい，翌日，落ち込んだ様子で帰ってきた．看護師は，責めるような発言はせずに，「どのような気持ちだったんですか」と聞いた．Ｆさんは「寂しかったかもしれない．少しなら飲んでも平気だと思った」と答えた．そして，「絶対に飲まないと決めていたのに，また飲んでしまって……」「自分ってダメですね」と自分を責める発言がみられた．
> 　看護師はじっと話をきいていたが，最後に「再飲酒したけれど，Ｆさんが途中で飲酒をやめられて，自分の力で病院に戻ってきてくれてよかったです」と伝えた．
> 　Ｆさんはあとで，病棟師長に「てっきり怒られると思ったのに，看護師さんに『戻ってきてくれてよかった』って言われて嬉しかった．自分に自信がついた」「また気を取り直して明日からプログラム参加を頑張ります」と話した．

　Ｆさんは外泊中の寂しさに耐えきれず，再飲酒という対処方法をとってしまい，そのことで自分を責めていた．ここでもしも担当看護師が「飲んではいけないのに」と責めてしまえば，さらに追い打ちをかけて，「やっぱり自分はダメなんだ」とＦさんの自己効力感は崩れてしまったであろう．

　しかし，看護師はひたすらＦさん本人の気持ちを理解して受け止めようとした．そして「再飲酒」という逆境の中でも「失意の帰院」を「病院に戻ってこられた」とポジティブな側面にリフレーミング（第Ⅷ章2節の**表Ⅷ-2-1**参照）してＦさんにフィードバックできた．さらに「自分の力で戻ってきてくれて」と言ったことで，Ｆさんは「自分の力」でできたことを認識できていた．

　Ｆさんにとって，「自立できるように励ましてくれる人がいる」という「I have」要因，「自分の行動，感情，衝動，逸脱行動を管理できる」という「I can」要因が満たされ，自己効力感をもつことができた．「自信をもって，楽観的で，希望に満ちた人である」という「I am」要因も満たされ，「再飲酒」という逆境を乗り越え，今後のリハビリテーションプログラム参加の動機づけにつながったのである．

　このように，私たちの日常には「どうしよう」と窮地に陥る場面がある．そのときにもともともっている資源・サポート（I have），ストレングス（I am），自己効力感（I can），ポジティブ感情（I like）をアセスメントして，どの部分を援助すれば，逆境を乗り越えることができるのかを考えていくことが必要だと思われる．これらの視点は，患者の援助に

はもちろんであるが，私たち看護者のこころのセルフケアにも活かせるであろう．

コラム

セルフ・コンパッション

　レジリエンスと関連がある概念として，セルフ・コンパッション（self-compassion）がある．セルフ・コンパッションはネフ（Neff K）が提唱したもので，自分にコンパッション（思いやり）を向けることである．大切な友達が失敗して苦しんでいたら，私たちはなんとかその苦しみを取り除きたいと思うであろう．でも自分が失敗したら，私たちは自己批判でいっぱいになって，自分を責め続けて消耗してしまう．そういうときに，自分にも，大切な友達に対するのと同じように，思いやりを向ける[i]のがセルフ・コンパッションである．自分の失敗に対して思いやりを向けて，行動に移す自分を励ますことができるということは，失敗を乗り越えるレジリエンスの力が高いということになるであろう．

引用文献
i) Neff K：セルフ・コンパッション　あるがままの自分を受け入れる（石村郁夫，樫村正美訳），p.19, 金剛出版，2014

引用文献

1) American Psychological Association：Building your resilience（Febluary 1, 2020），〔https://www.apa.org/topics/resilience〕（最終確認：2021年9月15日）
2) Grotberg EH ed：Resilience for today：gaining strength from adversity, Praeger Pubishers, 2003
3) Masten AS, Best KM, Garmezy N：Resilience and development：Contributions from the study of children who overcome adversity. Development and Psychopathology **2**（4）：425-444, 1990
4) 加藤　敏：現代医学におけるレジリアンスの概念の意義．レジリアンス―現代精神医学の新しいパラダイム（加藤　敏，八木剛平編），p.7, 金原出版，2012
5) Rutter M：Psychosocial resilience and protective mechanisms, Irvington, 1987
6) Werner EE：What Can We Learn about Resilience from Large-Scale Longitudinal Studies?. Handbook of Resilience in children（Goldstein S, Brooks RB ed），Springer, 2013
7) 田　亮介：PTSDにおけるレジリアンス研究．前掲4），p77
8) Grotberg EH：Tapping Your Inner Strength, How to Find the Resilience to Deal with Anything, New Age Books, 2001
9) Boniwell I, Ryan L：SPARK Resilience：A teacher's guide, University of EastLondon, 2009
10) Tedeschi RG, Calhoun LG, Groleau JM：Clinical applications of posttraumatic growth. Positive psychology in practice：Promoting human flourishing in work, health, education and everyday life, 2nd ed（Joseph S ed），p.503-518, Wiley, 2015
11) Calhoun LG, Tedeschi RG：心的外傷後成長の基礎発展的枠組み：心的外傷ハンドブック（宅香菜子，清水　研訳），医学書院，2014

学習課題

1. バイオ・サイコ・ソーシャルモデルを用いることで，自分自身のアセスメントの視点の偏りや強みを見つけてみよう．
2. セルフケアモデルを使って，自分自身の普遍的セルフケア要素やセルフケアのレベルを考えてみよう．
3. 危機とはどのような概念ですか．またアギュララの危機に至るプロセスにおいて，危機を回避する3つの決定要因とはどのようなものでしたか．
4. 仲間・友人同士で，ストレングスアセスメントシートを使って対話し，その後，互いに新たに気づいたこと・難しかったことなどを話し合い，シートの活用について検討してみよう．
5. 精神障害を有する人の体験記を読み，どのようなリカバリープロセスを歩んでいたのかを整理し，そのプロセスにどのようにかかわっていきたいのか，グループワークで意見を出し合い，議論してみよう．
6. レジリエンスの概念を理解し，患者支援や自分自身のメンタルヘルスに，どのように応用できるかを考えてみよう．

第**VII**章

心理・社会的側面の検査

1．心理学的側面からアプローチする検査について理解する．
2．社会機能および家族機能を知る尺度について理解する．

1 心理学的側面からアプローチする検査

この節で学ぶこと

1. 代表的な知能検査（発達検査）と心理的アセスメントのポイントを知る.
2. 代表的な人格検査（性格テスト）と心理的アセスメントのポイントを知る.

A. 知能検査（発達検査）

1 ● 知能指数とは

　知能指数（intelligence quotient：IQ）とは，個人の知的レベルを測定し，標準化された指数のことである．IQは従来，比率IQ（精神年齢÷生活年齢〔実年齢〕×100で求められる値）として用いられてきたが，現在では，同年齢群の平均と比べてどのくらいの位置にあるかを示す偏差IQが用いられることが多くなった．精神年齢を用いたIQでは，精神年齢がその人の実際の年齢と等しければ100となる．一方，偏差IQの場合は，それぞれの年齢集団における平均が100，標準偏差15（あるいは16）の正規分布になるように換算した値となる．

　より詳細なIQとして，言語的IQを測定する言語性IQ，非言語的IQを測定する動作性IQに分けて測定する知能検査もある．これら2つのIQの乖離の程度によって，学習障害（限局性学習症）や特異的な認知の問題を判定し，診断に用いられることもある．また，処理速度，注意記憶，言語理解，知覚統合といった能力もIQに反映される．

　しかし，IQにはいつくかの欠点もあることを忘れてはならない．たとえば，知能検査において，多くの被検者は実生活では問題なくできることであっても，それを着席して検査者の指示に従って実施することに慣れていないこと，また，そもそもこれまでに学習した技能と知識のみが測定されていることから，被検者本来の能力が反映されない場合もままある．また検査によっては，検査の臨床妥当性に問題があり，IQ得点の解釈に疑問がもたれているものもある．

2 ● 知能検査（発達検査）の特徴と目的

a. 知能検査（発達検査）の特徴

　知能検査（発達検査）は「標準化されている」ことが必須である．標準化とは，「問題作成後に全国からランダムにサンプリングを行い，その検査の結果を表すための基準をもとめ，よりよい内容が出題されているかや，測ろうとしている能力を適切に測れているかなどを調べる一連の手続き」[1]であり，多くの時間・労力・費用がかかる．

b. 知能検査（発達検査）の目的

　検査の目的は，問題解決，概念形成，推理・推論，知識，発見，その他知的課題をこなすことにより，個人の知的レベルを把握することである．厳密には異なる概念であるが，知的レベルは発達と深く関連しているので，IQの代替として発達指数（developmental quotient：DQ）を測定する検査もある．とくに発達障害（神経発達症）を有する児・者の場合，軽度から最重度までの認知機能（学習，問題解決，推理・推論・計画）の制限がある．また，なかでも知的発達症・知的能力障害を有する児・者は，知的機能の障害かつ適応機能の障害を有することが診断基準に含まれている．DSM-5における知的能力障害（知的発達症/知的発達障害）の診断基準には，「臨床的評価および個別化，標準化された知能検査によって確かめられる，論理的思考，問題解決，計画，抽象的思考，判断，学校での学習，および経験からの学習など，知的機能の欠陥」「個人の自立や社会的責任において発達的および社会文化的な水準を満たすことができなくなるという適応機能の欠陥」が含まれている[2]．つまり，個別化・標準化されている知能検査，また適応機能を測定する検査は心理的アセスメントには必要不可欠な検査であることがわかる．

3 ● 代表的な知能検査（発達検査）

　標準化され，被検者本人に対して個別施行される知能検査（発達検査）のうち，代表的な検査を概説する．

a. ウェクスラー式知能検査

　ウェクスラー式知能検査は，偏差IQを用いて行うものであり，最も臨床的妥当性の高い知能検査といえる．成人版（Wechsler Adult Intelligence Scale Fourth Edition：WAIS-Ⅳ），児童版（Wechsler Intelligence Scale for Children Fourth Edition：WISC-Ⅳ），幼児版（Wechsler Preschool and Primary Scale of Intelligence Third Edition：WPPSI-Ⅲ）がある．以下，具体例としてWAIS-Ⅳについて概説する．

　ウェクスラー式知能検査では，これまで社会文化的に適応するよう改定が重ねられており，WAIS-Ⅳでは，適用年齢の上限が90歳11ヵ月までに拡大されたことをはじめ，さまざまな改良が加えられた[3]．WAIS-Ⅳは15の下位検査（基本検査：10，補助検査：5）で構成されており，10の基本検査を実施することで，全検査IQ（FSIQ），言語理解指標（VCI），知覚推理指標（PRI），ワーキングメモリー指標（WMI），処理速度指標（PSI）の5つの合成得点が算出できる．合成得点の算出に使用する検査数の減少，下位検査の中止条件の短縮などにより，検査の実施時間が短縮されたことも旧版からの改定点といえる．ディスクレパンシー比較，強みと弱みの判定，また任意の手続きのプロセス分析により，検査結果について詳細な分析を行うことができる．また5つの合成得点のほかに補助の得点として，FSIQからワーキングメモリーと処理速度の影響を減じた一般知的能力指標（GAI）を求めることもできる．

b. 田中-ビネー知能検査 Ⅴ

　旧版である全訂版田中-ビネー知能検査から，時代の変化に即した内容，問題に変更し，現代の子どもたちの得意なところ，苦手なところの調査結果を踏まえ，子どもの発達に即した新しい知能尺度につくり直されている．また，成人の知的機能を分析的に測定できる

よう，成人の問題は13下位検査で構成され，「結晶性領域」「流動性領域」「記憶領域」「論理推理領域」の4領域に分類された．検査結果は，従来の比率IQではなく領域ごとの評価点や領域別偏差IQ，総合偏差IQの5つ指標とプロフィールで示されるようになっており，これらを見比べることで個人の知能特徴を大変わかりやすく知ることができる．また，検査結果が一目でわかって，被検者の知的機能の分析に役立つアセスメントシートを採用したことで，ケースカンファレンスでの活用に便利である．

c. 新版K式発達検査2001

　　京都市児童院（1931年設立，現京都市児童福祉センター）で原案が開発され，標準化された検査で，1980年に京都市国際社会福祉センターが『新版K式発達検査』として刊行し，1983年に『新版K式発達検査増補版』が，2001年には『新版K式発達検査2001』と改訂された．なお，2020年12月に『新版K式発達検査2020』が刊行された．

　　乳幼児や児童の発達の状態を，精神活動の諸側面にわたってとらえることができるよう発達の精密な観察を行い，精神発達のさまざまな側面について，全般的な進みや遅れ，バランスの崩れなど発達の全体像をとらえるための検査である．「姿勢・運動」（P-M），「認知・適応」（C-A），「言語・社会」（L-S）の3領域について評価される．3歳以上では「認知・適応」，「言語・社会」に検査の重点が置かれる[4]．

　　適用年齢は，生後100日頃から満12〜13歳頃までとされているが，検査項目としては，新生児用の項目から，生活年齢14〜15歳級の項目までを含む．検査場面が同じ，または，類似した検査項目は，原則として横並びに同じ行に配列されていて，被検者が自分の生活年齢の属する年齢級に割り当てられている検査項目の約半数に通過すれば，ほぼ平均的な発達をたどっていると判断される．所定の手順で検査を終えたとき，項目ごとに通過したかどうかの判定結果が記録として残り，通過した項目には＋（プラス），未通過の項目には−（マイナス）の符号を付ける．＋記号から−記号へ移行する場所を，線で区切りながら折れ線を描くことでプロフィールができる．3つの領域別に得点を計算して，全領域の得点も計算し，4つの得点それぞれについて換算表を用いて発達年齢を換算し，発達年齢と生活年齢を用いて発達指数を計算する．

4 ● 心理的アセスメントのポイント

　　心理検査，とくに知能検査には長時間かかるものもあり，被検者に精神的・身体的負担を強いることもある．検査を受ける前に被検者の状態をよく観察し，検査中も状況に応じて中断することも考慮すべきである．中断した場合は，別の機会を設けて続きから再開していく．

　　知能検査は，あくまでその人のもっている能力の一部を測定するものであり，その人のすべての能力を示すものではない．社会性・対人関係能力，芸術性，感性などは知能検査では測定しにくく，また周囲の環境や本人の動機づけにも影響されることから，一度の検査結果を信頼しすぎることは避けたい．結果の解釈にあたっては，できていない部分のみに注目するのではなく，優れている部分にも目を配り，評価したい．最後に，認知機能の障害は，標準化された知能（発達）検査によってアセスメントが可能である．たとえば，IQ70は現状でも知的障害の"目安"となっているのは事実である．しかし，先述のとお

り，たとえば知的発達症/知的能力障害の診断には，以前の精神遅滞の診断のときほど，知能（発達）検査で測定される個人のIQが絶対的な意味をもつことはないことを付記しておく．

B. 人格検査（性格テスト）

1● 人格とは

　人格（パーソナリティ）と性格はほぼ同義で用いられることもある（第Ⅴ章1節J参照）が，心理学の領域では明確に区別されている．渡邊によれば，「行動にあらわれる個人独自の一貫した傾向性そのものを『性格』とか『Character』といった用語であらわし，それを生み出す（あるいはその根底にある）心理的，行動的，あるいは生理的，物理的システムを『パーソナリティ』または『人格』であらわす，と考えるのが妥当」であるとされている[5]．

2● 人格検査の目的

　文字どおり，人の人格のアセスメントに用いられる．被検者がさまざまな状況であらわすパーソナリティのパターンを，正確かつ一貫性をもって測定する．パーソナリティ障害などの診断，支援計画に役立つだけでなく，被検者が異なる状況でどのように振る舞うかを予測することもできる．なお，臨床評価だけでなく，企業の採用や人事などでも用いられることがある．

　日常生活において，専門家でなくても，自身の性格を自覚したり，他人の性格を判断していることだろう．しかし，専門家によるパーソナリティのアセスメントはより体系的に実証・科学的レベルで行われている．**人格検査**は，大きく分けて，投影法，質問紙法，および作業検査法に分かれる．

3● 代表的な人格検査

a. 投影法

　あいまいな視覚的・言語的刺激を与え，それに対する連想や自由な反応から査定を行う方法である．代表的な人格検査について概説する．

(1) ロールシャッハテスト

　ロールシャッハテストは，1921年にロールシャッハ（Rorschach H）によって開発された図版を用いた人格検査である．インクを落としてつくった左右対称の10枚の図版を提示し，それが何に見えるか，どのように見えるか，について自由に反応してもらう．ロールシャッハの『精神診断学』によれば，ロールシャッハテストは「何に見えるか（想像力）」，よりも「いかに見えるか（知覚）」が重視される．ロールシャッハテストは，ベック（Beck S）やクロッパー（Kloper B），ハーツ（Hertz M），ピオトロウスキー（Piotrowski Z），ラパポート（Rapaport D），シェーファー（Schafer R）らによってさまざまな実施法へと発展していった．それらの知見を統合したのがエクスナー（Exner J）で，その方法は包括システムとよばれる．日本では，クロッパー法をベースにした片口安史に

よる片口法と包括システムが普及している.

(2)主題統覚検査(Thematic Apperception Test：TAT)

　TATはマレー(Murray H)らによって考案されたパーソナリティに対する投映法の検査である. 多様な受け取り方を許す場面を描いた「30の図版と1枚の白紙」の図版から何枚かを見せ, それぞれの物語をつくってもらう. TATはマレーの欲求圧力理論を基盤とし, 被検者が葛藤状況をどのように認識し, どのような対処行動を行っているか, といった性格・行動傾向から, パーソナリティを明らかにしていく. TATを通して物語を語ること自体が「治療プロセス」であるとも考えられている. CAT(Children Apperception Test；児童統覚検査)は, ベラック(Bellak L)により工夫されたTATの子ども版であり, 対象は10歳以下で「10枚の図版」からなる. 主人公に動物を用いて, 子どもに特徴的な問題に接近できる場面設定がされている. SAT(Senior Apperception Test)またはGAT(Gerontological Apperception Test)は高齢者用のTATである. 対象は65歳以上であり「16枚の図版」からなる. 登場人物に老齢者が多く登場するなど高齢者が回答しやすいよう工夫がされている.

(3)文章完成法(Sentence Completion Test：SCT)

　SCTは, 刺激語(未完成の文章)を提示して自由にその文章を完成させることで, パーソナリティの外的および内的状況を具体的に把握する投映法の検査であり, 意識と無意識の中間レベルである前意識を投映する検査に位置づけられている. SCTは, 言語連想検査(刺激語に対して自由に反応する投映法)から創案されたが, エビングハウス(Ebbinghaus H)が知能検査に不完全文章を用いたことに起因するといわれている. 実施は, 紙面に書かれた刺激語に対して, 被検者が文章を書き込み完成させる. 分析方法は, 形式分析(反応の長さ・時間・文法的誤りなどを分析)と, 回答の内容そのものを分析する内容分析があるが, 現在は内容分析が一般的である. 書かれた文章の内容から, 知的面・感情面・身体面・社会面・家庭面といった幅広い観点で解釈や評価がなされる.

(4)P-Fスタディ(絵画欲求不満テスト)[6]

　P-F(Picture-Frustration)スタディはローゼンツヴァイク(Rosenzweig S)が自らのフラストレーション耐性理論(欲求不満耐性理論)に基づき作成した, パーソナリティに対する投映法検査で, 自由連想法とTATを参考に開発された. 欲求不満場面が描かれたイラストに対する被検者の言語的反応から, フラストレーション(欲求不満)の解消方法の特徴を査定する. 2人の人物が描かれた24場面のイラストから構成されており, 「児童用」「青年用」「一般用」がある. 場面の内容は「自我阻害場面」と「超自我阻害場面」に大別されている. P-Fスタディは, 被検者の反応の自由度が低いので, 投映法の中でも「制限的投映法」(完成法的投映法)に分類される. 被検者が書き込んだ発言に相当するものを「外見的・表出的意味」に基づいて選び, 評定を行う. 評定結果から「アグレッション*の方向(他責的・自責的・無責的)」と「アグレッションの型(障害優位型・自我防衛型・要求固執型)」を組み合わせた9つのパーソナリティ傾向に分類する.

---

*この場合のアグレッションとは, 「主張性(どのように反応できるか)」を意味している.

b. 質問紙法

質問紙を用いて，定型的な質問に対して回答してもらい，その回答から査定を行う方法である．

(1)MMPI(Minnesota Multiple Personality Inventory：ミネソタ多面人格目録検査)

MMPIは，1943年にハサウェイ（Hathaway SR）とマッキンリー（McKinley JC）によって開発された人格特徴の検査方法で，当初の開発の目的は精神医学的診断の客観的尺度の作成であった．真偽型の目録法で，550項目からなり，日本語版の最新版は1993年に標準化資料が公表されている．世界的には，MMPI-2が開発され実用化されており，青年用のMMPI-Aも活用されているが，日本では現在でもMMPIが使用されている．MMPIには，下記のような特徴がある．

- 理論的な意味に基づくものではなく，臨床上の経験に基づき作成されている．
- 患者群と健常者群に有意な差がみられる項目を集めており，臨床的妥当性は高い．
- 4つの妥当性尺度と，10の臨床尺度をもつ．また，追加尺度が何百もある．
- 回答は「そう」・「ちがう」・「どちらでもない」の3件法だが，極力，2件法で回答する（「どちらでもない」は10個未満とする）．

MMPIの適応年齢は，原版では16歳以上，日本語最新版は15歳以上（小学校卒業程度の読解力が必要）となっていて，所要時間は正式版（550項目）が1時間，略式版（263項目），40分が目安とされ，実施に時間がかかる．

(2)YG性格検査(矢田部-ギルフォード性格検査)

ギルフォード（Guilford JP）とマーチン（Martin HG）が作成した性格検査を，矢田部達郎が内的整合性を重視して再構成した尺度である．パーソナリティ理論の特性論に基づいた因子から構成されるが，結果の解釈は類型論によって5つに分類される．特徴としては下記が挙げられる．

- 12尺度から構成され，1尺度10問，全体で120項目の質問がある．
- 「はい」,「いいえ」,「どちらでもない」の3件法．
- 検査者が質問を一定間隔で読み上げ，そのペースに合わせて被検者が回答するという「強制速度法」で行う．
- 実施，採点が容易で，産業や教育領域などでも多用され先行研究が多い．
- 妥当性尺度がなく，回答の歪曲に弱いという短所がある．

12尺度6因子から構成されており，各尺度の粗点を算出し，検査プロフィール用紙において男女別に記載されている該当点数に印をつけ，各尺度の標準点（1〜5点）を出す．プロフィール用紙で10に分けられた領域内につけられている印を数えることで，プロフィールの判定を行う．プロフィールの判定は，典型となる5つの類型（A型・B型・C型・D型・E型）をもとに行われるが，典型以外に準型や混合型もある．

c. 作業検査法

単純作業をさせ，その作業量の推移から査定を行う方法である．

(1)内田-クレペリン精神作業検査

　クレペリン（Kraepeline E）の行った精神機能の研究を内田勇三郎が応用して開発した性格や適性評価の検査である．クレペリンは1桁数字の連続加算過程に働く精神機能について研究した結果，以下の「作業機能の5因子」を抽出した．

1. 意志緊張：作業に臨んで起こる意志の緊張
2. 興奮：同一作業の進行に伴う作業へ没頭
3. 慣熟：作業遂行のために精神諸機能が統合される状態
4. 練習：慣熟に比べて比較的長く続く慣れ
5. 疲労：作業量を減少させる

　これらの5因子が総合されたものとして「作業の推移」を解釈できるとした．内田-クレペリン精神作業検査は，この考えをもとにして1桁数字の連続加算という作業の量的・質的な推移から人格や適性を判定する．実施方法は，ランダムに並んだ1桁の数字を連続して加算し，下1桁を記入する．「前半15分，休憩5分，後半15分」とする30分法で行い，1分ごとの作業量の推移を折れ線グラフにして「作業曲線」を作成する．判定は，被検者の作業曲線と健常者のデータをもとに作成された「定型曲線」を比較して行う．そして作業量の安定性や，作業ミス（誤謬率），作業量の変化（初頭，休憩，終末）などから人格や適性を判定する．健常者（健常者常態定型）と病者・異常者の結果（非定型）には明確な差が生じるとされる．

4 ● 心理的アセスメントのポイント

　知能検査（発達検査）と同様，被検者の精神的・身体的負担には十分に配慮が必要である．また，人格検査は，知能（発達）検査以上に，テストバッテリーを組んで行うべきであり，たとえば，ロールシャッハテストだけでなく，補完する意味でもSCT，および質問紙法であるMMPIなどを組み合わせて施行し，総合的に被検者のパーソナリティを解釈すべきである．

C. その他の心理検査

　保健医療分野において心理学的側面からアプローチする検査を概説したが，臨床現場では，心理検査は各診療科の医師の判断に基づき処方（オーダー）され，心理専門職が実施する．ここまでに紹介した検査以外にも，臨床で用いられる検査には，より短時間にまた簡便に行われる検査もあるし，知能検査（発達検査），人格検査以外にも患者の状態像を把握するにあたって活用したい検査もある．そうした種々の検査について**表Ⅶ-1-1**にまとめた．

表Ⅶ-1-1　保健医療の分野で用いられるその他の心理検査

用途や目的	心理検査の種類
検査実施に際しての操作が簡易なもの	
主に精神科，心療内科で用いられる	• GHQ精神健康調査票 • MMSE-J（精神状態短時間検査日本版） • CES-Dうつ病（抑うつ状態）自己評価尺度 • SDSうつ性自己評価尺度 • LSAS-J（リーボヴィッツ社交不安尺度）
主に産科や保健所での産後ケアで用いられる	• エジンバラ産後うつ病質問票
主に高齢者医療の場で用いられる	• 日本語版COGNISTAT認知機能検査 • HDS-R（改訂版長谷川式簡易知能評価スケール）
主に小児科や児童精神科で用いられる（発達の遅れを測定する）	• TK式診断的新親子関係検査 • 津守・稲毛式乳幼児精神発達検査 • TK式幼児発達検査 • DAM（グッドイナフ人物画知能検査）
検査実施に際しての操作が煩雑なもの	
主に神経科，精神科で用いられる	• バウムテスト • BGT（ベンダーゲシュタルトテスト） • BADS（遂行機能障害症候群の行動評価） • RBMT（リバーミード行動記憶検査） • WMS-R（ウェクスラー記憶検査）
主に小児科，児童精神科で用いられる	• Vineland-Ⅱ適応行動尺度 • ITPA言語学習能力診断検査 • K-ABCⅡ • DN-CAS認知評価システム • PARS-TR親面接式自閉スペクトラム症評定尺度

‖ 引用文献 ‖
1) 田研出版：標準化について，〔http://www.taken.co.jp/standard.html〕（最終確認：2021年9月15日）
2) 日本精神神経学会（監）：DSM-5R　精神疾患の診断・統計マニュアル，p.33，医学書院，2014
3) サクセス・ベル：WAIS-Ⅳ知能検査，〔http://saccess55.co.jp/wais_4.html〕（最終確認：2021年9月15日）
4) 国立特別支援教育総合研究所：教育相談情報提供システム＞アセスメントについて，〔http://forum.nise.go.jp/soudan-db/htdocs/index.php?key=mudncwnlg-477〕（最終確認2021年9月15日）
5) 渡邊芳之：性格とパーソナリティ．特集「性格・人格・パーソナリティ」ということば（日本パーソナリティ心理学会），〔https://jspp.gr.jp/doc/news14_02.html〕（最終確認：2021年9月15日）
6) 心理学用語の学習：パーソナリティ検査，〔https://psychologist.x0.com/terms/155.html〕（最終確認：2021年9月15日）

学習課題

1. 知能検査（発達検査）にはどのようなものがありますか．また心理的アセスメントの際の留意点はどのようなものですか．
2. 人格検査（性格テスト）にはどのようなものがありますか．また心理的アセスメントの際の留意点はどのようなものですか．
3. 1，2以外の検査にはどのようなものが挙げられますか．またそれらの検査の特徴にはどのようなものがありますか．

2　社会機能・家族機能を測る尺度

この節で学ぶこと

1. 社会機能，家族機能を評価することの意義を考える．
2. 社会機能，家族機能を評価する主な尺度について知る．
3. 尺度を用いて測定することの意義と活用について知る．

A.　社会機能

1 ● 社会機能とは

　社会機能（social functioning ability）とは，社会の中で生活する力のことで，食事や整容など日常生活を行う力，他者との付き合い，職場・学校・社会での役割を担う力，家族との関係，症状に対処する力など，幅広い領域を含む．精神障害は，症状による苦痛だけでなく，外出できない，コミュニケーションが困難など日常生活や対人関係をはじめとした生活全般にわたって困難が生じる．そのため，看護職は精神・身体の症状と同時に，社会機能を評価し，得られるサポートや本人の思いも含めて，統合的にアセスメントすることが大切である．

　精神障害をもつ人が，地域でその人らしく暮らすこと（リカバリー，第Ⅵ章5節E参照）を支援するには，困難や問題だけでなく，その人のもつ力（ストレングス，第Ⅵ章5節D参照）を支えることが大切であり，地域包括ケアが進められる中，社会機能を評価することは非常に重要となっている．

2 ● 社会機能を測る尺度

　社会機能は幅広い領域を含んでおり，「社会機能」「社会適応」「社会生活能力」など用いられる用語も，その定義もさまざまである．また，社会機能を判断する基準は社会の規範や文化，時代背景，また本人の年齢や性別，立場によっても異なるため，統一した基準を設けることが難しい．さらに，本人の能力が実際の生活の場で発揮されるかどうかは，本人の認知や自己効力感，得られるサポートなどにも影響される[1]．

　そのため，社会機能の評価は難しく，評価の対象や場面，把握する領域の異なるさまざまな尺度が開発されている．社会機能を評価するときには，何のために評価するのか，何に着目したいのかを明確にし，それぞれの尺度の特徴を知ったうえで目的に合った尺度を選ぶことが大切である．具体的には，①誰を対象に開発された尺度か（特定の疾患をもつ人，入院中など特定の状況にいる人など），②どのような領域を含んでいるか（日常生活，対人関係，社会的活動など），③何を測定しているか（実生活での能力，問題行動の程度，

表Ⅶ-2-1　社会機能を測る主な尺度

尺度名	項目数	尺度の構成
GAF	1項目	過去1週間における症状の重症度と機能レベルの低いほうについて，行動観察に基づいて評価
WHODAS2.0	36項目版 12項目版	「理解とコミュニケーション」「運動」「自己管理」「人との交流」「日常生活（家事，仕事/学校の活動）」「社会参加」の6領域
Rehab	23項目	逸脱行動：失禁，暴力，自傷，性的問題行動，無断離病院，怒声・暴言，独語・空笑 全般的行動：社会的活動性（6項目），言葉のわかりやすさ（2項目），セルフケア（5項目），社会生活の技能（5項目），全般的評価（1項目）
LASMI	40項目	日常生活：生活リズム，食生活，買い物など12項目 対人関係：自発性，断る，マナーなど13項目 労働または課題の遂行：課題への挑戦など10項目 持続性・安定性：社会適応度など2項目 自己認識：障害の理解など3項目
SLOF	24項目	対人関係（7項目），活動（11項目），労働（作業）技能（6項目）
WBRS	12項目	行動過多，会話，社会からのひきこもり，独語・空笑など
SBS	21項目	会話内容の一貫性，過活動性，集中力，抑うつなど
ケア必要度	24項目	自立生活社会能力（18項目）：身の周りのこと，安全の管理，健康の管理，社会資源の利用，対人関係，社会的役割・時間の活用 緊急時の対応（2項目），配慮が必要な社会行動（4項目）

支援の必要度など），④誰がどのように評価するか（自己記入式，専門家による観察，面接など），⑤使用の目的（アセスメントのため，治療や支援の効果をみるため，支援計画の作成のためなど）を整理して，用いる尺度を検討することが大切である[1]．表Ⅶ-2-1にまとめた代表的な社会機能尺度について紹介する．

a. 機能の全体的評定尺度（Global Assessment of Functioning：GAF）

　米国精神医学会（APA）による診断基準DSM-Ⅳ（Diagnostic and Statistical Manual of Mental Disorders）[2]で用いられた尺度で，過去1週間における「症状の重症度」と「心理的・社会的・職業的機能レベル」のより低いいずれか一方について，1～100点で評価する（表Ⅶ-2-2）．DSM-Ⅳは2013年にDSM-5[3]に改訂され，後述のWHODAS 2.0が推薦されたが，GAFは1項目と簡便であることから研究や臨床，診療報酬でも広く用いられている．精神科訪問看護でも2020年より評価が義務づけられた．評価者によって判断のばらつきがないよう，使用の際には評価の信頼性を高めることが重要となる．

b. WHODAS 2.0

　WHODAS 2.0（World Health Organization Disability Assessment Schedule 2.0）は，WHO（世界保健機関）の提唱するICF（International Classification of Functioning, Disability and Health：国際生活機能分類）の概念に基づいて作成された尺度である．6領域について，最近30日間における困難の程度を尋ね，能力低下の程度を評価する．36項目版と12項目版があり，本人による自己記入版，面接版，代理人（家族など）版がある．

c. 精神科リハビリテーション行動評価尺度（Rehab）[4]

　精神科リハビリテーション行動評価尺度（Rehabilitation Evaluation Hall and Baker：

表Ⅶ-2-2　機能の全体的評定尺度（GAF）

91～100	広範囲の行動にわたって最高に機能しており，生活上の問題で手に負えないものは何もなく，その人の多数の長所があるために他の人々から求められている．症状は何もない
81～90	症状がまったくないか，ほんの少しだけ（例：試験前の軽い不安）．すべての面でよい機能で，広範囲の活動に興味をもち参加し，社交的にはそつがなく，生活に大体満足し，日々のありふれた問題や心配以上のものはない（例：たまに家族と口論する）
71～80	症状があったとしても，心理的社会的ストレスに対する一過性で予期される反応である（例：家族と口論した後の集中困難）．社会的，職業的，または学校の機能にごくわずかな障害以上のものはない（例：一時的に学業で遅れをとる）
61～70	いくつかの軽い症状がある（例：抑うつ気分と軽い不眠），または，社会的，職業的，または学校の機能に，いくらかの困難がある（例：時にずる休みをしたり，家の金を盗んだりする）が，全般的には機能がかなり良好であって，有意義な対人関係もかなりある
51～60	中等度の症状（例：感情が平板で，会話がまわりくどい，時にパニック発作がある），または，社会的，職業的，または学校の機能における中等度の障害（例：友達が少ししかいない，仲間や仕事の同僚との葛藤）
41～50	重大な症状（例：自殺念慮，強迫的儀式がひどい，しょっちゅう万引きする），または，社会的，職業的，または学校の機能における何らかの深刻な障害（友達がいない，仕事が続かない）
31～40	現実検討かコミュニケーションにいくらかの欠陥（例：会話は時々非論理的，あいまい，または関係性がなくなる），または，仕事や学校，家族関係，判断，思考，または気分など多くの面での重大な欠陥（例：抑うつ的な男が友人を避け家族を無視し，仕事ができない．子どもがしばしば年下の子どもをなぐり，家庭では反抗的であり，学校では勉強ができない）
21～30	行動は妄想や幻覚に相当影響されている，または意思伝達や判断に重大な欠陥がある（例：時々，滅裂，ひどく不適切に振る舞う，自殺の考えにとらわれている），または，ほとんどすべての面で機能することができない（例：1日中，床についている，仕事も家庭も友達もない）
11～20	自己または他者を傷つける危険がかなりあるか（例：死をはっきり予期することなしに自殺企図，しばしば暴力的になる，躁病性興奮），または，時には最低限の身辺の清潔維持ができない（例：大便を塗りたくる），またはコミュニケーションに重大な欠陥（例：大部分滅裂か無言症）がある
1～10	自己または他者をひどく傷つける危険が続いている（例：暴力の繰り返し），または最低限の身辺の清潔維持が持続的に不可能，または，死をはっきり予測した重大な自殺行為
0	情報不十分

［髙橋三郎, 大野　裕, 染矢俊幸訳：DSM-Ⅳ-TR精神疾患の診断・統計マニュアル新訂版, p.47-48, 医学書院, 2004より許諾を得て転載］

Rehab）は，主に入院中の患者を対象として，専門家が過去1週間以上の行動を観察して評価する．地域での生活可能性をアセスメントしたり，援助の効果を判定する目的で使用される．逸脱行動と全般的行動について全23項目で評価する．

d. 精神障害者社会生活評価尺度（LASMI）

　精神障害者社会生活評価尺度（Life Assessment Scale for the Mentally Ill：LASMI）は，慢性期にある統合失調症の生活障害を包括的に評価することを目的として開発された尺度で，過去1ヵ月間の行動観察や面接を通して評価する．5つのカテゴリーについて，どの程度支援や助言を必要とするかを40項目で評価する[5]．

e.　SLOF（Specific Levels of Functioning Scale；特定機能レベル評価尺度）[6]

「対人関係」「活動」「労働（作業）技能」の3領域について24項目で評価する。アセスメントや効果を測定する尺度として用いられ，自己評価で測定する本人用，他者評価により測定する介護者用と専門家用がある。

f.　WBRS（Ward Behavior Rating Scale），SBS（Social Behavior Schedule）

WBRSは社会機能尺度の先駆けとなったもので，12項目について看護師が病棟での患者の行動を観察して評価する。行動過多，社会からのひきこもりなど，社会的に望ましくない行動を主として把握する。SBSはWBRSを地域で生活する慢性疾患患者の評価にも利用できるよう改訂したもので，21領域について評価する[7]。

g.　精神障害者ケアガイドライン（第2版）：ケア必要度[8]

精神障害者ケアマネジメントにおける評価尺度として作成されたもので，24項目からなる。地域生活に必要な最小限の能力（自立生活社会能力：18項目，緊急時の対応：2項目）と，社会生活を困難にする可能性のある行動（配慮が必要な社会行動：4項目）について観察や面接を通じて評価する。

B.　家族機能

1 ● 家族機能とは

家族は，血縁関係や情緒的結びつきなどによって定義され，個人の身近な存在として影響し合う存在である。家族は患者の生活や治療を支える身近な存在である一方，家族との関係や経験が患者の心理的負担につながっている場合もあり，家族のアセスメントは患者を理解するうえで重要である。精神障害をもつ人の家族では，疾患に対する罪悪感や，対応の難しさによる困難や不安，社会の偏見など多くの困難を感じている場合も多い。

家族とは何か，どのような役割をもつかは時代や文化によって異なり，また家族への思いやあり方はそれぞれの家族によって多様である。看護職自身にも，それぞれの価値観や考えがあり，家族のアセスメントやケアに影響する。家族とかかわる際には，自分自身の価値観や考えも客観的に振り返りながら，家族のあり方は多様であることを理解してかかわる姿勢が大切である。家族に関する理論や尺度を知ることは，家族の情報を整理し，多様性を理解するのに役に立つ。

2 ● 家族機能に関する尺度

家族を1つのシステムとして全体的にとらえる家族システム論は，さまざまな家族理論の基盤となっている。家族に関する理論は社会学などでも多く開発され，また家族看護学ではフリードマン家族アセスメントモデル，家族エンパワメントモデルなどが開発されている。

家族機能には，「情緒機能」「社会化と地位付与機能」「ヘルスケア機能」「生殖機能」「経済的機能」などが含まれ，また家族には健康を維持しようとするセルフケア機能があり，家族の発達課題を達成したり，健康問題に対処している[9]。尺度を用いるときには，それがどのような理論や定義に基づいているかを理解し，何を測るのかを明確にしておくこと

表Ⅶ-2-3　家族機能を測る主な尺度

尺度名	項目数	尺度の構成
FAD	60項目	「問題解決」「意思疎通」「役割」「情緒的反応性」「情緒的干渉」「行動制御」「全般的機能」の7下位尺度
FES	90項目	「関係性」「人間的成長」「システム維持」の3次元
FACESⅢ	20項目	「柔軟性（適応性）」「凝集性」の2次元
FFFS	27項目	「家族と個々の家族構成員との関係」「家族とサブシステムとの関係」「家族と社会との関係」の3分野
EE	—	家族への面接内容から「批判的コメント」「敵意」「情緒的巻き込まれすぎ」「暖かみ」「肯定的言辞」を評価

［梶谷みゆき：家族評価尺度を用いた家族研究の文献概観. 島根県立大学出雲キャンパス紀要13：121-131, 2018を参考に作成］

が大切である. **表Ⅶ-2-3**に示した, 家族研究で用いられている主な家族機能の評価尺度を紹介する[10].

a. FAD（Family Assessment Device）

エプスタイン（Epstein NB）が開発した尺度で, マクマスターモデルを基盤として60項目4段階で評価する. 問題解決, 意思疎通, 役割, 情緒的反応性, 情緒的干渉, 行動制御, 全般的機能の7つの下位尺度からなる.

b. FES（Family Environment Scale）

ムース（Moos RH）らによって開発された尺度で, 家族の関係性, 人間的成長, システム維持の3次元について, 10下位尺度, 90項目で評価する. 各家族員からみた家族環境の特性を把握できるという特徴がある[11].

c. FACESⅢ（Family Adaptability and Cohesion Evaluation Scales）

オルソン（Olson DH）によって提唱された円環モデルをもとに, 家族の凝集性と家族の適応性（柔軟性）の2側面から家族の機能を測定する尺度である. 凝集性と柔軟性（適応性）の4つのレベルから, 家族を16のタイプに分類する. なお円環モデルをもとに, 日本の社会や文化に適合するよう作成されたFACESKG Ⅳは, 「きずな」と「かじとり」という2次元で整理されている.

d. FFFS（Feetham Family Functioning Survey）[12]

フィータム（Feetham SL）が家族エコロジカルモデル理論を背景に開発した尺度で, 27項目からなる. 「家族と個々の家族構成員との関係」「家族とサブシステムとの関係」「家族と社会との関係」の3つの領域について測定する.

e. EE（Expressed Emotion）

EE（感情表出）は, 家族が表出する感情の内容と程度によって家族関係を把握する尺度で, 本人に対する「敵意」「批判的コメント」「情緒的巻き込まれすぎ」が高い場合に高EE（highEE）と評価され, 統合失調症患者の再発率との関連が示されている. 高EE家族の困難や負担感を軽減するため, 家族心理教育などの家族支援プログラムの発展につながった[13]. 半構造化面接（CFI）によって評価するほか, 短時間のFMSS（Five Minutes Speech Sample）や自記式のLEE（Level of Expressed Emotion）, FAS（Family Attitudes Scale）などが開発されている．

f. その他のアセスメントツール

　家族をアセスメントするツールとしてよく用いられているものに，ジェノグラム（家系図）とエコマップ（家族生態図）がある．ジェノグラムは家族内の構造を，エコマップは家族と社会の関連を図式化して情報を整理するのに役立つ．

　介護を行う家族の困難や負担感については，ザリット（Zarit）介護負担尺度[14]や疾患別の介護負担尺度などがつくられている．精神疾患をもつ人の家族については，家族の生活困難度尺度[15]や協力度尺度[15]なども開発されている．

C. 尺度を活用する

　社会機能や家族機能の尺度は，臨床場面でどのように活用できるだろうか．

1 ● 情報を整理する

　社会機能や家族機能は幅広い概念で，さまざまな要因が関連している．標準化された尺度を用いることは，自分の先入観や実感から少し距離をおき，客観的に患者を評価する機会にもなる．病棟などでは患者が最も困難を抱えている側面が注目されやすいが，家族システム全体や社会とのつながりといった広い視野の中で患者をみることで，自分があまり目を向けていない部分に気づくことができ，包括的なアセスメントに活かすことができる．

2 ● 多職種間で情報共有する

　地域包括ケアシステムの整備が進む中，多職種との協働や地域と病院の連携は非常に重要である．しかし，職種や施設が異なると，用いる用語が異なったり，互いのアセスメントが十分に伝わらないこともある．尺度を用いた評価は，共通の基盤で話すことができ，互いの視点や着目点の違いを整理する機会となる．

3 ● アウトカムをみる，他集団と比較する

　提供している医療や看護ケア，治療プログラムなどが適切であったか，効果的であったかというアウトカムの評価は，よりよい看護実践に向けて重要である．尺度を用いて数値化することは，客観的にアウトカムを評価することができ，また他の集団との比較も可能となる．しかし，数値化された評価はわかりやすい一方で，「社会機能」「家族機能」という広い概念の一部分を切り取って評価しているにすぎない．尺度を使うときには，尺度では測定できない部分があることを常に念頭においておくことが大切である．

4 ● 質問による影響を考える

　質問を受けたり，質問紙に記入することには負担が伴う．家族に関する質問によって，対象者がつらい思いや自責感を覚えたり，なぜこのような質問をされるのかと不安に思うこともある．反対に，自分自身を客観的に振り返り，気持ちを整理する機会になる場合もある．質問を受けることが本人・家族にとってどのような体験になるのかを考え，評価の

タイミングや方法，内容を検討することが大切である．また，プライバシーの保護や実施後の配慮も忘れないようにしたい．

▌引用文献▌

1) 池淵恵美：統合失調症の社会機能をどのように測定するか．精神神経学雑誌 **115**（6）：570-585, 2013
2) American Psychiatric Association/日本精神神経学会（日本語版用語監）：DSM-Ⅳ-TR精神疾患の診断・統計マニュアル新訂版（髙橋三郎，大野　裕，染矢俊幸訳）p.47-48, 医学書院，2004
3) American Psychiatric Association/日本精神神経学会（日本語版用語監）：DSM-5 精神疾患の診断・統計マニュアル（髙橋三郎，大野　裕監訳），医学書院，2014
4) 山下俊幸，藤　信子，田原明夫：精神科リハビリテーションにおける行動評価尺度「REHAB」の有用性．精神医学 **37**（2）：199-205, 1995
5) 岩崎晋也，宮内　勝，大島　巌ほか：精神障害者社会生活評価尺度の開発．信頼性の検討（第1報）．精神医学 **36**（11）：1139-1151, 1994
6) Sumiyoshi T, Nishida K, Niimura H, et al：Cognitive insight and functional outcome in schizophrenia；a multi-center collaborative study with the specific level of functioning scale—Japanese version. Schizophrenia Research. Cognition **6**：9-14, 2016
7) 岡本典子，田中有紀：Social Behaviour Schedule（SBS）日本語版の妥当性の検討―精神科病院における長期在院者の社会行動を看護師が評価する場合．日本精神保健看護学会誌 **23**（1）：91-100, 2014
8) 髙橋清久，大島　巌（編）：改訂新版　ケアガイドラインに基づく精神障害者ケアマネジメントの進め方，精神障害者社会復帰促進センター，2001
9) 鈴木和子，渡辺裕子，佐藤律子：家族看護学―理論と実践，第5版，p.12-15, 34-42, 日本看護協会出版会，2019
10) 梶谷みゆき：家族評価尺度を用いた家族研究の文献概観．島根県立大学出雲キャンパス紀要 **13**：121-131, 2018
11) 野口裕二，斎藤　学，手塚一朗ほか：FES（家族環境尺度）日本版の開発：その信頼性と妥当性の検討．家族療法研究 **8**（2）：147-158, 1991
12) 法橋尚宏，前田美穂，杉下知子：FFFS（Feetham家族機能調査）日本語版Ⅰの開発とその有効性の検討．家族看護学研究 **6**（1）：2-10, 2000
13) 大島　巌，三野善央：EE研究の起源と今日的課題．精神科診断学 **4**（3）：265-281, 1993
14) 荒井由美子：家族介護者の介護負担．IRYO **56**（1）：601-605, 2002
15) 大島　巌：精神障害者をかかえる家族の協力態勢の実態と家族支援のあり方に関する研究．精神神経学雑誌 **89**（3）：204-241, 1987

学習課題

1．社会機能，家族機能に着目することはなぜ大切なのですか．
2．社会機能，家族機能の評価尺度にはどのようなものがありますか．
3．尺度を用いた社会機能，家族機能の評価は，どのように役立ちますか．

第Ⅷ章

治療・ケア・支援の方法

学習目標

1. 生物学的・心理学的・社会的側面のそれぞれからアプローチする治療・ケア・支援について理解する.
2. 精神看護におけるさまざまな技法を理解する.
3. 精神看護における安全管理（事故防止，災害対策）について理解する.

1 生物学的側面からアプローチする治療・ケア・支援

この節で学ぶこと

1. 向精神薬の分類と，それぞれの向精神薬の効果や作用機序，副作用について理解する.
2. 薬物療法における看護の役割とは，単に服薬管理にとどまらず，患者自身による健康の自己管理を促し，援助するものであることを理解する.
3. 電気けいれん療法の基本と適応について学ぶ.
4. 電気けいれん療法の有害作用とrTMSの特徴について知る.
5. 修正型無けいれんECT（m-ECT）の実際と，看護の役割を理解する.
6. 精神科治療の場で遭遇する代表的な身体疾患，精神症状の悪化が身体の慢性疾患に与える影響について理解する.
7. 周術期における精神疾患の生物学的変化と精神障害者の精神状態の変化を理解する.

A. 薬物療法

1 ● 精神科薬物療法の概要

精神科の治療は，薬物療法をはじめとする身体的治療（電気けいれん療法や経頭蓋磁気刺激なども含む）と，精神療法やデイケアなどといった心理・社会的治療に分けられる（図Ⅷ-1-1）.これらの中でも薬物療法は症状の改善や再発予防などの効果が最も確実であり，精神科治療の基本といえるであろう.

精神科薬物療法では中枢神経系に作用を及ぼす「**向精神薬**」とよばれるグループの薬剤が使用される.向精神薬には，以下のとおり**抗精神病薬，抗うつ薬，抗不安薬，睡眠薬，気分安定薬，認知症治療薬，注意欠如・多動症（ADHD）治療薬，アルコール依存症治療薬，抗パーキンソン薬**などが含まれる.

①抗精神病薬　　　　　　　　⑥認知症治療薬
②抗うつ薬　　　　　　　　　⑦注意欠如・多動症（ADHD）治療薬
③抗不安薬　　　　　　　　　⑧アルコール依存症治療薬
④睡眠薬　　　　　　　　　　⑨抗パーキンソン薬
⑤気分安定薬　　　　　　　　⑩その他

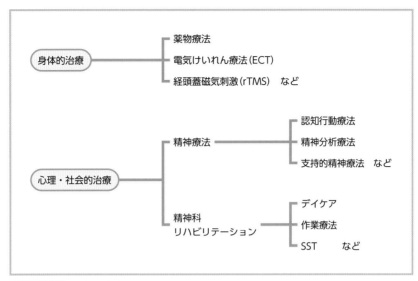

図VIII-1-1　精神科治療

ⓒⓡⓛ

向精神薬と精神治療薬

　世界保健機関（WHO）の定義によると，向精神薬とは，「主要な作用が精神機能，行動，経験に影響を与える薬物」であるとされている．したがって，本来，向精神薬には，精神障害の治療に用いられる精神治療薬のみならず，大麻や覚せい剤，麻薬などといった催幻覚薬も含まれる．しかしながら，原則的に催幻覚薬が精神科の医療現場で使用されることはないという事情もあって，精神科治療薬のみを向精神薬とみなすのが一般的である．

　「向精神薬」と「抗精神病薬」は名前が似ているのでしばしば混同されるが，これらは異なる概念である．抗精神病薬とは統合失調症などでみられる幻覚や妄想などといった精神病症状を改善する薬剤であり，多様な精神障害，精神症状を治療するために使用される数ある向精神薬の中の1つのグループにすぎない．

ⓒⓡⓛ

わが国における法律上の向精神薬

　WHOの定義のほかに，わが国には「麻薬及び向精神薬取締法」で規定される「向精神薬」という概念がある．「麻薬及び向精神薬取締法」では乱用の危険性と治療上の有用性によって，第1種向精神薬（メチルフェニデートなど8種類），第2種向精神薬（フルニトラゼパムなど9種類），第3種向精神薬（トリアゾラムなど68種類）の3つのグループに分類されているが，通常は向精神薬には含まれない鎮痛薬（ペンタゾシンなど）や肥満症治療薬（マジンドール）が「麻薬及び向精神薬取締法」上の「向精神薬」に含まれる一方で，逆に通常は向精神薬に含まれる抗精神病薬，抗うつ薬，気分安定薬，認知症治療薬，アルコール依存症治療薬，および一部の抗不安薬，睡眠薬が「麻薬及び向精神薬取締法」上の「向精神薬」には含まれないことになっている．このように医療現場で用いられる向精神薬と「麻薬及び向精神薬取締法」で言うところの「向精神薬」は意味が異なるので，注意が必要である．

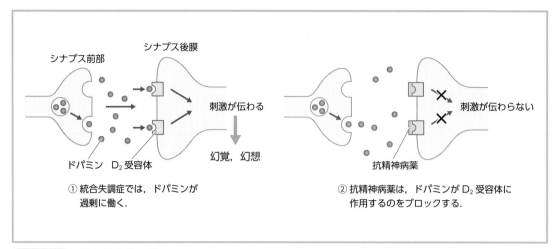

シナプス前部　シナプス後膜

刺激が伝わる

幻覚，幻想

ドパミン　D₂受容体

① 統合失調症では，ドパミンが
　過剰に働く．

刺激が伝わらない

抗精神病薬

② 抗精神病薬は，ドパミンがD₂受容体に
　作用するのをブロックする．

図Ⅷ-1-2　抗精神病薬の働き

2 ● 抗精神病薬

a. 概　要

　抗精神病薬は，神経遮断薬（neuroleptics）あるいは強力精神安定薬（major tranquilizer，メジャートランキライザー）ともよばれる.

　基本的に抗精神病薬は**統合失調症**の治療に用いられる向精神薬であるが，保険適用外ながら，医療現場では認知症の行動・心理症状（BPSD）やせん妄などの治療においても使用されるし，最近では双極性障害やうつ病に対する有効性が示されて，保険適用を取得した薬剤も存在する.

　抗精神病薬はいずれも幻覚や妄想などといった精神病症状を改善するのみならず，興奮を抑える鎮静作用や，一度改善した統合失調症の症状の再発を予防する効果も有している.また，感情の平板化や意欲低下などといった陰性症状（第Ⅵ章3-2節A参照）の改善に有用な抗精神病薬も存在する.

b. 作用機序

　ヒトの脳には中脳-辺縁系経路，中脳-皮質経路，黒質-線条体経路，隆起部-漏斗部-下垂体経路の4つのドパミン神経回路が存在するが，統合失調症ではこれら4つのうち**中脳-辺縁系経路**におけるドパミン神経の活動が過剰となることによって幻覚・妄想が引き起こされると考えられている（**図Ⅷ-1-2**①）.抗精神病薬は中脳-辺縁系経路の神経終末に存在するシナプス後部位**ドパミンD₂受容体**を遮断し，ドパミンの作用を阻害することによって，幻覚や妄想に関連した刺激が伝搬しないようにすることで抗幻覚・妄想作用を発揮する（**図Ⅷ-1-2**②）.ただし，ドパミンD₂受容体は中脳-皮質経路，黒質-線条体経路，隆起部-漏斗部-下垂体経路にも存在する.中脳-皮質経路は陰性症状，黒質-線条体経路は錐体外路系副作用，隆起部-漏斗部-下垂体経路はプロラクチン分泌と関連を有しており，抗精神病薬の使用によって，陰性症状の悪化や錐体外路系副作用，プロラクチン分泌と関連した副作用がもたらされうる.

表Ⅷ-1-1　主な抗精神病薬

一般名	代表的な商品名	利用できる剤形
定型抗精神病薬		
クロルプロマジン	コントミン®，ウインタミン®	経口，筋注
レボメプロマジン	レボトミン®，ヒルナミン®	経口，筋注
フルフェナジン	フルメジン®	経口，長時間作用型注射
ハロペリドール	セレネース®	経口，筋注，静注，長時間作用型注射
スルピリド	ドグマチール®	経口，筋注
ゾテピン	ロドピン®	経口
非定型抗精神病薬		
セロトニン・ドパミン遮断薬		
リスペリドン	リスパダール®	経口，長時間作用型注射
パリペリドン	インヴェガ®	経口，長時間作用型注射
ペロスピロン	ルーラン®	経口
ブロナンセリン	ロナセン®	経口，貼付剤
ルラシドン	ラツーダ®	経口
多元受容体作用抗精神病薬		
オランザピン	ジプレキサ®	経口，筋注
クエチアピン	セロクエル®，ビプレッソ®	経口
クロザピン	クロザリル®	経口
アセナピン	シクレスト®	経口
ドパミンD$_2$受容体部分作動薬		
アリピプラゾール	エビリファイ®	経口，長時間作用型注射
ブレクスピプラゾール	レキサルティ®	経口

c. 分　類

　抗精神病薬は**定型抗精神病薬**と**非定型抗精神病薬**の2つに分けられる（**表Ⅷ-1-1**）．定型抗精神病薬は**従来型抗精神病薬**，あるいは**第一世代抗精神病薬**ともよばれ，また，非定型抗精神病薬は**新規抗精神病薬**，あるいは**第二世代抗精神病薬**ともよばれる．

(1)定型抗精神病薬

　定型抗精神病薬の主たる薬理作用は中脳-辺縁系経路に存在するドパミンD$_2$受容体の遮断作用であるが，中脳-皮質経路，黒質-線条体経路，隆起部-漏斗部-下垂体経路に存在するドパミンD$_2$受容体遮断作用を介してもたらされる**陰性症状の悪化や錐体外路系副作用，プロラクチン分泌に関連した副作用**が問題になる．

(2)非定型抗精神病薬

　定型抗精神病薬は中脳-辺縁系経路におけるドパミンD$_2$受容体の遮断作用を介して抗幻覚・妄想作用を発揮するが，その際に中脳-辺縁系経路以外の神経回路でもドパミンD$_2$受容体の遮断作用を発揮するために，ドパミンと関連したさまざまな副作用も出現するという問題がある．このような問題を解決するために開発されたのが非定型抗精神病薬である．非定型抗精神病薬には**セロトニン・ドパミン遮断薬**（serotonin dopamine antagonist：**SDA**），**多元受容体作用抗精神病薬**（multi-acting receptor targeted agent：**MARTA**），

コラム

長時間作用型注射製剤（デポ剤）について

　統合失調症患者の抗精神病薬の服薬の中断や飲み忘れは再発・再燃のリスクを増大させるので，これを防ぐために開発されたのが長時間作用型注射製剤とよばれる剤形の抗精神病薬である．長時間作用型注射製剤は2週から3ヵ月に1回筋肉内注射されて，注射部位から少しずつ抗精神病薬が放出されるという仕組みになっている．現在のわが国には定型抗精神病薬であるハロペリドール（4週に1回），フルフェナジン（4週に1回），非定型抗精神病薬であるリスペリドン（2週に1回），パリペリドン（4週に1回と12週に1回の2種類），アリピプラゾール（4週に1回）の6種類の長時間作用型注射製剤を使用できる．

　他にも，飲みやすさに配慮した口腔内崩壊錠（水なしで飲める）や液剤，貼付剤も登場している．

およびドパミンD$_2$受容体部分作動薬の3つのグループの薬剤が存在する．

　SDAとMARTAはドパミン受容体遮断作用のみならず，セロトニンなどのドパミン以外の神経伝達物質が関連を有する部位に作用することによって，ドパミン受容体遮断作用がもたらす副作用が緩和された抗精神病薬のことである．ただし，SDAとMARTAには体重増加や高血糖などといったメタボリックシンドロームに関連した副作用が出現しやすいことに注意する必要がある．

　ドパミンD$_2$受容体部分作動薬とは，ドパミンD$_2$受容体に結合することによって過剰なドパミン神経伝達を防ぐとともに，それ自体が30％程度のドパミン作用をもっていることからドパミンに関連した副作用が緩和された抗精神病薬である．

d. 主な副作用

　抗精神病薬の副作用は，ドパミンD$_2$受容体と関連のある副作用と，それ以外の副作用に分けて考えると理解しやすい．

(1) ドパミンに関連した副作用

①錐体外路系副作用

　抗精神病薬を投与した場合には黒質-線条体経路における，ドパミン受容体の遮断作用によって，錐体外路系副作用とよばれる**不随意運動**が出現しうる．

- **アカシジア**：投与開始から比較的初期（投与後数週間）に多い副作用で，「じっとしていられない」，「落ち着かない」，「むずむずする」などといった症状を呈する．座っているよりも歩いているほうが症状が緩和するため，「静座不能」と訳されることもある．
- **急性ジストニア**：投与開始から数時間〜数日で出現することが多い副作用で，首がつっぱる，舌が突出する，眼球が上転する，からだが傾くなどといった筋肉の緊張を中心とした症状を呈する．
- **パーキンソン症候群**：投与開始から2週以降，4〜10週に最も多く認める副作用であるが，それより長期間使用した後に出現することも少なくない．無動，筋強剛，振戦，前傾姿勢，小刻み歩行などといったパーキンソン（Parkinson）病に類似した症状を呈する．両側に認めることが多い点が，パーキンソン病との鑑別に有用である．
- **遅発性ジスキネジア**：投与開始から半年以上経過してから出現する副作用であるが，投与開始から数年経過した後に認識されることもある．無意識の動きが口の周囲や体幹を

表Ⅷ-1-2　Caroffらによる悪性症候群の診断基準

1. 発症前7日以内の抗精神病薬の使用の既往
   （長時間作用型注射製剤の場合，発症の2～4週前の使用の既往）
2. 高熱：38℃以上
3. 筋固縮
4. 以下のうち5項目
   意識障害，頻脈，呼吸促進あるいは低酸素症，発汗あるいは流涎，
   振戦，尿失禁，CPK（クレアチンフォスホキナーゼ）の上昇あるい
   はミオグロビン尿，白血球増加，代謝性アシドーシス
5. 他の薬剤性，全身性，精神神経疾患の除外

上記の診断基準の1～5を満たす.
［Caroff SN, Mann S C : Neuroleptic malignant syndrome. Med Clin North Am
77：185-202, 1993 より筆者が翻訳して引用］

中心に出現する．動きは比較的緩やか，かつ，不規則であることが特徴である．遅発性
ジスキネジアが存在したとしても，本人は苦痛を感じていないことが多く，とくに初期
には自覚が乏しいことも少なくない．一度出現すると治療困難であることが多く，出現
した場合には早期に減薬や薬剤中止などの対処を行う必要がある．

②高プロラクチン血症

抗精神病薬を投与した場合には隆起部-漏斗部-下垂体経路に存在するドパミンD_2受容
体遮断作用によって**プロラクチン**の分泌が増加する．その結果，女性では乳汁分泌や月経
不順，乳房肥大，オルガスム障害などが，男性でも女性化乳房やインポテンスなどがみら
れる．長期的には骨粗鬆症などにも関連する．

(2)悪性症候群

悪性症候群は抗精神病薬による副作用の中でも最も重篤であり，死の転帰をたどる可能
性もある．**表Ⅷ-1-2**に診断基準を掲載した．基準項目に挙げられているように，発熱，
発汗，筋固縮などの症状には日頃から注意を払わなければならない．また，悪性症候群は
栄養状態が不良であったり，脱水状態にあったり，高齢者であったり，身体疾患が併存し
ているなど全身状態が不良である場合に発症しやすいとされている．

悪性症候群が出現した際には，すみやかに抗精神病薬の投与を中止するとともに，補液，
冷罨法（クーリング）などの対処が必要である．

(3)糖尿病, 脂質代謝異常

とくに非定型抗精神病薬で問題となる．**高血糖**からケトアシドーシス[*1]に至って死亡
する症例もあるため，糖尿病患者に対するオランザピンやクエチアピンの使用は禁忌とさ
れている．

この他に，**脂質代謝異常**も生じやすいので，食生活や運動習慣の指導を行うことが望ま
しい．

(4)抗コリン作用に関連した副作用

抗精神病薬はドパミン受容体遮断作用以外にも**アセチルコリン受容体遮断作用（抗コリ
ン作用）**も有しているため，口渇や目のかすみ，排尿困難，便秘，頻脈などが出現しうる．

[*1]ケトアシドーシス：血中にケトン体が過剰に蓄積し，血液のpHが酸性になった状態．意識障害，脱水，呼吸数減
　少，クスマウル大呼吸などをまねく．

　　日常的な対処としては，口渇に対しては水を多めに飲む，口をすすぐ，氷を舐めるなどが挙げられる．また，便秘に対しては酸化マグネシウムなどの浸透圧性緩下薬を使用することもあるが，適度な水分と食物繊維を摂取し，運動を行うことで改善を促すという対応をとる場合もある．

(5) 抗ヒスタミン作用に関連した副作用

　　抗精神病薬は**ヒスタミン受容体遮断作用**をも有しており，その結果として，眠気や体重増加が認められる場合がある．これらは臨床的に問題となることが多く，患者がとくに嫌がる副作用でもある．

(6) 抗 α_1 作用に関連した副作用

　　抗精神病薬はアドレナリン受容体のうち α_1 遮断作用をも有しており，その結果として起立性低血圧，いわゆる立ちくらみが認められることがある．起立性低血圧は**転倒**などのリスクを増加させるため注意が必要である．日常的な対処としては，立ち上がる前に足を動かすことや，なるべくゆっくりと立ち上がるようにすることが勧められる．

(7) その他

　　一部の抗精神病薬はキニジン様作用[*2]を有するため，心電図における**QT延長**（第Ⅵ章2節C参照）がもたらされる可能性がある．QT延長はしばしば致死的な心室性不整脈であるトルサード・ド・ポワンツ（torsades de pointes）の危険因子である．また，抗精神病薬はQT延長以外にも循環器系に影響を与えることがあるので，定期的に心電図検査などを実施することが望ましい．

3 ● 抗うつ薬

a. 概　要

　　抗うつ薬は，主にうつ病，うつ状態の治療に用いられる薬剤であるが，強迫症，社交不安症，パニック症などの不安症や慢性疼痛に有効な抗うつ薬も存在する．また，保険適用外であるがせん妄などに使用される抗うつ薬も存在する．ただし，双極性障害のうつ状態に対する抗うつ薬の使用については躁転のリスクがあることから，可能な限り使用を避けることが推奨されている．

b. 作用機序

　　うつ病では**セロトニン**や**ノルアドレナリン**に関連した機能が低下し，神経細胞間の情報伝達が不十分になると推測されているが，抗うつ薬は脳の神経細胞から放出されたセロトニンやノルアドレナリンが元の細胞に再び取り込まれること（**再取り込み**）を阻害することによって，神経シナプス間隙のセロトニンやノルアドレナリンの増加がもたらされ（**図Ⅷ-1-3**①），増加したセロトニンやノルアドレナリンが神経細胞の樹状突起に作用して（**図Ⅷ-1-3**②），刺激が十分伝達されるようになることによって，意欲や気分が活性化されると考えられている．

c. 分　類

　　現在のわが国で承認されている抗うつ薬は**古典的抗うつ薬**と**新規抗うつ薬**に分けられる

[*2]キニジン様作用：細胞膜の Na^+ チャネルや Ca^{2+} チャネルを遮断する作用．

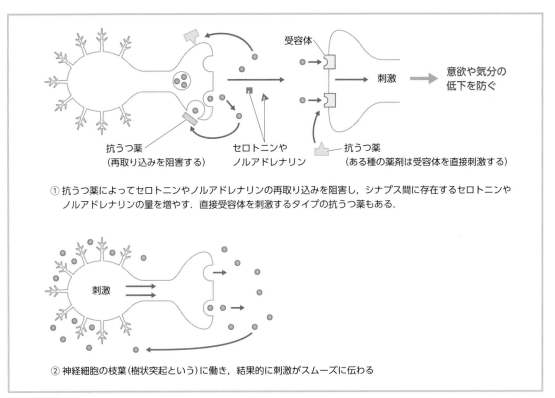

① 抗うつ薬によってセロトニンやノルアドレナリンの再取り込みを阻害し，シナプス間に存在するセロトニンや
　ノルアドレナリンの量を増やす．直接受容体を刺激するタイプの抗うつ薬もある．

② 神経細胞の枝葉（樹状突起という）に働き，結果的に刺激がスムーズに伝わる

図Ⅷ-1-3　抗うつ薬の働き

（**表Ⅷ-1-3**）．古典的抗うつ薬はその化学構造から**三環系抗うつ薬**と**四環系抗うつ薬**，およびその他の抗うつ薬に分けられる．一方，新規抗うつ薬はその薬理作用から**選択的セロトニン再取り込み阻害薬**（selective serotonin reuptake inhibitors：SSRI），**セロトニン・ノルアドレナリン再取り込み阻害薬**（serotonin & norepinephrine reuptake inhibitors：SNRI），**ノルアドレナリン作動性・特異的セロトニン作動性抗うつ薬**（noradrenergic and specific serotonergic antidepressant：NaSSA），**セロトニン再取り込み/セロトニン受容体調節薬**に分類される．

　三環系抗うつ薬や四環系抗うつ薬は過量服薬した際に心毒性によって死に至るリスクがあるので，その処方頻度は減少傾向にあり，新規抗うつ薬が処方されることが多くなっている．

d. 主な副作用

　抗うつ薬，とくに古典的抗うつ薬は抗精神病薬と同様に抗コリン作用，抗ヒスタミン作用，抗α_1作用を有している．これらの薬理作用によってもたらされる副作用については抗精神病薬の項を参照されたい．

　以下に新規抗うつ薬に多くみられる副作用を列挙した．

(1)消化器症状

　セロトニン5-HT$_3$受容体に対する刺激によって，悪心や下痢などの消化器症状が出現することがある．これらの消化器症状は投与開始から2週間が最も出現しやすい．

表Ⅷ-1-3　抗うつ薬

一般名	代表的な商品名	利用できる剤形
古典的抗うつ薬		
三環系抗うつ薬		
イミプラミン	トフラニール®	経口
アミトリプチリン	トリプタノール®	経口
ノルトリプチリン	ノリトレン®	経口
クロミプラミン	アナフラニール®	経口，点滴静注
トリミプラミン	スルモンチール®	経口
ロフェプラミン	アンプリット®	経口
ドスレピン	プロチアデン®	経口
アモキサピン	アモキサン®	経口
四環系抗うつ薬		
ミアンセリン	テトラミド®	経口
マプロチリン	ルジオミール®	経口
セチプチリン	テシプール®	経口
その他		
トラゾドン	レスリン®，デジレル®	経口
新規抗うつ薬		
選択的セロトニン再取り込み阻害薬（SSRI）		
フルボキサミン	ルボックス®，デプロメール®	経口
パロキセチン	パキシル®，パキシルCR®	経口
セルトラリン	ジェイゾロフト®	経口
エスシタロプラム	レクサプロ®	経口
セロトニン・ノルアドレナリン再取り込み阻害薬（SNRI）		
ミルナシプラン	トレドミン®	経口
デュロキセチン	サインバルタ®	経口
ベンラファキシン	イフェクサーSR®	経口
ノルアドレナリン作動性・特異的セロトニン作動性抗うつ薬（NaSSA）		
ミルタザピン	レメロン®，リフレックス®	経口
セロトニン再取り込み/セロトニン受容体調節薬（S-RIM）		
ボルチオキセチン	トリンテリックス®	経口

（2）性機能障害

　新規抗うつ薬の投与によって勃起障害や射精障害，欲求の減退などを認める場合がある．患者にとって性機能障害は医療者に相談しにくい副作用であり，抗うつ薬による治療を中断する原因ともなりうるので，医療者のほうから性機能障害の有無を患者に確認するほうが望ましい．性機能障害は薬剤によって大きく出現頻度が異なり，別の抗うつ薬への切り替えをすることで改善することもある．

（3）賦活症候群（アクチベーション症候群）

　抗うつ薬の投与開始直後に出現する不安や焦燥，不眠などからなる副作用である．賦活症候群は自殺企図や衝動行為につながる可能性があり，若年者ではとくに注意が必要となる．

(4)出血傾向

　非ステロイド性抗炎症薬（NSAIDs）などを併用することによって消化管出血のリスクが高まることが知られている.

(5)その他

　抗うつ薬を急に減量したり，中止した場合に，インフルエンザや感冒に類似した悪寒や筋肉痛，頭痛，悪心，めまい，不安感，発汗などといった中断症状（中断症候群）とよばれる症状が出現する場合がある. 中断症状はとくに半減期の短い抗うつ薬によって生じやすいと考えられている.

　また，抗うつ薬は他の薬剤と併用した場合に薬物間相互作用によって副作用が増強されることがある. 薬物間相互作用の出現にはチトクローム P450（CYP）とよばれる肝臓の代謝酵素が関与しており，とくにパロキセチンやフルボキサミンは一部のCYPを強く阻害するので，ワルファリンや抗不整脈薬などと併用するとそれらの血中濃度を著しく高めることがある.

4 ● 抗不安薬，睡眠薬

a. 概　要

　現在のわが国では**抗不安薬**や**睡眠薬**としてバルビツール酸系睡眠薬，ブロモワレリル尿素，ベンゾジアゼピン受容体作動薬，セロトニン5-HT$_{1A}$受容体作動薬，メラトニン受容体作動薬，オレキシン受容体拮抗薬を使用できる.

　これらのうち，バルビツール酸系睡眠薬とブロモワレリル尿素は古いタイプの睡眠薬で，長期連用により耐性が形成されることや，大量服薬をした場合に死亡するリスクがあるため，現在では使用されない傾向がある.

　抗不安薬は緩和精神安定薬（マイナートランキライザー，minor tranquilizer）ともよばれる.

b. 分　類 (表Ⅷ-1-4)

(1)ベンゾジアゼピン受容体作動薬

　今日使用される抗不安薬や睡眠薬の大半は**ベンゾジアゼピン受容体作動薬**である. ベンゾジアゼピン受容体作動薬は中枢神経系における抑制アミノ酸であるγ-アミノ酪酸（GABA）が結合する**GABA-$_A$受容体**に作用して，鎮静作用，催眠作用，抗不安作用を発揮すると考えられている. ベンゾジアゼピン受容体作動薬は不安症や不眠症の治療に用いられるのみならず，統合失調症や双極性障害，うつ病などに対して不安症状や不眠症状に対して用いられたり，あるいは不安時や不眠時の頓用薬として使われることもある. また，ベンゾジアゼピン受容体作動薬は抗けいれん作用，筋弛緩作用も有しており，抗けいれん薬として用いられたり，肩こりや腰痛，筋緊張性頭痛などに用いられることもある.

(2)セロトニン5-HT$_{1A}$受容体作動薬

　セロトニン5-HT$_{1A}$受容体作動薬はセロトニン5-HT$_{1A}$自己受容体に部分作動薬として作用することによって抗不安作用を呈すると考えられている.

(3)メラトニン受容体作動薬

　メラトニンは脳の松果体から分泌されるホルモンの一種で，体内時計や睡眠覚醒リズ

表Ⅷ-1-4　主な抗不安薬，睡眠薬

一般名	代表的な商品名	利用できる剤形
抗不安薬		
ベンゾジアゼピン受容体作動薬		
クロチアゼパム	リーゼ®	経口
エチゾラム	デパス®	経口
ロラゼパム	ワイパックス®，ロラピタ®	経口，静注
アルプラゾラム	コンスタン®，ソラナックス®	経口
ブロマゼパム	レキソタン®，セニラン®	経口
ジアゼパム	セルシン®，ホリゾン®，ダイアップ®	経口，坐剤，静注，筋注
ロフラゼプ酸エチル	メイラックス®	経口
クロナゼパム※	リボトリール®，ランドセン®	経口
セロトニン5-HT$_{1A}$受容体作動薬		
タンドスピロン	セディール®	経口
睡眠薬		
バルビツール酸系睡眠薬		
ペントバルビタール	ラボナ®	経口
フェノバルビタール	フェノバール®	経口，坐剤，皮下注，筋注
非バルビツール酸系睡眠薬		
ブロモバレリル尿素	ブロバリン®	経口
ベンゾジアゼピン受容体作動薬		
トリアゾラム	ハルシオン®	経口
ブロチゾラム	レンドルミン®	経口
ロルメタゼパム	ロラメット®，エバミール®	経口
フルニトラゼパム	サイレース®	経口，静注
ゾルピデム	マイスリー®	経口
ゾピクロン	アモバン®	経口
エスゾピクロン	ルネスタ®	経口
メラトニン受容体作動薬		
ラメルテオン	ロゼレム®	経口
オレキシン受容体拮抗薬		
スボレキサント	ベルソムラ®	経口
レンボレキサント	デエビゴ®	経口

※日本においてクロナゼパムは小型（運動）発作，精神運動発作，自律神経発作に対する効能・効果のみが承認されているが，臨床現場では抗不安薬として使用されることが多い.

ムを調節する役割を有する．メラトニン受容体作動薬は，メラトニン受容体に作用することによって睡眠を誘導する．

(4)オレキシン受容体拮抗薬

　神経伝達物質の1つである**オレキシン**は，オレキシン受容体に結合することで覚醒システムを活性化させ覚醒を維持する．オレキシン受容体拮抗薬は，オレキシンの作用に拮抗することにより，覚醒システムを抑制し，睡眠を誘発する．

c. 主な副作用

以下にベンゾジアゼピン受容体作動薬に生じる副作用を列記した.

(1) 過鎮静・記憶障害・認知機能障害

抗不安薬は，用量に比例して鎮静が強くなることが多い．また健忘などの記憶障害が生じ，認知機能の低下をきたすこともある．したがって，長期使用は避けることが望ましい.

(2) 奇異反応

抗不安薬や睡眠薬は不安や緊張を軽減することを期待して使用されるものであるが，ベンゾジアゼピン受容体作動薬を服用した結果，逆に不安や緊張が高まり，興奮や攻撃性をもたらすことがまれにみられる.

(3) 筋弛緩

ベンゾジアゼピン受容体作動薬を服用した場合，その筋弛緩作用によって脱力したりふらつきやすくなる可能性がある．そのため，重症筋無力症では使用禁忌である．また，高齢者では転倒リスクを増加させるため注意が必要である.

(4) 呼吸抑制

ベンゾジアゼピン受容体作動薬を投与した結果，呼吸筋の弛緩作用や呼吸中枢への影響によって呼吸困難になることがある．このため呼吸状態が不良な患者に対するベンゾジアゼピン受容体作動薬の使用は避けるべきである.

(5) 依存・離脱症状

ベンゾジアゼピン受容体作動薬には精神依存と身体依存がともに生じうる．長期にわたってベンゾジアゼピン受容体作動薬を使用していた場合，急激な中断や減量によって不安，不眠，振戦，発汗，動悸，口渇，けいれん，せん妄などといった離脱症状が出現する可能性があるので，注意が必要である.

5 ● 気分安定薬

a. 概　要

気分安定薬とは双極性障害の躁状態のときには気分の高い波を抑え，うつ状態のときには気分の低い波を持ち上げて，正常な気分を保つ作用を有する薬剤のことである．現在の臨床現場では炭酸リチウム，カルバマゼピン，バルプロ酸ナトリウム，ラモトリギンの4種類の気分安定薬を使用できる.

b. 分　類

(1) 炭酸リチウム

最も代表的な気分安定薬で，躁状態とうつ状態双方に対する治療効果があるのみならず，双極性障害の再発予防効果をも有している．炭酸リチウムは経口摂取後に急速にリチウムイオンとして吸収され，そのまま腎臓から排泄される．炭酸リチウムの副作用としては，振戦，口渇，甲状腺機能低下，腎濃縮力の低下（多尿），徐脈などがみられる．過量投与や腎障害などといった理由により，血中リチウム濃度が高くなった場合には嘔吐，腹痛，口渇，運動失調，めまい感，構音障害，不整脈，けいれん，急性腎不全，意識障害などといったリチウム中毒の症状が出現する場合がある．リチウム中毒の症状は血中濃度が高いほどわるくなり，また，血中濃度が高い状態が長く続くほどわるくなる．リチウム中毒は

永続的な神経障害がもたらされたり，死に至る可能性もあるため，早急な対応が必要であり，血液透析を要することがある．炭酸リチウムは治療有効濃度と中毒域が比較的近いので，炭酸リチウムを使用する場合には定期的な採血を行って，血中濃度を確認する必要がある．また，非ステロイド性抗炎症薬（NSAIDs）はリチウムの腎臓からの排泄を阻害して，血中リチウム濃度を上昇させる可能性があるので，NSAIDsと炭酸リチウムの併用は原則として回避するべきとされている．

(2)カルバマゼピン，バルプロ酸ナトリウム，ラモトリギン

カルバマゼピン，バルプロ酸ナトリウム，ラモトリギンはいずれも**抗てんかん薬**として開発されたが，後に**双極性障害**に対する有効性が確認された．

カルバマゼピンはまれに全身症状を伴う重篤な薬疹（スティーブンス・ジョンソン［Stevens-Johnson］症候群）を引き起こすことや，薬物代謝酵素を誘導するために併用している薬剤の血中濃度を低下させることがあることが問題になる．バルプロ酸ナトリウムは高アンモニア血症を惹起することがあることや，催奇形性があることが問題になる．ラモトリギンもスティーブンス・ジョンソン症候群や中毒性表皮壊死症などの重篤な皮膚障害をきたすことがあるが，これらの皮膚障害は投与開始量が推奨される投与量よりも多かったり，急速に増量を行ったり，あるいはバルプロ酸ナトリウムとの併用した場合に出現しやすいことがわかっている．このため，ラモトリギンを使用する場合には少量から開始して，増量を緩徐に行うこと，また，バルプロ酸ナトリウムと併用する場合には，より少量から開始して，最大投与量も低めにすることが推奨されている．

6 ● 認知症治療薬

a. 概　要

現在のわが国では**アルツハイマー型認知症治療薬**として**コリンエステラーゼ阻害薬**，および**NMDA**（*N*-メチル-ᴅ-アスパラギン酸）**受容体拮抗薬**を使用できる．

b. 分　類

(1)コリンエステラーゼ阻害薬

アルツハイマー型認知症における認知機能の低下の原因の1つは脳内の**アセチルコリン**を神経伝達物質とするコリン作動性神経の減少とアセチルコリン濃度の低下であると考えられている．コリンエステラーゼ阻害薬はアセチルコリンの分解酵素であるアセチルコリンエステラーゼの働きを阻害して，脳内のアセチルコリン濃度を増加させて，脳内のコリン作動性神経を賦活化することによって，認知症の症状を改善するとともに，症状の進行を抑制する．現在のわが国では**ドネペジル**，**ガランタミン**，**リバスチグミン**の3種類のコリンエステラーゼ阻害薬を使用できるが，ガランタミンはニコチン性アセチルコリン受容体の機能も亢進させるという特徴を，また，リバスチグミンはアセチルコリンエステラーゼ阻害作用のみならず，ブチリルコリンエステラーゼ阻害作用も併せもつという特徴を有している．

ドネペジルは軽度から高度まで，ガランタミンは軽度から中等度までのアルツハイマー型認知症に対する有効性が示されており，いずれも経口薬として使用される．リバスチグミンは軽度から中等度までのアルツハイマー型認知症に対する有効性が示されており，貼

付剤として使用される．また，ドネペジルはレビー小体型認知症に対する保険適用も取得している．

(2)NMDA受容体拮抗薬

神経伝達物質の1つである**グルタミン酸**は学習と記憶に関連した神経経路で重要な役割を果たしているが，過剰なグルタミン酸がNMDA受容体に刺激を与えすぎると，神経細胞は死に至ると考えられている．NMDA受容体拮抗薬である**メマンチン**はNMDA受容体を部分的に遮断する一方で，正常な細胞機能に関連した神経伝達は遮断しないことにより，過剰なグルタミン酸から神経細胞を守ると考えられている．メマンチンは中等度から高度までのアルツハイマー型認知症に対する有効性が示され，保険適用を取得している．

7 ● 注意欠如・多動症（ADHD）治療薬

現在のわが国では注意欠如・多動症（ADHD）の治療薬として，ドパミン作動薬（精神刺激薬）であるメチルフェニデートとリスデキサンフェタミン，**選択的ノルアドレナリン再取り込み阻害薬**であるアトモキセチン，**選択的α_{2A}アドレナリン受容体作動薬**であるグアンファシンを使用できる．これらはいずれもドパミンやノルアドレナリン，アドレナリンなどによる神経伝達を促進することによって注意欠如・多動症で認められる不注意，多動，衝動性などといった症状を改善するといわれている．

8 ● アルコール依存症治療薬

a. 概　要

現在のわが国ではアルコール依存症の治療薬として，ジスルフィラム，シアナミド，アカンプロサート，ナルメフェンの4種類の薬剤を使用できる．

b. 分　類

(1)ジスルフィラム, シアナミド

アルコール依存症患者が自分の意思で飲酒をやめることはしばしば困難なので，そのような場合にはジスルフィラム，あるいはシアナミドが使用されてきた．ヒトが飲酒した場合，体内ではエチルアルコール→アセトアルデヒド→酢酸→$CO_2 + H_2O$という経路で代謝される．ジスルフィラムとシアナミドはアセトアルデヒドを酢酸に代謝するアルデヒド脱水素酵素の働きを阻害するので，ジスルフィラム，あるいはシアナミドの投与下で飲酒すると，アセトアルデヒドの血中濃度が著明に上昇して，顔面紅潮，発汗，呼吸困難，頭痛，頻脈，嘔気・嘔吐，高血圧などといった，いわゆる二日酔いに類似した不快な症状がもたらされる．すなわち，ジスルフィラム，あるいはシアナミドとは「酒に弱い」状態を人為的に作り出す薬剤であり，アルコール依存症患者の飲酒を回避する動機を強化する薬剤ということができる．なお，事前にジスルフィラムやシアナミドの投与下で飲酒した場合にどのような問題が発生しうるかを十分に理解させない限り，ジスルフィラムやシアナミドを使用するべきではない．

(2)アカンプロサート

アルコール依存症患者の脳内では継続的な飲酒によって抑制系神経が活性化しているので，それに適応して，興奮系神経であるグルタミン酸系神経の活動が過剰になっており，

表Ⅷ-1-5　精神科医療で使用される主な抗パーキンソン薬

一般名	代表的な商品名	利用できる剤形
トリヘキシフェニジル	アーテン®	経口
ビペリデン	アキネトン®	経口，筋注，静注
プロメタジン	ピレチア®，ヒベルナ®	経口，皮下注，筋注
アマンタジン	シンメトレル®	経口

このグルタミン酸系神経の過活動によって飲酒欲求がもたらされると考えられている．アカンプロサートはNMDA受容体（本節A-6「認知症治療薬」を参照）に対する拮抗作用などを介してグルタミン酸系神経の過活動を抑制することによって，飲酒欲求そのものを低下させる薬剤である．

(3)ナルメフェン

アルコール依存症患者の飲酒行動には，飲酒することによって得られる快の情動を求めて飲酒する側面と，飲酒しないことによって不快になることを回避するために飲酒する側面があるが，前者はμオピオイド受容体とδオピオイド受容体によって，後者はκオピオイド受容体が関与するといわれている．ナルメフェンはμオピオイド受容体とδオピオイド受容体の遮断作用とκオピオイド受容体の部分作動作用をもっているが，μオピオイド受容体とδオピオイド受容体の遮断作用は飲酒時の快の情動を抑制し，κオピオイド受容体の部分作動作用は飲酒しないことで発生する不快の情動も軽減することによって，飲酒量を減少させる飲酒量低減作用が得られる．

9● 抗パーキンソン薬

抗精神病薬の投与中に出現したアカシジア，急性ジストニア，パーキンソン症候群に対して抗パーキンソン薬がしばしば用いられる．

本来，抗パーキンソン薬はパーキンソン病，パーキンソン症候群の治療薬であり，ドパミンの受容体を刺激するドパミン作動薬とよばれるグループとアセチルコリン受容体遮断作用を有する抗コリン薬とよばれるグループに分けられるが，抗精神病薬はドパミン受容体遮断作用を有しているため，ドパミン作動薬は無効である．したがって，抗精神病薬の投与中に出現したアカシジア，急性ジストニア，パーキンソン症候群に対しては**抗コリン薬**が使用される（**表Ⅷ-1-5**）．

B. 薬物療法における看護の役割

薬物療法は，現在の精神科医療において中心的な治療法となっている．適切な**薬物療法**は精神疾患の症状を軽減し，疾患によっては症状が治まった後も一定期間服薬を継続することによって再発率の低下がもたらされることが明らかにされている．

精神科薬物療法において，看護師は患者の服薬の継続を援助する役割を果たすことが多い．看護師は，服薬することを患者に強要するのではなく，患者が服薬に期待することや服薬に対する心配などについて聴き，患者自身の服薬や治療に対する思いや要望に耳を傾

け，誠実にかかわることが何より大切である．

　患者が自身の力が発揮されやすいような状態となるように，あるいは患者がありたい状態でいられるように支援したり，患者が自身の生活を整えたり必要な手段を使えるよう手助けすることは看護師の重要な役割の1つである．薬物療法はあくまで，患者が自身の状態をよくするための選択肢の1つであることを認識し，患者が薬物療法をうまく活用しながら自分の健康を保つ（健康を自己管理する）ように手助けするという姿勢が重要である．

1 ● 健康の自己管理を支援する

a. 健康の自己管理とは

　健康の自己管理[*3]とは，患者が自分の健康を自分で気にかけながら日々を送るために，自分のからだの状態や，自分が受ける治療について知り，自分のからだの変化を把握して，病気を再発や再燃をさせないように管理することをいう．セルフマネジメントという言葉が使われることもある．

　薬物療法を続けていても，症状が治まらなかったり，病気の再発や再燃が生じることは少なくない．このようなときは，服薬のことばかりに注目するのではなく，どのようなときによい状態で，どのようなときに調子がわるいのか，暮らし全体に工夫できることがないかという視点をもつことができると，対応力が高まると考えられる．精神疾患をもつ患者が，薬を飲みながら症状の再燃や再発を最小限に抑え，自分のこころとからだの健康を増進させ，自分の望む生活をしていくための援助や環境づくりを看護師は心がけてほしい．

b. 健康の自己管理の目標

　健康の自己管理を促す援助をする際に大切なことは，本人が送りたい暮らしを本人のありたい姿で送れるようにすることである．そのためには，症状が出たり，体調が変化したりしたときに，自身の状態を認識できる力を高めてもらうことと，それを自らコントロールできる（悪化させない）ことが大切である．

(1) 症状や健康状態の変動に向き合うための本人の力を高める

　自分のからだの変化や症状に対応できるようになれば，健康を自己管理しやすくなる．本人の対応力の向上には，以下のことが大切である．

- こころとからだの変化をきちんとわかる
- 調子がわるいとき（たとえば症状が現れたとき）に，それがわかる
- 調子がわるいとき（たとえば症状が現れたとき），どうすればよいか考えておく
- 相談できる人や機関を知っておき，どうしたら利用できるか知っておく
- 症状が出たときに行われる治療の効果と副作用なども知っておく

(2) 症状や健康状態の変動をコントロールしやすい状態に保つ，悪化させない

　症状を悪化させず，立て直しのしやすい状態に保つことができれば，患者は症状に振り回されずに生活を送ることができる．そのためには，以下のことが大切である．

[*3]健康の自己管理：「疾患（疾病）の自己管理」とよばれることも多いが，疾患や症状のみに注目するのではなく，心身の健康全体を自己管理していくことを強調する意味で，ここでは"健康の"自己管理と表現する．

• 自分の状態をよい状態に保つような生活習慣を心がける
• 薬物療法を含め，自分の健康を維持・増進するような活動を継続する
• 適切な治療や支援を受ける
• 再発の危険信号となるような徴候を察知し，早めの対策を取る

c. 健康の自己管理の援助の内容

　健康の自己管理のために以下のような援助がなされる[1, 2]．患者にとっての目指したい方向，ありたい姿を患者が考え，そこに向かうために必要なことを患者と一緒に考えていくことが大切である．

　　①患者自身のありたい姿や目指したい方向を考えるための援助
　　②患者が自分のもつ症状と，その治療や対応についての理解を深めるための援助
　　③服薬アドヒアランスを高めるための援助
　　④再発の予防のための，症状の観察方法や対処方法の学習の援助
　　⑤疾患により生じる持続症状やストレスへの対処技能を高めるための援助
　　⑥周囲の資源やサポートを見つけ，活用するための援助

d. 健康の自己管理の効果

　疾患に関する心理教育の実施，定期的な服薬をするための方法の工夫，再発の前触れとなるような症状の理解，再発防止プランの立案，症状に対処するための方法の考案などを組み合わせた疾病自己管理のための援助を行うことで，精神疾患についての知識の向上，服薬アドヒアランスの向上，再発や再入院の減少，症状の緩和，症状に対する悩みの減少などの効果が示されている[1]．

2● 症状とその治療や対応についての患者の理解を深める

　自分の生活に困難を生じさせるような症状を知り，それらに関する情報を得て，その症状に対する治療の有効性や必要性あるいは治療に関する注意点を学ぶことで，患者は症状に対応する力を高めることができる．また，**インフォームド・コンセント**（説明と同意）に基づいた医療，患者を主体とした医療を行ううえでも患者が自分の状態やその治療について情報や知識を得ることは重要である．症状やその治療についての知識は，患者が自分の健康に責任をもつために欠かせないものである．

a. 心理教育と服薬心理教育

　症状や疾患についての理解を深めるために，**心理教育**（第Ⅷ章2節B参照）が実施されることが多い．ここでいう心理とは，一般的にいう「こころ」の機序のことではなく，精神疾患や治療についての知識や，その疾患に関連して地域で生活していくうえで必要な対処技術のことをいう．

　したがって心理教育は，単なる情報提供にとどまらず，対象者にわかりやすい方法を用いて情報を伝え，対象者がどのように理解しているかを確認しながら，対象者の行動の変容をもたらすための工夫が必要である．

　心理教育の施行方法はさまざまであるが，グループを対象に，週1〜2回から隔週，あ

表Ⅷ-1-6　服薬心理教育で扱われる内容

- 疾患についての知識
  - 疾患により生じる症状
  - 考えうる症状や疾患の原因・きっかけ
- 症状に対する治療
  - 薬物の効果と副作用
  - 治療の選択肢
  - 受けている治療や服薬に関して注意すること
- 生活するうえで行うとよいこと，気をつけるべきこと
- 自分の意見の周囲（友人，家族，医療者など）への伝え方

るいは月1回のペースで，1回60～90分程度で行われることが多いようである．
　また，服薬に重点をおいた服薬心理教育が集団あるいは個別に実施されている施設も多い．服薬心理教育で扱われる内容を**表Ⅷ-1-6**に示す．

b. 服薬心理教育を行ううえでの注意

(1)服薬心理教育で扱う内容

　服薬心理教育で取り扱う内容は，患者の希望を取り入れ，患者の反応を見ながら行う．疾患や治療（薬物療法や電気けいれん療法など）の影響により患者の記憶や注意のレベルに変化が起きていることもあるため，患者の理解のスピードや理解できる内容などを考慮し，患者の状態に合った情報の伝え方をする．
　薬物療法について伝える際には，薬物療法の効果と起こり得る副作用について伝える．なお，たくさんの種類の薬を飲むこと（多剤併用）により副作用が起きやすくなったり，想定していなかった副作用が起きたりすることもあること，アルコールとの相互作用により薬が効きすぎたり身体に負担がかかったりすることも患者が知っておくべき大切な知識である．
　また，薬によっては，服薬を突然やめると，薬物の血中濃度の急激な変化により症状の悪化や再燃のような症状が出ることがある（反跳作用）ことも伝え，安全に薬をやめたり変えたりするための方法（薬を徐々に減らすなど）があるので医療者と相談してほしいと伝えておくことも大切である．

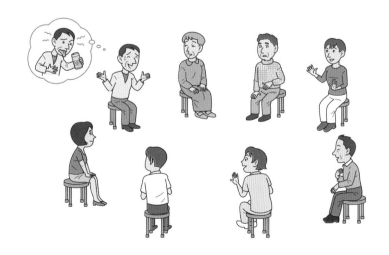

薬を変えてほしい，薬をやめたい，といった患者の思いや要望を医療者と話し合えるようにしていくことも服薬心理教育で目指すところである．そのためにも，服薬心理教育の中でも患者の疑問や心配に熱心に耳を傾け，誠実に話し合うことが重要である．

(2) 服薬心理教育を行うにあたって

　グループを対象として服薬心理教育を行う場合には，各参加者にそれぞれの経験や工夫を話してもらう．同じ疾患を有する他者や，同じ薬を服用する他者の経験を聞くことで，患者は自分以外にも同じ体験をしている人がいることを確認したり，互いに学びを深めて自分の行動の参考にしたりすることができる点が，集団を対象とした心理教育を行うことの利点である．

　心理教育は，看護師，精神科医，薬剤師，精神保健福祉士，作業療法士など，患者にかかわる多職種がそれぞれの専門分野を背景に，協力体制をとって行われることが望ましい．

3 ● 患者の服薬を支援する

　服薬を継続することは，症状をコントロールし，再発を予防する効果があるという研究結果は示されているものの，服薬を継続することはどの人にとっても簡単ではない．継続するつもりでいても，忘れたり，回数や用量を間違えたりということはよく起こる．このため，服薬を継続するための援助を行う（コラム参照）．

　ここで間違えてはならないのは，患者の服薬を支援することは患者に服薬を強制することではなく，服薬することによるメリット・デメリットを患者が知ったうえで，服薬する意思のある患者の服薬継続を支援するということである．

　服薬に対する患者の考えが医療者のものとは違う場合にも，医療者は患者の考えや価値観を尊重する姿勢が必要である．たとえば，服薬をしたくない，服薬の効果や必要性を感じられない，副作用がつらいなどのさまざまな理由により服薬を自らやめるということもよくみられることである．このような場合に，患者が服薬をしない理由があるということ

（コラム）
「アドヒアランス」「共同意思決定」「コンコーダンス」

　患者が治療をどの程度守っているのかを示す言葉として，かつてはコンプライアンス（compliance）という言葉が用いられていた．この言葉には「命令に従順に従う」という意味が含まれており，医療者側の決めたことを患者が守る，という考え方を背景にしたものであった．しかし現在では，患者は医療者が決めたことにただ従う存在なのではなく，医療者と共に決め，決めたことを自ら実行し自身の健康を管理していく存在であるとみなされるようになっており，服薬遵守などの行動を示す言葉として，患者と医療者で決めたことを患者が実行する姿勢を指すアドヒアランス（adherence）という言葉が使われるようになった．

　また，患者中心の医療が提唱される中，とくに1990年代以降，服薬や治療の決定過程や患者と医療者の関係性も重視されるようになっている．患者と医療者が，患者の大切にしたいことや医療者の知識を出し合ってお互いに納得し，その患者にとって望ましい治療を探り，方針を決定することを共同意思決定（shared decision making：SDM）という．治療選択や決定に患者と医療者が協力し，それぞれが納得するまで話し合って合意に至った状態やその過程をコンコーダンス（concordance＝調和，一致）とよぶ．

に着目して，患者の考えや価値観を尊重する姿勢でかかわることが大切である．

　服薬を続けるためには，服用する薬物についての知識を患者が得ることは欠かせない．服薬アドヒアランスを高めるには，服薬に関連する情報を提供することや，服薬をしにくくさせるような問題を具体的に解決していくような支援が必要になる．すなわち，服薬心理教育のほかに患者の服薬への動機づけを行うこと，患者の服薬に関する困りごとを聞き，その問題を解決することが有効であることが示されている[3]．

a. 患者の目標や希望と服薬の利点をつなげる

　薬物療法が服薬するその人自身にとってどのようなよいことにつながるのか実感できなければ，積極的に服薬したいと思う人はほとんどいないだろう．したがって，服薬することの効果や利点について患者が自分の視点で理解し納得することが必要である．

　このために，まずは，患者の人生や生活における希望や目標が何であるのかを援助者は知る必要がある．患者の希望や目標は一人ひとり異なるため，推測するのではなく，本人に聞くことが原則である．そしてできるだけ具体的に聞くことが望ましい．

　たとえば，「病気がよくなる」という希望を患者が述べたときには，病気がよくなって何をしたいのかをさらに聞くとよい．そしてたとえば，1人暮らしがしたい，学校に通いたい，働きたい，友達をつくりたい，パートナーが欲しいなど，このような自分でありたいと思う目標が話されたら，そのためにどのようなことが必要となるかを患者と話し合う．

　それぞれの目標や希望によって，必要となることは異なる．たとえば毎日通勤するため，通学するため，あるいは暮らしを維持するためには再発しないことが望ましい．このような目標や希望を実現するために必要となること（たとえば再発予防のための手段）を患者と話し合う．服薬について話すのであれば，服薬することで得られる利益（ここでは再発予防効果）について再確認する．これらのプロセスを通じて服薬することが患者自身にとって何につながるのかを実感しやすくする．

　患者の目標や希望を達成するために必要なことの検討にあたっては，服薬に限らず，毎日の運動や栄養バランスに気をつけるなど，健康を増進させていく方法から広く考えるとよい．

　患者の個人的な目標や希望を達成することが，服薬を含めた健康管理活動の利点と結びついていることを，患者が理解できるようにしたい．

b. 服薬に関する患者の困りごとを聞き，その問題を解決する

　薬がよく効くことや役に立つことを感じても，さまざまな事情により服薬がしにくくなることは多い．このため，服薬に関する心配や困っていることを具体的に聞き，それらを解決していくことが必要となる．

(1)服薬に関する困りごとや患者の心配を聞く

　服薬に関する困りごとを聞くときには，患者自身の言葉で話してもらうとよいが，看護師の側からも質問するとよい．

①服薬に対して感じている思いを聞く

　患者本人や家族が向精神薬に対して抱いている不安な思い（依存状態になってしまうのではないか，身体に毒なのではないか，子どもができなくなるのではないか，太るのではないか，精神疾患は気のもちようで治るので薬はいらない，薬代が高いなど）をていねい

に聞く.

②現在生じている副作用について聞く

「副作用」という言葉ではなく,気になる症状,気持ちの変化,からだの変化といった表現をしたほうが伝わりやすい場合もある.

③服薬のために生活するうえで困っていることや疑問に思っていることがないか聞く

たとえば,職場には病気のことを言っていないため,薬を飲むときに隠れて飲まなければならない,朝の薬を飲むと学校で眠くなってしかたがない,夕食を食べる時間がいつも遅く夕食後の薬と就寝前の薬を一緒に飲んでよいか迷うなど,いろいろな問題や疑問を抱いている場合がある.

④服薬するにあたり困っていることがないか聞く

服薬の意思はあっても確実な服薬が難しくなっている可能性もある.薬が飲みにくいことや,飲み方でわかりにくいことがないかを聞く.その際には,ただ単に飲みにくい,わかりにくいだけではなく,粉薬でむせやすい,薬の粒が大きすぎて飲みにくい,シートから取り出しにくい,どれをいつ飲むのか間違えやすい,薬の袋や説明文書の文字が小さすぎて読みにくいなど,具体的に聞く.

よく飲み忘れてしまう,どの薬を飲んだかわからなくなってしまうという場合にも,その状況を聞き,どの部分に困っているのかを聞く必要がある.

(2)患者の困りごとや心配を解決する

患者から話された困りごとや心配について患者と話し合い,必要な情報に基づいて解決策を共に考える.どの困りごとに関しても,解決する方法を考え,実際にやってみる.その後,患者が自身の暮らしの中でそれを実行できているか,他の工夫がありそうかなどを確認することも重要である.

①処方の工夫による対応

服薬の時間帯や薬物の種類や形状など,処方の工夫により改善できそうなものに関しては,医師に希望を伝えることでより服用しやすい内容へと近づける努力をする.

②医師への伝え方をサポートする

医師への希望の伝え方も,患者と話し合うことが重要である.希望の伝え方には,患者から医師に希望を伝える,患者と医師の面接に看護師が同席する,患者の希望を看護師から医師に伝える,などがあり得るが,できれば患者自身が医師に話をすることを勧める.

そのうえで,どのように切り出すか,どのような表現で伝えるか,希望を伝える具体的方法(メモに書き出しておいて渡すなど)を事前に考えることは有効である.また,伝えたかったことを伝えることができたか,その後どうなったかを患者と確認し,その後も医療を活用していけるようにつなげていくことも重要である.

③生活の中での習慣づけを考える

患者に服薬の意思があるにもかかわらず服薬アドヒアランスが低下している場合には,患者が自分の生活の中で習慣づけることができるような行動を共に考える.

服薬を間違えやすいという場合には,どこで間違えるのか,何を間違えやすいのかを確認し,間違えないための工夫を話し合う.

たとえば,朝の薬と夕の薬を間違える場合には,1週間分の朝,昼,夕,寝る前の薬を

仕分けして曜日と時間帯ごとにあらかじめセットしておく，あるいは大きな字で袋に書いておくなど，患者自身がわかりやすく，自ら実行できそうな方法を考える．また，医師や薬局に薬の分包を依頼することで飲み間違いが起きにくくなることもある．分包の依頼も，先述の医師へ希望を伝える際と同じように患者と確認をするとよい．

　飲み忘れが生じている場合には，飲み忘れを防止するために，現在どのような状況で飲み忘れが生じているのかに応じて，チェック表を作る，カレンダーに印をつける，見えやすい場所に薬箱を置く，スマートフォンの服薬管理アプリを活用するなどの対策を共に考える．

　いずれの場合も，その対策の効果はどうであったか患者と確認する．うまくいかない場合には別の方法を考える．

4 ● 再発や状態悪化を予防する（症状の観察）

　精神疾患は服薬を継続していても，すべての再発を防ぐことはできない．このため，再発予防のための努力だけでなく，再発しても重症化させないという努力も必要になる．

　健康の自己管理においては，患者が自分自身の状態を把握して変化を察知し，なんらかの症状など，危険信号が現れた場合に早期に対応することができるようになることが目標となる．早期に対応することで再発を食い止めたり，症状が重症になることを抑えたり，症状の持続期間を短くすることができる．これにより，患者が地域での生活をしやすくなると同時に，自分の希望に沿った生活をよりいっそう送りやすくなる．

a. 再発あるいは症状悪化の前触れとなるような症状を知る

　患者が自覚している症状や，再発あるいは症状悪化の前触れとなるような危険信号と考えられるものがあるか聞く．眠れなくなる，頭が重くなる，小さなことが気になりだす，音が気になる，怒りっぽくなる，家が散らかるようになる，服装や化粧が変わる，食べすぎる，食べられなくなるなど，人によってさまざまであり，「そういえばこのような体験があった」と患者自身が覚えていることも多い．

　また，本人が自覚していなかったとしても，周囲（家族や援助者，友人）が前触れの症状を察知できた場合には，それを本人に確かめることで本人の認識が変わることもある．

　さらに，患者がグループ内（たとえば服薬心理教育のときや，他の患者と話している場など）でお互いに話すことで，自分の症状との類似や，自分の体験に思い当たるものが出てくることがある．

　このように，再発の前触れとなるような症状を振り返り，知っておくことで，そのような症状が出てきたときに気づきやすくなり，自分で自主的な対応をとりやすくなる．

b. 日々気をつけること，調子を崩しそうなときの対処法を考えることを支援する

　日々の生活の中で気をつけることや，再発あるいは症状悪化の前触れとなるような症状が出てきたときの対処法を考えることを支援する．対処法には，早く寝る，休養を取るなどの日常的に自分でできる対処をすることや，誰かに相談する，早めに受診する，などが考えられる．

> **コラム**
> ### 当事者によって開発された自己管理を助けるツール
> 　米国の精神症状を経験する人たちによって開発された自己管理とリカバリーのためのWellness Recovery Action Plan©（WRAP：元気回復行動プラン）というツールがある[i]．ここでは，自分の状態悪化の徴候を知っておき，そのような徴候があったときの対処を自分で計画しておくことなどが盛り込まれている．
>
> **引用文献**
> i) Copeland ME（著），久野恵理（訳）：元気回復行動プランWRAP：Wellness Recovery Action Plan, 道具箱, 2009

5 ● 症状に対処する，症状との向き合い方を患者と共に考える

　薬物療法をはじめ，いろいろな治療をしても，自分なりに注意していても，症状が生じたり，症状が持続したりする場合がある．これらの症状が本人にとってつらいものであったり，その症状によって生活に支障をきたす場合には，これらの症状にどのように対処するか，どのように向き合っていくことが効果的かを患者と共に考える必要がある．

　症状への対処や向き合い方を考える際に，**認知行動療法**的なアプローチ（第Ⅷ章2節A参照）は有効である．

　患者が自分の状態を把握し，行動し，責任をもつことで，自分の健康を自己管理できるよう支援することが看護師の大きな役割である．薬物療法も含め，自分の治療に主体的に参加し，自分の健康についてよく考え，向き合い，管理していくのは患者本人である．患者の人生は患者のものであること，患者は自分自身についての専門家であるということを忘れてはならない．

　治療に患者自身が参加するためには，患者が受けている治療や服薬している薬について患者と話し合い，飲み心地や薬を飲んでの感想を患者から聞く機会を医療者からつくっていく姿勢が必要である．また，医療者が治療や服薬を強制してはならない．患者のどんな意見も大切だ，という姿勢で話を聞くことが求められる．健康の自己管理のための援助をするにあたり，自分に関係する話し合いに患者が参加し，治療方針の決定などに患者が参加することを当然のものとできるような環境づくりが重要である．

引用文献

1) Mueser KT, Corrigan PW, Hilton DW, et al：Illness management and recovery：A review of the research. Psychiatric Services 53（10）：1272-1284, 2002
2) Mueser KT, Bartels SJ, Santos M, et al：Integrated Illness Management and Recovery：A Program for Integrating Physical and Psychiatric Illness Self-Management in Older Persons with Severe Mental Illness. American Journal of Psychiatric Rehabilitation 15（2）：131-156, 2012
3) Zygmunt A, Olfson M, Boyer CA, et al：Interventions to improve medication adherence in Schizophrenia. American Journal of Psychiatry 159（10）：1653-1664, 2002

C. 電気けいれん療法（ECT）

1 ● 電気けいれん療法とは

　電気けいれん療法（electroconvulsive therapy：ECT）は，全身麻酔下で両側前頭部（**図Ⅷ-1-4**）を通電することによって治療目的で意図的にけいれん発作を誘発し，精神状

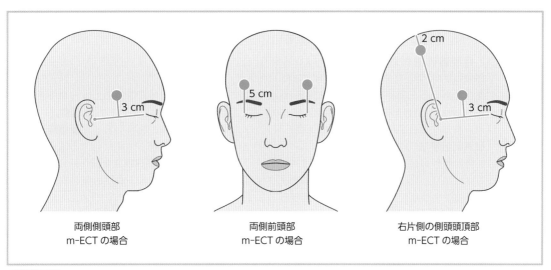

| 両側側頭部 | 両側前頭部 | 右片側の側頭頭頂部 |
| m-ECT の場合 | m-ECT の場合 | m-ECT の場合 |

図Ⅷ-1-4 電気けいれん療法で刺激を加える部位

態を安定化させる治療法である．ECTは1938年にイタリア・ローマで初めて統合失調症
患者に対して使用された．日本では1939年に九州大学で初めて実施された．その後，他
の精神疾患にも応用されるようになり，1979年には米国食品医薬品局からも正式に精神
病に対する治療法として承認された．

a. 電気けいれん療法の種類

ECTには，全身の筋にけいれんを引き起こす古典的な「有けいれんECT」と，施術直
前に短時間作用型の筋弛緩薬を投与することで筋収縮を引き起こさせない**修正型無けい
れんECT（modified electroconvulsive therapy：m-ECT）**」の2つがある．さらにECTで
使用する電流の波形が従来の「サイン波」によるものと現代的な**パルス波**によるものとに
分類される．近年は，安全性や倫理面への配慮から修正型無けいれんECT（m-ECT）を
パルス波治療器にて実施することが一般的である．

b. 電気けいれん療法の有効性

ECTは精神科領域における最も強力な治療法であるが，作用機序はまだ十分解明され
ていない．うつ病に対するECTの有効性は，寛解率が約75％であり，抗うつ薬と比べ
3〜4倍の効果を示すといわれている．

2 ● 修正型無けいれんECT（m-ECT）の適応と実施

a. 適応と禁忌

本人あるいは保護者・代諾者にインフォームド・コンセントを得たうえで，治療抵抗性
の大うつ病性障害や双極性障害の中等症以上のうつ病エピソードの病状（精神病症状や自
殺企図など）改善を目的に実施する．したがって，心理療法や薬物療法で軽快するような
軽症のうつ病には，通常は適応とならない．また，気分障害以外にも治療抵抗性の統合失
調症の幻覚妄想などの精神病症状の安定化や緊張病（カタトニア）に対しても実施される
ことがある．さらに，薬物治療抵抗性の躁状態に対しても実施されることがある．その他，

コラム

rTMS（反復経頭蓋磁気刺激療法）

　経頭蓋磁気刺激法（transcranial magnetic stimulation：TMS）は，1985年にバーカー（Barker A）博士によって開発されて以降，カナダ，オーストラリア，イスラエル，欧州諸国をはじめとした国々で学際的に研究され続けている．さらに，脳神経機能のニューロモデュレーション（神経系に生じた機能異常に対して，電気や磁気をはじめとした物理的エネルギーを与えることによって，神経活動を変化または調整する技術）を目的とした反復経頭蓋磁気刺激療法（rTMS）は，1993年にヘーフリヒ（Höflich G）らがうつ病に対する臨床応用を症例報告したのを皮切りに，欧米を中心にうつ病に対するrTMS臨床研究が積極的になされるようになった．その後2002年にはカナダ保健省が，2008年には米国食品医薬品局が，治療抵抗性うつ病に対するrTMSの医療機器としての使用を認可した．さらに，日本においても2017年9月にようやく厚生労働省が特定のrTMS治療機器に関して薬事承認し，2019年6月には1剤の抗うつ薬に反応しない大うつ病性障害に対して保険承認するに至った．

　rTMSは主に治療抵抗性うつ病に対する比較的新しい非侵襲的な治療法として注目されている．一般的な治療成績は，治療抵抗性うつ病患者を対象とした場合，うつ症状の重症度が半分以上改善する割合が約50%，寛解に至る割合が約30%であるといわれている．

　ECTとは異なり，麻酔をかける必要はなく，覚醒した状態で実施できる．うつ病に対する標準的なrTMS治療は，左側の背外側前頭前野をターゲットとし，同部位を37.5分間高頻度10 Hzで刺激する．rTMS治療のメリットは，外来ベースで実施できるという点やECTではほぼ必発の認知機能障害が引き起こされない点にある．一般的なrTMSの実施方法は，1日1回・週5日の頻度で6週間かけて計30回実施する．刺激強度は運動閾値の110〜120%を用いるものが多い．

　ECTとの使い分けとしては，rTMSも治療抵抗性うつ病を対象とするが，rTMSの場合には重症度がより軽度のものが適応になる．具体的には，精神病症状や切迫した希死念慮などがない，病状が比較的安定したうつ病患者が対象になる．イメージとしては，精神科外来に通院しているが，薬物療法や心理療法だけではうつ症状がなかなか改善しないケースなどが当てはまる．

　rTMS治療は治療抵抗性うつ病に対する有望な治療法であるが，各種パラメータ（刺激部位，刺激強度，刺激周波数，刺激回数など）の最適化や適応疾患の拡大など，本治療法の発展と普及に向けて，今後さらなる研究が必要である．

時に統合失調感情障害，悪性症候群，パーキンソン（Parkinson）病，妊娠中の重症うつ病などに対してもm-ECTが最終的な治療手段として選択されることがある．m-ECTに絶対的な禁忌はないが，全身麻酔が実施困難な身体疾患（循環器疾患や呼吸器疾患）を有する症例や頭蓋内圧亢進症を有する症例については，相対禁忌に相当するため，実施は原則控えるべきである．

b. 実施方法

(1) 典型的な実施方法

　典型的な実施方法は，麻酔科専門医の管理のもと，短時間型の**全身麻酔**および**筋弛緩**を行い，十分に酸素化を行ったうえで，0.5〜6秒の間の短時間のパルス波を両側前頭部に通電する．刺激部位に関しては，従来の方法としては両側のこめかみをターゲットとした両側側頭部m-ECTや，より前方をターゲットとした両側前頭部m-ECTが多いが，近年は認知機能障害のリスクを低減することを目的に，右片側の側頭頭頂部m-ECTあるいは前

頭側頭部m-ECTも実施されるようになってきている（**図Ⅷ-1-4**）.

(2)有効なけいれん発作を起こすための対応

m-ECTでは，けいれん発作を簡易脳波計でモニターしながら実施するが，十分な長さの明確なけいれん発作が誘発されることが有効な治療効果が発揮されることの指標となっている．けいれん発作が不発あるいは不十分な場合には刺激強度を上げたり，刺激時間を延ばしたりすることにより，有効なけいれん発作の誘発を促すことが多い．また施術中は循環動態をモニターするために心電図やパルスオキシメータを装着する.

(3)治療回数と頻度

治療回数と頻度については，一般的には1クールにつき，週に2〜3回のペースで，合計6〜12回を目安に実施することが多い．治療効果が不十分な場合には，さらに数回程度追加実施する可能性もある.

c. 留意点

(1)有害事象

m-ECTに伴う有害事象として，m-ECT直後の頭痛，筋肉痛，**認知機能障害**（とくに見当識障害，前向性健忘，せん妄［本節D-3参照］）などがしばしば認められる．とくに高齢者ではこれらの認知機能障害が生じやすいため注意が必要である．また，時にm-ECT直後に迷走神経を介した副交感神経の興奮による徐脈や心停止，血圧低下がみられることがある．逆にm-ECTによる一過性のカテコラミン放出による交感神経の興奮が起こり，血圧上昇や頻脈などが生じることもある．まれにm-ECTの効果が出すぎることによる躁転がみられることもある．その場合にはm-ECTの中止を検討する.

(2)倫理面への配慮

m-ECTは適応がある症例に対しては，最終的な治療手段として積極的に検討すべき治療法であるが，依然としてm-ECTに対する患者自身の**セルフ・スティグマ**（精神障害者自身が精神科や精神障害者に対して偏見をもつこと）や，家族や社会の偏見が存在している．そのため，医療的・医学的にm-ECTが必要な患者が適切にm-ECTを受けていないという問題もある．したがって，われわれ医療者は，そのような患者がもつスティグマや社会的偏見を是正する取り組みを行っていく必要もある.

(3)治療実施における患者の負担

他方，m-ECTは日本では一般的に入院環境下で実施することが多いため，外来での薬物療法と比べ，患者および社会が負う医療費負担が大きくなってしまうという問題点がある．さらに，m-ECTは即効性がある最も強力な治療法ではあるが，一方で治療後の**再燃・再発**が多い（約6割強）という大きな問題もある．そのため，急性期m-ECT治療が終了した後も，うつ病が再発しやすい患者に関しては，定期的にメンテナンスECTを実施していく必要がある.

D. 修正型無けいれんECT（m-ECT）における看護の役割

修正型無けいれんECT（m-ECT）における看護の役割について，患者用クリニカルパスの一例（**表Ⅷ-1-7**）を踏まえ，治療前から治療後までの流れに沿ってその対応につい

表Ⅷ-1-7　m-ECTの患者用クリニカルパスの一例

	入院～治療まで	治療前日	治療当日 治療前	治療当日 治療後	次回の治療まで
検査	血液検査，尿検査，X線検査，心電図，頭部CT検査				
処置・薬	・普段どおりの薬を飲みます	・普段どおりの薬を飲みます	・体温，血圧などを測ります ・術衣に着替えます ・点滴をします ・指示のある方以外，朝の薬は飲みません ・ストレッチャーで治療室へ移動します	・酸素マスクをします ・点滴は終わったら抜きます ・体温，血圧などを測ります ・安静終了の指示以降は，普段どおりの薬を飲みます	・治療翌日の朝は体温，血圧などを測ります ・普段どおりの薬を飲みます
安静度	・入院時に主治医より説明があります			・指示があるまで（通常2時間）はベッドの上で過ごしますが，その後は普段どおりに過ごせます	制限はありません
食事		・21時以降は食べることはできません ・タバコも控えてください	・6時間前以降は食べたり飲んだりすることはできません	・安静終了後の制限はありません	制限はありません
排泄			・トイレをすませます	・安静中は，お1人でトイレには行けません．ナースコールで看護師を呼んでください ・安静終了後の制限はありません	制限はありません
清潔		・体を清潔にしておいてください ・爪が伸びている方は切り，マニキュアを塗っている方は落としておいてください	・お化粧はしないでください	・安静終了後の制限はありません	制限はありません
説明	・医師・看護師から入院・治療について説明があります ・入院診療計画書・手術承諾書をお渡しします	・看護師から治療に関する説明があります ・眠れないときや，不安感が強いときにはお申し出ください	・術衣に着替えるときには，パンツ以外，すべて脱いでください．入れ歯，装飾品，湿布などもすべて外してください	・頭痛がしたり，気分がわるくなったりしましたらお申し出ください	・頭痛・健忘・発赤が一時的に残る場合があります

筆者が所属する施設で使用している実際のクリニカルパスを一部改変している．

て述べる.

1 ● 入院から治療前日の看護

a. 入院から治療前日：昼までの看護

(1) インフォームド・コンセントと情報収集

m-ECT実施前に，インフォームド・コンセントとして医師による患者や家族への m-ECTの説明が行われるが，そこには看護師も同席する.

看護師は，患者や家族が自由に発言しやすい雰囲気づくりを心がけ，治療の効果や有害事象について患者や家族が理解できたかどうかを確認する.また，患者や家族の発言や様子から，どのように理解しているか，どのように反応しているかを把握する.

医師からの説明が終わった後に疑問点が出てくる場合も多いため，看護師は改めて患者や家族が十分に説明内容を理解しているか，質問はないかを確認し，必要に応じてそれが解決できるように医師との調整を行う.

なお，本人が意思決定能力を欠くと判断された場合，保護者へのインフォームド・コンセントを行う場合がある.そのような場合でも，治療期間中に本人の病状の改善に伴い意思決定能力が回復してくることを念頭において，本人の理解が得られるように働きかけることが必要である.

治療のリスクを検討するにあたって，患者の身体合併症や既往歴（とくに脳神経系，心血管系）の確認が重要となる.そのため，治療前に検査が実施されるが，患者や家族からの情報収集を正確に行うことも大切である.

(2) 処　置

治療前日の昼までは，安静度や食事，内服などについてとくに制限はない.できるだけ入浴やシャワー浴を行い，身体を清潔にしておくよう伝える.

b. 治療前日：夕方以降の看護

(1) 処置：21時以降は禁食

21時以降は禁食となる（麻酔によって咽頭反射が抑制され，嘔吐や誤嚥性肺炎を引き起こすことがあるため）.普段から服用している眠前薬内服を最後に，治療終了後の安静が解除されるまで食事ができないことを患者に説明する.

禁食を守ることができるかどうかを患者の理解力や記憶力から判断し，不十分な場合はコップや飲食物を預かったり，水道を止めたり，保護室を使用するなど，患者の状態に応じて対応策をする.

(2) 不眠・不安時の対応

不眠や不安時の頓用薬については治療の約6時間前までであれば服用が可能であるため，そのことをあらかじめ患者に説明しておく.

2 ● 治療当日の看護

a. 治療前の看護

(1) 出棟までの対応と処置

改めて患者に禁飲食の確認をする（降圧薬など朝の内服の指示が出る場合もある）.バ

表Ⅷ-1-8　m-ECTの実際（治療室への入室から退室まで）

治療室への入室
①心電図モニター（ECG），パルスオキシメータ，血圧計，タニケット*を装着する
②酸素投与：呼吸抑制による低酸素血症を防ぐために十分な酸素投与を行う
③静脈麻酔薬の投与：入眠していることを確認する
④タニケットを加圧
⑤筋弛緩薬の投与：筋弛緩（筋線維束れん縮の出現と，下肢末端までの消失）を確認する
⑥バイトブロックを挿入：口腔内損傷の予防
⑦通電：電極を通じて数秒間の通電を行う
⑧タニケットの加圧を停止
⑨意識状態，呼吸・循環動態の確認：気道保持に注意しながらバイタルサインズが安定するのを待つ（覚醒の徴候として，頻脈・流涙・発汗がみられ，次いで自発呼吸が回復する）
治療室から退室

*タニケットは空気圧を利用した止血器であり，m-ECTでは，筋弛緩薬の流入を防ぐために，下肢あるいは上肢の一側に巻いて使用する．タニケットよりも末梢側の部位のけいれん状況を見ることで，きちんと治療が行えているかの確認ができる．

イタルサインズをチェックし，体調の変化がないかを聴取する．パンツを除くすべての着衣および装着物（義歯，眼鏡，コンタクトレンズ，補聴器，ヘアピン，湿布など）を外し，術衣に更衣してもらう．とくに高齢者では，治療中に失禁することがあるため，必要に応じて紙パンツなどの使用を患者と相談する．化粧やマニキュアも落としてもらう．更衣後，麻酔薬投与のための静脈ラインの確保および点滴が開始される．前投薬として，気道分泌物を減らし，心負担を軽減するためにアトロピンの筋注（または静注）が行われる場合もある．

(2)出棟時の対応

患者にはトイレを済ませてもらう．バイタルサインズをチェックした後に，ストレッチャーで安全に搬送する（患者の精神状態によってはベッド搬送となる場合もある）．酸素ボンベの残量はあらかじめ確認しておく．

出棟時には確実な患者確認，および手術承諾書の確認を行う．

(3)治療室への引き継ぎ

治療室のスタッフにより再度，患者確認が行われる．病棟看護師は，最終のバイタルサインズと，必要に応じて既往歴や患者の精神状態などを申し送る．

b. 治療の実際と治療後の看護

m-ECTの実際は，**表Ⅷ-1-8**のような手順となる．治療後は治療内容を踏まえたアセスメントと対応が必要である．

(1)ベッドの準備

患者がスムーズに帰室できるように，また，安全に治療を継続できるように，患者が帰室する前に病室を整えておく．酸素投与実施にあたって酸素流量計があるか，酸素が実際に流れてくるかの確認も行う．

(2)治療室から病棟まで

患者は治療終了後，意識回復（呼びかけに十分反応する），規則正しい自発呼吸，バイタルサインズの安定が確認された後，治療室から退室する．

　　病棟看護師は治療室のスタッフから特記事項（バイタルサインズ，通電の回数など）と，今後の指示（酸素投与時間，酸素流量，安静時間）の引き継ぎを受けた後，患者を病棟まで安全に搬送する．

　　この時点での患者は，まだ十分に意識が回復しておらず状況を理解できていない場合が多い．治療が無事終了したことを伝えることで不安を軽減するとともに，転落事故を防ぐため，"これからストレッチャーで病室に戻るので安静にするよう"説明を行う（興奮状態をきたす患者には，追加薬や拘束の指示が出る場合がある）．

　　病室に戻るまでの間は，経皮的動脈血酸素飽和度（SpO_2）をモニタリングする．悪心が出現する場合があるため，あらかじめストレッチャーに膿盆を用意しておくとよい．

(3)帰室後

　　バイタルサインズのチェックを継続して行う（目安として帰室時，帰室から1時間後，2時間後，6時間後，翌朝）．患者に具体的な安静時間を伝え，気分不快時やトイレの際にはナースコールで知らせるように説明する．できるだけ刺激の少ない環境を整える．

　　一般に，1時間で酸素投与が終了し，2時間で安静解除，飲食が可能となる．帰室後の看護として重要なのは麻酔からの覚醒状態や呼吸・循環の安定状態など身体的な管理，安静時間を守れるようにすること，転倒転落を防ぐことであり，患者の精神状態や理解力に応じた対応が必要である．また，高齢者など誤嚥のリスクの高い患者では，安静解除後，最初の飲水時にも注意が必要である．

3 ● m-ECTによる主な有害事象と看護

a. m-ECTによる主な有害事象[1]

(1)循環動態の変化

　　通電直後は迷走神経を介して副交感神経が刺激され，血圧低下，徐脈が一過性に出現する．その後，けいれん発作によって交感神経が優位となり，血圧上昇，頻脈，不整脈，頭蓋内圧上昇が起こる．血圧は200 mmHgを超えることも多く，降圧薬が使用される場合がある．発作終了後には再び反射性に徐脈となる．これらは短時間のうちに安定するが，バイタルサインズのモニタリングは不可欠である．

(2)低酸素血症

　　筋弛緩薬の影響により呼吸抑制が起こる．短時間で回復する場合が多いが，呼吸状態に注意する必要がある．

(3)認知機能障害：見当識障害，せん妄，前向性健忘

　　見当識障害は，短時間で改善する場合が多く，せん妄は，麻酔からの覚醒時に出現する場合があるが，多くは数分から数時間で消退する．

　　前向性健忘（新しく学習した情報を急速に忘れる）は治療終了後，すみやかに改善するが，逆向性健忘（新しいことは覚えられるが，以前の記憶，とくに治療直前の記憶の健忘）は時間とともに徐々に回復する．逆向性健忘は治療の数ヵ月前から導入直前の出来事に認めやすい．認知機能障害は，パルス波に比べ，使用される電気量の多いサイン波の治療を行ったときのほうが強く出やすい．また，健忘は高齢者で頻度が高く，m-ECTの反復により顕著となる．

(4)頭　痛

頭部の筋肉の収縮や脳循環動態の変化によるものと考えられている．多くの場合，数時間で消退する．頓用薬として非ステロイド性抗炎症薬やトリプタン系薬が用いられる．

(5)筋肉痛

筋弛緩薬の影響による全身性の筋肉痛や，過度のけいれん運動による限局性の筋肉痛が起こることがあるが，いずれも一過性のものである．

(6)悪　心

麻酔薬や通電による胃内圧の上昇，けいれん発作などの影響と考えられている．多くの場合，数時間で消退する．

(7)熱　傷

治療時に頭部に装着する通電用パッドから熱傷が生じることがある．

(8)発　熱

交感神経が刺激されることによるが，数時間で消退する．

(9)躁　転

多幸的，脱抑制，易刺激性といった躁状態，あるいは軽躁状態が出現することがある．双極性障害の患者では躁転の頻度が高くなるといわれている．

b.　有害事象に対する看護

m-ECTにおける看護では，このような有害事象が起こる可能性を念頭においたアセスメントや転倒転落の予防措置を行う．患者に対しては，いずれの有害事象も一過性であることを伝え，不安の軽減を図る．また，とくにせん妄，健忘，躁転は，m-ECTの継続を医師が判断する際の重要な項目となるため，注意深く観察し，医師に必要な情報が伝わるようにする．

■引用文献■
1)　岩本崇志，和田　健：電気けいれん療法（ECT）の術前評価と有害事象とその対応．精神科治療学 **31**（12）：1577-1584, 2016

E.　身体の慢性疾患との合併

1 ● 精神科治療の場で遭遇する身体疾患

a.「精神疾患と身体疾患の合併」とは

精神疾患と身体疾患の合併の状態には，①精神疾患に起因する身体症状・身体疾患の併発，②身体疾患に起因する精神症状・精神疾患の併発，③精神疾患と身体疾患の偶発的併発の3パターンがある．精神科医療の分野では，①と③の状態を精神障害者の「**身体合併症**」として取り上げ，1970年代から治療の場をめぐる問題として議論されてきた[1]．2008年度診療報酬改定でようやく「精神科身体合併症管理加算」と「精神科救急・合併症入院料」が新設され，身体合併症の診療体制の整備を後押しする施策が取られるようになった．しかし，民間病院が8割を占める日本の精神科病院では，一般病室には酸素吸入・吸引のアウトレットがなかったり，診療放射線技師や臨床検査技師が常勤で勤務していなかったりする場合が多く，身体合併症治療をめぐっては現在でも多くの課題を抱えている．

表Ⅷ-1-9　　精神疾患との関連で発生しやすい身体合併症の例

A. 身体的問題・身体症状を伴う精神疾患

- アルコール依存症　→　肝機能障害，肝硬変，食道静脈瘤
- 摂食障害　→　低栄養，電解質異常（低カリウム血症）

B. 精神症状が誘因となって発生する身体症状

- 食事や水分の摂取不足　→　脱水，低栄養，電解質異常　→　感染症，循環障害，褥創
- 自傷行為・自殺企図　→　外傷（血管・腱・神経・脊椎の損傷），熱傷，急性薬物中毒など
- 異食症による消化管の異物　→　消化管損傷

C. 精神疾患の治療に関連して発生する例

- 長期入院患者などへの向精神薬の長期連用（とくに定型抗精神病薬）
- ＊抗コリン作用
  - ・消化管の運動機能障害→慢性便秘・巨大結腸症→イレウス
  - ・膀胱平滑筋の運動機能障害→尿閉
  - ・口喝→過飲水→電解質異常（低ナトリウム血症）
- ＊錐体外路症状
  - ・嚥下運動障害→嚥下性肺炎，誤嚥による窒息
- 急性期治療における大量投与
  - ・過鎮静→気道閉塞，嚥下性肺炎
  - ・抗コリン作用→麻痺性イレウス，尿閉
- 非定型抗精神病薬（オランザピン，クロザピン）
- ＊セロトニン5-HT$_{2C}$受容体，ヒスタミンH$_1$受容体への作用が大きい
  - →食欲増進・肥満，体重増加→代謝異常（脂質異常症，糖尿病）をまねきやすい
- 悪性症候群
- ＊主として抗精神病薬による治療中に起こる重篤な副作用で，発見の遅れや治療が適切にされない場合，重篤な結果をまねく
- ＊症状：高熱・筋緊張亢進・発汗・高CK（creatine kinase）血症
- ＊推定される原因：薬物のドパミン受容体が遮断されたことによる，視床下部，基底核，脳幹機能のドパミン作動性の急激な機能低下
- ＊患者側の要因
  - ・極度の疲憊（脱水，栄養不良，感染症など）
  - ・激しい精神運動興奮（不眠，拒食など）
  - ・脳神経系の脆弱性（脳器質疾患，精神発達遅滞，若年，高齢者など）
- ＊非定型精神病薬とSSRI（選択的セロトニン再取り込み阻害薬）の併用：セロトニンの再取り込みが阻害されセロトニン量が増加し，ドパミン放出の抑制が増強され，ドパミン遮断が起こる.
- リチウム中毒
- ＊気分安定薬として使用される炭酸リチウムの血中濃度が上限（1.0 mEq/L）を超えた場合に生じる副作用（食欲低下，悪心，嘔吐，下痢，運動失調，振戦，傾眠，混迷，不穏）で，対処が遅れると運動障害を残し，重篤な結果をまねく

b. 精神疾患と身体疾患の合併の背景

　　表Ⅷ-1-9に，精神疾患との関連で発生しやすい代表的な身体合併症を挙げたが，この他にも，精神科初診の以前から身体疾患の治療を受けている場合や，精神科での入院中や外来で実施した検査で身体疾患が発見される場合もある．精神科治療の場では，精神症状の影響で発生した外傷・損傷，精神科治療薬の副作用で発生する身体症状，窒息や心肺停止など，生命が危機に瀕する重篤な状況も発生している．

　　精神科治療薬に関しては，ドパミン，セロトニン，アドレナリンなどの神経伝達物質に選択的に作用する薬剤の開発と，多剤併用から単剤化に移行する中で，身体面の副作用で苦しむ患者は少なくなりつつある．しかし，横紋筋融解や全身けいれんなどの重篤な副作用を引き起こす薬剤もあるため，血中濃度が適正範囲内かを確認し，違和感や気になる症

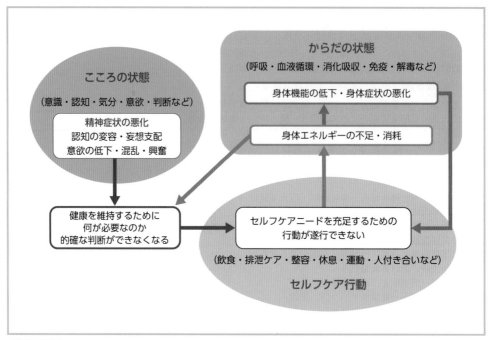

図Ⅷ-1-5　精神症状の悪化が身体面に与える影響の連鎖

状が出現していないかを継続的に確認する必要がある.

2 ● 精神科急性期の新規入院患者にみられる身体疾患

　図Ⅷ-1-5に精神症状の悪化が身体面に影響を及ぼす関連を図示したが，精神状態と身体状態は相互に影響し合うため，不安定な精神状態や精神症状の影響でセルフケア不足が解消されないままで経過すると，脱水や身体エネルギーの消耗が引き金になって身体機能が低下し，身体症状の出現や持病の悪化をまねくことになる.

　統合失調症の幻聴や妄想に支配され著しく混乱した状態や躁状態で入院となった患者では，安全確保のために隔離や身体拘束を行うことが多いが，激しい精神症状にとらわれすぎず，全身を観察し，検査で正常範囲からの逸脱がないかを確認することが必須となる.

　自殺企図後に精神科治療につながったケースでは，身体疾患の既往歴や入院前の生活習慣，アルコールなどの物質乱用（依存）の有無を確認し，身体状態が急変する可能性がないかを査定し，リスクが高い場合は観察を密にして，状態の変化を早期に発見することが必要になる. 身体拘束を実施した場合は，精神運動興奮に伴う発汗によって脱水になり，同一体位保持による血流停滞も加わって，ますます血栓を形成しやすくなる. 肥満，糖尿病，脂質異常症は血栓形成を促進するため，こうした疾患の既往歴の有無を把握し，肺動脈血栓塞栓症の予防策を実施し，血栓による再梗塞が起きていないか注意深い観察が必要である.

3 ● 年代別にみる代表的な慢性疾患

a. 青年期～成人前期

　青年期や成人前期では，小児期からの気管支喘息やアレルギー疾患，糖尿病，統合失調症治療薬の副作用による肥満が代表的な慢性疾患である．糖尿病で血糖測定やインスリン注射を自己管理していた患者が，幻聴や妄想に支配されるような状態に陥った場合は，精神状態が安定するまで身体面の看護ケアが必要になる．

b. 成人中期～成人後期

　成人中期以降からは，糖尿病や高血圧症，狭心症や心筋梗塞などの既往をもち内科通院を継続している患者が増える．成人中期が好発年齢であるうつ病やアルコール依存症の問題が顕在化し，精神科に初回入院となるケースも多い．老年期への過渡期にあたる50～60歳代では，患者自身が悪性腫瘍や脳梗塞などに罹患したことや家族（親，兄弟姉妹，配偶者）の死がきっかけで抑うつ状態となり，希死念慮や混迷状態で医療保護入院になる場合もある．

　うつ状態や躁状態で食事や水分を十分に摂取できなかった期間には，身体科での処方薬の服用も滞っている場合が多いため，入院初期にはバイタルサインズの測定や血液検査で身体疾患が悪化していないかを確認する必要がある．また，アルコール依存症は身体的問題・身体症状を伴う代表的な精神疾患であるが，重篤な肝機能障害で内科病棟に入院し，治療中に離脱症状を起こし精神科に紹介されるケースも多い．一過性の肝機能低下であれば断酒で改善するが，アルコール依存症の疑いで精神科に紹介された時点で，肝硬変や慢性膵炎を発症している場合には，内科での診療と断酒プログラムの併用が必要になる．

c. 老年期

　老年期では，うつ病や認知症を疑ったかかりつけの内科医からの紹介入院も多くなり，新規患者のほとんどが，内科，整形外科，眼科など複数の診療科で処方された内服薬・点眼薬・湿布薬を持参してくる．持参薬の残数を確認する中で，飲み忘れや飲み間違いが判明する場合も多い．精神科での入院治療中に服薬確認を行いながら血圧や血糖値の変化を把握し，低血圧や低血糖にならない安全な範囲でコントロールされるよう薬剤調整を行うこともある．

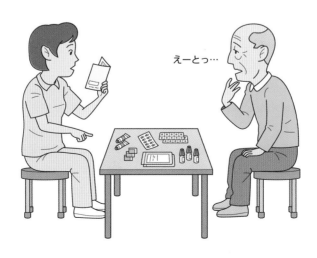

えーとっ…

4 ● 精神症状の影響と患者のセルフケア能力を踏まえた退院時の支援

　身体の慢性疾患で退院後も内服や食事管理が必要な患者の場合は，病気・治療に関する認識，思考障害や認知障害の程度などを査定しながら，精神科と身体科からの処方薬が確実に服用できるよう，退院後の服薬管理の方法を本人や家族と話し合い具体化していく．

　入院中は看護スタッフの指導や支援で安定していた血糖値や血圧が，退院後に食生活が乱れることによって，再びコントロール不良になり，同時に精神状態も不安定になる場合がある．したがって，退院準備を行う際は，過去の治療経過を振り返り，地域生活に戻ってからの健康管理にセルフケア不足がないかを査定しておく必要がある．患者の理解力やセルケア能力に対応したていねいな説明を行い，精神と身体の両面の健康が良好な状態で維持できるよう支援体制を整えることが重要である．

　退院後は，外来・デイケア・訪問支援に従事するスタッフが，自宅での患者の食生活や生活リズムに乱れがないかを把握し，「心身の状態を整えるための入院」が必要になっていないかを査定し，慢性疾患が急激に悪化した場合に迅速に対応することが求められる．外来主治医と相談し，臨時訪問で救急受診や入院支援を行う体制がとれれば，単身生活の精神障害者が自宅で生命を落とすような事態を防ぐことが可能になる．

5 ● 長期入院患者の身体合併症

a. 生活習慣の問題が与える影響

　多くの精神科病院は，青年期や成人前期に入院しそのまま数十年が経過した老年期の患者が半数以上を占めるような精神療養病棟を有している．

　近年では，受動喫煙による健康問題を予防するため，病院敷地内を禁煙にすることが精神科病院でも当たり前になってきた．しかし，長期入院患者の中には，COPD（慢性閉塞性肺疾患）の状態になっても習慣化した喫煙がやめられず，外出の目的が病院敷地外での喫煙という患者もいる．

　また，清潔保持の面に無頓着で慢性湿疹や白癬となり，皮膚科から処方された軟膏の塗布が必要となった患者，口腔ケアが不十分な患者も多い．慢性の統合失調症や知的障害（精神遅滞）が影響し，習慣化した間食（甘い飲料水を含む）が止められず肥満の問題をもつ患者や，大量に水分を摂取して低ナトリウム血症に陥り意識消失や全身けいれんを繰り返す患者もいる．

b. 加齢性変化が与える影響

　こうした生活習慣に，成人中期からの活動量と基礎代謝の低下が加わり，高血圧，脂質異常症，糖尿病などが顕在化し，老年期に入って心筋梗塞や脳梗塞を併発し容体が急変する場合もある．また，高齢になった患者でも精神症状が悪化し抗精神病薬を増量し対応する場合があるが，増量後に低血圧やめまいが生じて転倒し骨折することも増える．抗精神病薬の長期服用の結果，慢性便秘症になっている高齢患者が骨折などで安静が必要になると，腸蠕動がさらに抑制され機能性イレウス（腸管麻痺）を起こしやすくなる．骨折が治癒してからも廃用性症候群を併発した場合は，活動量が低下し腸管麻痺を繰り返すようになる．

　　抗精神病薬の服用で咳嗽反射が減退するが，高齢になると喀出する力も弱くなり唾液が気道内に垂れ込み不顕性肺炎が起きやすくなる．COPDに不十分な口腔ケアが加わった場合は重症化することが多い．そして，イレウスや肺炎による発熱を数ヵ月ごとに繰り返すようになると，感染に打ち勝つための体力・予備力が枯渇し回復できなくなる．

c. 高齢の長期入院患者の身体合併症治療と終末期ケア

　　近年の日本では，新規入院患者の約6割は3ヵ月未満，約9割は1年未満に回復し地域生活に戻るようになったが，それでも約1割の患者は「重症かつ慢性」で長期入院予備群になっている．日本国内の精神科病院での実態調査で抽出された長期入院患者の退院が困難になる理由の中には「身体合併症」が挙がっている[2]．また，地域移行支援を受けてアパートでの単身生活やグループホームに移った長期入院患者が，加齢に伴い身体疾患や身体機能の低下の問題で地域での生活が立ち行かなくなり，再入院した慢性期病棟や療養病棟にそのまま留まるケースも増えている．

　　長期入院あるいは地域での単身生活後に再入院した高齢の患者の中には，高血圧症で禁煙や塩分制限が必要になっても生活習慣を変えることができず，老年期に入って心不全や腎不全を合併した患者や，肺がんや胃がんなどの悪性腫瘍が発見される患者がしばしばみられる．身体疾患の専門治療が必要な状態であっても，内科や外科の病棟環境に適応できず精神症状が悪化し，治療途中で精神科病院に戻ってくることがある．長期入院患者の身体疾患が悪化し重篤な状況になった場合，転院して専門的治療を受けたいのか，慣れ親しんだ病棟で最期を迎えたいのを話し合うアドバンス・ケア・プランニング（ACP）が必要となっている．

引用文献

1)　野村総一郎（監）：精神科身体合併症マニュアル，第2版，医学書院，2018
2)　井上新平，安西信雄，池淵恵美（編）：精神科退院支援ハンドブック〜ガイドラインと実践的アプローチ，医学書院，2011

F. 手術が必要な状態へのケア

1 ● 手術が必要な状態の精神障害者の特徴

　　手術は程度の差こそあれ，生物学的，心理学的に侵襲を伴う治療法であり，腹腔鏡手術や胸腔鏡手術，ロボット支援手術などから開腹手術や開胸手術など，種類は多岐にわたる．どれも患者にとっては非日常的であり，危機的状況に陥るリスクが高い治療である．ストレスに対して脆弱性をもつ精神障害者にとって，手術を受けるということは，精神疾患をもたない患者と同じかそれ以上にストレスがかかることである．

　　周術期にある精神障害者では，精神症状に変化がないようにみえたとしても，生物学的，心理学的には大きな変化が生じている．このため周術期の精神障害者へのケアでは，周術期の標準ケアと合わせて精神疾患特有のケアを実施する．

2 ● 麻酔薬の使用に伴う問題点と抗精神病薬による影響を考慮した観察点

　生物学的・心理学的ストレスに対して生物学的反応が弱まっている精神障害者は，**周術期合併症**のリスクが高くなる．合併症のリスク増加は，身体疾患の合併，抗精神病薬の服用，生活習慣，および抗精神病薬と麻酔薬の相互作用に関連している[1]．全身麻酔時の生物学的変化，麻酔薬と抗精神病薬の相互作用，急激な抗精神病薬の服用中止に関連して生じる離脱作用などによって，すでに身体的リスクが生じている．そのため，とくに次に注意する．

1. 絶飲食になる場合には抗精神病薬の服用ができないため，精神症状の出現と変化の把握と，服用再開時の副作用のモニタリングを実施する．
2. 手術による影響（手術侵襲，脱水，低栄養，感染，脳器質性疾患の併存など）が悪性症候群を引き起こす一因ともなるため，急な高熱や発汗，筋肉のこわばりや神経系の症状などの出現に気をつける．
3. 麻酔薬使用による血圧低下，低体温症に注意する．
4. 手術後は，心疾患，呼吸器疾患，術後イレウス，敗血症，肺動脈塞栓にとくに注意する．

3 ● 術前・術後の精神症状やコミュニケーションの変化を理解するための留意点

　周術期では，精神障害者の精神症状が必ずわるくなるとはいえない[2]が，なんらかの変化が生じる可能性を念頭におくことは必要である．しかし，患者にとって手術が初めての体験であれば，どのような変化が起こるのかは，術前にどれだけ情報があっても予測が難しいことが多い．初めての手術でないのであれば，同じような精神症状の変化が起こる可能性を考慮し，必ず前回の手術時の情報を収集する．

　また，手術侵襲が加わると血中ノルアドレナリンやコルチゾールの反応異常を起こし，サイトカインなどの因子によって術後せん妄が発生するリスクが高い．そのため，抗精神病薬を長期間服用している精神障害者では，可能な限り早い段階での抗精神病薬の再開が望ましい[1]．経口摂取が不可能な場合には，点滴や座剤，貼付剤なども検討する．

　さらに，精神障害者はその人個人に由来する独特な表現方法，抗精神病薬内服に伴う感覚閾値の上昇，認知機能の低下，陰性症状などによって，自己表現の個別性が非常に高い．また，自我の脆弱性をもつため，環境変化の適応に時間がかかることが多い．

　そのため，術前から術後まで，以下のことを含めてアセスメントやケアを実施する．

1. 患者はそれぞれ，病状によって理解力や認知機能が異なるが，適切な方法で説明を受けた場合，現状を受け止め，その人なりの納得の仕方で治療や処置ができる．疾患の特性により，抽象的なことを理解・想像することが難しく，また，手術に納得していても，手術後の治療を想像できていないこともある．それらを踏まえ，治療の説明をする．

2. 患者は手術をするために，外科系病棟に転棟・転院，入院となることが多い．そのため，それまで行っていたストレス対処方法が物理的にできなくなることもあり，患者の精神症状の悪化のリスクを高くする．転棟などした先では，どのようなストレス対処方法がとれるかについて事前情報を得たうえで，それまでの対処方法の実践が難しい場合には，他の対処方法を患者と一緒に考えていく．

3. 周術期には治療に由来する行動制限や禁止事項が増える．やってはいけないこと，禁止事項を伝えるだけでは，患者はどうすればよいのかわからなくなるため，周術期に患者に協力してほしいこと，やってもよいことも伝える．

4. 記憶することが苦手，あるいは精神状態により覚えていることが困難な状態である場合は，視覚で理解・記憶できるよう，説明に用いる媒体を工夫する．患者が五感をフル活用できるようにするとよいが，なかでもとくに，人が情報入手する際に中心的な役割を果たす「視覚」を活用する．理解できるかどうかにかかわらず，手術創や術後に留置されるカテーテル類などの挿入物，実施される治療について，現物や写真を示して説明することも必要である．

5. 術後，急に精神症状が落ち着くのは考えにくいため，そのような場合は症状を表出できなくなったと考え，ケアにあたる．また，すぐに状況を理解するのが難しい可能性もある．いつ状況に対応できなくなるかわからないため，手術創の治癒過程で増殖期を終えるまでは，モニタリングを密に続けていく．

6. 患者が治療を拒む背景には，追い詰められた心理状態がある[3] ことを理解する．患者に希望のありかを示し，患者の自尊心を支えるような説明をする．

4 ● 周術期標準ケアと合わせて実施する精神障害者の周術期ケア

精神障害者の周術期には，通常の周術期標準ケアと合わせて以下のケアを実施する．

1. 常に身体・精神状態をモニタリングできるような環境をつくる．
   - 生物学的，心理学的に強い負荷が生じていることを忘れない．
   - 複数の目で観察することで，予測できない患者の行動を予防する．
   - 身体拘束は患者のストレスの一因となるため，予測できない行動の確実な予防方法にはなり得ない．

2. 呼吸器合併症予防を行う．
   - 精神障害者は，抗精神病薬の副作用による嚥下機能の低下などから術後呼吸器合併症を起こすことが多く，喫煙者も多いため，術前から介入する．

3. 手術創の皮膚の状態を複数名で同時に評価する．
   - 深部切開創に生じた手術部位感染（surgical site infection：SSI）の場合は，創部の感染症徴候が認められないことがあるため，バイタルサインズや血液検査データ，検査画像などで判断する．
   - 少なくとも2週間（術後の創傷治療過程に沿って，新たに肉芽組織が形成される時期である増殖期の期間）は，精神状態が安定していても，行動や創部を観察する頻度は変えない．必要であれば，身体拘束を確実に実施する．

- 非定型抗精神病薬服用中の患者は，定型抗精神病薬服用中の患者に比べて，高血糖状態に陥るリスクが高い．抗精神病薬服用中の患者においては，高血糖の影響から創部の回復が遅延しやすいことを念頭におく．

4. 疼痛や掻痒感に伴う苦痛の把握と緩和を図る．
   - 術後疼痛が継続することで，希死念慮などの精神症状に変化がもたらされていないか観察を密にする．
   - 創部の回復過程では掻痒感を伴うため，疼痛だけでなく掻痒感への予防的なかかわりも実施する．
5. 患者個別のアセスメントにより，適応に対する自信回復への介入を実施する．
6. 個々の患者に合わせて根気よく介入する．
7. 手術の時期や術式，術後の治療方法は患者に合わせて選択できるように，医師と調整する．
8. 身体面の治療について，患者の認知機能に合わせて理解しやすい説明をする．
9. 術後の変化した身体の知覚へ適応するため精神療法を実施できるよう，精神科医と調整する．
10. 他職種と綿密に連携する．

　今後ますます，精神科病棟だけでなく，外科系病棟で周術期を過ごす精神障害者が多くなることが予測される．精神障害者を担当した場合には，本項の視点やケアを周術期標準ケアと合わせて実施してほしい．

┃引用文献┃

1) Kudoh A：Perioperative Management for Chronic Schizophrenic Patients. Anesth Analg **101**（6）：1867-172, 2005
2) 桑原達郎, 野村総一郎, 福西勇夫ほか：MPUにおける精神分裂病の術後精神症状変化とその管理について. 精神医学 **41**（2）：133-138, 1999
3) 林　直樹（責任編集）：専門医のための精神科臨床リュミエール9精神科診療における説明とその根拠, 中山書店, 2009

学習課題

1. 各向精神薬の治療効果と副作用について挙げてみよう．
2. 健康の自己管理とはどのようなことですか．健康の自己管理を促す援助をする際に大切なことはなんですか．
3. 精神科領域でm-ECTが適応になるケースについて考えてみよう．
4. m-ECTにおけるインフォームド・コンセントに看護師はどのようにかかわりますか．
5. 精神症状の悪化や生活習慣が身体の慢性疾患に与える影響を考慮し，心身両面の健康をよい状態に保つためにどのようなケアが必要ですか．
6. 周術期における精神疾患の生物学的変化と精神障害者の精神状態の変化にはどのようなものがありますか．

2 心理学的側面からアプローチする治療・ケア・支援

この節で学ぶこと

1. 精神療法の基本要素について学ぶ.
2. 体系的な精神療法の概要を学ぶ.
3. 心理教育とその背景，基盤となる考え方を理解，進め方を理解する.
4. 認知行動療法におけるアセスメントと支援について理解する.

A. 精神療法

1 ● 精神療法とは

精神療法（psychotherapy）は**心理療法**ともよばれ，ストレス，情緒的問題，人間関係の問題，問題となっている習慣，精神症状（幻聴など）などを，治療者と会話をすることによって患者（クライアントともよばれる）の気づきを促し，解決する手助けとなるもので，主に専門的な治療者が行う[1]. 専門的な治療者とは，精神療法に関する一定のトレーニングを受けた医師，臨床心理士や公認心理師などの心理専門職，看護師，ソーシャルワーカーなどである. 精神療法は，治療者と患者の1対1，もしくはグループで行われる. 電話や，また最近ではインターネットを通じたオンラインで行われることもある.

精神療法という用語は，臨床現場では，精神科医による短時間の面接なども含めて広く用いられているが（例：通院精神療法），本来は，精神分析療法や認知行動療法といった，一定の治療理論に基づいて行われる体系化された精神療法（1回あたり決まった時間の面接を一定期間行う精神療法）のことを指す. 精神療法と類似した用語に**カウンセリング**がある（本章3節C参照）. カウンセリングは，本来，対話を通じて人の発達を理解し，健康（ウェルネス）を促進するもの[2]として，教育分野から発展したもので，企業をはじめ福祉領域でも広く実施されている. いずれも対話を通じて問題の解決に取り組むという点では共通しており，実際には精神療法とカウンセリングという言葉が厳密に区別して用いられることは少ない.

2 ● 精神療法の実施において必要な基本要素

体系的な精神療法は後述のようにさまざまあり，それぞれ独自の技法や進め方がある. しかし，これらの精神療法には共通する治療的要素があり，実践にあたっては，治療者は以下に示す基本要素を身につけることが重要である.

a. 非言語的コミュニケーションを活用する

身だしなみ，態度，口調に気を配る. **言語的コミュニケーションと非言語的コミュニ**

ケーションを一致させることが肝要である．人には非言語的コミュニケーション要素のほうが印象に残りやすい傾向がある．たとえば，「大変ですね」と言っても，視線を合わせていない，何か別の作業をしながら言うといった態度であると，「この人は本当は大変とは思っていないのだ」と伝わり，よい関係は築けない．

b. 質問のしかたを工夫する

　閉じられた質問（closed-ended question）と**開かれた質問**（open-ended question）をバランスよく用いるよう心がける．閉じられた質問とは，「はい/いいえ」で答えられる質問のことをいい，開かれた質問とは，回答に幅があり自由に話せる尋ね方のことをいう．閉じられた質問ばかりでは，患者は"自分の気持ちを話せた"という感覚は抱きにくい．一方，開かれた質問は，回答内容を頭の中で組み立て，言葉にするというプロセスを含むため，患者の状態によっては負担となる場合がある．コミュニケーションを繰り返しながら患者の状態を見極め，バランスよく用いる．

c. 共感を示す

　共感とは，患者の体験を理解し，伝えることをいう．喜怒哀楽といった患者の感情をキャッチし，「それは悲しかったですね」など言葉にして明確に返すとよい．ただし，その際には患者について"何がわかり，何がわからない"のかを治療者の中で明確にする．患者のすべてを理解できることはまずなく，患者は当然のように語っているが，よく考えてみると疑問に思うこと，話を聞いている側としては当然と思うのに，患者はまったくそう考えていないなど，何かひっかかりを感じるものである．そうした"わからない部分"が状況改善の糸口になりうるため，共感を示すと同時に，冷静に会話を聴く必要がある．"わからない部分"について患者に伝える際には，患者が否定されたと感じないよう，より一層，言語的/非言語的コミュニケーションに配慮する．

d. 治療同盟を組む

　治療同盟とは，患者と治療者の**信頼関係**（ラ・ポール），つまり患者が抱く治療者に対する"この人とだったら一緒にやっていけそうだ"という感覚のことをいう．これには，後述する治療目標と方針の共有，治療者の情緒的温かさや真摯に向き合う態度などが影響する．

e. 治療目標と方針を患者と共有する

　患者の問題（困っていること）と目標（問題がどうなるとよいか，自分がどうなりたいか）を話し合い，そのために何ができるかを共有する．ていねいな問診，情報の整理，治療計画の説明などを通して，患者の理解と意向を一致させる．

f. 敬意をもって患者と向き合う

　誰しも，自分自身にとってつらい感情や出来事に意識を向け，変化していくことには勇気が必要である．情緒的な温かさをもち，ひとりの人間として敬意をもって患者に対面し，患者の話に注意深く耳を傾け，問題を的確に把握する．温かいこころと冷静な頭脳が重要である．一方で治療者にも限界があることを患者に適切に伝え，患者の限界にも配慮してむやみに励ましすぎることがないよう注意する．

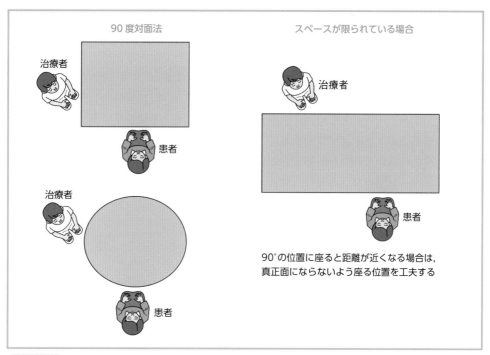

図Ⅷ-2-1　面接場面における患者と治療者の座る位置

3 ● 精神療法の実施形態

a. 個人精神療法

多くの精神療法はこの形態で行われる．患者が安心して話せるよう，周囲の騒音や音の漏れに配慮した環境が望ましい．治療者と患者はパーソナルスペース*に配慮して，机の隣り合う2辺など斜め向かいの角度で座るようにする（90度対面法）．スペースが限られている場合には斜め向かいにするなど工夫する（**図Ⅷ-2-1**）．

b. 集団精神療法

集団（グループ）で行う．集団で行うことにより，自分と同じ悩みをもっている人がいるという安心感や信頼感，他の参加者からの学びなどを得ることができ，孤独感の解消，自発的な治療的行動への取り組みにつながる．異なる問題をもった患者を対象にして行う場合と，同じ問題に悩む患者を対象にして行う場合がある．参加形式は，初回から最終回まで固定されたメンバーで行うクローズド形式と，実施期間中は自由に参加・不参加を選択できるオープン形式がある．

集団精神療法を行う際には，はじめに集団の構造と枠組みを明確にしておく．すなわち，参加対象，実施場所，時間，曜日，1回あたりの長さ（一般的に1時間半〜2時間），参加人数（7〜10名程度が望ましい），実施期間を定めて行う場合はその期間，クローズド形式かオープン形式かを決め，患者にあらかじめ文書などで知らせる[3]．

---

*パーソナルスペース：対人距離ともいう．個人を取り巻く目に見えない，持ち運び可能なテリトリー．対人関係の距離における要因．年齢や性別，パーソナリティ，他者との関係，文化的要因などにより影響を受ける．

　　2名以上の治療者で実施し，1名はリーダーとして，もう1名はコ・リーダーとしてサポートする．治療的雰囲気をつくり，前向きな解決策を発見するよう手助けする．集団の参加人数によってはファシリテーター（参加者の意見をまとめたり整理したりしながら進行する役割）を置き，患者のサポートをするとよい．

c. オンライン形式

　　インターネットを用い，治療者と遠隔地の患者とをオンラインでつないで行うものと，患者がオンラインプログラムにアクセスし一人で行うものがある．精神疾患においては，その症状から外出が困難である患者も多く，オンライン診療の需要は高い．患者一人でオンラインプログラムを行う場合は，時間や場所，費用負担が少なくて済むが，プログラムの完遂率が低いといった課題がある．

▶診療報酬制度における位置づけ

　　後述する体系化された精神療法のうち，個人療法については，精神分析療法（「標準型精神分析療法」として），認知行動療法が診療報酬の対象となっている．その他の精神療法については，「通院精神療法」「入院精神療法」の費目で算定可能である．また，森田療法を含むいくつかの精神療法については，「心身医学療法」の費目で算定可能である．認知行動療法については，医師と看護師が算定可能，その他については医師のみが算定可能である．

　　集団精神療法については，精神科医1人以上と精神保健福祉士または公認心理師などにより2人以上の者が行った場合に算定できる．

　　いずれも算定にあたって満たすべき要件があり，詳細は別途確認されたい[4]．

4 ● 体系化された精神療法

　　ここでは主なものを紹介する．

a. 精神分析療法（psychoanalysis）

(1)概　要

　　19世紀後半にフロイト（Freud S）が創始した精神療法である．フロイトは，人が意識できるこころの領域はごくわずかで，意識できない領域である“無意識”が人の行動に影響すると考えた．通常は防衛機制（Ⅰ巻第Ⅲ章1節D参照）という機能が適切に働き，社会的に許容可能な行動となるが，意識するには耐えがたい体験については無意識下に無理に抑え込み，防衛機制が適切に機能せず，不安や葛藤を引き起こし精神症状の出現につながるとした．治療においては，患者が無意識に表出する面接室内外での行動や面接中に語る内容について，治療者が理解を伝える（「解釈」とよぶ）．それにより，患者はこれまで無意識下に抑え込んでいた不安や葛藤に気づき，洞察を得ることで，症状の軽減へとつながる．理論的進歩や現代的なニーズに合わせて，精神分析的精神療法や精神力動的精神療法などに発展した．精神分析療法は，狭義にはフロイトのオリジナルな技法を用いるものを指すが，広義には精神分析的精神療法や精神力動的精神療法を含む．フロイトの理論および療法で用いられる技法は，その後の多くの精神療法に影響を与えた．

　　精神分析療法の技術の修得には長期間を要するが，その理論や技法は患者を理解し，変容を援助する際に有用なものである．

(2)適　応

　幼少期の体験の影響が大きいと考えられる病態（パーソナリティ障害が中心となる）が主たる適応と考えられることが多い．器質性精神疾患の患者や，自己洞察・自己理解への関心が低いクライアントは適さない．別の精神療法が明らかに適応となる場合にはそれを優先する．診療報酬制度においては，当該療法を習熟した医師が45分以上実施した場合に，「標準型精神分析療法」として1回につき390点，おおむね月6回を標準として算定できる（2020年4月時点の診療報酬点数）[4]．

(3)治療構造

　本来の精神分析療法は，1回45〜60分の面接を週4回以上行うものである．治療全体の期間は患者の問題に応じて変化し，数ヵ月から数年となる．

　初めの数回で導入面接を行い，治療者と患者がお互いにこの治療法が適しているのか治療可能性をみる．そして，面接の場所，回数，時刻，治療費，違約の対処，責任の所在，中断・終結の決定方法など「治療契約」を結ぶ．

　面接の場所は，外から第三者が不用意に入ってこられず，騒音がしない，室内の声が外に漏れない個室を確保する．精神分析療法では患者は寝椅子に横たわり，治療者はその寝椅子の背後に座り，患者が語っていくことに耳を傾ける．

　精神分析的精神療法では，週1〜3回実施し，治療者と患者が90°の角度で椅子に座る場合が多い（90度対面法）．

(4)技　法

　患者は，頭に浮かんでくることを批判や選択をせずにそのまま話す「自由連想」を行う．治療者は患者の発言，連想におだやかに能動的に耳を傾け，指示や保証といった患者の判断に直接働きかけるようなことは慎重に避け，自由連想の中にある無意識の葛藤や不安などを理解し伝える「解釈」を行う．解釈の補助手段としてあいまいな体験内容を明瞭にして伝える「明確化」，回避している体験を伝える「直面化」がある．

　こうしたコミュニケーションの過程で，患者の幼い頃の重要な他者との感情を含んだ関係を治療者との間で再現する「転移」，患者側の転移に反応して治療者側がさまざまな考えや感情を抱く「逆転移」が起きる．転移の中に，症状や問題行動の背後にある不安や葛藤が集約していると考え，逆転移もまた治療の手がかりとして，治療者は繰り返し解釈を行う．すると，「抵抗」とよばれる治療での生産的対話を阻むような患者の言動（沈黙，表面的なことばかり話す，遅刻，服薬不遵守，治療者への非難など）が起こる．これは患者が今までの対人関係のあり方を新しいものに変化させるにあたり，不安や葛藤を抱くことから生じる．治療者はこうした抵抗を和らげながら，転移を解釈し，患者は自己の理解を深めていく．

b. 支持的精神療法 (supportive psychotherapy)

(1)概　要

　診断と包括的アセスメントに基づいて，患者と治療者が共通の目的をもち，治療者は患者に敬意と関心を向け，自己評価，自我機能，適応スキルの維持，再獲得，改善などの直接的な手法を用いて，患者の情動反応・行動パターンや対人関係の現実適応を手助けする精神療法である[5]．

表Ⅷ-2-1　支持的精神療法の技法

目　的		技　法
自己評価の構築	賞賛	患者が行った具体的行為に対して行う
	保証	患者の行動や考えが適切であると認めたり，心配ごとについて大丈夫であると伝えたりすること
	勇気づけ	患者が自分の力で何かを成し遂げられるよう，必要に応じて援助を得られるよう勇気づけること． 達成可能な小さな目標（スモールステップ）が重要
不安の低減と予防	ノーマライジング	患者の体験，それに対する反応が自然でもっともなものであると伝えること． 助言を添えて用いる
	合理化とリフレーミング	ものごとや行動に対して違った見方，意味を見つけること
	問題に名前をつける	名前をつけて分類すること． 問題への自己コントロール感が高まる
	リハーサル	あることに取り組むとき，事前にどんなことが障害になるか予測し，対処方法を考え，備えること
スキルの構築	助言	患者が自分自身で対処法や情報を得られるよう援助すること
	心理教育	治療者の専門的知識に基づいて，治療者自身をモデルとして社会の暗黙のルールに従い，理性的に考える方法を伝えること
気づきを広げる	明確化	患者が言ったことの要約，言い換え，整理によって問題の焦点を明確にすること
	直面化	患者が十分に認識していなかったり，回避している感情，考え，行動に注意を向けさせる
	解釈	患者の考えや行動がどのような意図なのかについて，治療者の考えを患者に伝えること

(2)適　応

　急性ストレスへの危機的介入，統合失調症，パーソナリティ障害，物質関連障害，患者および家族への心理教育にも用いられる．他の精神療法が明らかに適応となる場合（例：うつ病に対する認知行動療法）には，そちらを優先する．

(3)治療の構造

　面接の頻度や時間について，原則としては厳格に定められていない．ただし，1回の面接については時間どおりに始め，時間どおりに終える．

　治療初期は治療同盟の形成が重要である．面接の2〜3回目あたりで情報を統合し，見立てと治療目標を患者と共有する．

　治療中期には，治療同盟が維持されているかモニターしながら，後述の技法を用いて目標達成を目指す．治療者が温かく支えてくれるという体験は，患者が過去に傷ついた体験とは異なるため，過去の感情は消え，新たな行動をとれるようになる（「修正感情体験」という）．

　治療目標が達成されたところで治療を終結する．1回あたりの面接時間と頻度は固定するほうが患者の不安低減に役立つが，他の精神療法より柔軟である．

(4)技　法

　表Ⅷ-2-1のような技法を用いる．

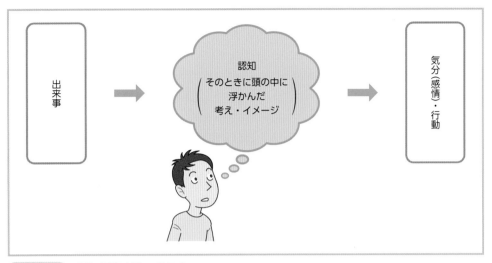

図Ⅷ-2-2　認知行動療法の考え方

　賞賛，保証，勇気づけは患者の自己評価を高めるのに役立つ．ただし，過剰で根拠のない賞賛，患者自身がよく思っていないことへの賞賛は治療関係を損ねる．治療者は嘘のない気持ちで賞賛できる機会を見つけるようにする．保証においても治療者の専門領域外については限界を明確に伝える．

　ノーマライジング，合理化とリフレーミング，問題に名前をつける，リハーサルは不安の低減と予防に役立つ．患者自身が解決に取り組む，こころの準備につながる．

　助言，心理教育は患者の適応的行動を育成する．具体的な問題解決についての助言だけでなく，問題解決技法やコミュニケーション技法など，一般的な技法を用いるヒントを患者に伝えられるとよい．

　明確化，直面化，解釈は，患者の気づきを広げるが，後二者は批判的にならないよう注意が必要である．患者の受け入れを確かめながら，押しつけにならないよう配慮して行う．

c. 認知行動療法（cognitive behavioral therapy：CBT）

(1) 概　要

　認知行動療法は，"人の気分（感情）や行動は，認知に影響を受ける"（**図Ⅷ-2-2**）という理論をもとにした，短期間の構造化された精神療法である．認知とは，そのときに頭の中に浮かんだ考えやイメージ，その出来事をどのようにとらえるか，ということで，うつ状態であったり強い不安を抱えている場合，認知が非現実的／過度に悲観的になっている傾向がある．すると行動面でも，似たような場面を避けるなどの変化が生じ，気分の低下をさらに強くする．そうした場面を具体的に取り上げ，後述する技法を用いて，治療者と共に検証し，気分の改善を図る．

　認知行動療法において，治療者はパーソナルトレーナーのようなものである．過去ではなく，"今，ここ"で生じている問題・困りごとに焦点を当て，さまざまな技法をお決まりのように用いるのではなく，患者の見立てを行い柔軟に用いる．治療者と患者が共に治療目標に向かって協働して取り組むこと（協働的経験主義）が重要である．

個人，集団などさまざまな実施形態が開発されており，書籍やオンラインプログラムを用いたセルフヘルプの形態もある．また，第3世代の認知行動療法として，マインドフルネス認知療法，アクセプタンス＆コミットメントセラピーなどがある．

(2)適　応

精神疾患としては，うつ病，不安症，強迫症，摂食障害，心的外傷後ストレス障害（post traumatic stress disorder：PTSD），双極性障害などに効果が認められており，糖尿病，がんなどといった身体疾患に伴う精神症状に対する効果も示されている．うつ病，パニック症，社交不安症，強迫症，PTSDについては日本の治療者マニュアルが出ているので，厚生労働省ホームページ[6]を参照されたい．2010年度からは習熟した精神科医がうつ病に対して行った場合には診療報酬の対象となり，2016年度からはパニック症，社交不安症，強迫症，PTSDも対象となった（各疾患マニュアルに則り，1回30分以上実施した場合に480点を16回まで算定）．うつ病については，要件を満たす看護師が医師と共同して実施した場合も1回350点を算定できる（2020年4月時点の診療報酬点数）[4]．また医療以外にも，日常のストレス対処，夫婦問題，司法や教育現場など，さまざまな分野に広がりをみせている．

(3)治療構造

うつ病に対する認知行動療法をもとに解説する．

標準的には治療者と1対1で，1回あたり30～60分の面接を週1回，合計16～20回行う．治療者は患者の主体性を尊重する．治療全体の構造としては，初期には，治療者は患者の問題を整理し，症例の概念化を行い，治療方針を立てる．その後，それらの問題について1つずつ，具体的な出来事を用いて認知的技法，行動的技法を用いて取り組む．終結期には，これまでの面接を振り返り，再発予防に取り組む．

1回の面接の流れは，次のとおりである．

1. チェック・イン：簡単に1週間の様子を尋ねる
2. ホームワークの振り返り
3. アジェンダの設定
4. アジェンダについての話し合い
5. 次週までのホームワークの設定
6. セッションのまとめとフィードバック

「3. アジェンダの設定」とは，その日の面接で取り扱う話題を決定することである．総合的な治療目標，治療段階を踏まえ，治療者が必要と思うことや患者が話したいことから両者が協力して設定する．1回の面接で取り組めること，具体的で達成可能なことが設定のポイントとなる．ただし，緊急に取り組む必要がある事項（例：希死念慮や自殺に関すること，治療を妨害する行為［ホームワークを実施してこない，たび重なる遅刻など］，生活上重要な問題［失職，虐待など］）が発生した場合はそれを優先する．

「ホームワーク」は，その日の面接内容を踏まえて，患者の日常生活で検証したり，実践したりすると役立つことを具体的に治療者と患者が共に決定する．治療で話し合う時間は1週間のうちの限られた時間であるが，ホームワークを取り入れることにより，面接と

面接の間の期間にも治療内で身につけたスキルを練習したり，検討したりすることができる．ホームワークの例としては，治療初期には「うつ病について知る」，「認知行動療法について知る」といった心理教育的内容や，治療中期には「気分が動揺したときにどのような考えが頭に浮かんでいたのかメモにしておく（自動思考の同定）」などの認知的課題や，後述するさまざまな技法に基づいたものとなる．さまざまな技法を日常生活で試してみることは，患者自身に問題を解決する力をつける重要な役割を果たす．

(4) 技　法

行動的技法と認知的技法がある．

①行動的技法

行動を介して気分の改善を図る技法である．行動活性化，問題解決技法，アサーション・トレーニングなどがある．

- **行動活性化**：気分が落ち込んだり不安を感じたりした際，閉じこもるなど回避的行動をとると，その気分が持続し，喜びや達成感といった正の感情を感じる機会を失ってしまう．逆に気分が落ち込んでいても自分の好きなことや達成感を感じられることをしているうちに気分が晴れてくる．行動活性化は，こうした人の特性を活用し，そのときの気分の状態に左右されずに，正の感情を生起するような行動を増やしていくことで気分の改善を図る技法である．活動記録表を用いてもよい．その際は，1週間の活動（＝行動）について時間刻みに，どのような活動を行ったか，その際の達成感（mastery：M）と喜び（pleasure：P）を0～100など数値で段階的に記す（**図Ⅷ-2-3**）．これにより，活動と気分のつながりを客観的に理解することが可能となる．また，気分が低下している状況でも，それまでの活動内容から，正の感情を生起するような活動へ変更するスケジュールを立てるのに用いることができる．

- **問題解決技法**：現実的な問題に対して解決を試みる技法である．以下のステップで行う（詳細は本節C参照）．

  （0. 問題に取り組めるこころの準備をする）
  1. 現在抱えている問題を明確化し，整理する
  2. 今回取り組む問題を設定する
  3. 解決策を案出する（ブレインストーミングを行う）
  4. 3で挙がった案の長所と短所を挙げる
  5. 4を踏まえて解決策を選定し，その解決策の行動計画を綿密に立てる
  6. 解決策を実行する
  7. 結果を評価する

- **アサーション・トレーニング**：他者とのコミュニケーションに問題を抱えている際，その伝え方を再考する方法である．具体的には，攻撃的な言い方（自分のことだけを尊重した言い方）と非攻撃的な言い方（相手のことだけを尊重した言い方）の両極端を考え，そこから自分のことも相手のことも考慮したバランスのよい言い方を案出する．案出した台詞について，面接内で治療者とロールプレイをするのもよい．

	5月4日(月)	5月5日(火)	5月6日(水)	5月7日(木)	5月8日(金)	5月9日(土)	5月10日(日)
6時				目が覚める(?)			
7時				二度寝(?)	起床(M70/P30)		
8時			起床(M70/P30)		朝食(M50/P60)		
9時	起床(M40/P80)		朝食(M50/P60)	起床(M10/P20)	通勤(M30/P0)	起床(M40/P80)	起床(M10/P10)
10時	朝食(M50/P70)	起床(M0/P10)	昼寝(M0/P10)	通勤(M0/P0)	仕事(M30/P10)	だらだら (M0/P60)	だらだら (M0/P10)
11時	だらだら (M0/P60)	だらだら (M0/P20)	昼食(M10/P30)	仕事(M10/P10)			
12時						食事(朝昼) (不明)	
13時				昼食(M50/P50)	昼食(M50/P50)		食事(M10/P10)
14時	昼食(M30/P30)	昼食(M30/P30)	テレビ(M0/P10)	仕事 (M30/P10)	仕事 (M30/P10)	洗濯(M70/P50)	だらだら (M0/P10)
15時		洗濯(M50/P60)					
16時	散歩(M50/P60)	買い物(M60/P50)				断捨離! (M80/P80)	
17時	掃除(M70/P60)	休憩(M40/P30)					外出(M30/P30)
18時							夕食 (M10/P30)
19時	夕食(M60/P50)	夕食(M60/P50)	夕食(M10/P10)	帰り(M10/P30)	帰り(M10/P30)		
20時				夕食(M30/P40)	夕食(M30/P40)		
21時	テレビ (M10/P30)	覚えていない	だらだら(M0/ P20)			夕食(M50/P60)	入浴(M30/P30)
22時				入浴(M40/P60)	入浴(M40/P60)		
23時	入浴(M40/P60)					入浴(M40/P60)	就寝 (M10/P10)
24時	就寝(M?/P?)		いつの間にか寝た (M?/P?)	就寝 (M30/P50)	就寝 (M30/P50)		
1時						就寝(M70/P70)	

図Ⅷ-2-3　活動記録表の例

②認知的技法

　認知再構成法（**コラム法，表Ⅷ-2-2**）などを用いながら，出来事に対して浮かんだ考えが非現実的・過剰に悲観的になっていないかを検証する．なお，非現実的・過剰に悲観的な考えは「**認知のゆがみ**」とよばれる．その代表例を**表Ⅷ-2-3**に示す．

　第1コラムには日常生活で気分が大きく動揺した出来事を具体的に記載する．治療者は「そのときどんな気分でしたか」「どんな考えやイメージが頭に浮かんでいましたか」などと尋ねて，それぞれを第2，3コラムにつなげる．

　第2コラムに気分を記載する．気分は悲しい，悔しい，不安，焦り，嬉しいなど一語で表現するもので，気分の強さを0〜100で表す．複数の気分（たとえば，悲しさと怒りなど）を列挙してよく，その場合はそれぞれの気分の強さを記載する．

　第3コラムに自動思考を記載する．自動思考とは，ある状況に置かれた（あるいは，ある出来事を思い出した）ときにこころの中を通り過ぎる考えのことである[7]．とくに，うつ病患者においては，自分自身・周囲・将来について過度に悲観的に考える傾向がある．これを否定的認知の3徴といい，注目して記載するとよい．複数の自動思考がある場合には，気分に最も影響を与えたものを1つ選び（「ホットな自動思考」とよぶ），以下のプロセスを進める．

　第4，5のコラムで自動思考の検証を行う．自動思考を客観的に支持する事実を「根拠」，支持しない事実を「反証」といい，それぞれ第4，5のコラムに記載する．根拠と反証には患者の抽象的な印象や主観ではなく，「客観的事実」を記載することがポイントである．

表Ⅷ-2-2　コラム法の例

第1コラム	出来事	一人で残業しているときに，提出済みの書類のミスに気づいた
第2コラム	気分（強さを0〜100で）	落ち込み（80）　焦り（90）
第3コラム	自動思考	取り返しがつかないことをしてしまった． 何年この仕事をしているのだろう，会社員失格だ
第4コラム	根拠	ミスのある書類を提出した 今までもやったことのある仕事だ
第5コラム	反証	取り返しがつかないかどうか，今はまだわからない． ミスは誰にでもある
第6コラム	適応的思考	ミスのある書類を提出してしまったのは事実だけれど，取り返しがつかないと決まったわけではない． ミスがあったことを明朝一番に上司に報告して，対応を考えよう．
第7コラム	気分の変化 （強さを0〜100で表す）	落ち込み（50）　焦り（30）

表Ⅷ-2-3　認知のゆがみの例

こころのフィルター	入手している情報の一部分にだけ目を向けて結論を出す．または，自分の考えにそぐわない情報は無視する． 例：友達から連絡がこないので，「もう嫌われた」と思う （引っ越しで忙しいと言っていたにもかかわらず）
恣意的推論	相反する根拠がある，または根拠がないにもかかわらず結論を出す． 例：なんとなく気分がわるいから，今日はダメな1日だ
過剰な一般化	1つの事実をとらえて，すべてのことが同じ結果になると結論づけてしまう． 例：前回うまくできなかったから，今回もうまくできないに違いないと思う
拡大解釈と過小評価	自分が関心のあることは大きくとらえ，それ以外は小さくみること． 例：人前での発表は苦手と思っているため，うまくできたときのことは忘れてしまう
自己関連づけ	何かわるいことが起きたとき，自分のせいで起こったと自分を責めること． 例：友達同士がぎくしゃくしているのをみて，自分が何かしたからではないかと考えてしまう
完璧主義（0か100か思考）	あいまいな状態を受け入れられず，物事を白か黒か，0か100かの両極端でとらえること．"ほどほど"を受け入れられない． 例：100点でなければ0点と同じ
自分で実現してしまう予言	否定的な予測を立てて自分の行動を制限してしまい，結果として否定的予測を現実にしてしまう． 例：「どうせ言ってもわかってもらえない」と考え，何も言わずにいるので，わかり合えない

　第6コラムには適応的思考を記載する．根拠と反証を"しかし"で結びつけて1つの文章にするという方法や，「以前に同じような状況になったときはどう対処しましたか」「友人など，親しい人が同じ状況にいたらどのようにアドバイスしますか」といった，視点を変える質問が有用である．

第7コラムには，適応的思考を導き出した結果，気分がどのように変化したか数値の変化を記載する．新たな気分が出現した場合にはそれも記載してかまわない．

コラム法に記載する事柄は，通常，意識されることなく，ごく自然に行っているプロセスである．しかし多大なストレスがかかると，第3コラムで記載した自動思考こそが現実のようにとらえられ，抜け出せなくなる．紙に書き出し，治療者と共に客観的に見つめながら，プロセスをたどり直すことにより，気分の安定につながる．

なお，認知行動療法は活動記録表やコラム法といった技法のみに注目が集まりやすいが，精神療法の基本要素，協働的経験主義に基づいて進めていく．

d. 対人関係療法　(interpersonal therapy：IPT)

(1)概　要

非双極性・非精神病性のうつ病外来患者の治療法として1960年代に創始された．症状の発症には夫婦関係や恋人，親友など，重要な他者との関係が大きな影響を与えると考え，この対人関係について4つの問題領域（悲哀，対人関係上の役割をめぐる不和，役割の変化，対人関係の欠如）から1つか2つ選び，それぞれの戦略に従い，重要な他者との"現在"の関係に焦点を当てて治療を行う．集団，セルフヘルプ，夫婦同席の形式のほか，メンタルヘルスのトレーニングを受けていない医療者が医療現場で患者の軽度の抑うつ症状を治療するために行う**対人関係カウンセリング**（interpersonal counseling：**IPC**）も開発されている．

焦点を当てる4つの問題領域の詳細は次のとおりである[8]．

①悲　哀

親，配偶者，子どもの死など"死による喪失"のみを扱う．愛着ある対象を喪失した際に，対象への愛と憎しみという両価的感情を経験する．これを乗り越える心的過程を喪の作業（mourning work）というが，これがうまく進まなかった場合に問題領域として選ばれる．それ以外の別離や機能の喪失は，後述する③「役割の変化」として扱う．患者は対象喪失後の感情を表現し，失った人との関係を再構築する．それにより新たな愛着や活動を始められるようになる．

②対人関係上の役割をめぐる不和

親や配偶者との関係に問題が続いているときなど，対人関係上の役割期待にずれがあり解決していない場合に，問題領域として選択される．再交渉，行き詰まり，離別の3段階があり，治療者はどの段階にあるのか見極めて治療を行う．再交渉の段階は，互いのずれに気づいており積極的に変化させようとしている段階なので，関係する人々を落ち着かせる．行き詰まりの段階では，互いのずれに関するやりとりをやめて沈黙している段階のため，再度やりとりが行えるよう食い違いを明確にする．離別の段階は，不和が修復不可能なところまできているが，実際に別れるにはなんらかのサポートを必要としている段階であり，治療者は喪の作業を助ける．

③役割の変化

生物学的役割変化（出産，加齢による身体機能の低下，重大な病気になることなど）や社会的役割変化（入学，親元を離れる，結婚，昇進，退職など）があり，それにうまく対応できず発症した場合に選択される．治療者は新旧の役割について，良い面，悪い面の両

方を含め，バランスのとれた見方ができるよう，また，新しい役割において求められることが“できる”という感覚をもてるよう援助していく．

④対人関係の欠如

社会的に孤立しているなど，対人関係をもてなかったり長く続けられなかったりする場合に問題領域として選ばれるが，短期治療ではこの問題をすべて扱うのは難しいため，着手するところまでを目標とする．治療者は，新たな人間関係をつくり維持することを目標に，過去の重要な対人関係の振り返り，繰り返される対人関係パターンの検討，治療者との関係の検討を中心に行う．

(2)適　応

非双極性・非精神病性のうつ病，反復性うつ病に対する維持療法としても効果が認められている．双極性障害に対しては，行動療法と組み合わせた対人関係・社会リズム療法（interpersonal and social rhythm therapy：IPSRT）が開発されており，薬物療法と併用することにより効果が認められている．その他，摂食障害，不安症，境界性パーソナリティ障害などで効果を示すとの報告がある．

(3)治療構造

標準的には週1回45分程度の面接を12～16週間行う．治療構造は初期・中期・終結期それぞれの課題が規定され，マニュアル化されている．

治療初期には発症時期に起こった対人関係の変化を明らかにする．中期には，初期の面接で明らかになった対人関係の問題について，後述する技法を用いて，新しい対人役割の獲得や接し方を検討する．終結期にはこれまでの振り返りを行い，将来の再発予防策について検討する．

(4)技　法

探索的技法，感情の励まし，明確化，コミュニケーション分析，治療関係の利用，決定分析，ロールプレイなどがある．たとえば，コミュニケーション分析においては，どのようなコミュニケーションとなっているのか具体的に分析する．よくみられるコミュニケーションの問題として，ため息をつく，にらみつけるといったあいまいで間接的な非言語的コミュニケーション，嫌味を言うなど不必要に間接的な言語的コミュニケーション，はっきり言わずともわかってくれるはずだという憶測，相手のメッセージが不明確であるにもかかわらず自分は理解したという間違った理解，沈黙してコミュニケーションを打ち切る，といったことがある．患者の伝え方はどのようになっているか（ため息など非言語的表現に頼っていないか，など），相手の反応を受け止める際にどのようにしているか（相手の言葉があいまいである場合にきちんと確認しているか，など）を明らかにしていく．そのうえで，“私”という主語を用い，相手への評価ではなく，自分の気持ちを中心に話すといったかかわりとなるコミュニケーションを練習し，実際に患者に試してもらう．

治療者はこうした技法を用いながら，患者が自らの力で問題を解決していけるよう援助する．

e．その他の精神療法

(1)家族療法

夫婦関係に問題がある場合や，児童・思春期の患者の問題が家族関係から生じている場

合に用いられる．その他，統合失調症，双極性障害，強迫症の患者家族に対しても治療的介入を行うことで，心理的負担を軽減し，ひいては患者自身の安定につながる．

(2)森田療法

　森田正馬が1920年頃に創始した．森田神経質とよばれる神経症性障害の患者に適応となる．怒りや悲しみ，不安，恥ずかしさ，喜びといった感情は，それ自体はごく自然な反応であるが，その感情へのかかわり方（認識や行動，注意のあり方）が症状につながると考えた．以下の4つの時期に分けて治療を行い，症状の改善を目指す．

・第1期（絶対臥褥期）：患者を隔離して，生理活動以外すべての活動を制限し，床上で過ごす．

・第2期（軽作業期）：隔離は継続するが，臥褥時間は1日7〜8時間にとどめ，日中は戸外に出る．日記に心身の状態を記入する．

・第3期（重作業期）：作業や読書を行う．

・第4期（日常生活訓練期）：社会復帰を目指す．

　これらの期を40〜60日間の入院治療で行われるが，外来で行われることが増えている．森田療法はこれを習熟した医師が，心身症の患者に対して実施した場合に，「心身医学療法」として，入院中の患者には150点，入院中以外の患者には初診時110点，再診時80点を算定可能である（2020年4月時点の診療報酬点数）[4]．

(3)内観療法

　吉本伊信によって1930年代に創始された．浄土真宗の身調べ（自己省察を通して道を究める）を基本とし，内観とは「自己の内心を観察する」という意味である．両親や配偶者，子，先生など過去にかかわりのあった親密な関係の人について，"自分がしてもらったこと，し返したこと，迷惑をかけたこと"を具体的に思い出す．1週間ほど静かな部屋に閉じこもって行う集中内観と，日常生活の中で1日12時間行う日常内観がある．

(4)芸術療法

　絵画や音楽，ダンスなどを通じて，心身の安定を図る．言語表現が難しい患者にも用いることができる．

(5)遊戯療法

　言語能力が未発達な子どもに対して個人または集団で用いられる．遊びの中には，自己表現，創造性の涵養，仲間とのやりとりを学ぶ，といった面がある．遊びそのものがもつ体験の効果，怒りや不安など感情の発散効果，治療者との良好な関係による効果，現実的な対処方法など学習的な効果がある．

■引用文献■

1) Royal College of Psychiatry：Support, care and treatment ＞ Psychotherapies and psychological treatment, 〔https://www.rcpsych.ac.uk/mental-health/treatments-and-wellbeing/psychotherapies〕（最終確認：2021年9月15日）

2) 玉瀬耕治：カウンセリングの技法を学ぶ，有斐閣，2008

3) アメリカ集団精神療法学会：AGPA集団精神療法実践ガイドライン（日本集団精神療法学会監訳），創元社，2014

4) 医学通信社（編）：診療点数早見表　2021年4月増補版　［医科］2021年4月現在の診療報酬点数表，医学通信社，2021

5) A. ウィンストン，R.N. ローゼンタール，H. スピンカー：支持的精神療法入門（山藤奈穂子，佐々木千恵訳），

　　　p.4，星和書店，2009
6）　厚生労働省：心の健康，〔https://www.mhlw.go.jp/stf/seisakunitsuite/bunya/hukushi_kaigo/shougaishahukushi/
　　　kokoro/index.html〕（最終確認：2021年9月15日）
7）　Jesse H. Wright, Gregory KB, et al：認知行動療法トレーニングブック，第2版（大野裕，奥山真司監訳），医学
　　　書院，2018
8）　M.M. ワイスマン，J.C. マーコウィッツ，G.L. クラーマン：対人関係療法総合ガイド（水島広子訳），岩崎学術出
　　　版社，2009

B. 心理教育

1 ● 心理教育と背景

a. 心理教育とは

　心理教育は，患者・家族と専門家が双方向的なコミュニケーションを取りながら，病気や治療，対応方法などに関する知識・スキルを，患者・家族が獲得することで，主体的に症状・服薬管理，再発予防，社会生活機能の改善などができるように支援する方法である．看護師のみならず，医師や心理専門職も実施する支持的精神療法の技法の1つである．講義形式のように一方的に知識・スキルを提供するのではなく，患者・家族の立場になって，これらをわかりやすく伝えるとともに，患者・家族からの反応（感情や考え）を引き出し，共有し，患者の抱える問題・課題への対処法を共に考え，患者・家族が自ら取り組めるように働きかける．

b. 心理教育が重視されるようになった背景

　現在，国内で心理教育が重視されている背景には，これまで精神医療・看護の領域で，患者・家族に対して，精神疾患や治療に関する知識・スキルを十分伝えてこなかったことによる弊害が明らかになってきたことがある．患者に疾患の概要や治療法を伝えないことは，患者がそれらをよく理解しないまま治療やケアを受けることにつながり，患者が自己判断で服薬・通院などを中断してしまったり，患者自身で症状や生活機能障害にうまく対処できなくなるといった，病状悪化や再燃・再発，社会生活への不適応などの問題を抱えやすくなる．それらを防ぎ，患者が病気とうまく付き合い，適応的に社会生活を営むためには，患者・家族が正しい疾患・治療法の知識・スキルを身につけられるよう心理教育することが重要で，その意義は高い．

　国内の精神科医療では，1980年代後半から心理教育が注目されるようになった．それ以前は，病気や治療法の知識・スキルを患者・家族に明確に伝えてはいなかった．その要因には，まず精神疾患，とくに統合失調症の経過や有効な治療法の説明が困難であったことも影響しているが，患者は病気を受容できない，説明しても理解できないなどといった偏見・差別を専門家側が有していたことも否定できないところである．

　昨今，国内の精神保健医療福祉の体制は大きく変化し，薬物療法の発展とともに統合失調症に対する生物学的・心理学的・社会的（バイオ・サイコ・ソーシャル）な見方も広まってきた．統合失調症の発症や再発を，個人の脆弱性と心理学的・社会的ストレッサーとの総合的な関係としてみる見方である[1]．これは，患者が疾患を正しく理解し，生活上のストレッサーにどう対処するかという知識・スキルを身につけることで症状悪化や再発予防に役立てることにつながる．また，統合失調症では患者の家族の感情表出（expressed emotion：EE）により，たとえば家族が患者に批判的で敵意を向けたり，情緒的に巻き込まれたりする場合，患者の再発リスクを高めることから，家族心理教育の重要性も知られてきた．さらに，昨今，患者自身の権利意識が向上し，精神疾患を抱えながら社会生活を送る当事者として，疾患や治療，対処法などの正しい情報を得たいというニーズも高まってきた．これらが，患者・家族への心理教育の必要性を一層後押ししている．

2 ● 心理教育の基盤となる考え方

　心理教育では，先述のように，生物学的・心理学的・社会的な見方を基盤に置いている．人は，疾患に罹る以前から特異的な生物学的脆弱性または素因をもっており，そこになんらかの社会・環境的なストレスが加わると精神疾患を発症するといわれている．この考え方を**ストレス-脆弱性モデル**といい，ストレスが高まると再燃・再発をしやすくなるが，ストレスを緩和することでそれらを予防できることも含まれる．すなわち，服薬を継続し，病気への対処技能を高め，ストレスのかかりにくい環境やサポートを得ることで，生物学的脆弱性を弱め，ストレスを緩和し，再燃や再発予防につなげることができる．心理教育では，このように服薬の継続や病気への対処技能の向上などを目指す．

　また心理教育では，患者・家族が，それまでの療養生活の中で，患者・家族なりに病気を受け止め，病気へのなんらかの対処行動をとってきたことを尊重する．それらは効果的な場合もあれば，そうではない場合もあるが，効果的な場合は，それらを強化し，伸せるように働きかける．仮に非効果的であったとしても，患者や家族が行ってきたことを批判せず受け止め，彼らのそれまでの苦悩を理解することが大切である．

3 ● 心理教育の進め方

　国内での心理教育の対象は，以前は主に統合失調症の患者・家族であったが，最近はうつ病・双極性障害などの気分障害や認知症など，他の精神疾患にも広がり，慢性疼痛や生活習慣病などの身体疾患にも応用が進んでいる．

　心理教育で主に取り上げるテーマは，病気の発症要因，症状や経過，予後，治療法，服薬の方法，症状への対処法，病気との付き合い方など，さまざまである．また，個人を対象として1対1で行う場合もあれば，複数の患者が参加する集団の場合もある．

　心理教育は，心理教育そのものに焦点を絞って進める場合もあれば，認知行動療法の一環として行う場合も多い．ここでは，双方に共通する留意点を述べる．

a. 協同関係の構築

　協同関係とは，患者の主体性を尊重し，患者と共に，患者の問題・課題解決に取り組む関係である．先述のように，心理教育では，一方的に患者や家族に教えるという方法は有効ではない．患者・家族と医療者は対等であることを前提に，医療者は彼らの主体性やペースを尊重しながら，協同関係を構築することが大切である．患者・家族との双方向的なやりとりの中で，彼らの病気や治療に関する苦悩を理解し，共有し，解決に向けて共に取り組むようにする．彼らの病気や治療に対する受け止め方，療養生活における対処法など，経験上の知識・スキルを引き出し，効果的な場合は継続するように，また効果的でない場合も否定せず，患者や家族が考えた最善の方法であったことを支持する．適応的な受

け止め方や対処法が獲得できるように共に考え，試し，身につけられるように働きかける．

協同関係の構築は，対個人の場合はもちろんのこと，対集団の場合も同様に重要である．各個人が目標達成を目指し，互いに相手を尊重しつつ，自身の経験に基づく知識・スキルをその場で表現でき，またそれらを他者が取り入れ，自身に活かせる関係性を集団全体でつくることが大切である．そのために，集団のリーダー（医療者）は，患者・家族が病気や治療に関する考えや対処法をその場で表現しやすいように，発言を奨励し，その内容を受け止め支持することが重要である．たとえ発言内容が理解できなかったり，間違っているように思われても，批判的にフィードバックせず，患者・家族が努力してきたこと，その中でも肯定的な側面を支持するようにする．そういう医療者の姿勢が，患者・家族の経験上の知識・スキルを引き出し，互いに助け合うという意識の醸成につながり，各参加者の目標達成に役立てることができる．

b. 構造化

構造化とは，心理教育の実施の際，目標を設定し，面接回数や頻度，時間，各回の目標，進め方などを決め，それに則って進めていくことである．個人に対して行う場合も集団での場合も構造化するが，個人の場合は，事前に患者・家族と話し合って決めることができる一方，集団の場合は医療者側で集団の特性に応じてプログラムを作成することが多い．

たとえば，合計4回の，前駆症状への対処法を学び再発予防することを目的とした集団心理教育の場合，1回目は「前駆症状とは何かを知る」，2回目は「前駆症状を見つける」，3回目は「前駆症状への対処法を学ぶ」，4回目は「（前駆症状を含む）再発予防に役立つ方法を確かめる」などと各回の目標を定める．各回の進め方も，たとえば50分で実施する場合，はじめの5〜10分でその日の体調の確認や前回の復習，ホームワークの確認をし，次にその回の目標や内容の確認，次の30分で資料を使って学習し，グループワークやディスカッションを行い，最後の5〜10分でフィードバックやまとめ，宿題を設定して終了する，などと構造化する．

▋引用文献
1) 鈴木啓子：精神を病む人への看護援助の基本—活用する技法．精神看護学Ⅱ　精神臨床看護学，第4版（川野雅資編），p.86-99，ヌーヴェルヒロカワ，2006

C. 認知行動療法におけるアセスメントと支援

1 ● 認知行動療法におけるアセスメント

a. 認知行動療法のアセスメントの位置づけと協同関係

認知行動療法では，アセスメントは症例の概念化（ケースフォーミュレーション）ともいう．患者を包括的な視点からとらえ，全体像を描き，患者の問題や課題を明確にすることで，次の目標の設定，計画立案につなげる．アセスメントは，その時点における「仮説」とし，その後の患者の反応やかかわる中での新たな情報を加えて修正を繰り返していく．

アセスメントは，患者との協同関係の下で実施する．アセスメントから目標設定，計画立案，実施，評価におけるプロセスはすべて患者と協同的に進めることが重要である．ア

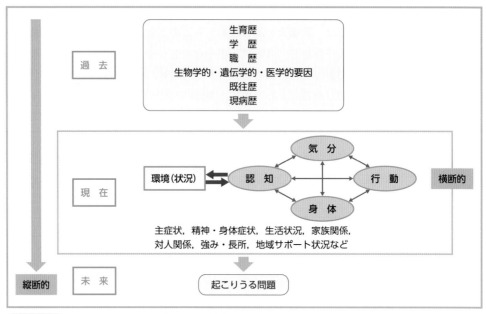

図Ⅷ-2-4　アセスメントの縦断的・横断的な視点

表Ⅷ-2-4　情報収集の視点

• 診断名	• 経済状況（保険区分など）
• 症状：精神状態，身体状態	• 対人関係（職場，学校，近隣など）
• 現病歴	• 社会的役割（夫，妻，親，職場での役職など）
• 治療状況（薬物療法，心理社会的療法など）	• 既往歴
• 家族背景（家族構成，関係，遺伝的素因など）	• 身体合併症
• 生育歴	• 適応状態（家庭，職場，学校，地域）
• 職歴	• 対処法
• 学歴	• 強み・長所
• 生活状況	• サポート状況（人，地域の資源など）
セルフケア，1日の過ごし方	
活動と休息のバランス	
服薬管理，金銭管理	

セスメントというと，一方的に看護師側で患者の情報を集め，分析し，目標を立てるイメージがあるかもしれないが，認知行動療法では，全体像を描くことができるように患者から話を聴きながら問題や課題を整理し，患者と共有する．

b. 患者の全体像を把握する

　アセスメントを行う際は，包括的な視点から患者の全体像をとらえることが重要である．**図Ⅷ-2-4**のように，患者の過去から現在，未来への縦断的な視点，また現在の状態を表す横断的な視点の両面からアセスメントし整理・統合する．具体的には，**表Ⅷ-2-4**の視点から患者の情報を収集する．

　まず過去にさかのぼり，患者の生育歴や学歴，職歴など，誕生からこれまで患者が人生をどう歩んできたのか，概要をつかむ．とくに，疾患の発症にかかわるライフイベント，

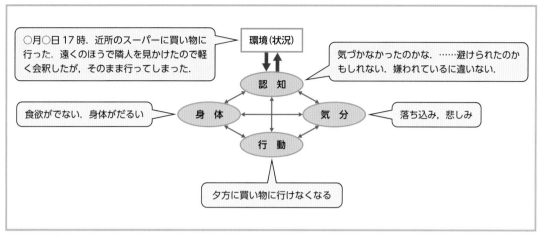

図Ⅷ-2-5　5つの領域の関連図

出来事には留意する．また生物学的・遺伝的・医学的要因，既往歴，精神疾患の現病歴を把握する．

　横断的な視点からは，精神・身体症状やセルフケアなどの生活状況，対人関係などをとらえる．5つの領域の関連図（**図Ⅷ-2-5**）を用いて，ある環境（状況）に対して，どう受け止め（認知），どのような気分，行動，身体状態が生じているのか，また認知・行動のパターンを把握する．同時に，主症状や精神・身体症状，食や睡眠，排泄，清潔などの生活状況，患者を取り巻く家族や周囲との人間関係，患者のもっている強みや長所，地域におけるサポート体制なども検討する．

　これらの過去・現在の状態を把握し，未来に向けて，どんな問題が起こりうるかというリスクの検討も必要である．

c. 特定の状況における認知・気分・行動・身体状態を把握する

　ここでは横断的視点でのアセスメントの具体的な進め方について述べる．

　図Ⅷ-2-5の5つの領域の関連図を用いる．患者の問題や課題に関連する生活上の出来事に注目し，その環境（状況）と認知・気分・行動・身体状態を整理する．患者から話を聴きながら看護師側が記載し患者と共有するか，患者に作成方法を説明し患者自身に作成してもらうが，できれば患者自身で作成するほうがよい．いずれにしても，この関連図の作成は，患者と協同的に進めることが大切である．

　まず環境（状況）には，患者の問題・課題と関連する出来事（状況）について，いつ，どこで，誰と，何を，どうした，という5W1Hを意識して具体的に書き出す．次に，その環境（状況）をどう受け止めたか，考えたか（認知）を書き出す．考えはいくつか浮かぶので出てきただけ挙げる．また，そう考えることで，どんな気分が生じるかも書き出す．気分は1語（one word）で表されるもの（例：落ち込み，不安，怒り）で，これも生じたものはすべて挙げる．またそのような受け止め方，気分を感じているとき，どんな行動をとったか，さらに身体の反応についても具体的に書き出す．

　関連図の作成の中で，環境（状況）に対する認知，気分，行動，身体状態がどうつな

がっているかを患者に確認し，作成後に認知・行動のパターンを話し合うようにする．関連図は複数枚作成し，認知や行動に関する問題・課題を明確にし目標設定につなげる．

d. 患者と問題・課題を話し合って共有し，目標設定，計画立案する

上記 b，c を進める中で，現在困っていること，問題・課題について患者と共有し，長期・短期目標を設定する．長期目標の期限は 1 ヵ月後，あるいは患者によっては年単位に及ぶこともあるが，短期目標の期限は，具体的で測定可能，達成可能，明確な時期の設定を心がける．患者の問題の認識と看護師の認識が異なる場合はあるが，患者からよく話を聴き，折り合いをつけながら，目標は協同的に決めることが大切である．目標を決めたら，今後，目標達成に向けてどれくらいの頻度と時間で，また認知・行動に関する内容の何をどう進めるのかなど，具体的に患者と話し合う．このとき一方的に看護師が決めるのではなく，患者にわかりやすく方法を提示し，患者の意向を十分尋ね，患者自身で主体的に決定できるように心がける．

2 ● 認知行動療法における支援

認知行動療法では，認知および行動に焦点を当てて支援を行う．まず先述の目標に沿って，どのような認知・行動への支援を行うかを患者との話し合いで決めていく．認知への支援は，患者の問題・課題が考え方を適応的に整えることで解決できる場合は導入するとよい．しかし，考え方を整えるだけで解決できない問題・課題の場合は，行動への支援を優先するとよい．認知と行動は関連し合っているため，認知が変われば行動も変わり，逆も然りである．支援する中で認知・行動面への変化を継続的に観察し，より適切な支援方法を再考することも大切である．

a. 認知への支援

認知への支援には，認知再構成法（コラム法，本節 A-4-c 参照），ノーマライジング，心理教育，思考停止法，自己教示法，スキーマの特定・修正などがある．ここではコラム法について説明する．その他の技法は成書を参照いただきたい．

コラム法は，認知への支援としてよく用いられるものである（本節 A-4-c 参照）．なお，第5コラムの「反証」は，患者にとって一番難しいところである．第3コラムの「自動思考」とは異なる，別の視点からの考えを挙げる．その際，**表Ⅷ-2-5** のような「反証を挙げるための問いかけ」を使うとよい．

b. 行動への支援

行動への支援には，問題解決技法，行動活性化（本節 A-4-c 参照），行動実験，段階的課題設定，アサーション・トレーニング（本節 A-4-c 参照）などがある．ここでは問題解決技法の進め方について説明する．その他は成書を参照いただきたい．

表Ⅷ-2-6 の問題解決策リストを用い，患者と協同的に話し合いながら進める．まず，患者が日常生活や対人関係など，行動上困っている事柄について「①現在抱えている問題」を具体的（毎朝起床時間が遅く，会社に遅刻する，など）に整理する．その中から何に取り組むかを決め，「②今回取り組むこと」，つまり目標設定をする．このとき，目標は「毎朝7時に起床する」といった，大きすぎず達成可能なレベルで，かつ明確で，できれば測定可能なものがよい．

表Ⅷ-2-5　反証を挙げるための問いかけ

- もし親しい人が同じことで悩んでいたら，どうアドバイスするか？
- もし親しい人なら，どうアドバイスしてくれるか？
- これまでに似たような体験をしたとき，どんなことを考えたら楽になったか？
- 今よりも元気なときなら，どんな考え方をするか？
- 気づいていない，何か見逃している点はないか？
- その考えが正しいとすると，最悪のシナリオは何か？　最良のシナリオは？一番現実的なシナリオは？

表Ⅷ-2-6　問題解決策リスト

①現在抱えている問題
②今回取り組むこと
③ブレインストーミング（考えられる解決策リスト）
④解決策リストの長所と短所
⑤今回実行する解決策
⑥実行
⑦実行したことの評価

　次の「③ブレインストーミング」では，②の目標達成のためにどのような解決策をとるかを，自由な発想で，ブレインストーミングの原則，つまり判断は後回しにして数多くの解決策を挙げることに徹する．患者は普段の解決策に固執しがちで，別の解決策を思いついても「こんな方法，うまくいかない」と批判的に判断することも多い．患者が柔軟に解決策を考えるうえでブレインストーミングは大切である．

　各解決策の判断，つまり長所・短所は，次の「④解決策リストの長所と短所」で挙げる．ここでは，「長所はなく，短所しかない」ではなく，必ず両方を挙げるようにする．その後，患者がこれら解決策の中で，現時点で最も実行しやすく，達成できそうな解決策を選び，具体的な方法を「⑤今回実行する解決策」に書く．開始する日時を特定し，患者がすぐに実行できるレベルに落とし込むように話し合いを進める．このとき患者が，うまくいかないかもしれないと予測する事柄がある場合は，その対処法も決めておくと失敗する可能性が低くなる．最終的に，患者が少し努力すれば達成できるレベルに整え，成功体験を積めるように工夫することが大切である．

　患者が⑤を実行する前に，可能ならロールプレイをする，あるいは患者自身が頭の中でシュミレーションするのもよい．「⑥実行」したことを，できたこと，できなかったことを含めて患者自身で記録し，「⑦実行したことの評価」も行い，患者と共に振り返り，次の目標設定などにつなげる．

学習課題

1. 詳述した精神療法以外にも，自律訓練法などさまざまな心理社会的療法がある．調べてみよう．
2. 認知行動療法の技法（活動記録表，コラム法）に実際に取り組んでみよう．どのような体験であっただろうか．
3. 心理教育とその背景，心理教育の進め方のポイントを挙げてみよう．
4. 認知行動療法におけるアセスメントと支援について説明してみよう．

3 精神看護におけるさまざまな技法

この節で学ぶこと

1. ジョイニングの技法を用いた患者・家族とのかかわり方を学ぶ.
2. セルフヘルプグループの機能, グループへのかかわり方を学ぶ.
3. カウンセリング, プロセスレコード, リラクセーション, コーチングの技法と精神看護での活用を理解する.

A. ジョイニング

1 ● ジョイニングとは

　ジョイニング (joining) とは, ミニューチン (Minuchin S) が提唱した, 構造的家族療法における患者・家族と治療を行う者との間に治療的関係を築くために用いられる技法である[1]. 英語のjoin (ジョイン) という語には「加わる」「参加する」などの意味があるが, ジョイニングは患者および家族内の問題などを理解するため, すでに築かれている患者家族というシステムに加わるようにして, 患者家族に寄り添う姿勢を示していくものである.

　ジョイニングは, 病院やクリニックの外来や病棟において, 看護師が家族との面談を行う際に用いることができる. 家族は看護師をはじめとした医療者と話をする際, さまざまな思いを抱えている. たとえば患者が今後どうなるのかといった不安, どうしてこのようなことになったのかといった疑念や後悔の思いが挙げられるが, 患者を含めたその場にいる家族メンバー全員が一様に同じ思いを抱いているとは限らない. また, 患者自身の問題をめぐって, その問題のとらえ方の違いから家族メンバー間に別の問題を生じさせている場合もある.

　そのような家族が問題解決に向けて協同していけるよう, 看護師は家族に受け入れてもらえるような関係づくりが求められる.

　このようにジョイニングは, もとは家族療法の技法だが, 患者との関係づくりにおいてどのように信頼関係を育んでいくか, という場面でも活かすことができる. そのときの痛みや不快感を知ることは初対面の関係でも可能かもしれないが, その人が抱える不安, 葛藤をはじめ, 将来の夢や希望をていねいに聴くためには, その人との信頼関係を築くことが欠かせないのである.

2 ● どのような場面でジョイニングが活用されるのか

　新しく患者と関係性を構築する場面でのジョイニングの活用について, 事例を通して解説する.

> **事例**　統合失調症の疑いで入院した患者との初対面でのコミュニケーション
>
> 　Ａさん，23歳（大学4年生），男性．メーカー勤務の父親と専業主婦の母親との3人家族．就職活動をしていた半年前頃から幻聴を訴え，自宅から出られなくなった．それを父親がとがめると家の中で暴れるなど興奮状態となったため，両親同伴で精神科病院を受診し，統合失調症の疑いで入院することとなった．入院後3日経過するが，内服の促しには応じず，食事もごく少量しか摂取しない状況が続いている．3日目に担当になった看護師Ｂは，その日Ａさんと初対面であった．
>
> 看護師Ｂ「本日Ａさんの担当になります看護師のＢと申します．今日は少し暖かくてよい天気ですね．（Ａさんが観ていたテレビ番組について）あ，その芸人さん，最近人気ですね．お好きなんですか」①
>
> Ａさん　「はい」
>
> 看護師Ｂ「おもしろいですよね．私も結構好きです．おもしろい番組があったら教えてくださいね．ところで，いま少しお話うかがってよろしいですか」②
>
> Ａさん　「はい」
>
> 看護師Ｂ「入院されてからお食事をあまり召し上がれていないようで心配なのですが，食欲はあまりありませんか」
>
> Ａさん　「はい．なんで入院しないといけないんですか．家に帰ったら食べますよ」
>
> 看護師Ｂ「突然の入院で驚かれたことと思います．なぜ入院が必要なのかご納得いかないんですね．お薬もすすめられていると思いますがいかがですか」③
>
> Ａさん　「なんで薬なんて飲まないといけないんですか．嫌ですよ．そんなのいりません」
>
> 看護師Ｂ「お薬も必要ないとお思いなんですね．私たちは食事や薬を押しつけようとは思っていません．もう少しＡさんのお気持ちを聞かせていただきたいと思っています」④

a.　この場面におけるジョイニングを用いた介入のポイント

- **看護師の言葉①**：ジョイニングは，患者との初対面の瞬間から始まっている．いきなり食事や薬の話を始めずに，まずは①のようにていねいに自己紹介し，天気や本人の関心がありそうな話題から始めて，患者の不安・緊張を和らげていく[2]．そのとき患者が観ていたテレビ番組や雑誌，床頭台に置いてある写真などが話題のきっかけになることもある．

- **看護師の言葉②**：患者の好みに看護師も関心を寄せ，教えてほしいというメッセージを伝えている．そして，話題を変えるときはその許可を得ている．

- **看護師の言葉③**：「なぜ」と尋ねられると，入院の必要性を説明したくなるが，入院の必要性を感じていない患者に対してそのまま説明をしても，患者はさらに反発するかまたはそれ以上話を聞かなくなってしまう．「なんで入院しないといけないのか」という背景にある患者の気持ちに共感を示すことが大切である．

- **看護師の言葉④**：患者に対して意見や説明はせず，患者の話を聞こうとする姿勢を示している．

　①〜④のような言語的なかかわりだけでなく，看護師の視線，身体の向き，相づちなどにも気を配り，患者のペースに合わせ，安心感を与えるような口調を心がけるなど，非言

語的コミュニケーションも患者を脅かさず，関心を寄せていることを示すうえで重要であり，ジョイニングの一環である[3]．患者と対立せず，話をしやすい雰囲気の中で患者の思いや価値観を尊重しながら患者の話をまずは聞いていくことが患者との良好な関係を築くうえで大切であり，それがその後の治療的な介入の有効性に影響してくる．

b. ジョイニングの技法を用いた看護学生と患者のかかわり

　精神科病棟での臨地実習では，学生は，すでにある患者にとっての生活の場に入らせてもらう立場であることを意識する．受け持ち患者との初対面の挨拶では，ていねいに自己紹介し，実習の目的，学生の役割を患者に伝えることが重要である．学生は，患者とうまく話せるだろうか，自分の発言で患者を傷つけてしまうことはないだろうかなどさまざまな不安を抱えているものである．同時に学生の受け持ちとなる患者によっては，どんな学生が来るのか，学生に自分が何か教えなくてはいけないのかといった不安や負担感を感じていることもある[4]．学生は時に，自分の緊張を患者に悟られないように努めて明るく元気に患者に挨拶をしており，それが患者に好印象を与えることもあるかもしれない．しかし，お互いの不安を大事にし，あえて学生から「とても緊張していてうまく話せなくてごめんなさい」と伝えることで，患者自身も「この人も緊張しているんだ」と感じ，安心することもあるかもしれない．

　また，看護学生は，情報収集という名目で患者に対して質問攻めになりがちである．これは，学生の関心が患者ではなく，実習記録を埋めること，そして視点が患者の問題探しになっているためであろう．患者はどのような人なのか，その人に関心をもち，さらに一方的な質問にならないよう，学生と患者がお互いを知ることを意識してほしい．学生はむやみにプライベートを開示する必要はないが，患者の反応をみながら自己開示し，患者に自分を知ってもらう．

　そして，会話によるコミュニケーションだけでなく，作業療法に一緒に参加する，一緒にテレビを観るなど，患者と時と場を共有することも，学生が患者を脅かさずに患者と信頼関係を築いていくために活用できるジョイニングのスキルである．

■引用文献■
1)　田中智之：システムズアプローチにおけるジョイニングに関する一考察．龍谷大学大学院文学研究科紀要**39**：23-36，2017
2)　萱間真美：リカバリー・退院支援・地域連携のためのストレングスモデル実践活用術，p.42-45，医学書院，2016
3)　JoEllen P, Lee W, Todd E, et al：家族面接・家族療法のエッセンシャルスキル初回面接から終結まで（遊佐安一郎監修），p.32-33，星和書店，2013
4)　田中美恵子（編者）：精神看護学，第2版，p.52-54，医歯薬出版，2017

B. セルフヘルプグループ

1 ● セルフヘルプグループとは

　セルフヘルプグループとは，病気や障害などによる共通の問題をもつ人同士が，自発的に集まり，対等な立場から支え合い，自分たちの経験を活用しながら，共通の目標をもって自分たちの問題を解決していくグループのことをいう[1]．日本語では，「当事者グルー

プ」「自助グループ」などとよばれることがあるが，セルフヘルプグループは，自助ばかりではなく，相互支援をも目的としている[2]．また，問題を抱えているのは当事者だけではなく，当事者を支える家族もさまざまな問題を抱えていることから，当事者のグループである「患者会」のほか，家族のグループである「家族会」などがある．

セルフヘルプグループがどのような援助機能をもっているかカッツ（Katz AH）は以下のように述べている[1]．

①患者自身が，自分の問題，病気をどのように認知しているか見つめ直す機会となる．
②メンバー同士で情報提供やアドバイスをし合うことで，問題への新たな対処技能を獲得する．
③メンバーが互いの経験を分かち合い，共感し合うことで情緒的サポートを得る．
④自分の経験や考え，感情を開示する中で，グループに守られ，受け止めてもらえる感覚を得る．
⑤グループに溶け込むことによって孤立感を防ぐ．
⑥グループの目的の達成に向けて一緒に活動をする中で連帯感が培われる．
⑦グループでの活動を通して，生きがいや達成感を得る機会となりグループメンバーにエンパワメント（Ⅰ巻第Ⅰ章3節B参照）がもたらされる．

2 ● セルフヘルプグループの発展

現在あるセルフヘルプグループの原型は，1935年に米国で始められたAA（Alcoholics Anonymous）とよばれるアルコール依存症者のセルフヘルプグループである．その後，統合失調症やうつ病などの精神障害や，がんや難病などのさまざまな問題を抱えた患者や家族のためのセルフヘルプグループが実践された．

日本国内では，AAを原型に1958年に全日本断酒連盟が結成された．断酒会の活動は「例会」が基本である．20名くらいのアルコール依存症の当事者や家族が集まり約2時間，酒害体験を話し，聴くことで，依存症であることの自覚，孤立感からの脱却などを目指している[3]．

1960年代には，精神障害者の家族のための統一組織として「全国精神障害者家族連合会」（1985年に「全国精神障害者家族会連合会」に会名変更）が結成された．また，当事者によるセルフヘルプグループとしては，医療主導型から始まり，保健所デイケアや作業所などの地域で生活する精神障害をもつ当事者による患者会が活動するようになり，1993年，精神障害者による全国的な当事者組織として，全国精神障害者団体連合会（全精連）が結成された．

現在の日本国内における精神保健領域の代表的なセルフヘルプグループを**表Ⅷ-3-1**に示す．

これらのような全国に存在するフォーマルなグループ以外にも，精神科病院では独自の患者会，家族会を展開している．病棟での業務に携わっている看護師も，患者会，家族会の存在，活動内容を把握しておくことで，さまざまな不安，葛藤，または孤独感を抱えている患者・家族に患者会，家族会について情報提供することが支援の1つとなり得る．ま

表Ⅷ-3-1　日本国内における精神保健領域の代表的なセルフヘルプグループ

団体名	対象者
全日本断酒連盟	アルコール依存症当事者，家族など
AA（Alcoholics Anonymous）	アルコール依存症当事者
Al-Anon（アラノン）	アルコール依存症者の家族など
家族の回復ステップ12	アルコール依存症者の家族など
NA（Narcotics Anonymous）	薬物依存症当事者
Nar-Anon（ナラノン）	薬物依存症者の家族など
薬家連（全国薬物依存症者家族会連合会）	薬物依存症者の家族
NABA（日本アノレキシア・ブリミア協会）	摂食障害当事者，家族など
GA（ギャンブラーズアノニマス）	ギャンブル依存症の当事者，家族など
ひきこもりアノニマス	ひきこもり状態の当事者

［田中美恵子：セルフヘルプグループと当事者活動. 精神障害者の退院計画と地域支援（田中美恵子・編著），p.155, 医歯薬出版, 2009 を参考に作成］

た，病棟内で入院患者同士が「懇談会」「コミュニティミーティング」といった形で自由に語り合う取り組みを行っている病院もある．このようなグループに，看護師は専門職としてどのように携わっていくべきか，以下に述べる．

3 ● セルフヘルプグループにおける専門職の立場

　セルフヘルプグループの基本は，同じ問題を抱えた者同士の対等な相互支援である．しかし，当事者としての問題をもつわけではない専門職がグループに参加する場合，グループメンバーとの関係は，支援をする側・される側という構図になりがちである．専門職である看護師がセルフヘルプグループの育成や運営に携わる場合は，看護師が個々のメンバーが抱える問題を明確にしたり，助言をしたりするのではなく，個々のメンバーが主体的に問題に取り組むことができるよう，看護師とメンバーが協同関係を築くことが重要である．そのうえで，セルフヘルプグループに参加する看護師は以下のような姿勢を意識していく[4]．

(1)専門職もメンバーの1人である

　グループ内では，支援者としてではなく，メンバーの一人として，ありのままの自分でいることが望まれる．

(2)専門職はいつでも利用可能である

　専門職はむやみに介入しないが，メンバーが必要とするときはいつでも助けを求められる存在である．

(3)答えを与える必要はない

　メンバー一人ひとりが問題に取り組み解決していく能力を身につけることがグループの目的である．メンバーが相談や質問をしてきたときには，その相談の背景にある気持ち（不安，不満，怒りなど）を汲み取りながら，他メンバーも含めて共に考えていく姿勢が求められる．

表Ⅷ-3-2　グループの治療的因子

1. 希望をもたらすこと
2. 普遍性
3. 情報の伝達
4. 愛他主義
5. 初期の家族関係の修正的繰り返し
6. 社会適応技術の発達
7. 模倣行動
8. 対人学習
9. グループの凝集性
10. カタルシス
11. 実存的因子

［アーヴィン・D・ヤーロム：ヤーロムグループサイコセラピー——
理論と実践（中久喜雅文，川室　優監訳），p.1-2，西村書店，2012より
引用］

(4)グループで起きたことはグループで解決する

　グループの中でメンバーが妄想的な発言をしたり，攻撃的な物言いをするなどグループの和が乱れるような言動があったとき，後で個人的に対応しようとしたり，無理やりその場を丸く収めようとしたりせず，グループの力を信じる姿勢が必要である．本音を言っても大丈夫という安心感がグループメンバーや専門職との信頼関係の構築につながっていく．

4 ● セルフヘルプグループにおけるグループメンバー間のコミュニケーション

　グループの中では何が起きているのか．ヤーロム（Yalom ID）はグループのもつ治療的因子を挙げている（表Ⅷ-3-2）[5]．同じような問題，境遇を抱えた者同士が互いに経験を語り合うことで，「自分だけではなかった」と感じることができ，また同様の問題に対処した者の経験を聞くことで「自分もなんとかなるかもしれない」と希望をもつことができる．とある家族会では，初参加の家族の多くが自分たちのことを話し始めるとき，枕詞のように「うちはちょっと特別なのですが……」と言う姿がみられたが，そのような家族からも会が終わるときには「自分だけではなかったと初めて思えた」という言葉が聞かれた．

　グループメンバー同士だから得られる教育効果もある．たとえば，抗精神病薬を服用し続けることに不安がある当事者や家族が，「薬をやめたいと思っている」と話したとする．この相手が看護師など医療者であれば，たちまち薬の効果や副作用への対処について説明され，服用を継続するように説得されるであろう．ところがセルフヘルプグループのメンバーは，まず薬をやめたい気持ちにこころから共感し，そう思うようになったきっかけを尋ねるであろう．かつて服用を中断して精神症状が再燃した経験のある者がいれば，そのときの経験からどうやらある程度継続したほうがよさそうだと伝えていく．不安を訴えた者にとって，医療者からの説明よりも，グループメンバーからのアドバイスのほうが格段に腑に落ちるものなのである．そして，アドバイスをしたメンバーもかつての自分の経験が他者の役に立ったという新たな体験をし，自分をさらに見つめ直すきっかけにもなる．これこそが"相互"支援である．

　これまで家族や学校，職場での人間関係に困難を抱え，孤独感を抱いていた者にとって，グループの中に入ることは大きなチャレンジとなり得るが，グループの中で他者から尊重されるという経験は，看護師などの医療者との個別のかかわりでは得がたいものである．

　看護師にとっても，グループの中で展開されるメンバー同士のコミュニケーションは大いに学びとなる要素を含んでいる．看護師の場合，患者と同じ問題を抱えているわけではないが，だからこそ，「あなたの体験を教えてほしい」という姿勢で，患者の体験，思いを尊重し，一人の人として共感の気持ちを伝えていきながら，患者の希望に向けて協同関係を築いていくことが望まれる．

▌引用文献▐
1) 田中美恵子：セルフヘルプグループと当事者活動．精神障害者の退院計画と地域支援（田中美恵子編著），p.152-157，医歯薬出版，2009
2) 岩田泰夫：セルフヘルプ運動と新しいソーシャルワーク実践，p.52-58，中央法規，2010
3) 全日本断酒連盟：断酒例会とは，〔https://www.dansyu-renmei.or.jp/reikai/index.html〕（最終確認：2021年9月15日）
4) 武井麻子：「グループ」という方法，p.63-71，医学書院，2002
5) アーヴィン・D・ヤーロム：ヤーロムグループサイコセラピー——理論と実践（中久喜雅文，川室　優監訳），西村書店，2012

C. カウンセリング

1 ● カウンセリングとは

　カウンセリングという言葉は，医療や福祉だけでなく，教育，スポーツ，キャリア開発など幅広い分野で使われている．カウンセリングとは，言語的・非言語的なコミュニケーションを通し，専門的な立場から個人が悩みを解決し，心理的な成長を遂げるように援助することである[1]．それでは，カウンセリングと精神療法（心理療法，第Ⅷ章2節A参照）との違いは何だろうか．カウンセリングは，悩みをもってはいるが比較的健康度の高い人を対象（クライアント）とし，その人のこころの成長や発達を援助するものであり，カウンセラーの人間性が重視される．一方で，精神療法は，病理的な問題をもった人を対象とし，特定の理論に基づいて治療的にアプローチするものであり，実施者には用いる理論の専門性が重視される．ただ，病理的かどうかの区別は必ずしも明確ではないため，日本では両者が厳密に使い分けられているわけではない．

　なお，看護学生としては，健康上の課題を抱えた人とその家族の話を聞く際に，カウンセリングで用いられるコミュニケーション技法（後述）を使ってみるとよい．また，専門看護師や認定看護師などが実施している看護面接（看護カウンセリング）の場面に陪席する機会があれば，どのようなカウンセリングの技法（後述）が活用されているかを考察してみよう．

2 ● カウンセリングマインド

　カウンセリングマインドとは，ロジャーズ（Rogers CR）の**クライアント中心療法**の考え方をさまざまな対人援助場面に活かそうというものである．会話を通して人の成長をサポートしようとする人に求められる態度や心構えを総称する和製英語として広く使われて

表Ⅷ-3-3　クライアントに治療的人格変化をもたらすための条件

無条件の積極的関心	クライアントに対して条件付きで存在を認めるような態度をとるのではなく，ありのままの状態で受け止めること．たとえ矛盾する感情や統合されていない価値観の下にあっても，それらのすべてをかけがえのないクライアント自身のあり様として大切にしていこうというもの
共感的理解	クライアント自身が生き，感じている個人的な世界を隅々まで，あたかもカウンセラー本人が感じているかのように感じようとし，そのような態度で感じられたことをクライアントにていねいに伝え返していくこと．ただし，クライアントの感じていることをカウンセラー自身の感じとして無理に取り込むこととは異なる．「クライアントはどう感じているのだろうか」とたゆまぬ理解に努める態度である
自己一致	クライアントとのかかわりを通してカウンセラーの中に生じてきている「感じ」が，カウンセラーの言動や振る舞いと一致しているということ．クライアントに対する否定的な「感じ」をクライアントに伝えなければ，クライアントの前に十分に存在することができないと感じ，伝えることがクライアントの人間的成長を促進すると判断されるときは，細心の注意を払いつつその「感じ」を伝え返す

［下山晴彦：よくわかる臨床心理学, p.143, ミネルヴァ書房, 2009を参考に作成］

いる．ロジャーズは，「個人は自分の内部に，自己理解の大きな資源，また，自己概念・基本的態度，自主的行動を変える大きな資源をもっている」[2]と述べており，どのような人でも，環境が整えばその人らしいの成長ができると考えた．そして，クライアントが安心して自ら問題に取り組み，成長できるような人的環境，つまり，他者から尊重され認められる場をつくることがカウンセラーの役割だとした．

ロジャーズは，クライアントに治療的人格変化をもたらすためのクライアントとカウンセラーの関係の条件として，「無条件の積極的関心」「共感的理解」「自己一致」の3つを重視している（**表Ⅷ-3-3**）．

3 ● 看護実践の場におけるカウンセリング

看護実践におけるカウンセリングの重要性を最初に明確にしたのはペプロウ（Peplau HE）である．ペプロウは，看護を「創造的，建設的，生産的な個人生活や社会生活を目指す，パーソナリティの前進を助長することを目的とした教育的手だてであり，成熟を促す力である」[3]と定義し，その土台となるものが患者と看護師との治療的な関係であると述べた．そして，患者と看護師の関係を，方向づけ，同一化，開拓利用，問題解決の4つの局面（**表Ⅷ-3-4**）を重なりながら段階的に発展していくプロセスとした．

ペプロウは，看護師の役割として，未知の人，情報提供者，教育的役割，リーダーシップ，代理人，カウンセラーの6つを挙げ，とくにカウンセラーの役割を重視した．看護におけるカウンセリング機能はすべて，患者-看護師関係の目的である健康へ導く患者の体験を推進することであり，患者が健康の回復に必要な諸条件に気づくよう援助すること，可能なときにはいつでもこれらの条件を与えること，展開しつつある人間関係上の出来事を学習体験の助長のために利用することであるとした．

看護実践の場では，病棟などでの患者との日常的な相互作用の中で治療的な患者-看護師関係を発展させていくことと，非日常的な構造化された場で行う個別の面接（看護面接

表Ⅷ-3-4　患者-看護師関係の4つの局面

方向づけの局面	切実なニードを抱えた患者と看護師が初めて出会う局面．看護師は，患者のニードを理解したうえで，患者自身が自分の問題を認識・理解し，援助を受けられるように方向づけをする
同一化の局面	患者が看護師を自分のニードに応えてくれそうな人と考えて同一化する局面．看護師は，患者が過度に依存するのではなく，適度に頼ることができるように患者のニードに沿った効果的な援助を提供する
開拓利用の局面	患者と看護師が協同して問題を解決していく局面．看護師は，患者が自分に提供されるサービスを十分に活用できるように行動を変化させる要因を理解して援助する
問題解決の局面	患者が，看護師との同一化から徐々に抜け出し，独り立ちできる能力を身につけ，新しい目標に向かって動き始める局面．看護師は，患者のニードが十分に満たされているか評価する

[ペプロウHE：人間関係の看護論（稲田八重子ほか訳），p.17-44，医学書院，1982を参考に作成]

または看護カウンセリング）を区別する必要がある．前者においては，**カウンセリングマインド**と治療的な**コミュニケーション技法**を用いることが求められ，後者においてはより高度な**カウンセリング技法**が求められる．

a. 治療的なコミュニケーション技法

　コミュニケーションは，言語を介する**言語的コミュニケーション**と，言語を介さずに考えや感情を伝える**非言語的コミュニケーション**に分類される．言語的コミュニケーションは，情報を正確に効率よく伝えることができるが，感情やニュアンスを伝える方法としては効果的ではなく，異なる文化集団では言葉の意味が異なる可能性があるという特徴がある．非言語的コミュニケーションは，姿勢，態度，表情，視線，声のトーン，空間の広さなどから五感を使って読み取るものである．看護師は，クライアントに関心をよせてしっかり観察することで，非言語的な手がかりも得ていく必要がある．

　看護師は，クライアントを理解するために，コミュニケーションの中で，効果的な質問を行う必要がある．質問には，2〜3語の言葉や「はい」「いいえ」だけで応えられるような**閉じられた質問**（closed-ended question）と，「どのように〜？」「何を〜？」「なぜ〜？」のように相手の自由な表現を促す**開かれた質問**（open-ended question）があり，必要に応じて適切に使い分ける．

　クライアントとの関係性を発展させていくためには，さまざまなコミュニケーション技法をその場で瞬時に組み合わせて用いる．看護師は，自分のコミュニケーションを振り返るためにも，主なコミュニケーション技法（**表Ⅷ-3-5**）について知っておく必要がある．

b. カウンセリング技法

　クライアントが内的葛藤に向き合い，現状から抜け出して前に進むことを援助するためには，基本的なかかわりの方法であるコミュニケーション技法に加えて，さらに以下のようなカウンセリング技法が求められる．

(1)対　決

　クライアントの矛盾を見出し，それを指摘することによってクライアントが自らの矛盾や不一致に向き合い，自己変革を成し遂げて成長していくことを助ける．この技法を用い

表Ⅷ-3-5　コミュニケーション技法

	主な技法	反応, 声かけの例
傾　聴	先入観や自分の価値観にとらわれることなく, クライアントの体験している世界に関心を注ぎ, 積極的に耳を傾けること	「ええ」とあいづちをうつ, うなずく, アイコンタクトをとるなど
言い換え	クライアントが語ったことの本質（キーワード）をフィードバックする	「職場の人間関係がつらかったということですね」
要　約	会話のなかほどや最後に, 話の要点をまとめること	「あなたが一番話したかったことは, 眠気が強いのは, 薬の副作用のせいかもしれないので, 主治医とゆっくり話がしたいということですね」
明確化	クライアントのあいまいな意見やはっきりしない考えの言葉を置き換えたり, クライアントが意味していることを説明するように求めたりすること	「今, 家族とおっしゃいましたが, それはどなたのことですか？」
感情の反映	クライアントの言語化されない感情を注意深く観察し, フィードバックすること	「ずいぶんと落ち込んでいるように見えます」
ユーモア	滑稽だったり, 不完全だったりすることをおかしみとして品良く取り上げて, 和ませること	「クリスマスだけど食事にケーキは出ないんです. 景気がわるい世の中ですねぇ」
情報提供・助言	クライアントにカウンセラーの考えや情報を伝え, 新しい考えや情報に目を向けてもらうこと	「それについては, ○○という方法や△△という方法などがあります」
焦点化	クライアントが話したことの中で, 中心的なテーマに方向づけること	「そのことは, とても大事だと思うので, しっかり話し合いましょう」
探　索	クライアントとカウンセラーにとって, 未知の話に踏み込んでみるよう誘うこと	「そのことについて, 詳しく話してくださいますか？」
現実の指摘	現実を明確にしたり, 異なる見方による現実を対比させたりする	「ここは, ○○病院です」「あなたは悪口が聞こえてとてもつらいことはわかりました. でも, 私には何も聞こえないんです」
提　案	問題解決に関連したクライアントの考えに対して, 選択肢を提示すること	「それについては, ○○のように対応することもできますよ」
自己開示	カウンセラーが自分の考え, 感情, 経験などのこころのうちを伝えること	「私も, ○○を経験したことがあって, そのときは△△という気持ちになりました」
沈　黙	治療的な理由で言語的コミュニケーションをせずに, 気持ちを汲み取りながら見守ること. クライアントのペースに合わせたり, 静かに考える時間を与えたりする	

るためには, クライアントとのしっかりとした信頼関係, 周到な準備, 適切な援助が必要である.

(2) 意味の反映

　クライアントの思考, 感情, 行動の裏に隠れている成育史の中で無意識のうちに見つけてきた意味や価値観を読み取って, その意味を探求できるように援助する. たとえば, 「あなたは, 家族を傷つけないことを最も重視しているようですが, それはあなたにとってどういう意味をもっているのでしょうか？」などの質問をして, クライアントに自分がもっている意味や価値観, その背景に気づかせ, 思考や感情, 行動の変化を促す.

表Ⅷ-3-6	マイクロカウンセリングにおける5つの段階	
第1段階	ラ・ポールの形成	クライアントとカウンセラーの間で，安心して，何でも話せるような良好な信頼関係を形成する
第2段階	情報の収集	クライアントのストーリーを引き出しながら，情報収集を行い，何が問題なのかを明らかにする
第3段階	目標の設定	クライアントはどのようになりたいかに焦点を当てて，目標を設定する
第4段階	選択肢の探求	目標達成のために具体的にどのような方法が考えられるのかを探求する．クライアントが自ら解決策を見出すのを援助する
第5段階	一般化と転移	解決策を日常生活の中で実際に行い，定着させる

［武藤　隆, 森　敏昭, 遠藤由美ほか：心理学, p.504-505, 有斐閣, 2004を参考に作成］

(3)指　示

カウンセラーが，クライアントにどのような行動をとってほしいかを明確に示すことである．たとえば，「次の面接まで，この記録表に毎日記入してください」などの課題を与えることもある．クライアントにとって，明確で納得のいく指示は，正確に理解し，実行に移すことを促す．

(4)解　釈

カウンセラーのクライアントに対するものの見方を示すことによって，クライアントが自分の視点を離れて新しい視点から自分自身を見たり，別な枠組みからストーリーを再構成したりすることを促す．1つの事象でも複数の解釈が存在し，唯一の正解があるわけではない．解釈は，クライアントに受け入れられなければ意味がないため，どの時点で解釈を行うかは慎重に判断する必要がある．

4● カウンセリングのプロセス

看護面接（看護カウンセリング）は，インテーク面接とその後の治療的面接に分けられる．インテーク面接では，クライアントの状態を理解するために，主訴を注意深く聞きながら，手がかりになりそうな情報を聞き取る．その後の治療的面接では，面接で取り扱う課題を明確にし，目標を設定し，効果が認められれば終了する．カウンセラーの訓練プログラムの1つであるマイクロカウンセリングは，面接を5つの段階に分けている（**表Ⅷ-3-6**）．この5段階は，必ずしもこの順序で進むものではなく，複数の段階が同時進行したり，前の段階に戻ったりすることもあるといわれている．

引用文献
1)　武藤　隆, 森　敏昭, 遠藤由美ほか：心理学, p.472, 有斐閣, 2004
2)　ロジャーズ C：人間尊重の心理学（畠瀬直子監訳），創元社，1984
3)　ペプロウ HE：人間関係の看護論（稲田八重子ほか訳），医学書院，1982

D. プロセスレコード

1● プロセスレコードとは

プロセスレコードとは，患者と看護師の相互作用の過程を明らかにし，看護実践に役立

たせるために，患者と看護師の対人関係場面を記述する記録様式である．ある場面における患者の反応，看護師の反応，患者と看護師の相互作用に対する看護師の分析と考察などが区別して記述される．プロセスレコードは，ペプロウによって考案され，オーランド（Orland IJ）やウィーデンバック（Wiedenbach E）によって洗練されていった．

　看護師は，プロセスレコードを活用することで，自分の言動やそのときの思いを客観視し，自分が患者に与えた影響や自分が患者から受けた影響を吟味することができ，自己理解と患者理解を深め，治療関係の発展やよりよい看護援助の提供のための方法と課題を学ぶことができる．そのため，プロセスレコードは，基礎教育や現任教育などで，広く用いられている．

2 ● プロセスレコードの発展

a. ペプロウの記録様式

　ペプロウは，看護師が対人関係を訓練するときのツールとして，プロセスレコードを開発し，看護教育に用いた．患者との一連のコミュニケーションを，「患者の言動」「看護師の言動」「看護師の考察」「指導者による助言」の各項目に分け，時系列に沿って記録していく[1]．患者の情報だけが記載される従来の記録とは異なるものとして，「患者の反応」と「看護師の反応」を区別し，コミュニケーションの展開に沿って記録していく様式を考案した．

b. オーランドの記録様式

　オーランドは，ペプロウが示した「看護師の反応」を，看護師が感じたこと・考えたことである「看護師の反応」と，看護師の行為である「看護活動」とに分け，「患者の言動」「看護師の反応」「看護活動」「考察」を記録する様式とした[2]．オーランドは，患者との関係の中で，看護師が自己一致できることが，患者のニーズを発見し，満たすことにつながると考え，患者と看護師の相互作用を重視した．

c. ウィーデンバックの記録様式

　ウィーデンバックは，看護師が患者とのかかわりの中で，目標達成への看護のプロセスを増進したり阻害したりするものを確認するために，プロセスレコードを用いて看護場面を再構成し，自己評価をすることの意義を提唱した．「私（看護師）が知覚したこと」「私（看護師）が考えたり感じたりしたこと」「私（看護師）が言ったり行ったりしたこと」の3項目を記録する[3]．

3 ● プロセスレコードの活用

　プロセスレコードは，患者-看護師関係の発展やコミュニケーション技法の習得に大変有用である．

a. プロセスレコードの記録の例

　図Ⅷ-3-1にプロセスレコードの記録の例を示す．実際にはどのようなことを記録するのか，以下，プロセスレコードの各項目に沿ってポイントを挙げる．

(1)「この場面における看護師（学生）の具体的目標」

・できるだけ具体的な看護師（学生）の目標を記述する．

例)「患者さんが気持ちを話せる時間をもつ」

(2)「この場面までの患者(対象者)とのかかわりの要約」

・患者またはケアの対象者と会って何日目か，その間のかかわりはどのようなものだったかをまとめる．

・患者と会うまで看護師は何を考えていたかも記述する．

例)「患者さんと今日初めて会う．申し送りでは『夜間よく眠れた，今朝は朝8時に起床．外出から帰ったあと，ふさぎこんでいる』とのことであった．私は，外出時に何かあったのかと心配になり，何から話したらいいのだろうと考えがまとまらないでいるけれども，勇気を出そうと自分を励ます．そして訪室する．」

(3)「場の状況」

・時間，場所のほか，その他として人的環境，自然環境なども簡潔に記述する．

例) 時間：9:00〜9:30

場所：6人部屋の病室，奥の窓側のベッドに患者が腰かけている．

その他：病室に誰もいない，室内は薄暗い．ホールでは数人の患者が話している．

(4)「この場面の再構成を試みた理由」

・どうしてこの場面を振り返りたいのか，この場面を振り返ることでどのような気づきを得たいのかを整理する．

例)「私は緊張感から抜けきれずに，うまく対応ができなかったように思われたので，その理由を明らかにする．」

(5)「プロセスレコード」

記録様式の各項目について，以下に留意して記録する．なお，ここでは図Ⅷ-3-1の記録様式（ペプロウ，オーランド，ウィーデンバックの要素を統合し，精神看護学実習で学生が使用しやすい様式としたもの）に沿って解説する．

・患者（対象者）の言動：

―患者の発言，動作，表情，反応，周囲の状況，身体の位置など，看護師が観察し，感じとったことを書く．

―非言語的・言語的コミュニケーションの内容を書く．発言内容は，患者の言葉をそのまま書く．

・看護師（学生）が感じたこと，考えたこと：

―患者の言動や状況を受けて，看護師がそのとき感じとった**感情**や頭に浮かんだ**考え**をありのままに自分の言葉で書く．とくに，看護師に生じた不安，戸惑い，焦り，違和感を見逃さない．

・看護師（学生）の言動：

―「患者（対象者）の言動」とそのときに生じた「感じたこと，考えたこと」を受けて，看護師が発した言葉と起こした行動を書く．

・相互作用の分析：

―患者と看護師の相互作用を分析する．

―患者の言動が看護師の感情や考えに与えた影響，看護師に生じた感情や考えが看護師の言動に与えた影響，などを分析する．

月日：○月×日　　　　患者名：Aさん　　　　年齢：40歳　　　　性別：女性

1．この場面における看護師（学生）の具体的目標

Aさんの今日の体調や精神症状を観察し，1日の過ごし方について話し合う．

2．この場面までの患者（対象者）とのかかわりの要約

　Aさんは，10年前に統合失調症と診断された後，内服の中断で精神症状が悪化し，入退院を繰り返していた．入院して1ヵ月が経過し，精神症状も落ち着いたため，薬剤師からの服薬指導を受けた後，退院することが決まっていた．
　Aさんは，夫と小学生の一人娘と同居しており，家族に会えない寂しさと入院生活の退屈さを学生にもらしていた．そこで，私は一緒に病棟の中庭でバレーボールをしたり，病院内を散歩するなど，日中Aさんが楽しめる活動を取り入れた．私と一緒に活動しているときは，「楽しい」と笑顔がみられた．私は，「もう，二度と入院しないようにがんばりたい」というAさんの気持ちを受け止め，どうすればよいか一緒に考えていきたいと思っていた．
　今日から実習2週目となり，いつものように今日1日どのように過ごすかAさんと話し合うため，朝Aさんの部屋へうかがった．

3．場の状況

場所：Aさんの部屋（個室）　　　時間：9：30〜9：45

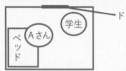

　個室でドアを閉めており，Aさんと学生の話し声の他は聞こえない．Aさんはベッドに端座位で学生のほうに体を向けている．学生はAさんより1mほど離れた場所に立っている．

4．この場面の再構成を試みた理由

　Aさんに，急に「アクセサリーをあげる」と言われ，どう対応したらよいかわからなかった．Aさんとよい関係をつくって，退院後の生活について話し合いたいと思っていたのに，嫌われてしまったと思ったから．

5．プロセスレコード

患者（対象者）の言動	看護師（学生）が感じたこと，考えたこと	看護師（学生）の言動	相互作用の分析
①私が訪室すると，Aさんは笑顔でベッドに座っていた．		②「おはようございます．今日はいいお天気ですね」と挨拶した．	・①〜③で，私はAさんは体調がよいようであると判断し，⑤で今日の1日をどのように過ごすかをAさんと一緒に考えるという自分の看護計画の実施に意識が向いていた．
③「おはようございます」とニコニコ微笑んでいる．	④表情もよく，今朝は体調がよいようである．	⑤「表情が明るいようですが，昨日はよく眠れたのですか？」と聞いた．	
⑥「学生さんを待っていました」とうなずく．	⑦今日は日中屋外での気分転換活動を計画してきたが，実施できそうだな．	⑧「そうですか．今日はいいお天気ですが，今からどうされますか？」と尋ねた．	・⑥でAさんは「学生さんを待っていました」と言っており，Aさんなりに学生を待っていた理由があったことが考えられたにもかかわらず，私はそれに気づかず，自分の看護計画にとらわれたまま会話を続けてしまった．
⑨「作業療法でつくったこのアクセサリーをあなたにあげるわ．どうぞ，受け取って」と目を見て話をした．	⑩えっ，患者さんから物をもらったらダメだ！と動揺．	⑪「すみません，私は学生で，患者さんから物をもらってはいけないんです」と説明した．	・また，⑨の発言が突然だったので，動揺し，理由を説明することに必死になり，アクセサリーをあげようとしてくれたAさんの気持ちを考えることができなかったことが，⑮の言動につながった．
⑫「そんなこと，私は聞いてなかったわ．あなたにあげようと思って，先週つくっていたのよ」とはっきり答えた．	⑬どうしよう，私の説明に納得できない感じ．焦り．	⑭「でも，物のやり取りは禁止というルールになっていて…．」	
⑮「あら，そう．それは残念．せっかくつくったのに」とうつむく．	⑯気分をわるくしてしまったかもしれない．嫌われたかもしれない．どうしたらいいのかわからない．混乱．	⑰「ごめんなさい」と小声で言ったまま，立ちつくす．	

6．この場面から学んだこと

　今，この場面を振り返ってみると，Aさんが「アクセサリーをあげる」と言ってくれたのは，私に対する好意の表れであることに気づき，とても嬉しい気持ちになった．私は，「自分が立てた今日の計画をしなければならない」や「物をもらってはいけない」という学生としてやるべきことを考えることに必死で，Aさんの私に対する好意に気づくことができなかった．まずは，Aさんの気持ちが嬉しいことや「ありがとうございます」といった感謝の気持ちを伝えるべきであった．私は，自分が思いもよらないことが生じて動揺すると，いろんな立場や見方で考えることが難しくなる傾向があるかもしれない．今後は，気持ちを落ち着かせて，話をするようにしようと思う．
　嫌われたかもしれないと不安になっていたが，1週間のかかわりを通してAさんとの関係ができつつあると考えられる．Aさんの言葉の背景にある気持ちにも注意をむけながら，退院後の生活について一緒に考えていきたい．

図Ⅷ-3-1　プロセスレコードの記録例

　　―患者の言動の背景にある思いは何かを分析する.

　　―看護師が用いたコミュニケーション技法は有効だったか振り返る.

・「患者（対象者）の言動」「看護師（学生）が感じたこと，考えたこと」「看護師（学生）
　の言動」には，時系列がわかるよう番号を付記する.

(6)「この場面から学んだこと」

・場面全体から学んだ看護師の思考・感情・行動，や患者の思考・感情・行動についての
　洞察を書く.

・看護師が用いた防衛機制，対人関係や行動のパターン，コミュニケーションの傾向を明
　らかにする.

・患者–看護師関係の発展について考察する.

(7)「指導者・スーパーバイザーからの助言・評価」

　　図Ⅷ-3-1では省略しているが，記録する場合は以下に留意するとよい.

・指導者やスーパーバイザーは，記録をもとに質問や問いかけをし，学生が気づかなかっ
　たことや漏れていた情報を引き出し，患者理解と自己理解を深め，患者–看護師関係を
　発展させるための技術を学べるような助言を行う.

b. 振り返る場面を選ぶときの着眼点

　なお，プロセスレコードで振り返る場面を選ぶときは，以下のような気持ちが生じたか
どうかを参考にするとよい[4].

　①どうしてこのような結果になってしまったのだろうか.
　②あのときの患者の言動が気になる.
　③私は十分に患者の思いを受け止めていただろうか.
　④思っていたよりうまくコミュニケーションが展開したのはなぜか.
　⑤突然，患者の思いがけない発言に戸惑ってしまった.
　⑥患者の病的体験（幻聴，妄想など）にどうかかわったらよかったか.
　⑦私のかかわり方はこれでよかったのだろうか.
　⑧なぜ患者の思いに気づけなかったのだろうか.
　⑨初めて患者がこころを開いた対応をしたのはなぜか.
　⑩かかわりのきっかけがつかめなかった自分を反省したい.

　そして，以下の視点で自己評価を行うとよい[5]. さらに，指導者やスーパーバイザーか
ら個別の助言をもらったり，グループで検討し意見交換を行ったりすると効果的である.

　①あなたはなぜ，この場面を再構成しようと思ったのか.
　②この場面には，どのような背景があると考えられるか.
　③あなたと患者の間には，どのような対人関係が生じていたと考えられるか.
　④あなたは，患者との間に生じた対人関係を，看護にどのように活かせそうか.
　⑤看護場面の再構成をめぐる，以上の検討を通じて，どのようなことに気づきを得た
　　か.
　⑥看護場面の再構成とその自己評価を行ってみて，どのようなことを感じたか.

▋引用文献▋

1) H.E. ペプロウ：人間関係の看護論（稲田八重子ほか訳），p.324，医学書院，1982
2) I.J. オーランド：看護の探求（稲田八重子訳），p.62，メヂカルフレンド社，1964
3) E. ウィーデンバック：臨床実習指導の本質（都留伸子ほか訳），p.160，現代社，1969
4) 長谷川雅美，白波瀬裕美（編著）：自己理解・対象理解を深めるプロセスレコード，p.20-21，日総研出版，2001
5) 宮本真巳（編著）：援助技法としてのプロセスレコード―自己一致からエンパワーメントへ，p.18，精神看護出版，2005

E.　リラクセーション

1 ● リラクセーション技法

　　リラクセーションとは，ストレス刺激による心理・生理的反応を緩和し，リラックス状態を獲得する技法である．リラックス状態とは完全に眠っており何もしない状態や弛緩した状態ではなく，心身の緊張と弛緩の間の最適な状態・位置・場に自分自身を置くことといわれている[1].

　　主なリラクセーション技法として，呼吸法，漸進的筋弛緩法，自律訓練法，バイオフィードバック，イメージ法，瞑想法（メディテーション），ヨガとストレッチなどがある（**表Ⅷ-3-7**）．ストレスによって緊張したり自己コントロール感覚を見失ったりしやすい現代社会において，場面や関係性などその時々の状況に応じて，最適な状態に自分を置くことができるようになるためにはトレーニングが必要である．

2 ● 看護実践の場におけるリラクセーション

　　リラクセーション技法は，筋肉などの過剰な緊張を軽減するとともに，心理的に安定した状態を得ることができ，心身の健康の回復や維持増進に役立つ．看護の場では，不安や緊張の高い患者，疼痛のある患者，ストレスを感じている患者などに対して精神科以外でも広く用いられるほか，看護師自身のストレスマネジメントの1つとしても有効である．

　　以下の点に留意して，対象者に合ったリラクセーション技法を一緒に探していくことが重要である．

表Ⅷ-3-7　主なリラクセーション技法

リラクセーション技法	特　徴
呼吸法	ゆっくりとしたリズムで腹式呼吸を行うことで心身の緊張を緩和する
漸進的筋弛緩法	身体各部の筋肉を意識的に緊張させてから，弛緩させる
自律訓練法	6つの公式に沿った言葉の暗示による自己催眠によって，「こころ」と「からだ」を健康的なバランスのとれた状態にする
バイオフィードバック	通常なら知覚できていない身体反応を視覚的・聴覚的にフィードバックする電気的装置を用いて，自己制御によるリラックス状態をもたらす
イメージ法	安らかなイメージを思い描くことによってリラックス状態をもたらす．呼吸法と一緒に用いられることもある
瞑想法（メディテーション）	静かな環境にゆったりと座り，「いま，ここ」に注意を向け，判断や評価をすることなく，無心になる
ヨガとストレッチ	ヨガのさまざまなポーズやストレッチを行うことによって，心身のリラックス状態をもたらす

①その人にとってのリラックスした状態を知る.

②リラックス状態を獲得するために，これまでの生活の中で効果があった方法を知る.

③その人の日常生活の中で取り入れやすい方法を考える.

∎ 引用文献 ∎

1)　平井　久：リラクセイションとは何か. リラクセイション―こころとからだのリラックス（現代のエスプリ）（平井　久，廣田昭久編），p.13-14, 至文堂, 1993

F. コーチング

1 ● コーチングとは

　コーチングとは，コミュニケーションを通じて，相手が成し遂げたいことを見つけだし，どうしたら実現できるかを探究し，行動を促し，実際に結果をつくりだすことをサポートするスキルである[1]. コーチング（coaching）の動詞形であるコーチ（coach）は，もともとは「馬車」という意味をもち，乗っている人を目的地に送り届けるという馬車の役割から転じて，その人が行きたいと思っている目標に到達できるようにサポートするためのコミュニケーション技法を意味する.

　スポーツ競技や学習面の指導者をコーチとよぶようになり，その後，対人関係のスキルとしてコーチングという用語が使われ，ビジネスマネジメントの手法として普及した. 1990年代に日本にも紹介され，企業研修などで取り入れられるようになった. 現在は，医療や教育の分野でも広く用いられている. 看護師によるコーチングのアプローチによって，治療意欲が向上した，生活習慣が改善したなどの報告もみられる.

2 ● コーチングの技法

　コーチングでは，コーチとクライアントは対等な関係にあり，コーチはクライアントの自己実現のプロセスをサポートする役割を担う. 両者は，クライアント自身が答えをもっているという考えのもと，目標に向かって共に歩む関係である.

　自分の悩みや問題についてコーチに話すことを通して，自分自身で整理し，問題解決の方法を見出し，取り組んでいけるように，**表Ⅷ-3-8**のように段階的にステップを踏んでいく. その際に，傾聴や質問，承認，提案などのコミュニケーション技法を活用する.

3 ● コーチングの活用

　精神障害をもちながらも，自分の価値観を大切にし，その人らしい人生を主体的に歩んでいくことを支援するときに，コーチングの技法は非常に役立つ. 患者が，自分らしい人生を探求し，具体的な目標をもって取り組むことの1つが，服薬行動であり，生活習慣の改善である. 看護師は，対人スキルやセルフケアの援助，退院支援などを行うときに，コーチングの技法を用いることで，効果的な援助が期待できる.

表Ⅷ-3-8　コーチングの7つの段階

第1段階 目標を定める	本人が目指す目標や希望を明確にする．これによって，本人の取り組みへの動機づけが高まる．この際には，立てた目標が効果的であるかどうかが大事であり，具体的・測定可能・達成可能・現実的・期間限定という観点から質問を投げかけ，効果的な目標設定ができるように援助する
第2段階 現状を知る	現状について語ることを通して，状況を客観的にとらえ直すと同時に，目標や希望との距離やギャップを見定めることができる
第3段階 障害と強みを知る	目標を達成するうえで障害となっていることをすべて挙げて語ること，また，反対に目標を達成するうえで助けになること，自分の能力やサポートしてくれる存在，活用できる資源など，自分にとっての強みと思われることをすべて挙げて語ることを通して戦略を立てやすくなる
第4段階 戦略を練る	目指す目標と現状とのギャップを埋める方法について考えることを通して，具体的に取り組める方法を見出せるように援助する．問いかけの中でさまざまな選択肢を挙げて1つずつ吟味できるように援助する．また，具体的に取り組める方法として選んだ行動には，1つずつ優先順位をつけてもらう
第5段階 目標を再確認する	第4段階で考えだした具体的な方法によって，目標を達成したときの自分をイメージしてもらう．これによって，目標がより現実的となり，動機づけが高まる．ここで，目標を切実なものとしてイメージできない場合には，第1段階に戻って，本当に自分が望むことを考え直す必要がある
第6段階 行動を促す	いつまでに，どのように行うか，行動する意思はどの程度あるか，行動後の報告はどのようにするか，などを確認し合う．実際にはうまく展開できないこともあるが，行動することを通じて何を学んだかを重視する．たとえ失敗しても，そこから学んだ新たな気づきを大事にして第4段階の戦略を立て直して取り組むよう促す
第7段階 コーチングの効果を確認する	一連の過程を振り返り，コーチングを受けてどうだったかを話してもらう．話すことを通して効果を確認すると同時に，フィードバックを受けることによってコーチングの技能の習熟を図る機会となる

［柳沢厚生（編著）：ナースのためのコーチング活用術，p.24-27，医学書院，2003を参考に作成］

┃引用文献┃

1)　岸　英光：コーチング・センスが身につくスキル，p.27，あさ出版，2003

学習課題

1. ジョイニングの技法を実践するうえで，看護師はどのような姿勢で，対象者にどのような働きかけを行うことが求められますか．説明してみよう．
2. 精神障害をもつ当事者・家族がセルフヘルプグループに参加する意義とは何か，説明してみよう．
3. 患者と看護師の関係性は，どのようなプロセスで発展しますか．
4. コミュニケーション技法にはどのようなものがありますか．
5. プロセスレコードの意義は何ですか．

4 社会的側面からアプローチする治療・ケア・支援

4-1 当事者のリカバリーに向けた社会復帰・社会参加の基本と働きかけ

この項で学ぶこと

1. 「リカバリー」という考え方について学ぶ.
2. 精神科リハビリテーションの目的やさまざまな技術について学ぶ.
3. 精神科リハビリテーションから地域へとつなぐ仕組みや方法について学ぶ.
4. 精神科外来におけるチーム医療や看護の役割について理解する.

A. 当事者のリカバリー

1 ● リカバリー重視の流れ

リカバリー（recovery）は，精神保健領域で近年重視されるようになっている概念である. 第Ⅵ章5節Eで述べたように，リカバリーとは，回復すること，復帰すること，取り戻しを意味する言葉であるが，精神保健領域では，精神健康の困難があったとしても，自分の送りたい暮らしをしたり，自分のありたい方向へ向かって進むことやその過程を指す.

医療場面で病状が回復する，機能が回復することをリカバリーと表現することがあるが，本項で述べるリカバリーは，人間性や人権も含むものである. このリカバリーの考え方には，精神疾患を有する人たちが，医療者や支援者に生活をコントロールされる「病者」「患者」としてではなく，人間として，自分自身の生活や人生を取り戻し，自分自身で選択していくという哲学が含まれており，当事者が主体であることを核としている.

リカバリー重視の支援，リカバリー志向のプログラムと表現する場合には，精神症状をなくすといった治療的な目標ではなく，本人の望む生活やありたい方向に向かうことを目標とした，本人の意思を尊重した支援やプログラムを指す.

リカバリーの考え方は，1980年代に米国の精神疾患を有する人たちにより発信され世界へ広まっていき，日本でも2000年代頃よりリカバリーを重視する考え方が広まってきている. 元は当事者から発信された考え方であるが，医療者や支援者にも，精神保健の支援はリカバリー志向であるべきであると認識されるようになっている.

2 ● リカバリーの測定，評価

　リカバリーに関連する測定尺度には，個人のリカバリーを測定する尺度や，支援者のリカバリーに対する態度を測定する尺度などさまざまなものがある．従来の多くの精神症状評価などと異なるのは，本人のリカバリーは本人が自分で評価するものであり，他者が評価するものではないということである．また，個人のリカバリーの度合いを他者と比較することはリカバリーの考え方にはそぐわない．

　リカバリーの尺度は，本人が自身の変化を振り返ったり，あるいは医療やケアの評価に用いられる．近年，医療全般で，医療者による症状や障害の程度の評価だけではなく，患者の主観に基づいた医療やケアの効果の評価が重視されるようになってきている．精神科看護の領域でもこの流れは同様であり，患者自身が評価する満足度やリカバリーの変化も医療やケアの効果や質を評価する際に重要な指標として用いられるようになっている．

B. 精神科リハビリテーションの概念

　「リハビリテーション（rehabilitation）」の語源はre（再び）＋habilis（適する）というラテン語であり，「再び適した状態になる」という意味をもつ．すなわち本来リハビリテーションとは，体の機能のみならず，身分や地位，権利，名誉などの回復，言い換えれば，人が本来のその人らしく生きるための全人間的復権を意味する．WHO（World Health Organization，世界保健機関）によれば，リハビリテーションとは，「能力障害や社会的不利の状態の影響を減らすことと，能力障害や社会的不利をこうむっている人たちの社会的統合を実現することを目的とするあらゆる手段を含む」とされている．能力障害や社会的不利をもった人たちを環境に適合するように訓練するだけではなく，障害をもった人々の社会的統合を促すために，環境や社会に働きかけることもリハビリテーションに含まれる．

　リハビリテーションは一般に，以下のとおり医学的，教育的，職業的，社会的，という4つの領域に区分される．

①医学的リハビリテーション

　機能的または心理的能力の回復を目指して訓練をしたり，代償機能の活用をすることによって，自立した生活，あるいは積極的な人生を営めるようにするための医学的ケアのプロセス．

②教育的リハビリテーション

　障害児（者）の能力を向上させ潜在能力を開発し，自己実現を図れるように支援することを目的にして，適切な教育や指導を通じて必要な支援を行うものである．特別支援教育は教育的リハビリテーションに含まれる．

③職業的リハビリテーション

　職業指導，職業訓練などを総合的に行うことにより，その人に適した仕事を確保し，それを維持できるようにすること．

④社会的リハビリテーション

社会にあるさまざまなサービスを活用することによって社会に参加し，自分の人生を主体的に生きていくため力（社会生活力）を向上させることを目指す支援.

　精神科リハビリテーションでも，これら4つの領域における支援が行われる．アンソニー（Anthony W）は，精神科リハビリテーションとは「精神障害を長期に抱える人が，専門家の最小限の介入によりその機能を回復するのを助け，自分で選んだ環境で落ち着き，自らの生活に満足できるようにすること」[1]であると定義している．すなわち，精神障害をもちながら，その人らしい生活を送れるようにするための支援が精神科リハビリテーションであり，個別のニーズに応じるためには多領域からのアプローチが必要になることも少なくないことから，多職種が協働して取り組むことが重要である.

■ 引用文献 ■
1)　Anthony W, Cohen M, Farkas M, et al：Psychiatric Rehabilitation, 2nd ed, Boston University, 2002

C. 精神科リハビリテーションの基礎

1 ● 国際生活機能分類（ICF）

　国際生活機能分類（International Classification of Functioning, Disability and Health：ICF）とは，障害の有無にかかわらず，人間の健康状態を包括的にとらえるための，生活機能の構成要素に関する分類である．この考え方は，2001年5月にWHOによって承認された．ここでいう人間の生活機能とは，心身機能・身体構造，活動，参加といった日常生活を営んでいくための能力や働き，環境などのことを指す．ICFでは，心身の働き（心身機能・身体構造），活動（生活行為），参加（家庭や社会への関与・役割）は相互に関連していること，それらが健康状態や環境因子，個人因子からも影響を受けることが示されている（図Ⅷ-4-1）．精神科リハビリテーションを実施するにあたっては，この分類に基づき，特定の項目に偏ることなく広く生活機能の全体像を見る必要がある.

2 ● 本人の希望とニーズに基づく支援

　"Nothing about us without us（私たち抜きに私たちのことを決めないで）"という言葉がある．精神科リハビリテーションに限らず，すべての支援において最も重視すべきは本人の意向である．その人らしい生活を送れるようになることが精神科リハビリテーションの目的であることを考えれば，本人の夢や希望，価値観を最大限に尊重し，本人の真の支援ニーズは何かを理解することが支援の前提となる．精神障害をもつ人の中には，自らの考えを表明することが難しい場合も少なくない．本人が自らの考えを表出しやすくなるような関係性の構築が重要である.

3 ● 多職種による支援

　精神科リハビリテーションの実施にあたっては，多くの職種による協働が必要とされる．生活機能の多様な側面にアプローチするためには，医師，看護師，保健師，作業療法士，

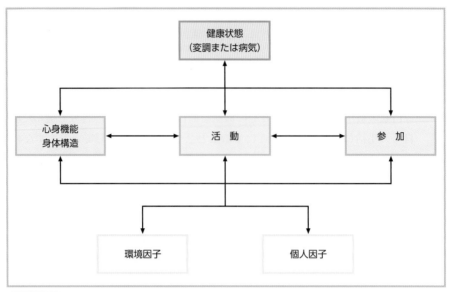

図Ⅷ-4-1　ICFの構成要素間の相互作用
[厚生労働省:「国際生活機能分類—国際障害分類改訂版」(日本語版)の厚生労働省ホームページ掲載について
(2002年8月5日),〔https://www.mhlw.go.jp/houdou/2002/08/h0805-1.html〕(最終確認:2021年9月15日)
より引用]

精神保健福祉士,心理専門職などから構成される多職種チームによる支援が望ましい.必要に応じて,医療機関のみならず,障害福祉サービス事業者や行政機関,教育関係者,ハローワーク(公共職業安定所)といった多領域の連携により支援を提供する.

D. 医療機関におけるリハビリテーションのさまざまな技術

1 ● 作業療法

a. 作業療法とは

　作業療法(occupational therapy:OT)は,生活を構成するさまざまな活動や,活動を介した他者との交流などを介入手段とし,本人の主観的な体験を通して自律と適応の改善を援助するリハビリテーション技法である(Ⅰ巻第Ⅰ章4節C-3参照).精神科作業療法においても,他の障害と同様にICFの基本概念に基づき,精神障害に伴う生活上の問題を心身機能の障害,活動の制限,参加の制約といった視点からとらえ,環境や個人因子などとの相互作用を考慮したうえで支援を行う.

　医療機関においては,入院作業療法,外来作業療法,デイケアとして提供されることが多い.近年では,精神科訪問看護の普及により,在宅で作業療法が実施される機会も増加している.

b. 作業療法の過程

　作業療法の過程を**図Ⅷ-4-2**に示す[1].まず依頼や紹介によって支援対象者を特定する.精神科作業療法は,統合失調症をはじめ,うつ病などの気分障害,依存症,適応障害,発達障害,認知症,高次脳機能障害など,幅広い精神疾患に適用される.支援対象者からの

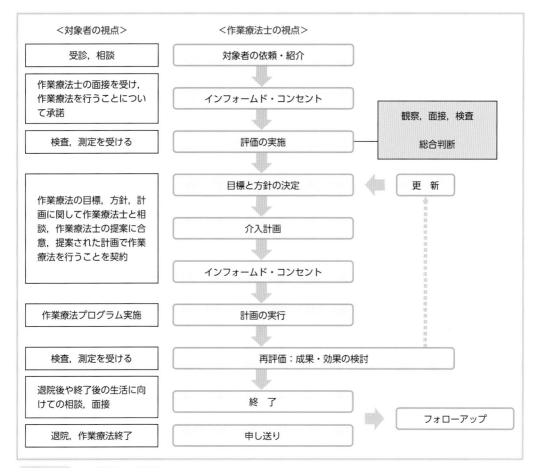

図Ⅷ-4-2　作業療法の過程

［一般社団法人日本作業療法士協会：作業療法ガイドライン（2018年度版），2019，〔http://www.jaot.or.jp/files/page/wp-content/uploads/2019/02/OTguideline2018-0.pdf〕（最終確認：2021年9月15日）より許諾を得て転載］

インフォームド・コンセントを得て，評価の実施，目標と方針の決定，介入計画の立案を行い，実際の作業療法を提供する．適宜介入の効果の検討を行い，必要に応じて目標と方針，介入計画を見直す．医療機関における精神科作業療法の開始にあたっては，医師の指示が必要である．

c. 介入方法

　精神科作業療法で行われる介入の形態には，個人作業療法と集団作業療法がある．個人作業療法では，作業療法士と患者が1対1でかかわる．集団作業療法には，場の共有はするが他者との交流はもたなくてもよい「並行集団」によるかかわりや，生活技能（例：調理など）の習得といった共通の課題に協力して取り組む方法，集団で行うレクリエーションや趣味的なグループ活動などがある．作業プログラムは，レクリエーションに近いものから訓練的要素の強いものまで多岐にわたる．**表Ⅷ-4-1**に作業プログラムの例を示す．

　介入形態やプログラムは，患者の回復状態や支援ニーズに応じて選択される．たとえば，入院間もない急性期の患者には，1対1で短時間，軽い身体運動や軽作業などから開始す

> **表Ⅷ-4-1　作業プログラムの例**
>
> ・生活技能の改善・習得
> 　更衣・整容などのセルフケア，金銭管理，公共交通機関の利用，料理など
> ・創作・芸術活動
> 　手工芸，音楽，園芸，絵画，陶芸，コラージュなど
> ・身体運動
> 　各種スポーツ，体操，ヨガ，散歩など
> ・レクリエーション・遊戯活動
> 　各種イベント開催・参加，ゲーム，囲碁，将棋など
> ・職業訓練的活動
> 　パソコン訓練，就労体験，施設見学，求職活動準備など

ることが多い．回復期には，集団活動への参加を促したり，退院後の生活に必要な訓練を実施したりする[2]．

2 ● SST（社会生活技能訓練）

a. 社会生活技能（ソーシャルスキル）とは

　社会生活技能とは，社会で人と人とがかかわりながら日常生活を続けていくうえで必要な技能であり，生活の中で直面するさまざまな問題や課題に自ら対処し，社会に適応するための能力である．社会の中で適切なコミュニケーションをもち，問題や課題に対処するための技能は，情報を正確に受け取り，状況を適切に理解する「受信技能」，状況に対応するためのさまざまな選択肢を考え，最適な選択をする「処理技能」，選択した行動を適切に行う「送信技能」に分けられる．

b. SSTとは

　社会生活技能訓練（social skills training：SST）は認知行動療法と社会学習理論を基盤にした支援方法である．原型は1950年代に始められた「自己主張訓練（assertive training）」であり，1970年代にリバーマン（Liberman RP）らによって精神障害をもつ人を対象とした支援技法として開発された．SSTは，主として送信技能に焦点を当て，対人関係の問題を扱う基本訓練モデルと，服薬や症状の自己管理，基本会話，余暇の過ごし方，金銭自己管理，職業リハビリテーションなどをテーマとした学習パッケージを用いて実施する方法がある．SSTの8要素を**表Ⅷ-4-2**に示す[3]．

　近年日本でもその効果が認められ，1994年には「入院生活技能訓練療法」が精神科専門療法として診療報酬化された．現在では医療機関のみならず，福祉施設や学校，職場など，さまざまな場面での実践が行われている．

c. SSTの実際

　SSTは，個人を対象に行われる場合もあるが，通常は4〜8人程度の集団で実施される．基本訓練モデルでは，通常，治療者がリーダーおよびコ・リーダー（リーダーの補佐）として参加し，進行役を務める．セッションは，①新人の紹介，②SSTの目的とルールの確認，③宿題の報告，④今回の練習課題の決定，⑤ロールプレイによる技能訓練，⑥次回までの宿題の決定，⑦参加者の感想（シェアリング），といった手順で実施される．ロールプレイによる技能訓練は，**図Ⅷ-4-3**に示すような手順に従って行われる．SSTは，こ

表Ⅷ-4-2　SSTの8要素

1. 対人状況における患者の技能の不足な点と過剰な点を評価すること
2. ある特定の技能についての学習の方法を提供すること
3. 社会的場面を模した中での治療者らによる技能のモデリングが行われること
4. 患者に対して練習しているある技能に焦点を当てた教示が行われること
5. ある技能についての患者による実技リハーサルが行われること
6. 治療者やグループのメンバーから患者に対しての正のフィードバックと矯正的なフィードバックが与えられること
7. リハーサルとフィードバックを繰り返すこと
8. 般化を促すための宿題が与えられること

［Muser KT, Livereman RP, Glynn SM：Psychosocial interevention in schizophrenia. Recent Advances in Schizophrenia（Kales A ed）, p.222, Springer-Verlag, 1990 より筆者が翻訳して引用］

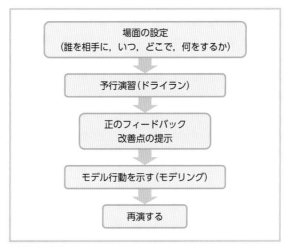

図Ⅷ-4-3　ロールプレイの進め方

のような構造化された学習環境が特徴であり，モデリング，教示，ロールプレイ，リハーサル，フィードバックといった，行動療法で一般的に用いられている技法から構成されている．

　SSTでは，本人の関心と問題意識に沿った目標を設定し，そのために必要な技能の訓練を行う．したがって，本人の意欲を引き出すような目標設定が重要であり，治療者の問題意識の押しつけにならないよう留意する必要がある．

3 ● 認知機能トレーニング

a. 認知機能障害と生活のしづらさ

　認知機能障害とは，知覚機能，記憶機能，注意機能，実行機能などの脳機能の障害であり，言葉を記憶したり，注意を集中したり，計画を立てたり，それに基づいて実際の作業を行ったり，といったことに困難が生じている状態である．精神障害においては，認知機能障害は精神症状以上に社会機能に大きく影響する．すなわち，認知機能障害と生活のしづらさは密接に関連しているのである．精神障害における認知機能障害は，症状の重症度

ややる気，意欲の低下とは関連せず，独立した障害であるといわれている．

　認知機能障害があると，たとえば仕事に就いた場合，上司の指示をすぐ忘れてしまったり，複数のことを頼まれたときに優先順位をつけられなくて何から手をつけてよいかわからなかったり，といったことが起こりうる．このようなことが続くと不安が大きくなり，仕事を続けられなくなることも考えられる．

　最近の研究では，認知機能障害が社会的転帰と強く関連することが明らかになっており，認知機能障害を治療ターゲットとすることの重要性が注目されつつある．

b．認知機能トレーニングとは

　認知機能を改善させるためのトレーニングとしては，以下の2つが知られている．

(1) 認知適応法

　認知機能そのものに対するアプローチではなく環境を変えることによって認知機能を補う方法である．たとえば，記憶障害に対してスマートフォンのアラーム機能を活用したり，メモ帳を用いたりする，すべきことのリストを書いて目につきやすいところに貼っておくなどの方法が挙げられる．これらの方法を用いることで認知機能への負担が軽減され，精神症状や全般的な社会機能にもよい影響がもたらされることが期待される．

(2) 認知矯正法

　脳の神経可塑性*の仮説に基づき，特定の脳神経活動を伴う課題に取り組むことにより認知機能そのものの改善を目指すトレーニングのことである．コンピュータソフトを用いる方法や，紙と鉛筆を用いたドリル，認知機能に焦点を当てたゲームなどがある．認知機能そのものの改善が精神症状や社会機能，症状の改善につながる．

　実際の認知機能リハビリテーションでは，認知適応法と認知矯正法を組み合わせてトレーニングを行う場合が多い．2つのアプローチに共通して実施すべきことは，支援を始める前に本人の認知機能のアセスメントを行い，認知機能障害によってどのような生活上の困難があるかについて詳細な情報を収集することである．認知機能障害の程度やその障害の特徴は個人ごとに異なり，生活上の困難についてもさまざまである．本人の希望，置かれている環境なども考慮しながら，本人と共にトレーニングの目標を設定し，どのようなトレーニングを組み合わせていくかを検討することが重要である．

c．日常生活における認知機能リハビリテーション

　認知機能リハビリテーションのために開発されたコンピュータソフトやドリルなどがなくても，認知機能障害を改善させるために，日常生活の中でできることは少なくない．

　たとえば「料理をする」という行為を考えてみても，そのプロセスには多くの認知機能がかかわっている．メニューを決める際には，冷蔵庫に残っている材料や予算，好みなどを検討して何を作るかを決める．ここには，創造性や記憶，計画を立案する能力などが関係する．材料を買いに行く際には，記憶力やお金を計画的に使うための計画力が関係する．何を買うべきかを覚えておくことが難しい場合は，メモを持参するなどの認知適応法を活用することも考えられる．実際に手を動かして調理する場合には，安全に材料を刻むため

---

*神経可塑性：神経系は，適切なトレーニングなどの外からの刺激によって，シナプスの伝達効率の変化や新たな神経細胞（ニューロン）の形成，神経回路の再配線といった機能的・構造的変化を起こすと考えられている．この性質を一般に「神経可塑性」とよぶ．

の集中力，段取りよく調理するための計画力などが関係する．

　このように，普段の生活をするうえではさまざまな認知機能を駆使しているため，それらの作業を行う場を活用して認知機能リハビリテーションを行うこともできる．

4 ● 就労支援

a. 精神障害者の就労の現状

　仕事に就いて，自分のペースで働くことがリカバリーにつながることは多く，就労支援は精神科リハビリテーションの中でも近年とくに注目されている．

　「障害者が地域の一員として共に暮らし，共に働く」ことを当たり前にするため，すべての事業主には，法定雇用率以上の割合で障害者を雇用する義務がある．法定雇用率とは，障害者雇用促進法により，「常時雇用している労働者数」と「雇用しなければならない障害者」の割合を示したもので，2021年現在，民間企業の法定雇用率は2.3％である．2018年4月1日からは，障害者雇用義務の対象として，これまでの身体障害者，知的障害者に精神障害者が加わったこともあり，精神障害者の雇用の伸びは，他の障害と比較して大きくなっている．

　一方で，雇用後に短期間で離職を余儀なくされることは少なくなく，とくに近年では精神障害者の職場定着の困難さが指摘されている．精神障害者の場合，適切な医療を受けながら症状をコントロールする必要がある場合が多く，疾病管理と職業生活の両立が求められる点も職場定着を難しくしている要因の1つであると考えられている．また事業者側にまだ精神障害者の雇用経験が蓄積されておらず，精神障害者の雇用にあたりどのような配慮をすべきかがわからないという状況があることも指摘されている．

b. 就労支援における医療機関の役割

　就労支援は，障害福祉サービスの一環として行われることも多いが，医療機関の役割も大きい．まず，就労に対する希望を引き出すことが就労支援の第一歩である．医療機関においては，本人の病状や病気の経過などを踏まえて就労可能性についてアセスメントを行うが，その際には本人の課題とストレングスを多角的にとらえるため，多職種でアセスメントすることが推奨される．「まだできていないこと」のみに目を向けるのではなく，本人の夢や希望，関心をもっていること，得意なことなどを見出すことが求められる．

　疾病管理のスキルや，仕事で遭遇するさまざまな社会的場面における対処技能の向上を目指したトレーニングを行うことも，就職活動中や就労後のストレス対処，疾病の自己コントロールに役立つ．精神科医や看護師，精神保健福祉士，作業療法士，心理専門職などが本人の了解のもと職場と連携し，就労後の疾病管理や配慮すべき点について話し合うことは，職場定着率の向上につながると期待される．最近では，デイケアの場を活用した就労支援や復職支援（リワーク）も増えつつある．

引用文献

1)　一般社団法人日本作業療法士協会：作業療法ガイドライン（2018年度版），2019．〔http://www.jaot.or.jp/files/page/wp-content/uploads/2019/02/OTguideline2018-0.pdf〕（最終確認：2021年9月15日）

2)　厚生労働精神・神経疾患研究委託費「統合失調症の治療およびリハビリテーションのガイドライン作成とその実証的研究」（主任研究者：浦田重治郎）：心理教育を中心とした心理社会的援助プログラムガイドライン，2004

3)　Muser KT, Livereman RP, Glynn SM：Psychosocial interevention in schizophrenia. Recent Advances in Schizophrenia（Kales A ed）, Springer-Verlag, 1990

E.　入院と地域をつなぐかかわり

　精神障害をもつ人のケアは，入院治療中心から地域ケア中心に移行が始まって約50年が経過している．日本でも，2004年に厚生労働省が「精神保健医療福祉の改革ビジョン」を提示し，「入院医療中心から地域生活中心へ」という方策が推し進められてきた．近年では，入院患者の約8割が1年以内に退院し，入院日数も徐々に短くなってきている．しかしながら，退院後に安定した地域生活を送ることが困難なケースも少なくなく，退院患者の約4割は再入院を経験するとされている．精神科医療機関では，入院と地域をつなぐさまざまなかかわりを通じて，入院を経験した人の退院後の安定的な地域生活を支えている．退院支援，地域への移行にあたっては，訪問看護，デイケア，ソーシャルワークなどのサービスが利用される．

1 ● 精神科デイケア

a. 精神科デイケアとは

　精神科デイケアとは，精神科医療機関などに併設されたスペースに通って実施する精神科リハビリテーションである．日本では，1958年に国立精神衛生研究所で開始され，1974年に診療報酬化された．その目的は，デイケアを利用する人の状態やニーズによって，症状の再燃や再入院の防止，社会機能の回復，社会復帰・社会参加の促進などさまざまである．近年では，就労や復職を目的としたデイケア，依存症や摂食障害，発達障害など疾患別のデイケアなど，デイケアの多様化が進んでいる．医療機関のデイケアでは，精神科医，看護師，作業療法士，精神保健福祉士，心理専門職などの専門職が在籍するほか，ピアサポーターの支援が受けられるデイケアもある．他の参加者と交流しながらプログラムに沿って日中活動を行うことが多く，必要に応じて個別支援を実施することもある．

b. デイケアの区分

(1)デイケア

　午前から午後にかけて，昼食をはさんで6時間の活動を行っている．

(2)ショートケア

　実施時間は午前または午後いずれかのみの3時間で，昼食は提供されない．短時間の利用であるため，退院後などで体力が戻っておらず，長時間の利用に不安がある場合や，デイケアの雰囲気や活動の様子を知りたい場合などに活用しやすい．

(3)ナイトケア

　実施時間は夜間の4時間のみであり，日中は仕事，夜間はデイケアで過ごすという人もいる．

c. デイケアにおける支援内容

　精神科デイケアでは，これまで述べてきたような，作業療法やSST，認知機能リハビリテーション，心理教育などを計画的なプログラムに基づいて実施する．どのような利用の仕方が適しているかは，その人の状態やニーズによって異なる．訓練的なプログラムを

表Ⅷ-4-3　精神科訪問看護のケア内容

1) **日常生活の維持／生活技能の獲得・拡大**
　　食生活・活動・整容・安全確保などのモニタリングおよび技能の維持向上のためのケア
2) **対人関係の維持・構築**
　　コミュニケーション能力の維持向上の援助，他者との関係性への援助
3) **家族関係の調整**
　　家族に対する援助，家族との関係性に関する援助
4) **精神症状の悪化や増悪を防ぐ**
　　症状のモニタリング，症状安定・改善のためのケア，服薬・通院継続のためのかかわり
5) **身体症状の発症や進行を防ぐ**
　　身体症状のモニタリング，生活習慣に関する助言・指導，自己管理能力を高める援助
6) **ケアの連携**
　　施設内外の関連職種との連携・ネットワーキング
7) **社会資源の活用**
　　社会資源に関する情報提供，利用のための援助
8) **対象者のエンパワーメント**
　　自己効力感を高める，コントロール感を高める，肯定的フィードバック

［瀬戸屋希,萱間真美,宮本有紀ほか：精神科訪問看護で提供されるケア内容,精神科訪問看護師への
インタビュー調査から.日本看護科学会誌28(1)：41-51,2008より許諾を得て転載］

実施するよりも，生活リズムを整えたり，集団になじんだりすることを優先したほうがよい場合もあり，積極的なリハビリテーションを開始する時期の見極めも重要である．個々のニーズに応じた利用計画を立て，利用目的を明確にしたうえでデイケアの利用を支援する．入院中の患者が，退院後にデイケアを通うことを前提として，入院中から試験的にデイケアを利用する場合もある．

2 ● 精神科訪問看護

　精神科訪問看護は，精神障害をもつ人の地域での生活を支えるうえで欠かせない医療サービスである（本章4-4節参照）．精神科訪問看護のケア内容としては，**表Ⅷ-4-3**のような支援が知られている．訪問看護の効果については，再入院の防止や在院日数の減少に影響を与えることが報告されている．本人の「生活の場」に直接出向くことで，本人のニーズをより的確に把握することができ，病状悪化の要因となりうる生活上の困りごとについても早めに察知することができる．それと同時に，生活の場の観察から，その人が関心をもっていることについても知ることができ，本人のストレングスを見出すうえで有効である．

3 ● ソーシャルワーク

　ソーシャルワークとは，2014年に国際ソーシャルワーカー連盟総会および国際ソーシャルワーク学校連盟総会で採択された定義によれば，「社会変革と社会開発，社会的結束，および人々のエンパワメントと解放を促進する，実践に基づいた専門職であり学問である」とされている．ソーシャルワークにおいては，生活するうえで困っている人々や生活に不安を抱えている人々，社会的に疎外されている人々に対し，関係を構築し，課題解決のための援助を提供するとともに，その人を取り巻く社会的環境にも働きかける．

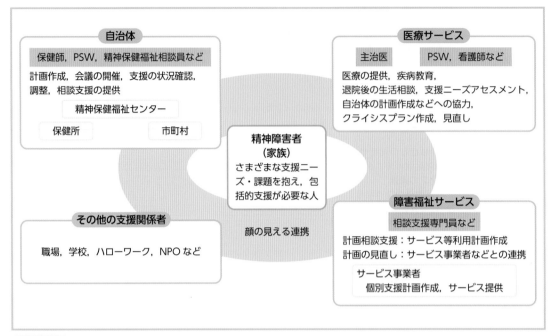

図Ⅷ-4-4　多機関連携による退院後支援のイメージ

　精神保健医療福祉領域のソーシャルワークは，主として1998年に国家資格化された精神保健福祉士（psychiatric social worker：PSW）が担っている（Ⅰ巻第Ⅰ章4節C-2参照）．医療機関において，精神保健福祉士は常に権利擁護の視点をもって精神障害者の生活を支援する立場であり，医療と地域生活の橋渡しをすることが求められている．しかしながら，精神保健福祉士以外の職種がソーシャルワークを行う場合もある．2014年の精神保健福祉法改正においては，医療保護入院者の退院に向けた相談支援や地域援助事業者等の紹介，円滑な地域生活への移行のための退院後の居住の場の確保等の調整などの業務を行う**退院後生活環境相談員**を選任することとなった．退院後生活環境相談員の役割はソーシャルワークそのものであり，多くの場合，精神保健福祉士がその役割を担う．ただし，看護職員（保健師を含む），作業療法士，社会福祉士として，精神障害者に関する業務に従事した経験をもつ者や，3年以上精神障害者およびその家族などとの退院後の生活環境についての相談および指導に関する業務に従事し，所定の研修を修了した者もその任に就くことができる．個人を「病気や障害をもつ人」ではなく「社会で生活する人」としてみるソーシャルワークの視点は，看護師を含むすべての職種がもつべきである．

4 ● 退院支援

　精神障害をもつ人が多くのニーズや課題を抱えていた場合，退院後に地域で安心して生活するためには，多職種・多機関が有機的に連携して包括的支援を提供することが望ましい（**図Ⅷ-4-4**）．そのためには，ケースマネジメント（本節F-2参照）などを通して入院早期から退院後の支援について検討することが効果的である．そのためには，本人のニーズや課題をアセスメントし，それに対する具体的支援や利用すべき社会資源などについて

表Ⅷ-4-4　退院後支援のニーズに関するアセスメント

評価項目	
環境要因など	住　居：退院後の居住先
	経済的援助：経済的援助の必要性
	親しい関係者：家族，パートナーなどとの関係
	子どもの世話：18歳以下の子どもの養育
	介　護：高齢者，障害者の介護
生活機能など	食　事：料理，外食，適切な食事の購入
	生活環境の管理：生活環境を整えること
	セルフケア：清潔の保持（入浴，歯磨きなど）
	電　話：電話連絡のしやすさ
	移　動：公共交通機関，車などの利用
社会参加	金銭管理：お金の管理と計画的な使用
	基礎教育：読み書き，計算などの基礎学力
	交　流：家族以外との社会的な交流
	日中の活動：就労，就学，デイケアなど
心身の状態	精神病症状：幻覚妄想，思考障害など
	身体的健康：身体疾患，副作用
	心理的苦痛：不安，抑うつ，心配ごとなど
	性的な問題：性に関する悩み
治療継続に関する課題	処遇・治療情報：情報提供の有無と理解
	治療・支援への動機づけ／疾病自己管理
行動に関する課題	アルコール：アルコール関連の問題全般
	薬　物：処方薬依存を含む薬物関連の問題全般
	他者に対する安全：暴力，威嚇行動など
	自分に対する安全：自傷行為など
	その他の行動上の問題：衝動性，嗜癖など
	その他（その他のニーズがあれば記載）

多職種チームで話し合うことが必要である．ニーズや課題のアセスメントについては，**表Ⅷ-4-4**のような視点を踏まえて包括的に実施する．また，本人のストレングスについても同時にアセスメントを行うことが必要である．

　退院後の病状悪化を未然に防ぎ，病状が悪化したときでも可能な限り本人の意向に沿った対応を行えるように，病状悪化の徴候に気づいたときに本人が行う対処や，支援関係者や家族が行う対処などをあらかじめ確認しておくことも有用である．退院後に病状が悪化した場合の対処方針は「クライシスプラン」（第Ⅸ章7節2参照）として知られており，標準的には次の各項目が含まれる．

- 病状悪化の徴候
- 病状悪化の徴候に気づいたときに本人が行う対処
- 病状悪化の徴候に気づいたときに支援関係者および家族その他の支援者が行う対処
- 緊急連絡先

　　退院後の支援計画やクライシスプランは，本人のためのプランであり，プラン作成の話し合いの際には本人参加が原則となる．家族の参加も推奨されるが，本人と家族の関係性に配慮する必要がある．

　　このような退院支援は，入院期間が1ヵ月を超えている場合には「精神科退院指導料」として診療報酬で評価されている．また，一定の要件を満たしていれば，措置入院者に対して自治体主導で実施する支援に医療機関が協力した場合には「精神科措置入院退院支援加算」，通院先の医療機関と共同で退院後支援計画を作成した場合には「精神科退院時共同指導料」の算定ができる．

F. 包括的リハビリテーションとは

1 ● 包括的リハビリテーションの考え方

　　これまで述べてきたとおり，精神科リハビリテーションは，精神障害をもちつつもその人らしい生活を送れるようにするための支援，すなわち本人のリカバリーを支えるための支援である．したがって，バイオ・サイコ・ソーシャルモデル（第Ⅵ章5節A参照）に基づき，保健・医療・福祉その他の関係者が協働し，**包括的アプローチを行う**ことが求められている．

　　生物学的視点からは，精神症状に対する適切な薬物療法や合併する身体疾患への対処などを行い，心理・社会的視点からは，認知機能や社会機能など，生活のしづらさに焦点を当てたアプローチが必要となる．さらに広い視点からは，地域生活を送るうえで必要な社会資源の充実や，地域ネットワークの構築，アンチスティグマ活動なども包括的リハビリテーションの重要な要素である．

2 ● ケースマネジメント

　　精神科領域における**ケースマネジメント**は，欧米における脱施設化の流れとともに生まれた支援技法である．精神障害をもつ人に提供されるケースマネジメントは，「福祉・医療・保健・就労・教育など，人々の生活ニーズと，地域にあるさまざまな社会資源の間に立って，複数のサービスを適切に結びつけて，調整を図り，包括的かつ継続的なサービス提供を可能にする援助方法」と定義される[1]．その中核的な機能は，①本人のニーズのアセスメント，②包括的な支援プランの作成，③サービスの調整や実施，④サービスのモニタリング，⑤評価のサイクルで構成される（**図Ⅷ-4-5**）．

　　精神科リハビリテーションにおいては，前述のように，さまざまな視点から複数の関係者（関係機関）が協働して支援を実施することから，ケースマネジメントを適切に提供することが重要である．精神科領域のケースマネジメントでは，単純にサービスを調整するブローカリング（仲介型）モデルについては，とくに重い精神障害をもつ人にはその効果が明確ではないとの指摘がある．**表Ⅷ-4-5**のような本人への直接支援を提供し，本人との良好な関係性を構築しつつ，サービスの調整を行うことが望ましい．また，ケースマネジメント担当者1人あたりの担当患者が多すぎると，期待された効果が得られないといわれており，担当患者は20～30人程度までとすることが適当である．

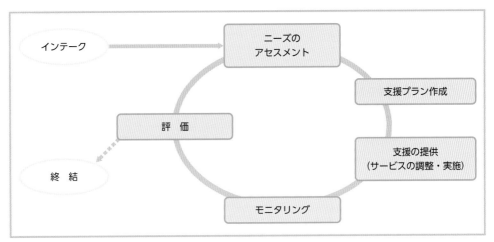

図Ⅷ-4-5 ケースマネジメントのプロセス

表Ⅷ-4-5 本人に対する直接支援の例

- インテーク・アセスメント
- 関係性の構築・不安の傾聴
- 支援計画の作成
- 他機関（障害福祉サービス，行政機関など）との連携
- 医療機関内の他部署・他職種との連携
- ケア会議の実施
- 日常生活自立支援
- 社会生活の援助
- 対人関係の維持・構築の援助
- 住環境に関する援助
- 就労・就学（復職・復学）支援
- 診察同行/診察の促し・入退院の調整
- 服薬・症状の自己管理の援助
- 家族支援
- 危機介入

3 ● 包括型地域生活支援プログラム（ACT）

　包括型地域生活支援プログラム（assertive community treatment：ACT）とは，重い精神障害をもつ人が住み慣れた地域で安心して生活することを支援するための，集中的なケースマネジメントの方法である．ケースマネジメントを実施しない場合と比較し，入院期間の減少，サービスの安定的な利用，全般的機能の向上，就労などに関して有意な改善が認められることが研究によって示されている．

　ACTは多職種によるアプローチを特徴としており，精神科医，看護師，精神保健福祉士，作業療法士，心理専門職などの専門職によりチームが構成される．本人の生活の場へ赴くアウトリーチが支援活動の中心であり，スタッフ1人あたりの担当人数は10人以下とされている．24時間365日のサービスを提供し，危機介入にも対応する．ACTは，既存の支援では地域で生活を継続することが難しかった人を地域で支えるための効果的なプログラムの1つとされている．

▎引用文献▎
1)　高橋清久：精神障害者ケアガイドライン：市町村で精神障害者ケアマネジメントを行うために（厚生労働科学特別研究事業　精神障害者の地域生活支援の在り方に関する研究），国立精神・神経センター，2004

G.　今後の精神科リハビリテーション

1 ● エビデンスを重視した精神科リハビリテーション

　科学的根拠に基づく医療（evidence-based medicine：EBM）と同様に，精神科リハビリテーションの領域においても，**科学的根拠に基づく支援**（evidence-based practice：**EBP**）の推進が求められている．エビデンスが示されている支援の例としては，ACTのほか，疾病管理とリカバリープログラム（illness management and recovery：IMR）や個別就労支援プログラム（individual placement and support：IPS）が知られている．IMRは，先行研究で有効性が実証されている心理教育，薬物の効果的な使用のための認知行動的技法，再発予防，社会生活技能訓練，対処技能訓練を統合した，リカバリー志向のプログラムである．IPSは，重い精神障害をもつ人を対象として米国で開発された就労支援プログラムであり，①働きたいすべての精神障害者を対象とする，②就労支援と生活支援をセットにしたサービス，③競争的雇用を目標とする，④社会保障の相談，⑤迅速な求職活動，⑥継続的な定着支援，⑦系統的な職場開発，⑧すべてのサービスは本人の希望が優先される，という8つの原則に基づいて支援が提供される．

　これらのサービスは，現在でも一部の医療機関で実施されているが，マンパワーの問題や診療報酬制度上の制約などから，広く普及されるには至っていない．EBPが普及しやすい制度が望まれるが，支援者がエビデンスのあるサービスの理念や支援内容を熟知し，そのエッセンスを日々の実践に取り入れていくなどの工夫も必要であろう．

2 ● 精神障害にも対応した地域包括ケアシステム

　「精神障害にも対応した地域包括ケアシステム」とは，2017年に厚生労働省が示した新たな政策理念である（Ⅰ巻第Ⅰ章4節A参照）．このシステムでは，精神疾患に関する普及啓発や精神的不調への早期の対応から精神科リハビリテーションに至るまで，すべての住民がそれぞれ必要に応じた支援を受けられるようにするため，医療，障害福祉・介護，住まい，社会参加，地域の助け合い，教育が包括的に確保された地域づくりを目指す．

　ここで留意すべきは，「精神障害にも対応した地域包括ケアシステム」の"にも"が意味するところである．これはすなわち，精神障害に対応したシステム，知的障害に対応したシステム，認知症に対応したシステム，というように，1つの地域の中にそれぞれの疾患や障害に特異的に対応した複数の包括ケアシステムを構築しようとしているのではないということを意味している．精神障害者を支援するための具体的方策を構築するプロセスでは，精神障害に特化した検討は必要である．しかし最終的には，包括ケアシステムは，障害者や子ども，高齢者，子育て中の親などを含む，その地域の住民全体を対象とするものである．これからの精神科リハビリテーションは，このような包括ケアシステムの中で展開されていくことが望まれる．

H. 精神科外来における看護活動

1 ● 精神科外来の役割

　精神的な不調をもつ人はなんらかの身体的な不調もあわせもっていることが多い．一方，なんらかの身体疾患で療養している人やその家族は，多かれ少なかれ精神的な不調を生じやすい．このため，精神科外来は精神科医療への入口であるとともに，地域医療や公衆衛生においても重要な役割を果たしている．

　近年，精神科病床数や精神科病棟に入院する患者が漸減傾向にある一方，**精神科外来に通院する患者は増加傾向にある**．テレビ，ラジオ，書籍のほか，インターネット，ソーシャル・ネットワーキング・サービス（SNS）などの身近なメディアを通して，メンタルヘルスや精神科医療に関する情報が格段に得やすくなった．これらの影響もあり，休職や休学，育児や介護の困難などを機に，問題が深刻化する前に自らの意思で精神科外来を受診する人も増えつつある．しかし，精神的な不調が悪化し，日常生活や社会生活に多大な支障をきたすようになって初めて，家族・職場・学校・かかりつけ医などから強く勧められて精神科受診に至る場合も依然として多い．また，周囲から強く勧められても，精神症状の影響から精神科受診に至らない場合もあるため，利用者や関係者の生命と尊厳を守り，利用者が望む暮らしを可能にするために不可欠な支援を，地域の専門職が積極的に連携して実践していくことも求められる．

　精神科外来には，精神科診察のほか，精神科リハビリテーションとしてデイケア，デイナイトケア，ショートケア，外来作業療法などの機能もある．精神科病床に入院中でない患者，退院後に精神科医の往診や訪問診療，精神科訪問看護といった在宅医療を利用していない患者にとって，精神科外来は精神科医療との唯一の接点であり，支援者がかかわることのできる貴重な機会である．

2 ● 精神科外来におけるチーム医療

　医療機関によって状況は異なるが，精神科外来においても多職種によるチーム医療の実践が普及しつつある．医療機関の規模や方針によって，自院に多職種を配置する場合もあれば，他機関に所属する他職種と連携することで専門機能を補完する場合もある．

　精神科医，看護師・准看護師，精神保健福祉士，心理専門職，薬剤師，臨床検査技師，理学療法士，作業療法士，管理栄養士，保健師，精神保健福祉相談員，介護支援専門員，介護福祉士，医療事務職など，多くの専門職がそれぞれの専門性を活かして，利用者や家族の生活の質を高めるという共通目標をもって協働している．診療科の壁を超えて，また医療と福祉の枠組みを超えて，利用者や家族を中心として連携する姿勢が不可欠である．

3 ● 精神科外来における看護師の役割

a. 治療・療養面の支援から多職種チームの調整まで

　精神科外来は医療機関によって規模や特性が多様であり，大規模な医療機関では多職種が協働するシステムをもつこともあるが，小規模な医療機関では多職種の配置がなく，看護師が柔軟にさまざまな役割を担うよう期待されている場合も多い．精神科外来の看護師

は，利用者や家族の状況に応じて，精神症状や身体徴候の観察，処置，検査，介助，治療や療養生活に関連する相談対応のほか，外来治療プログラムの運営を担うこともある．看護師には外来の診療やリハビリテーションが安全かつ安心に進むように多職種間を調整する役割も期待される．

　外来や電話相談などの場でも，精神運動の亢進により逸脱行為がみられたり，逆に精神運動の抑制により自分の状態を表現することが難しかったり，不安状態の悪化によりパニック発作がみられたり，病状や環境の悪化により自殺リスクが高まったりと，さまざまな事態が起こりうる．このような場合も，精神状態，身体状態，セルフケアや生活状況について，これまでの経過を踏まえてアセスメントし，医師や他の専門職と連携して個別的なケアを実践することが重要である．

b. 利用者・家族と安定した関係を継続的に構築する

　精神科外来を訪れる利用者や家族は，初診であっても再診以降であっても，期待，不安，緊張など複雑な感情をあわせもっている．看護師は，利用者や家族の多様な苦労や心情を察し，外来に滞在する間に安全に過ごし，安心感をもち，力づけられる感覚をもてるよう，安定感のある温かいかかわりを心がけている．また，外来に滞在する間の様子だけで判断するのではなく，「普段はどのように考えどのように暮らしているのか」という視点をもち，利用者との安定的な関係を構築しつつ，診療に必要な情報を収集するために，意図的かつ継続的なコミュニケーションを重ねている．

c. 精神科外来において看護師に求められる姿勢・能力

　24時間365日を見守る入院中の看護とは異なり，外来における看護は，定期的な外来受診の場面，不定期の電話相談やケア会議の場面などを活用し，長い道のりに寄り添っていくものであろう．利用者や家族がさまざまなライフイベントや病状の揺れを経験する過程で，支援者としての適切な距離感や関係性を保ちながら，共に喜び，共に考えていく姿勢が基本となる．利用者の希望を大切にする姿勢，利用者のリカバリーの過程を見守る姿勢，利用者の言動について強みとしてもとらえることができる多角的な視点が重要である．また，病状と暮らしを総合的にアセスメントするスキル，チーム医療の一員として連携するコミュニケーション能力を培うことが求められる．

学習課題

1. 当事者のリカバリーのために支援者ができること，控えるべきことにはどのようなことがありますか．
2. 精神障害をもつ人がその人らしい生活を送れるようになるという，精神科リハビリテーションの目的を達成するには，どのようなことが重要ですか．
3. 精神障害をもつ人が，退院後に地域で安定して暮らせるようにするための方策として，どのような支援が行われていますか．
4. 精神科外来において，看護師が利用者や家族とかかわる際に大切なことはどんなことですか．

4-2 地域での自立・統合への支援

この項で学ぶこと

1. 精神障害者が地域で自立し社会とのつながりがもちながら生活できることを目的とした，法律に基づいた多様なサービス（フォーマルなサービス）について学ぶ.
2. インフォーマルなサービスとしてボランティアサービスがあること，またその活用が精神障害者と家族，社会にとってどのような影響を及ぼすのかについて学ぶ.

A. 精神障害者が地域で自立した生活を送るために

1 ● 精神障害者が地域で自立した生活を送るための支援はなぜ必要なのか

精神障害者が地域で自立して生活するための支援はなぜ必要なのだろうか.

長期入院を経て退院してから，電車の切符を買うことにも苦労するようになってしまった人がいた. 病状が不安定で近隣の住人とどのようにあいさつしたらよいのかわからないために，朝晩の出入りの多い時間帯には息をひそめて生活する人がいた——.

認知や思考の障害のために，精神障害をもちながら社会生活を送ることで多様な困難を抱えることがある. 周囲の人の無理解から，思わぬことに障害者本人は傷ついて，自信を喪失してしまったりすることもある.

こうした問題の中には，精神障害そのものによるものと，周囲の人の理解や対応の仕方によって生じているものとが含まれる. 入院中の個別性を踏まえた看護と同様に，精神障害者が地域で自立した生活を獲得できるよう，個別性を踏まえた臨機応変な地域での支援を充実させる必要がある. また，そうした支援の一役を看護師も担うことになる.

2 ● 偏見やスティグマを固定化させず精神障害者を理解・支援するには

日本の精神障害者施策はかつて，隔離収容や長期入院が多く，リハビリテーションのアプローチが不十分な時代が長く続いた. 地域社会の側にも精神障害をもつ人にしかるべき対応ができるのは「精神科病院という隔離収容の場である」というステレオタイプな認識があった. こうした状況は，地域の人々が精神障害をもつ人と付き合ったことがないために必要以上に心配し，恐れを抱き，「他人に対して危険な人で，何をするかわからないから」と精神障害をもつ人に対する**スティグマ**（烙印）を固定化させやすい.

症状や障害が生活の中でどのように現れるのか，どのように彼らの言動を理解し対応したらよいのかは，精神科病院で働く医療者のみが知っていれば十分というわけではない. 精神障害者の隣人として，地域社会で彼らと共に暮らす一般人も学ぶ必要がある. 退院した精神障害者と同居する予定の家族だけでなく，近隣，友人，職場の先輩や同僚など多様

な人たちにとって，必要である．

3 ● 地域移行の推進とさまざまなサポート・サービス

　Ⅰ巻第Ⅱ章で学んだように，国は2006年の障害者自立支援法，2014年の改正精神保健福祉法の施行により，政策的な精神科病床数削減と入院患者の地域移行をさらに推進する方策を展開している．さらに，障害者総合支援法は「障害者の日常生活および社会生活を総合的に支援するための法律」として2013年よりその一部が施行され，2014年4月より全面施行となった．その後，2018年4月の改正により，障害者自らの望む地域生活を営むことができるよう，「生活」と「就労」に対する支援の充実などが加えられた．

　本項では，障害者総合支援法に基づくサービス，精神保健福祉手帳に基づくサービス，その他の生活保障といった「フォーマルなサポート」について述べ，最後に，セルフヘルプグループ，ボランティアサービスなどの「インフォーマルなサポート」について述べる．これらを理解し，退院して地域生活を送る精神障害者を支えるための社会的アプローチとして多様な支援があることを学んでほしい．また，そうしたサービスのマネジメントを担う精神保健福祉士と連携しながらケアプランを立てられる看護師となることが求められる．

B. 障害者総合支援法に基づくサービス

　慢性の再発性の精神疾患をもちながら，家族と共に，あるいは単身で精神障害者が地域生活を継続するために，障害者総合支援法に基づく多様なサービスが展開されている．

　医療施設および障害者自立支援指定事業などの福祉施設では，精神障害者の日中活動の場となるサービスが行われている．こうしたサービスは精神障害者の地域生活への足がかりとなる．医療機関に従事する看護職は，精神障害者と家族がこうしたサービスを利用しながら，地域生活に定着できるかどうかを把握し，福祉専門職と効果的な役割分担をしながら，必要な場面で適切な医療的支援を提供できるようにしておく必要がある．

　障害者総合支援法に基づくサービスには，**自立支援医療**（精神通院医療）と，障害福祉サービスに位置づけられる**介護給付**，**訓練等給付**，相談支援事業といった**自立支援給付**，**地域生活支援事業**がある．看護職は，これらの概要を理解しておく必要がある（Ⅰ巻第Ⅱ章1-2節A参照）．

　なお，これらのサービスは自立支援医療を除いて障害支援区分（以下，区分と略す）に応じて福祉サービスの必要度が認定され，サービスが提供されるということも理解しておく必要がある．

障害支援区分に応じたサービスの支給
- 障害支援区分は，「非該当」および「区分1~6」の7区分に分けられ，この区分によって，各サービスの支給が決定される．
- 障害支援区分は，「障害者等の障害の多様な特性その他心身の状態に応じて必要とされる標準的な支援の度合いを総合的に示すもの」と定義されており，区分の認定は，精神障害者の特性に応じて適切に行われるようになっている．

1 ● 自立支援医療（精神通院医療）

　自立支援医療（精神通院医療）とは，精神障害者の通院医療費の自己負担分3割のうち，2割に相当する額を，国と都道府県または指定都市とで1/2ずつ負担するものである（Ⅰ巻第Ⅱ章1-2節A参照）．したがって精神障害者本人の自己負担は原則1割となる．また，低所得者や高額な医療費が継続的に発生する場合は，月額自己負担に上限を設定し，自己負担の軽減を図っている．自立支援医療には，精神科デイケア，精神科ショートケア，精神科ナイトケアなどが含まれる（第Ⅷ章4-1節E参照）．

2 ● 介護給付

　介護給付サービスには，**居宅介護（ホームヘルプ）**，**重度訪問介護**，**同行援護**，**行動援護**，**重度障害者等包括支援**，**短期入所（ショートステイ）**，**療養介護**，**生活介護（通所）**，障害者支援施設での夜間ケアなど（**施設入所支援**）がある（Ⅰ巻第Ⅱ章1-2節A参照）．

3 ● 訓練等給付

　精神障害者を対象とする訓練等給付サービスには，**自立生活援助**，**共同生活援助（グループホーム）**，**自立訓練（機能訓練，生活訓練）**，**就労移行支援**，**就労継続支援（A型＝雇用型，B型＝非雇用型）**，**就労定着支援**がある（Ⅰ巻第Ⅱ章1-2節A参照）．

a. 自立生活援助

　自立生活援助は，2018年の障害者総合支援法の改正により新たに創設された．1人暮らしを始める障害者のため，一定期間，定期的な自宅訪問や，随時メールや電話での対応などを行うサービスである．

▶必要な看護の視点

　精神障害者の中には，それまで一度も1人暮らしを経験したことがない人が少なくない．退院先に世話をしてくれる家族などがいない中で単身生活を始めるため，入院生活とは異なる戸惑いや不安を経験しやすい．病棟看護師や外来看護師は精神保健福祉士と連携し，そうした人の単身生活が半年，1年と軌道に乗るまで，地域の行政や民間の相談機関などと連携し，「自立生活援助」のサービスを利用しながら，定期的な自宅訪問や，随時メールや電話での対応により，病状が不安定になることを予防する支援を行う．

b. 共同生活援助（グループホーム）

　共同生活援助（グループホーム）は，日中は就労や就労継続支援などのサービスを利用している精神障害者で，地域で自立した日常生活を営むうえで相談などの日常生活上の援助を必要とする者が対象となる．主として夜間に日常生活上の相談支援や援助をする．運営するには，管理者を常勤かつ専従で1名配置する必要がある．過去2年間に単身生活などに移行した者が定員の半数以上で，これらの者の半数以上が移行後の生活を6ヵ月以上継続している場合には障害福祉サービス等報酬*の加算がある．グループホームは単身自立生活への移行手段として位置づけられた施設であり永住できる住居ではないが，残存した障害のために単身生活に必要な技能が身につかない，退所により必要な相談などを得られる環境を手放すことになる，などといった理由により，大都市を除いて数年単位の長期利用が許容されている現状がある．単身アパート生活に移行するには共同生活援助でのア

フターケアを継続することが必要な場合が多い.

▶必要な看護の視点

　共同生活援助は家族と同居することが難しい精神障害者にとって，退院して最初に日常生活を送る場を提供するサービスである．そこでは，家族（多くは母親）のように先へ先へと声かけや支援をしてくれる人はいない．精神障害者自身の現実認識やセルフケアを促すとともに，うまく他者に相談し支援を得る力を高めるための支援を行う．また，単身生活に必要な生活技能のうち欠けているものはサービスを導入することで補うことも検討する．たとえば，内服を忘れずに継続するために，数回に分けて内服していた処方を1回にまとめることを主治医へ提案する場合もある．服薬を中断すると不眠や不安が強まる，自身のプライバシーについて話しだすと止まらないなど，個別の精神症状の現れ方を観察し，外来やデイケアの職員，主治医や精神保健福祉士などとの連絡調整を行う．

c.　自立訓練

　自立訓練の「生活訓練」とは，地域生活における生活能力の維持・向上を目的とし，一定の支援を行うものであり，退院し地域生活への移行を図る場合や，継続した通院によって症状が安定し自立生活を目指している人が対象となる．原則として，長期間の入院や施設入所をしていた人は36ヵ月，それ以外の人は24ヵ月を標準の利用期間とし，食事や家事などの日常生活能力の向上のための支援や日常生活上の相談支援を行う．個別支援計画に応じて訪問訓練を組み合わせることもできる．

▶必要な看護の視点

　共同生活援助（グループホーム）と同様に，世話をしてくれる家族に依存しやすい人にとって，こうした支援を受けながら1つひとつ生活能力を高めていくことは重要である．自立を促すとはいえ，思考の障害やワーキングメモリーの障害などがどの程度あるのかなど，健常者とは異なる苦労が伴うことを理解したうえで，障害者に伴走するといった姿勢が必要となる．

d.　就労支援

(1)就労移行支援

　就労移行支援は，本人が希望する65歳未満の者を対象として，一定期間の計画的なプログラムに基づいて，就労に必要な知識や能力を向上させる目的で行われる支援で，企業などへの雇用や在宅就労などの可能性がある．24ヵ月間を標準として，原則として日中通所し，事業所内や企業で作業や実習を行い，適性にあった職場探しや就労後の職場定着のための支援を受ける．個別支援計画の進捗状況に応じて，職場訪問などを組み合わせて支援をする．障害福祉サービス等報酬*は定員に応じて設定されている．

---

*障害福祉サービス等報酬：障害者や障害児，難病疾患の対象者に対し，障害福祉サービスや障害児支援を提供した事業所が，市町村から受け取る報酬であり，障害者自立支援法（現・障害者総合支援法）の施行から14年が経過し，障害福祉サービス等の利用者は約120万人，国の予算額は約1.6兆円と，この間で約3倍に増加し，障害児者への支援は年々拡充している．介護給付費，訓練等給付などがあり，精神障害者を対象とするサービスには，介護給付として居宅介護（ホームヘルプサービス），訓練等給付として就労移行支援，就労継続支援B型，共同生活援助（グループホーム）を利用している人が多く，提供する事業所はこの報酬により運営している．なお，介護給付は，原則，障害の程度（状況）により対象者が決定されるため，利用するには障害支援区分認定調査等の後，判定と障害支援区分の認定を受けるというプロセスが必要となる．一方，訓練等給付は，障害の程度（状況）にかかわらず，利用希望者は原則対象となるため，原則として利用前に判定，障害支援区分の認定は行われず，短期間の支給で，利用者の意向やサービス利用の適切さが判断され，支援決定がなされる．

　精神科病院の病床削減によって設置された施設であり，訓練期間中に退院患者に夜間の居住の場を提供した場合は障害福祉サービス等報酬の加算がある．また，一般就労へ移行後6ヵ月以上就労を継続している者が定員の20％以上を占めている場合も同加算がある．なお，利用者の平均利用期間が標準利用期間を6ヵ月以上超えた場合は障害福祉サービス等報酬は減額となる．

(2) 就労継続支援

　就労継続支援A型（雇用型）は，就労の機会を通して就労に必要な知識や能力が向上すれば，当該事業所で雇用契約に基づいて継続的に就労できる可能性がある以下の条件に該当する者が対象となる．利用期間に制限はなく，雇用契約に基づいて就労の機会を提供し，一般就労に必要な知識や能力が身についたら一般就労へ移行するように支援する．定員は10人以上で，一定の範囲内で障害者以外の者を雇用できる．

就労継続支援A型の対象
①就労移行支援事業を利用したが，企業などの雇用に結びつかなかった者
②特別支援学校を卒業して就職活動を行ったが，企業などの雇用に結びつかなかった者
③企業等を離職した者など就労経験のある者で，現在は雇用関係がない者

　就労継続支援B型（非雇用型）は，就労移行支援事業などを利用したが企業などの雇用に結びつかない者，一定年齢に達している者などで，就労の機会を通じて生産活動にかかわり知識や能力の向上や維持が期待される以下の条件に該当する者が対象となる．利用期間に制限はなく，雇用契約を結ばずに事業所内で就労や生産活動の機会を提供し，知識や能力が高まれば就労への移行に向けて支援する．平均工賃は月額3,000円を超えることが事業所指定の要件である．障害福祉サービス等報酬は，原則としてサービス提供職員の配置基準に応じて設定されるが，さらに定員に応じて細かい規定がある．一般就労へ移行後6ヵ月以上就労を継続している者が定員の5％以上を占めている場合，および前年度の平均工賃が前々年度の平均工賃，前年度の地域の最低賃金の1/3および事業者の設定した目標額を超える場合は加算がある．

就労継続支援B型の対象
①就労経験がある者で，年齢や体力面で一般企業に雇用されることが難しい者
②50歳に達している者または障害基礎年金1級受給者
③①，②のいずれにも該当しない者で，就労移行支援事業者などのアセスメントで就労面にかかわる課題などの把握が行われている本事業の利用希望者
④障害者支援施設に入所する者については，指定特定相談支援事業者によるサービス等利用計画案の作成の手続きを経たうえで，市町村により利用の組み合わせの必要性が認められた者

(3) 就労定着支援

　生活介護（通所），自立訓練，就労移行支援，または就労継続支援を利用して，通常の事業所に新たに雇用された障害者の就労の継続を図るため，企業，障害福祉サービス事業

者，医療機関などとの連絡調整を行うとともに，雇用に伴い生じる日常生活または社会生活を営むうえでの各般の問題に関する相談，指導および助言などの必要な支援を行う．対象者は，就労を継続している期間が6ヵ月を経過した障害者（病気や障害により通常の事業所を休職し，就労移行支援などを利用した後，復職した障害者であって，就労を継続している期間が6ヵ月を経過した障害者も含む）である．

▶必要な看護の視点

就労支援を受けている精神障害者に対しては，疾患名と症状，障害に関する情報を収集し，対人関係，自己認識，作業能力，行動の制御といった障害の程度，特定のストレスへの過敏性，現状に対する不満のもちやすさといった事項をアセスメントし，適切な相談，助言を行うことが重要である．外来の看護師がこうした障害者の支援にかかわることが多いと思われるが，相談関係を築きながらも，障害者自らが自身の障害を含めた得手不得手を自覚し，問題解決していけるように一緒に考えていくという一貫した態度が必要となる．

4 ● 地域相談支援給付

障害者総合支援法に基づく地域生活の準備や福祉サービスの見学，体験のための外出や同行支援，入居支援などについて，地域相談支援として個別給付化されることとなった．**地域相談支援給付**には，地域移行支援と地域定着支援の2種類がある．

a. 地域移行支援

地域移行支援では，精神科病院に入院している精神障害者，あるいは障害者支援施設に入所している精神障害者を対象に，住居の確保やその他地域における生活に移行するための活動に関する相談，同行支援などのサービスを提供するものである．地域移行支援サービス費，退院・退所月加算，集中支援加算などが事業所に支給される．1年以上の長期入院患者にとって，病棟での入院生活から地域社会での生活への変化はさまざまなストレスを経験しやすい．地域移行支援によるサービスを活用することによって，ソフトランディングが可能となるよう計画的に利用する必要がある．

b. 地域定着支援

地域定着支援では，居宅において単身生活する精神障害者に対して，常時連絡体制を確保し，障害の特性に起因した緊急の事態などにおいて相談，緊急訪問，緊急対応などのサービスを提供するものである．地域定着支援サービス費として，体制確保分と緊急時支援分とが事業所に支給されることになる．

これまでの入院で，入院する前に急性期の精神病状態を呈した際，問題行動によって家族内でトラブルがあったり，近隣苦情がみられたりしたような精神障害者にとって，こうしたサービスを利用することができると，たとえ再発の可能性があるとしても，退院し地域社会での生活を始める機会を確保できるようになる．以前の病状悪化時と同様な状態となったとしても，家族内や近隣でのトラブルを起こす前にすみやかに精神科医療への導入を確保できるかどうかは，精神障害者の地域社会での受け入れ態勢を確保できるかどうかを大きく左右することとなる．

地域定着支援に基づいたサービスについて，どの機関のどのような職種がサービスを提供するのか，各市町村で連携体制が確保されるようになる．精神科病院の近隣の管内市町

表Ⅷ-4-6　市町村による主な地域生活支援事業

事業の名称	サービスの内容
相談支援事業	福祉サービス利用の相談，情報提供，住宅入所支援（居住サポート），成年後見制度利用支援
地域活動支援センター機能強化事業	通所による創作活動，生産活動，社会との交流促進など場の提供
その他の事業	成年後見制度利用支援事業，理解促進研修・啓発事業など

表Ⅷ-4-7　都道府県による地域生活支援事業

事業の名称	サービスの内容
専門性の高い相談支援事業	障害者就業，生活支援センター事業，高次脳機能障害支援普及事業
精神障害者地域生活広域支援調整等事業	災害派遣精神医療チーム体制の整備，精神障害者の地域移行・地域生活支援の一環としてアウトリーチを実施するための支援体制の確保，退院支援や地域生活支援を行うための協議会の設置など
サービス，相談支援者，指導者育成事業	障害程度区分認定調査員等研修事業，相談支援従事者研修事業，サービス管理責任者研修事業
その他の事業	情報支援等事業，社会参加促進事業

村の精神保健福祉担当課との連携などについては，日頃から院内の精神保健福祉士などの担当者との情報交換を密にして，退院前にそうしたサービスを受けることを前提とした看護計画を作成しておく必要がある．

　介護家族が高齢化し，きょうだいには頼ることが困難となった40歳代，50歳代の精神障害者にとって，退院後の単身生活を支えるうえでこれらのサービスを組み合わせて活用できるようにすることが重要である．ストレス-脆弱性による精神症状の再発などの際にもタイムリーに対応することができ，必要な緊急時の対応をすみやかに自宅に導入し，最小限の入院によって症状を改善させ，地域生活を確保していくことを目指したサービスである．

5 ● 地域生活支援事業

　障害者総合支援法に基づき，市町村と都道府県は，障害福祉計画で地域生活支援事業の提供体制について必要な事業を定めている．すべての地方自治体が地域の実情に応じて，必須事業を実施している．市町村による主な**地域生活支援事業**を**表Ⅷ-4-6**に，都道府県による地域生活支援事業を**表Ⅷ-4-7**に示す．

a. 相談支援事業

　相談支援事業は，地域生活支援事業として位置づけられ，障害者総合支援法による障害福祉サービスおよび他の地域生活支援事業を支える基本的な仕組みである．また，相談支援事業にはケアマネジメントの考え方が導入されている．ここでは障害者相談支援事業と指定相談支援事業について説明する．

(1)障害者相談支援事業

　障害者相談支援事業（一般相談支援事業）は，実施主体は市町村で，運営については，常勤の相談支援専門員を配置する指定相談支援事業者に委託可能である．事業運営の中立性と公平性を確保するために，地域自立支援協議会（市町村が設置する，地域の障害福祉に関するシステムづくりに関し，中核的な役割を果たす協議の場）で事業評価を行うことが適当とされている．

　事業の内容は，福祉サービスの利用援助（情報提供，相談など），社会資源を活用するための支援（各種の支援施策に関する助言や指導など），社会性活力を高めるための支援，ピアカウンセリング，権利擁護のために必要な援助，専門機関の紹介，地域自立支援協議会の運営などである．

(2)指定相談支援事業

　指定相談支援事業は，都道府県知事の指定を受けて，相談支援専門員を配置してサービス利用計画の作成などを行う．サービス利用計画作成費は，以下の3つの対象条件に限定して支給される．

　①入所または入院から地域生活に移行するため，一定期間集中的な支援を必要とする場合
　②家族や周囲からの支援が受けられず，単身生活をしている知的障害者または精神障害者で，1人ではサービス利用の調整ができない場合
　③重度障害者等包括支援の対象者で，他の障害福祉サービスの支給を決定された場合

　サービスの内容は，アセスメント，ケア計画の作成，サービスの調整，モニタリング，サービス担当者会議の開催，個別ケース会議の開催，利用者負担の上限額の管理，インフォーマルサービスや保健指導・教育・就労などを含めた情報の提供および生活全般の相談（生活設計）を行うことである．

b．地域活動支援センター機能強化事業

　地域活動支援センター機能強化事業は，従来の精神障害者地域生活支援センター，小規模作業所などに代わって，地域活動支援センターにより運営される．

　創作的活動，生産活動，社会との交流の促進などの事業という基礎的事業に加えて，以下の3類型（Ⅰ型，Ⅱ型，Ⅲ型）の事業を実施する．個別給付事業所に併設するタイプの施設も想定されている．

地域活動支援センター機能強化事業の3類型
Ⅰ型：相談事業や精神保健福祉士などの専門職員の配置による福祉や地域の社会基盤との連携の強化，地域住民ボランティア育成，普及啓発などの事業を実施する．
Ⅱ型：機能訓練，社会適応訓練などの自立と生きがいを高めるための事業を実施する．
Ⅲ型：実利用人員が一定数以上の小規模作業所の支援を充実する．

▶精神障害者地域生活広域支援調整等事業

　精神障害者地域移行・地域定着支援事業（補助金）として，これまでも精神障害者の退院促進および地域定着に向けた支援を行う事業が実施されてきたが，2014年度からは，

地域生活支援事業の都道府県必須事業である「精神障害者地域生活広域支援調整等事業」の中で実施されることとなった．

すでに2008年には，精神科病院入院中の精神障害者の退院促進を図るために，全国の都道府県で，「精神障害者地域移行支援特別対策事業」が実施されている．この事業は，①精神障害者の退院や地域定着に向けた支援を行う「地域移行推進員」を相談支援事業所に配置すること，②精神障害者の退院促進，地域定着に必要な体制整備の総合調整を行う「地域体制整備コーディネーター」を都道府県や指定都市などの保健所などの公的機関や相談支援事業所などに配置することとなった．2010年には，これらを見直し，「精神障害者地域移行・地域定着支援事業」として，都道府県，指定都市が実施主体として，未受診，受診中断などの精神障害者の支援体制づくり，精神疾患への早期対応や受診同行支援といった事業，ピアサポーターの配置などの事業が追加されている．

C. 精神障害者保健福祉手帳に基づくサービスの概要

精神障害者保健福祉手帳は，精神障害のために長期にわたって日常生活または社会生活への制約がある精神障害者を対象に，精神障害者本人の申請に基づいて，都道府県知事または指定都市市長が交付する．

統合失調症，双極性障害，非定型精神病，てんかん，中毒性精神病，器質精神病，その他の精神疾患のすべてが対象となる．障害等級は，1級，2級，3級の三等級であり，以下のように規定され，障害等級の判定基準により精神疾患（機能障害）の状態と能力障害の状態の両面から総合的に判定される．

障害等級
1級：精神障害であって日常生活の用を弁ずることを不能ならしめる程度のもの
2級：精神障害であって日常生活が著しい制限を受けるか，または制限を加えることを必要とする程度のもの
3級：精神障害であって日常生活もしくは社会生活に制限を加えることを必要とする程度のもの

手帳に基づく支援施策として，税制の優遇措置，生活保護の障害者加算，生活福祉資金の貸付，NTT番号案内無料措置，携帯電話割引，公共交通機関の運賃割引，各種施設の利用料割引などのサービスを受けることができる．なお，2006年10月以降，手帳には写真を貼付することになった．

D. その他の生活保障（障害年金，老齢年金，生活保護制度）

1 ● 障害年金，老齢年金

加入している年金の種別によって，年金の支給額や障害の程度の認定基準が異なる．

2 ● 生活保護制度

　　生活保護法では，「健康で文化的な最低限度の生活水準を保障」するために，要保護者の年齢，世帯構成，所在地などを考慮して，最低限度の生活需要に対して過不足ない最低生活保障を行っている．細目として，生活扶助，医療扶助，介護扶助，出産扶助，生業扶助，葬祭扶助，住宅扶助，教育扶助の8種類の扶助がある．

　　実際に行われる生活保護の内容については，厚生労働大臣が定める生活保護基準によって，要保護者の生活費需要と要保護者の収入などを比較し，その不足分を補うように被保護世帯の個々の需要に応じて選択的に適用されている．

E.　インフォーマルなサポート

　　これまで述べてきた精神保健福祉法，障害者総合支援法などの制度による行政機関，医療機関，福祉機関などの主として専門職によるサービスを「フォーマルサポート」という．

　　一方，民間のボランティアや障害者同士，宗教の信仰によるつながり，近隣，親族，家族，友人などによるサポートも，精神障害者とその家族の生活支援には不可欠であり「インフォーマルなサポート」という．

　　ここでは「インフォーマルなサポート」のうち，**セルフヘルプグループ**と**ボランティアサービス**について述べる．

1 ● 患者会，家族会などのセルフヘルプグループ

a. セルフヘルプグループの個人への効果

　　同じ障害をもつ仲間と出会うことは，障害をもちながら暮らす生活のしづらさを親身になって聞いてもらえたり，相互に知恵を得られたりするものである．同じ疾患や障害，つらい経験をした者同士が，互いに支え合うようになる．

　　精神障害者やその家族が，こうしたセルフヘルプグループに参加するようになると，フォーマルなサービスによって支援を得るという立場から，支援を相互に交換し合うという関係性をもてるようになる．そうした関係性の中では，医療や福祉の専門家から学び指摘されるのとは違った，気づきや学びがしやすくなることがある．専門家から学ぶというものとは異なる，主体的な学びという経験になるものである．

b. セルフヘルプ活動の基本的な考え方

　　本来セルフヘルプは，自助自立，すなわち，自分で自分を援助することで，他の誰か，とりわけ専門家の援助と対比される．精神障害においては，精神科医療の専門家であり，医師を中心とした専門家が医療を行い，それを受けるのは「患者」，あるいは「ユーザー」ということになる．精神科医療の中でセルフヘルプ活動を行ううえでの基本的な考え方として，増野は以下の3つにまとめているが[1]，いずれも治療を受けるうえでも重要な考え方である．

　　①専門家に頼りたくない，自分のことは自分でやれるという考え方
　　②専門家の役割は認めるものの，専門家には限界があるから，社会システムとか経済的な問題など専門家に任せられない問題は自分で解決しなければならないという専

門家を補う考え方

③専門家への不信から，製薬会社と結びついた医療専門家からの被害を防ぐために自分たちが医療の主役として現実に行われている医療を監視し管理すべきであるという考え方

2 ● ボランティアサービス

a. ボランティアの重要性

精神障害者とその家族に対するサービスは，これまでどのような担い手によって提供されてきたのだろうか．日本の場合，医療サービスの担い手の多くが民間の精神科医療施設である．精神障害者と家族は精神障害による多様なリスクを被る当事者であり，この両者の関係は，「医療を提供する者とされる者」「治療者と患者」といった二者関係となる．福祉サービスについても同様に「援助者と被援助者」という二者関係である．それらは，避けがたい上下関係を生みだし，対等な関係性をつくりにくい構造である．

石川は，専門性，当事者性，素人性という3つの地域実践における三者のパートナーシップの重要性を述べている[2]．すなわち，「治療者と患者」，「援助者と被援助者」という二者関係の中に，患者・被援助者と対等な関係を築きやすいボランティアという存在が入ることで，よりよい関係が生まれるということである．ボランティアの存在は地域に暮らす精神障害者の「医，職，住，仲間」という4つの基本的な生活要素のいずれの場面においても重要である．

b. 「医，職，住，仲間」への具体的なかかわり

たとえば，「医」では，質の高い精神医療サービスを求める精神障害者にとってボランティアがかかわることは，開かれた医療を目指す医療機関と地域との架け橋となり，病院の行事やデイケアなどのプログラムへの参加や通院の同行などで関与している事例がある．

「職」では，就労前訓練の場に一市民としてボランティアがかかわることでリクルートのための情報を提供し，仕事に慣れるまで作業に寄り添う事例がある．

「住」では，退院して慣れない住居に住み着くまでの日常的な生活技術や作法，慣習の伝達などに関与した事例がある．

「仲間」では，思春期や青年期に発病し社会関係が途絶えてしまった精神障害者にとって，セルフヘルプグループによる支援とともに，住民と交流できるサロンづくりに参画している事例などがある．

c. ボランティアに期待されるもの

精神障害者，家族，ボランティアによる相互交流は，ボランティア自身のこころの豊かさが深く関与し，双方のつくる関係そのものが価値を生みだす．

また，ボランティアによる社会的な役割として，多様な社会資源との架け橋となり，こころのバリアを取り除き，ノーマライゼーション，すなわち「共生」を促進する．フォーマルなサービスを補完し代替するサービスを担い，建設的な批判や代弁をも視野に入れた多様な役割が期待されている．

▎引用文献▎

1)　増野　肇：セルフヘルプ活動が精神医療の中に果たしてきた歴史的役割と治療的意義．精神障害とリハビリテーション 11（1）：7-10，2007
2)　石川到覚：精神保健福祉ボランティア―精神保健と福祉の新たな波．p.68-76，中央法規出版，2001

学習課題

1. 法律に基づいたサービスやボランティアサービスなどを活用することが，精神障害者が地域で自立した生活を送るうえでなぜ重要か，説明してみよう．
2. 精神障害者や家族が法律に基づいたサービスを活用したり，ボランティア活動に参加することが，どのようにノーマライゼーションにつながるのか，考えてみよう．

4-3 地域における精神障害者のニーズと行政等との協働

この項で学ぶこと

1. 地域における精神障害者のニーズ，および精神障害者を支援する行政等の役割と地域での協働について理解する．

　地域の中で互いに支え合い生活することが求められる時代に必要なことは，当事者や地域住民，保健・医療・福祉専門職を含め，精神障害者の生活や支援に関係する人同士が互いにつながり助け合う仕組みをつくることである．病院も地域の中の資源であり，人々の健康な生活を支える仕組みの1つである．看護職は，どこで働いていても，地域全体の大きな支援体制の中で自分や自分が所属する機関が担っている役割や，チームの一員としてできることを考え，関係者と話し合い協働しながら支援を提供することが重要である．また，誰かとチームを組み協働して活動するためには，チームメンバーとなる相手を理解することが不可欠である．精神障害者自身を含む地域全体で助け合う体制を1つの大きなチームと考えるならば，まずは地域で生活する精神障害者のニーズと，精神障害者を支援する事業所や専門職が行っている活動の内容や役割を理解しておくことが重要である．

　ここでは，地域における精神障害者のニーズを具体例を通じて確認したうえで，行政など地域で精神障害者を支援する関係機関などの役割と協働の必要性，協働して取り組む課題について学習する．

A. 地域における精神障害者のニーズ

1 ● 生活者としてのニーズ

　地域で生活するということは，単に入院していない状態を指すものではない．これを踏まえると，地域における精神障害者のニーズとは，一言で表すならば，生活者としてのニーズであり，その人らしく（自分らしく）生活するのに必要なものすべてである．

　その人らしさ（自分らしさ）は，さまざまな要素が複雑に影響し合って表れる．すなわち，病気の状態だけでなく，日々の活動，住む場所，周りの家族や友達からのサポート，受けてきた教育，経済状況，個人の性格や大切にしている価値観など，あらゆる側面が組み合わされ，その人らしさや特有の生活がつくられる．また生活は日々営まれるものであり，その人らしく生活するために必要なものは時間経過や状況によって変化する．

2 ● 精神障害者が地域で生活するときに生じる困難

　精神障害者の生活上の困難は，WHOの**国際生活機能分類**（International Classification

of Functioning, Disability and Health：ICF，本章4-1節C参照)[1] における生活機能「心身機能・身体構造」「活動」「参加」のマイナス面と，生活機能に影響する「環境因子」で示すことができる．

　ここでは，地域における精神障害者の困難を，活動と参加，環境因子の側面に焦点を当てて説明する．

a. 活動の制限

　活動とは，食事や整容・入浴，排泄といった日常生活動作や家事など，個人が自立した生活を送るために行う生活行為とその能力を指す．精神障害者が自立生活を送る際には，幻聴や妄想，意欲低下などの症状や認知機能障害など，心身機能の状態の影響を受ける場合がある．他にも，成人前の発症や長期入院などによる生活経験の乏しさ，自分の身の周りのことを自分で行う生活習慣や家事を行う力が身についていないことなども影響する．そのため，生活の自立に向けた支援や生活しやすい環境の整備が，日常生活における活動の制限を小さくするために必要となる．

　精神障害者の活動で制限を受けやすい生活場面・状況には，以下のようなものがある．

(1) セルフケアと家庭生活

　栄養バランスのよい食事を準備し食べることや，入浴，洗面，更衣，整容など清潔を保ち身だしなみを整えること，掃除や片付けを行い衛生的な居室を保つことが難しい場合がある．また，睡眠障害や体調不良で生活が昼夜逆転となったり，日中に予定がなく何もしないまま過ごすなど，生活リズムが乱れやすい．さらに，服薬を忘れる，休養や気分転換の取り方がわからないなど体調管理が困難なことがある．生活の乱れ自体がストレスとなり，精神状態の悪化につながることもある．

(2) 生活管理・安全管理

　生活の自己管理経験の乏しさや対人関係の難しさから，タバコの不始末，詐欺被害や金銭トラブル（例：友人から言われるままにお金を貸す）に遭うなど，安全が脅かされることがある．

(3) 交通機関や通信手段の利用

　被害妄想や幻聴などの陽性症状の影響で，バスや電車の利用を控えたり，利用時には極

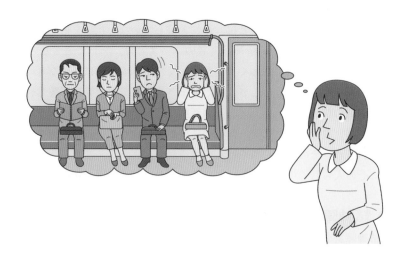

度に緊張してしまうことがある．また，慣れない交通機関の乗り方や新しい携帯電話の使い方などを，独力で理解するのが難しいことがある．

(4)コミュニケーション・対人関係

　精神疾患に罹患したことが原因で自分から友人や恋人と距離をとったり，被害妄想に基づいた言動によって近隣や家族とトラブルになることがある．直接の対人関係を避け，SNSやオンラインゲームなどのインターネットを介したコミュニケーションに偏る場合もある．

b. 参加の制約

　参加とは，学校や仕事，地域のボランティアや趣味の集まりなど社会生活へのかかわりのことである．こうした場では，他者との交流や集団の中で協調すること，なんらかの役割を果たすことが求められる．ところが精神疾患に罹ると，学校や職場の中で交流や活動がうまくできなくなることも多い．利用できる支援も少なく，うまく適応できないときや，周囲の人の精神障害に対する偏見や差別など否定的な態度がみられるときには，その場所に行くことさえ難しくなる．そこでとくに，他者と一緒に過ごし活動するときに周囲の人と同じように活動できることや，本人が周りから受け入れられていると思えることが重要となる．

　精神障害者に生じやすい参加の制約の例として，以下のようなものがある．

(1)教育の機会(学校生活)

　集中力が低下し勉強に集中できない，周囲の目が気になる，友達付き合いがうまくできず学校生活になじめない，生活リズムが整わず学校に通えない，数ヵ月の入院治療が必要となり学校生活が中断されるなどの困難が重なり，学校生活や勉強の継続ができなくなる場合がある．

(2)仕事・経済活動の機会(職場・雇用, 経済活動)

　仕事を得ても，体調に波があり仕事を休んだり遅刻することが多くなる，長時間働けない，あるいは入院治療などの影響で仕事に必要な技術を身につけたり資格を取る機会がなく安定した仕事をみつけにくいなどの困難がある．また，職場や上司の精神疾患や精神障害に対する偏見や差別を恐れ，病気のことを言えないまま働き，病状を悪化させ，結果として仕事を辞めざるを得ないこともある．

(3)コミュニティでの生活(近隣や友達との交流, ボランティア, レジャーなど)

　幻聴や妄想に左右され近隣とトラブルになる，親しく付き合う人が少ない，近所の目が怖くて家に閉じこもりがちになるといったことがある．また病気のため安定した仕事につけず，経済的に余裕がないことで友人と過ごす余暇や趣味の活動を制限することもある．

c. 環境因子

　精神障害者に限ったことではないが，個人の地域での生活の自立や社会生活の充実は，その人が生活する環境の影響を大きく受ける．

　精神障害者が地域の中で生活するとき，その人の個別性に合った生活支援がないことや，周囲の人々の偏見や差別，社会的に排除しようとする差別的な言動など社会からの偏見やスティグマが，精神障害者の社会関係の継続や社会活動への参加の大きな障壁となっている．

3 ● 地域における支援の視点

　日本では，精神疾患の治療で長期入院を余儀なくされた時代が長く続いたため，地域の人々が精神障害者と接する機会が少なく，精神疾患についてよく知らない人も多い．そのため，社会の側にも精神障害者自身にも，精神障害に対する無意識の偏見や差別が存在している．精神障害者が自分らしく生活することを支援するためには，一人ひとりに対する生活支援だけでなく，社会の中にある精神障害に対する偏見や差別をなくす取り組みや精神障害者と共に暮らし，支え合う地域づくりが必要である．

　看護職は，地域支援において医療の専門家としての役割を期待されることも多い．そのため対象者の生活をとらえるときに治療や病気の回復のための生活管理や病気による生活上の困難に目が向きやすい．しかし，これまで述べたとおり，精神障害者一人ひとりの生活は多様で多面的である．地域で精神障害者を支援するときには，身体的側面から生活上の困難（障害）をとらえるだけでなく，その人の社会的側面や生活上のポジティブな面にも目を向け，生活全体を支えることが重要である．

B. 行政や地域で精神障害者を支援する関係機関等との協働

　都道府県や市町村などの地方自治体は，法律に基づいて精神保健施策や精神障害者の地域生活支援を行う実施主体となっている．そのため，精神障害者に対する直接的な支援の提供に加え，地域の支援機関や支援人材を確保することや，地域で精神障害者を支える仕組みづくりを行う役割がある．たとえば市町村では，障害者総合支援法に基づく生活支援サービスの提供と各地域の状況に合った支援体制づくりを行っている．支援の提供方法は，各自治体によってさまざまであるが，多くの市町村が地域活動支援センターや相談支援，地域生活支援サービスなどの事業を民間の支援機関に委託している．行政が主体となって直接提供してきた精神障害者の支援を地域の民間機関が担うことには，地域内のサービスの偏りを減らすことができるというメリットがある．

　また，行政には，精神障害者と共に暮らし，支え合う地域づくりを，中心となって進める役割がある．しかし，これは行政だけでできることではない．地域で行う精神障害者の支援は，行政をはじめ地域で働く多様な支援者や住民が協働することで成り立っている．精神障害者の個別支援を通じてできた支援者の協力関係や個別支援のノウハウの積み重ねなどが地域の資源として育まれ，地域に役立つ仕組みづくりの基礎となる．看護職は，地域支援体制を担う一人として，地域の支援機関や支援者との良好な関係を築き，地域ケアシステムづくりに主体的に参画することが重要である．

1 ● 行政で働く看護職（保健師など）の役割と協働

a. 行政で働く看護職（保健師）などの役割

　市町村や保健所など，行政で働く保健師（行政保健師）や精神保健福祉士は，精神障害者の健康や生活に関する相談窓口となり，相談を通じて必要な社会資源につなげ，精神障害者の自立した生活や社会生活の充実を支援するケアマネジメントの役割を担う．

　たとえば，日中することがなくて困っている精神障害者が，行政の相談窓口を通じて地

域活動支援センターを紹介され利用を開始できれば，そこに自分の居場所ができ，仲間からの情報を得られたりする．仲間とのかかわりや地域活動支援センターでの活動によって，やる気がでたり，仕事や地域への興味が広がることもある．このような生活の変化が生活リズムの安定につながり，病状をコントロールしながら生活の幅を広げることにつながる．その他，地域で生活する精神障害者の病状が不安定になり，これまで利用していた地域活動支援センターに行けなくなったり，医療を中断しそうになったりした場合には，公的な立場で相談にのり，関係機関との間に入り調整することで，それまで本人が大事にしてきた関係をなくさないように支援することもある．これらの活動は，すべての住民や地域全体の健康を守る行政の役割に基づき行われる．

b. 行政や民間機関などの協働

　地域で暮らす精神障害者を支援しようとするとき，生活上の課題を解決するためには，まずは地域で暮らす住民の健康や生活の相談を受ける立場の行政保健師に連絡する．精神障害者の生活に関する相談は，計画相談事業の委託を受けた民間事業所が担当している場合もあるが，行政保健師からも直接または間接的に課題解決のための協力を得られるだろう．しかし注意すべきは，すべての精神障害者に行政との直接的なかかわりが必要なわけではないということである．行政や地域の多様な支援者と協働しながら支援を提供していくことが望ましい場合は多いが，精神障害者本人の希望や自立への動機づけに配慮しながら，連携・協働する相手や目的を見極め選択することも重要である．

　また，かかわり方が難しい精神障害者がいた場合，自分が働く支援機関内だけでなく，行政など立場の異なる複数の支援機関と互いの経験を共有したり，役割分担して多方面からアプローチすることで支援がスムーズに行えることもある．必要なときにタイムリーに協力し合うためにも，日常的に関係づくりを行うことが重要である．

　行政などの地域の多職種や関係者との関係づくりを促進する場として，障害者総合支援法に基づき各自治体に設置される自立支援協議会がある．この協議会は精神障害者の支援における地域の課題の共有やサービスの質の向上と開発，ネットワークづくりなどを行うものである．これらの場に積極的に参画することは，地域の課題解決において看護の専門性を活かせるだけでなく，行政や地域内の関係者と顔の見える関係づくりにつながる．

2 ● 地域住民，精神障害者との協働

a. 精神障害者と共に暮らす地域づくりのための取り組み

　近年，地域で精神障害者を支援するうえでの重要な課題の1つに，精神障害者と共に暮らす地域づくりがある．地域づくりの取り組みは，地域によってさまざまである．たとえば，地域活動支援センターの活動にボランティアとして地域住民が協力したり，町内会で行う地域の清掃活動や祭り，商店会の活動などに就労支援事業所の利用者と職員が働き手として参加し一緒に活動したり，うつ病や認知症などの精神疾患に関する講演会や学習会を地域のために企画し住民に参加してもらうなどといった試みがある．このようなさまざまな形の交流が続くことで，地域で互いに支え合う関係がつくられ，新たな支え合いの仕組みづくりにつながっていく．地域づくりの取り組みは，精神障害者が地域住民の一人として社会活動に参加する機会を提供するものでもある．地域に住む人，地域で働く人とし

て祭りや清掃などの活動に参加し，精神障害の有無にかかわらず地域の人たちと当たり前の会話をして一緒に楽しみ，誰かの役に立ったり，地域で声をかけられる関係ができる．この経験は，病気によって生活の幅が狭くなった精神障害者に地域生活の安心感や自信を取り戻す助けとなる．また，地域住民にとっても，精神障害者を支援する職員や精神障害者本人と知り合うことで，自然な形で精神疾患に関する知識を得たり，メンタルヘルスの相談を生活の中で行えるなど，新しい資源を得ることにつながる．

b. 地域づくりを進めるにあたって

　精神障害者を支援する立場で地域づくりを進めるときに重要なことは，専門職としての仕事だけにとらわれず，同じ地域に住む人同士，同じ地域で働く人同士という関係で，まずは地域住民とよい関係を築き協働することである．その関係が地域住民と精神障害者の間の架け橋となり，精神障害者と地域住民の間に安心感が生まれるであろう．さらに，精神障害者が地域住民と同じ立場で地域の活動に参加できるよう働きかけ，自分自身も一緒に活動することで，地域での自然な支え合いを促進することができる．実際に，最初は精神障害者を支援する専門職が地域の人と関係をつくり，精神障害者と一緒に防災活動に顔を出すだけだったのが，回数を重ねる中で，若い精神障害者が地域の高齢者を助ける役割を担ったり，ちょっとした仕事を頼まれたりするなど，地域から協力を期待されるという変化が生まれることもある．こうして互いに助け合える関係をつくり継続することが，精神障害者が地域で力を発揮したり，その人らしく暮らすことを間接的に支援することにつながる．

　これからの看護師には，精神障害者の地域での生活を支える個別の支援だけでなく，地域づくりを行うことが求められる．そのために，広い視野で地域の課題をとらえる力と柔軟な姿勢で地域の多様な関係者と協働する力を養ってほしい．

‖引用文献‖
1) 障害者福祉研究会（編）：ICF 国際生活機能分類—国際障害分類改訂版，中央法規出版，2002

学習課題

1. あなたの住んでいる地域では，行政のどのような部署で，どのような職種の人が精神障害者を支援しているか調べてみよう．
2. あなたの地域で行われている地域づくりの活動に，どのようなものがあるか調べてみよう．

4-4 精神科訪問看護

この項で学ぶこと

1. 精神科訪問看護の機能や実践について学ぶ.

A. 精神科の在宅医療と精神科訪問看護

1 ● 精神科の在宅医療と看護師の役割

　精神科の在宅医療には，医療機関からの**往診**や**訪問診療***，医療機関や訪問看護ステーションからの**訪問看護**が含まれる．近年，在宅医療を専門とする医療機関も増加しており，精神疾患を有する人への往診や訪問診療も普及しつつある．訪問診療や往診では，看護師は精神科の医師に同行し，自宅での診察が利用者や家族にとって安全かつ安心に進むように調整し補助する役割が求められる．

2 ● 精神科訪問看護とは

　精神疾患を有する人やその家族を対象とした在宅看護は**精神科訪問看護**とよばれるが，担い手として診療報酬を算定することができる資格者は，看護師に限られているわけではない．精神科訪問看護は，精神科を標榜する保険医療機関（病院や診療所）や訪問看護ステーションに所属する保健師，看護師，作業療法士，精神保健福祉士などが，自宅で療養する利用者やその家族を訪問し，利用者の同意や要望に基づいて必要な支援を提供するものである．

　精神科訪問看護の対象者は「精神疾患を有する入院中以外の人とその家族」と規定されており，精神科を標榜する保険医療機関の主治医が発行する「精神科訪問看護指示書」に記載された「留意事項及び指示事項」に基づいて看護の計画・実践・評価を行っている．「留意事項及び指示事項」には，生活リズムの確立，家事能力・社会技能などの獲得，対人関係の改善（家族含む），社会資源活用の支援，薬物療法継続への援助，身体合併症の発症・悪化の防止の項目が含まれる．

3 ● 利用者が望む生活の実現を支援する

　病院や診療所は「治療する場」であるが，自宅は「暮らしの場」である．在宅医療の現場では，利用者の暮らしの一部分として医療が存在している．医療者側が期待する健康的な暮らしを押しつけるのではなく，あくまでも主人公である利用者が望む生き方や暮らしを理解し，その実現に向けて伴走しようとする姿勢が求められる．

---

*往診と訪問診療：往診とは，通院できない患者から要請を受けたとき，そのつど医師が患者を訪問して診療を行うものである．一方，訪問診療とは，定期的かつ計画的に医師が患者を訪問して診療を行い，急変時の緊急訪問など，多くの場合24時間体制で在宅療養を支援するものである．

4 ● 精神科訪問看護における看護師の機能

　高齢化が進む中，身体疾患と精神疾患を併せもちながら自宅で療養する人も増えており，医療と介護の連続性の強化を図る動きも加速している．精神科訪問看護に携わる専門職者には，「精神科医療」としての機能，「在宅医療」としての機能，さらに「地域医療保健福祉」全体のシステムにおける位置づけについて，継続的に学びながら実践する姿勢が求められる．

　精神科訪問看護における看護師の機能として，かつては，「病状の重症度を重視し，病状の改善を目指して，問題点に注目して管理・指導・教育する」という視点に重きがおかれた．しかし，近年は「利用者のリカバリーの感覚を重視し，利用者の言葉で表現された夢や目標に向かって，利用者が活用できる強みに注目し，利用者を力づける実践」が普及し発展している．

B. 精神科訪問看護の実践

1 ● 利用者の日常を脅かさない

a. プライバシーに配慮する

　訪問看護は利用者の「自宅」だけでなく「自宅のある地域」へ通う実践である．利用者の生活圏を訪ねる訪問看護では，利用者や家族のプライバシーに十分に配慮する必要があり，自動車・自転車の駐車位置や玄関先での名乗り方など，利用者の希望に応じた言動が求められる．利用者や家族の意向は，自ら発信してくれるのを待つのではなく，看護師のほうから真摯な姿勢で聞いてみなければわからない．利用者の意向に沿おうとする問いかけややりとりの積み重ねが信頼関係の構築にもつながる．

b. 敬意を込めて，選択肢が広がるようにかかわる

　プライベートな場に滞在する訪問看護では，利用者や家族を脅かさない振る舞いが前提となる．招き入れられるのを待ち，何事も利用者の意向をたずね，同意を得てから実施する．声かけ，あいづち，問いかけをする際は，できるだけ専門用語は使わず，簡潔明瞭に，短文で，敬意を込めて伝えるようにする．どのような場面でも，看護師の価値観を押しつ

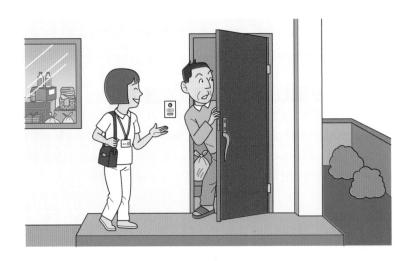

けること, 裁くような言動をすることは慎む. 「ダメ出し」でなく, 「もち味」や「強み」を伝えていくこと, 「指導」ではなく他のさまざまな当事者の経験や知恵を伝聞の形で示したり, あるいは提案するなどして対処の選択肢を広げていくこと, 「教育」ではなく試行錯誤に寄り添い応援していくことを通じて, パートナーシップを築き, 利用者が願う暮らしの実現を目指す.

c. 「拒否」の意味・意義を受け止める

精神科訪問看護では, 利用者から訪問を拒否されることも少なくない. その要因として, 妄想, 幻覚, 不安などの精神症状や, 変化から自分を守ろうとする防衛機制も考えられる. 「拒否」には利用者なりの理由があり, 「拒否の仕方」には利用者の状態や人柄が反映されている. そして「拒否できる」ことは利用者の強みでもある. 利用者から拒否を示された場合は, 利用者が緊急を要する危機的状況にない限り, 長居せずに立ち去り, 次回の訪問につながるように対応する. 利用者の動揺を気遣う気持ちを率直に伝えたうえで, 温かく穏やかに自己紹介し, 「なぜ訪問したのか」について言葉や置手紙でわかりやすく伝えるようにする.

利用者に「また会いに来てもいい, 来てほしい」と感じてもらうために最も大切なことは, 常に利用者への敬意を表してかかわることであろう. 看護師は, いつも穏やかに会いに行くことを心がけ, 謙虚な姿勢で利用者の意向を十分に聴き, 感謝や労いの気持ちをていねいに伝えていくことで, 1回1回のかかわりがつながっていく.

2 ● 利用者を肯定し, リカバリーを信じる

a. 利用者と家族の歩みを想像する

利用者は, 精神疾患と診断を受けるずっと前から現在に至るまで, 多くの葛藤や苦労を重ねて歩んできており, 今後も慢性的な心身症状が持続する可能性がある. さらには加齢に伴う身体的変化や苦痛を伴うライフイベントも経験するかもしれない. 利用者と出会うとき, 看護師は, 利用者や家族のこれまでの困難や努力を想像し, まずは努力の結果である現状を肯定し, 強みとしてアセスメントすることから始めてみる. コミュニケーションの際には, 感謝, 共感, 支持, 労い, 賞賛など, 利用者を肯定する表現を意図的に用いる. 利用者が自身について否定的にとらえている場合であっても, 1つの物事や出来事はさまざまな見方ができるものであり, 看護師からみえる利用者の「もち味」や「強み」について, 具体的に表現し伝える.

b. 希望や願いを共有する

訪問看護の場では, 「実現したいこと」「好きなこと」「もち味」「強み」について対話する機会をもつ. 疾患は完治しなくてもリカバリーができると信じ願うことが, 看護師の拠り所ともなる. 利用者が, 不安にかられて苦痛を感じているとき, 看護師は「きっとこれからよりよい方向へ向かっていくと私は思います」と希望を伝える. 希望や願いを共有することは, 関係を育むうえで力になる.

3 ● 利用者の試行錯誤に寄り添う

a. 語りを導き，共に思考を整理する

　看護師は，まず利用者に尋ねてみる，利用者に決めてもらうという一貫した姿勢で，利用者が選択の自由と責任をもつことを支援する．幸いなことに，訪問看護では，利用者とゆったり過ごす時間を設定することができる．利用者が語り始めたら，さえぎらず，言い換えず，あいづちをうちながら集中して聴く．表情やしぐさなど言語外の表現もよく観察する．利用者の語りが一段落したら，まずは「話してくれたこと」に支持や感謝を伝え，「○○のお話，よくわかりました」と理解した範囲を伝える．そして，必要に応じて，「どんなふうに？」「もう少し教えてもらえますか？」などの短い問いを交えながら，利用者が経過や考えを整理するのを支援していく．思考障害がある場合は，「思考内容」そのものについては深追いせず，「そのときの対処」「その後の経過」「現在の状況」など，話題を自然に移しながら，利用者にとって少しでも苦痛が和らぐような適応的な対処方法を支持し強化していく．

b. セルフケア能力を高める支援のベースとなる知識をもつ

　利用者は，思考障害，知覚障害，気分障害，行動障害などの症状があっても，必要な支援を利用することができ，症状に支配されることなく現実感覚を保つことができていれば，社会生活に大きな支障をきたさないことが多い．このため，訪問看護では，利用者が自身の症状とうまく付き合うためのセルフケア能力を高めることができるように支援する姿勢が基本となる．利用者が症状による大きな苦痛を感じ，生活に困難が生じる場合には，利用者の要望を聞き，実際的な困りごとに着目して，具体的に支援する必要がある．

　看護師は，向精神薬などの適応，効果，禁忌，副作用に関する知識を備え，利用者の薬物療法の効果や副作用，生活への影響について理解し，支援していく必要がある．そのためには，不快な副作用を抱えながら生活している利用者の苦労を繰り返し十分に労い，利用者が服薬に関する不安や疑問を遠慮なく表出できるような関係づくりが基盤となる．利用者が服薬に抵抗感がある場合，服薬を忘れてしまう場合などには，利用者の生活に合った薬剤の種類，剤型，用法・用量などについて，利用者自身が主治医に相談できるよう支援する．

c. 身体症状や，他診療科での状況も考慮に入れる

　利用者に身体症状がみられる場合には，それが精神状態悪化の徴候である可能性を考慮しながら，身体症状に応じた診療科の受診について利用者と話し合い，必要に応じて関係者と連携する．また，内科，整形外科，歯科など，利用者が精神科以外の診療科に通院している場合には，通院先でのコミュニケーションに支障はないか，服薬や治療上の諸注意などをどのように理解し実践しているかなどに関心を寄せ，利用者の精神状態を考慮しながら支援する．

d. 生活の維持・拡大をサポートする

　日常生活を維持するために必要な要素として，医療や福祉の適切な利用，栄養や休養の確保，安定した金銭管理，安定した対人関係，防火や防犯の対策，生活空間や身体の保清などが含まれる．利用者が日常生活を拡大できるように支援する際には，利用者の年齢や病状を考慮し，性格，価値観，ライフスタイルを尊重する姿勢が基本となる．利用者の希

望を尊重し，強みを活かすことができるように社会資源の活用を模索しながら，少しずつ支援を進める．利用者によっては，加齢の影響もあり，精神状態や身体状態をセルフケアしながら日常生活を拡大していくことは大変な労力を要することである．日常生活が拡大していかない場合でも，維持できていること，悪化が緩やかであること，優先順位をつけられるようになったことなど，肯定的な評価を利用者と共有する姿勢が重要である．日々の訪問看護の場で，利用者の苦労や工夫を労い，強みや変化を支持・保障することによって，自己肯定感や自己効力感を高めようとする姿勢が重要となる．

4 ● 利用者と共に危機を乗り越える

a. 自殺の可能性を念頭におく

　訪問看護では，入院の基準を念頭においた危機対応を想定し，**自殺のリスク**のアセスメントも行っている．

　切迫した自殺行動を防ぐための危機対応として，対応可能な地域資源がなく，入院以外の選択肢がないという場合もある．しかし，自殺のリスクが高まっていることを支援者が把握できる時期が早ければ早いほど，対応の選択肢も広がり，精神的な孤立や苦悩を少しでも和らげることができれば，自殺を防ぐことができる可能性も高まる．今，利用者が「死にたい」「死ぬしかない」などと表出していないからといって，希死念慮や自殺企図がないとは言い切れない．むしろ，希死念慮が潜在している可能性を常に念頭において臨む必要がある．このため，語りづらい話題を正直に語ってもらうためのコミュニケーション，自殺のリスクをアセスメントする視点，希死念慮を表出されたときの態度，自殺のリスクが高いときの具体的な対応などについて知識を深める必要がある．

b. 周囲への暴力の可能性も考慮する

　入院期間の短期化や在宅療養の推進に伴い，急性期を脱した直後から家族との暮らしが再開することも多いため，利用者と家族との間で葛藤が高まり，家庭内で暴力が発生するリスクもはらんでいる．訪問看護では，精神疾患を有する人とその家族を取り巻く暴力の問題を目のあたりにしたときには，抱え込まずに支援チームで共有し，他の専門機関とも力を合わせて取り組むことが重要であろう．

学習課題

1．精神科訪問看護は，どのような支援を提供しますか．
2．精神科訪問看護の実践にあたって，どのようなことが重視されますか．

4–5 多職種によるアウトリーチ（訪問支援）

この項で学ぶこと

1．多職種アウトリーチチームの枠組みとそれぞれの職種の役割や協働について学ぶ．

A. 多職種アウトリーチチーム

　アウトリーチの原義は「外に（out）手を伸ばす（reach）」ことである．たとえば，芸術に関心をもってもらうことを目的として，アーティストが出張コンサートやイベントなどを行うことはアウトリーチである．医療や福祉では，援助が必要であるにもかかわらず，自発的に申し出をしない人々に対して，積極的に働きかけることを意味していることが多いが，より広義には，依頼に対してサービスを提供する訪問看護や訪問介護もアウトリーチの1つとして考えられている．

1 ● 精神科医療・サービスにおける多職種アウトリーチチーム

　現在の日本では，精神疾患がありながら地域生活をしている人々や，その家族が抱えているさまざまな課題の解決を入院という形に頼らずに，可能な限り地域生活が継続できるような支援の充実を推進している．安定した地域生活を1日でも長く送れるように，また障害があってもその人らしい生き生きとした生活が送れるように，対象者のニーズに合わせて柔軟かつ幅広い精神科サービスが提供できる機能が地域においても必要とされている．その役割を担う社会資源の1つが**多職種アウトリーチチーム**である．

2 ● 精神科多職種アウトリーチチームの枠組みと職種構成

　精神科の多職種アウトリーチチームは複数の職種から構成されるが，それ以外に明確な定義はないため，ここではいくつかの実例を挙げてみたい．

　先駆的な実践モデルである**包括型地域生活支援プログラム**（assertive community treatment：**ACT**，本章4-1節F-3参照）では，精神科医，看護師，物質依存の専門家，就労支援の専門家，ピアサポーターがチーム内にいることがフィデリティ（忠実度）評価*項目となっている．それぞれのチーム事情によって異なるが，精神科医，看護師，精神保健福祉士，作業療法士，心理専門職（臨床心理士や公認心理師など），ピアサポーターの組み合わせで構成されていることが多い．

　厚生労働省のモデル事業である「精神障害者アウトリーチ推進事業」（2011～2013年度）においてもACTと同様な多職種チームが想定されており，2021年4月現在では「精神障害者地域生活支援広域調整等事業」や「精神障害にも対応した地域包括ケアシステム

---

*フィデリティ（忠実度）評価：プログラム（サービス）の質が原則どおりに保たれているかについて，第三者に評価してもらうこと．ACTでは28項目が設定されている．

の構築推進事業」におけるアウトリーチ事業において引き継がれている．

　また，健康保険では長期入院後に退院した人や，短期間に入退院を繰り返す人に対して「精神科在宅患者支援管理料」に基づくサービスを提供することができるが，ここでは精神科医・看護師・精神保健福祉士・作業療法士による24時間体制の支援と，多職種チームでの定期的な会議の開催が算定要件となっている．さらに，保健所または精神保健福祉センターなどと共同して会議を開催することも定められており，多職種アウトリーチは地域支援における必須の体制へと進んでいる．

　なお，ここまで紹介してきたチームとは目的や役割が異なるが，災害派遣精神医療チーム（disaster psychiatric assistance team：DPAT）も多職種アウトリーチチームの一形態と考えることができる．DPATは，精神科医，看護師，保健師，精神保健福祉士，臨床心理技術者等を含めて適宜構成することとされている（本章5節B参照）．

3 ● 多職種チームと超職種チーム

　このように精神科の多職種チーム（multidisciplinary team）はそれぞれに専門性をもった職種で構成され，サービス利用者に対して多角的なサービスを提供している．その一方で，カンファレンスなどで互いに情報を共有するとはいえ，職種ごとの専門性を重視するあまり，過度に分業や分担を進めてしまうと，それぞれの職種が自分の専門領域のみに関心をもってしまい，統合的に一人の利用者をとらえて支援することが難しくなってしまうことがある．

　こうした状態を防ぐため，近年では**超職種チーム**（transdisciplinary team）という考え方が提案されている．超職種チームでは常にサービス利用者のニーズを中心にとらえ，カンファレンスでは各職種が専門性を超えた立場で，時には利用者もその場に加わりアイデアを出し合う．また，各職種の専業部分（医師による診断や処方，看護師による医療行為など）以外のサービスについては職種にかかわらず提供する．これらにより，多様で複雑なニーズをもつ利用者に対しても，統合的かつ効率的なサービス提供が可能になるのである．

B. 多職種アウトリーチチームにおける作業療法士の役割

1 ● アウトリーチ支援において「作業」がもたらす意義

　精神疾患によって生活や家族関係，社会参加に不具合をきたしている未受診者や治療中断者へのアウトリーチ支援では，**作業療法士**（以下OT，Ⅰ巻第Ⅰ章4節C-3参照）も支援チームの一員として各専門職と協働し，利用者やその家族に介入する．アウトリーチ支援を通じて治療の必要性を伝え，ひきこもりからの脱却に向けチーム員が粘り強く利用者に向き合い傾聴や説明を繰り返すが，利用者が自ら治療や支援を望むことは少ない．そのようなとき，「作業（活動）」というキーワードでOTの介入が奏効することがある．

　以下にOTが関与した2事例（Aさん，Bさん）を紹介する．

事例①　統合失調症のＡさんへの退院後のアウトリーチ支援

　Ａさん（20歳代前半，女性）は，「自分はジャンヌ・ダルクだ」というような幻覚妄想に基づく支離滅裂な言動や，近隣への迷惑行為などがあり，統合失調症と診断され措置入院となった．退院後は外来診療を継続していたが，就労を希求し通院中断となり，再度，迷惑行為を繰り返したため，保健所とのアウトリーチ支援が開始された．チーム支援者として，ＯＴと精神保健福祉士が行政保健師との協働で約１年間介入した．ＯＴによる介入などは下表のとおりである．

時　期	目　的	介入の内容
1～4月	Ａさんと支援者が互いを理解し合う	①自宅面接時の過緊張，常同行為や興奮状態低減を目的とした面接場面（地域活動支援センター）を設定する ②興味・関心事を探り，話題の共有に心がけ，信頼関係の構築や面接場面への慣れを目指す ③適応行為や努力行為を支持，賞賛し，肯定的介入を続ける．
5～7月	Ａさんと支援者のつながりを強くする	①強迫的な求職活動や短期就労の繰り返しにより訪問中断が生じても，手紙や電話でつながりを確保する ②興味・関心の高い喫茶店，カラオケ店を面接場面として活用する ③ピアサポーターや医師にも面接場面への参入を要請する
8～10月	Ａさんの生活を組み立て直す	①受診再開するも怠薬となったため，疾病や服薬に関する心理教育を実施する ②外来精神科作業療法，精神科デイケアなどを導入する
11～12月	Ａさんが自分らしさを取り戻す	①就労先と対象者情報や支援方針を共有する ②障害年金や障害者手帳の申請を精神科作業療法場面で実施する

　介入後，Ａさんは就労への焦りや強迫的な行為がほぼ消失し，地域活動支援センターや精神科デイケアの定期利用，友人との交流機会が増え自分らしさを取り戻しつつある．

事例②　双極性障害のＢさんの在宅療養を支える支援

　双極性障害のＢさん（50歳代，男性）への支援では，患者，家族，訪問看護師，ＯＴが，連絡帳を積極的に活用し，体調や気分の高揚状況，日々のエピソード，摂食状況など病状悪化の徴候となる早期警告サインを見逃さないようにした．またＢさんの生活習慣である“何事も書きとめる”，“写し書きをする”を活用し，Ｂさんの作業として日々の食事内容や間食状況を記録すること，定期的に処方薬の残数を確認・記録することを促し，食生活の改善と安定服薬を維持した．またＢさんが家庭生活の中でできることを見出し，遂行するためにも“書くこと”を活かし，調理や掃除，洗濯などのできる家事の週間スケジュールを作成し，その実績も記録しながら家事の維持を促した．それらの作業の繰り返しによって，幾度となく繰り返されていた入院を避けることができている．

2 ● アウトリーチ支援における作業療法士の役割

　アウトリーチ支援は超職種支援といわれるように，それぞれの職種の役割は利用者への支援において重なる部分がある．その中でもOTは，①かかわりの中から利用者の生活歴や人生観，趣味や興味・関心を見出すこと（家族や親族などからも積極的に利用者情報を得る），②利用者にとって心地よい面接場面の提案や環境づくり，「作業（活動）」を導入すること，③「作業（活動）」の評価から残存能力や予後予測などのアセスメントをすること，④チーム内，利用者や家族に対しアセスメントをわかりやすく説明し，情報提供することなど，国際生活機能分類（ICF）に照らし合わせながら，利用者の全体像を整理・伝達することができる．

　介入困難事例であっても，趣味や関心事を積極的に話題に取り上げ，支援に介在させ，緊張緩和や利用者との距離を縮め，日常的で具体的な目標行動を形成することがアウトリーチにおける「作業（活動）」であり，作業療法の役割となる．

C. 多職種アウトリーチチームにおけるピアサポーターの役割

1 ● 精神科領域におけるピアサポーター

　第Ⅰ章で学んだように，精神科領域におけるピアサポート（peer support）とは，精神疾患を経験した（している）人が，自分の経験を活かして同じような体験をしている人を支援することを意味し，ピアサポートを行う人を一般的に**ピアサポーター**（peer supporter）とよぶ．精神科領域で活動するピアサポーターは，精神疾患を抱えて困っている人に対する情緒的なサポートに優れ，関係性の構築が難しい対象者との信頼関係づくりに長け，同じ経験を共有する人たちの行動やスキルを変化させ向上させることができる，といった特性を有している．

　近年では日本国内においてもピアサポーターの活躍の場が増えつつある．相談支援事業所などにおいては相談業務を，精神科病院に長期にわたって入院していた人の地域移行支援では対象者への情緒的サポートや家族関係の調整などを担うなど，職業としてピアサポートを行う「ピアスタッフ」「ピアスペシャリスト」などとよばれる人が増えている．前述した多職種アウトリーチでは専門職の一員として定義されており，ここではその役割について説明する．

2 ● 多職種アウトリーチチームにおけるピアサポーター

　多職種アウトリーチチームにピアサポーターが参画することよって，支援対象者との治療的関係の早期構築，サービスの質の改善，再入院の抑制，入院期間の短縮および地域生活の延長，サービス利用者のリカバリー促進，QOLの改善などが期待されており，すでに欧米では多くの実践がなされている．日本国内においても「精神障害者アウトリーチ推進事業」ではいくつかのチームにおいてピアサポーターが参画し，保健所などからの依頼を受け，精神疾患の未受診者や治療中断者，長期入院後の退院者などに対して，訪問を中心とした地域支援を提供し，入院・再入院の抑制に一定の効果が示されている．

3 ● 多職種アウトリーチチームにおけるピアサポーターとの協働

　多職種アウトリーチチームにおいて，ピアサポーターと看護師が一緒に働いた例はまだ少ないものの，今後はピアサポーターの活躍が増えていくにしたがって，その機会も多くなっていくと考えられる．看護師とピアサポーターが一緒に活動するにあたって，どのように協働すればよいか，多職種アウトリーチチームで先駆的に活動したピアサポーターの体験を踏まえて解説する．

a. 多職種でのカンファレンス

　精神科デイケアやアウトリーチチームでは，サービス利用者の日々の状態やケア方針について定期的にカンファレンスが開かれている．チームにピアサポーターがいる場合は，看護師や医師，作業療法士や精神保健福祉士などと一緒にカンファレンスに参加する．当事者であるピアサポーターだけが有している視点や体験に基づく知識は，多職種チームのケアの質を大きく改善し，サービス利用者にとって有益なものになると思われる．

b. 服薬支援

　精神障害を抱えている人は，精神科の処方薬を服用することに対して大きな不安をもっていることが多い．服薬を始める，あるいは服薬中断を避けるためには，「飲まないと症状がわるくなってしまうから毎日必ず飲んでくださいね」と一方的に言うのではなく，「なぜ薬を飲みたくないのか」を理解し，それを解決しなくてはならない．そんなとき，ピアサポーターならば，服薬の経験者として飲みたくない気持ちや，服薬への不安に深く共感することができ，他の職種よりも気持ちの表出を促すことができる．また，薬の飲み心地や，服薬によって実際に自分の身体に起こったこと，服用後の日常生活で困ることなどに対するアドバイスはピアサポーターにしかできないことである．なにより，ピアサポーターの存在はリカバリーしたモデルであり，患者に「自分もリカバリーできる」という希望をもたらすことができる．

　看護師は，服薬によって利用者に起こる症状の変化を客観的に観察することで，利用者が気づいていない変化に対しても専門的なフィードバックを行い，そこにピアサポーターの視点が加わることで，利用者はリカバリーに向けて安心して治療を受けることができるだろう．

4 ● ピアサポーターが抱える不安や悩み

　ピアサポーターの活動によってさまざまな好ましい影響がある一方で，多職種チームにおいて他の専門職と一緒に活動するにあたっては，ピアサポーターが不安や悩みを抱えることも明らかになっている．

a. 専門性の獲得に関する不安

　ピアサポーターは，カンファレンスや訪問を通して自身の経験やとらえ方が多職種チームにおいて活かされたと感じる一方で，他職種のような専門的知識や支援技術が不足しているのではないかと感じることがある．また，ピアサポーターが経験したことのないような疾患や体験で対象者が苦しんでいる場合は，どのように接したらよいかわからず不安になってしまうこともある．

b. 複雑な立ち位置

　ピアサポーターには，ピアサポーターという"サービス提供者"としての自分と，"サービス利用者"としての自分という2つの立場がある．このため，勤務時間が終われば，チームスタッフとはサービス提供者と利用者の関係に戻ってしまうといった，複雑な立ち位置にピアサポーターは悩んでしまうことがある．このように，ピアサポーターとその他の専門職者の間には，チーム内で担う役割や職種間の関係性をめぐって混乱が生じ，時にはチームに混乱を起こすことが知られている．欧米ではチーム構成員との支援者−被支援者関係がないピアサポーターを雇用することが推奨されている．

5 ● ピアサポーターが多職種チームで生き生きと活躍するために

　多職種チームの中で，看護職とピアサポーターが一緒に働くという新しい精神科サービスの形は，これからさらに広がっていくと考えられる．ピアサポーターが担う新しい役割の中で起こりうるチーム内の課題を解決するために，チームの一角を担う看護職として，細やかな配慮が必要になることは間違いない．チームが多職種で構成されているメリットを活かし，相互にそれぞれの得意分野や特徴を知り，不得意な部分は補い合い，互いに尊重し合うことでチームは成熟していく．そして成熟したチームによるケアは，サービス利用者のリカバリーに大きく貢献するだろう．

学習課題

1. 多職種アウトリーチチームが支援対象者に対してどのようなサービスを提供するか説明してみよう．

5 安全管理 (セーフティマネジメント)

この節で学ぶこと

1. 精神科医療で起こりやすい事故について理解する.
2. 精神看護に必要な事故防止について理解する.
3. 精神保健領域での医療安全・事故防止に役立つ知識や技術について理解する.
4. 精神科医療・精神看護における医療の質やQIについて理解する.
5. 災害のステージに応じた看護を理解する.

A. 事故防止

1 ● 医療安全の流れと事故防止対策

a. 医療安全への取り組みの始まりから, TeamSTEPPS™の公表まで

　医療の安全管理・事故防止が大きく注目され始めたのは, 1990年代以降である. 米国では, 1999年に国立医療研究所 (Institute of Medicine：IOM) のレポートが紹介されて医療事故に関する問題が社会に明るみとなり, 日本も同じく1999年の特定機能病院での患者取り違え事故の報道が医療安全への一般国民の関心を集めた. その後, 医療事故対策や医療安全・医療の質への取り組みが世界的に加速し, 2006年には米国国防総省と米国医療研究・品質庁 (Agency for Healthcare Research and Quality：AHRQ) が, 「医療のパフォーマンスと患者の安全性を高めるためのチーム戦略およびツール (Team Strategies and Tools to Enhance Performance and Patient Safety：TeamSTEPPS™」を公表した. これを受け, さまざまな職種で構成される患者ケアチームが4つのコアスキル (リーダーシップ, 状況モニタリング, 相互支援, コミュニケーション) を獲得することが, 安全対策やチーム医療の推進に直結するとして, チームワークや必要なスキルの修得が推進された.

b. 医療安全のための技術としてのコミュニケーション

　2011年には世界保健機関 (WHO) が『患者安全カリキュラムガイド多職種版』を作成し, 患者安全と効果的な医療チームのコミュニケーション技術としてTeamSTEPPS™のコミュニケーションスキルの1つであるISBARが紹介され, 2017年に行われた世界患者安全サミット (Global Summit of Health Ministers on Patient Safety) でも, 医療安全の最優先課題の1つに多職種間の「コミュニケーションの改善」が位置づけられ, 看護職をはじめとした多職種のコミュニケーション技術やノンテクニカルスキルを養うことが重要とされている.

　ノンテクニカルスキルとは, コミュニケーション, チームワーク, リーダーシップ, 状

TeamSTEPPSとツールの活用

　TeamSTEPPSは，20年以上にもわたる研究や教訓に基づきAHRQが開発した根拠に基づいたチームワークシステム（evidence-based teamwork system）であり，患者安全のためのコミュニケーションやチームワークスキルの改善，医療チーム内での専門職間コンフリクト（葛藤，衝突，対立）の解決や情報共有の改善などに役立つトレーニングプログラムである[i]．日本では，TeamSTEPPS Japan Alliance（http://www.mdbj.co.jp/tsja/index.php）より無料教材・資料提供が可能となっており[ii]，トレーニングを受けた指導者による講習会や，高度医療・急性期医療を提供する大学附属病院などで患者安全・医療安全へのヒューマンエラー対策としてTeamSTEPPSを導入し，医療安全の推進・医療の質の向上に成果を上げるために取り組まれつつある．

　2021年8月現在，AHRQではTeamSTEPPS®2.0を最新のコアカリキュラムとしてホームページ上でも公開しており，医療事故を減少させるツールとして成果を上げている．図のTeamSTEPPS®2.0のビジュアルモデルは，個人のリーダーシップ，コミュニケーション，状況観察，相互支援という4つのコアスキルを学習し，各ツールと戦略が医療チームで活用されると，医療に関する成果，知識，態度という3つの能力が強化されることを意味している．

　TeamSTEPPS®の中でコミュニケーションに有効なツールとして，ISBARがある．これは迅速な注意と行動が要求される患者に関する重要情報を伝達するための技術であり，医療者間で正しい情報と心配の程度を確実に伝達できるようにすることを意図している[iii]．

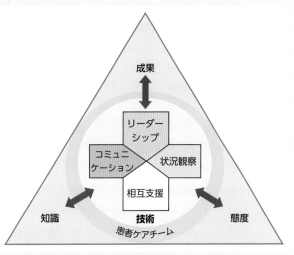

［AHRQ：TeamSTEPPS®2.0ガイドブック，〔https://www.ahrq.gov/sites/default/files/publications/files/pocketguide.pdf〕（最終確認：2021年9月15日）より筆者が翻訳して引用］

〈ISBARによる情報伝達の例：患者の状況を医師に伝える場面〉

●自己紹介（I：introduction）

「精神科病棟701号室のAさんを受け持っている看護師のBです」

●状況（S：situation）：何が患者の身に起きているのか？

「701号の保護室へ巡回時，Aさんが呼吸苦を訴え，酸素飽和度が90％です」

●背景（B：background）：患者の臨床的背景や臨床状況は何なのか？

「2日前から夜間せん妄がひどく，やむを得ず夜間のみ身体拘束を行っていた70歳の男性ですが，左下肢の浮腫がやや認められ，ここ数日食事や飲水も少なく脱水もありました」

●評価（A：assessment）：自分は何が問題だと思っているのか？

「肺塞栓を起こしているのではないでしょうか」

●提案（R：recommendation）：その問題を解決するために自分は何がしたいのか？

「ただちに評価をしたほうがよいと思いますので，すぐに来ていただけますでしょうか」

引用文献

i)　Agency for Healthcare Research and Quality：about TeamSTEPPS®〔https://www.ahrq.gov/teamstepps/about-teamstepps/index.html〕（最終確認：2021年9月15日）

ii)　TeamSTEPPS Japan Alliance：チームステップスとは〔http://www.mdbj.co.jp/tsja/index.php〕（最終確認：2021年9月15日）

iii)　World Health Organization：WHO患者安全カリキュラムガイド多職種版，p.136, 2011

況認識，意思決定，ストレス管理，疲労対処などを包含するスキルの総称であり，専門的な知識や技術であるテクニカルスキルと共に，医療安全や質の確保に必要なものである．とくに精神科においては，突発的な自傷・他害の事故対応が必要な場合や，多職種間でのタイムリーな情報共有や協働がより治療やケアの質，患者・家族からの信頼に大きく影響することが特徴的なため，TeamSTEPPS®2.0（前頁のコラム参照）などが安全管理や事故防止に役立つ．

2 ● 精神科医療・精神看護におけるセーフティマネジメントと事故防止

a. 精神科医療で起こりやすい事故と注意点

　精神疾患を抱えた患者をケアする過程では，患者の症状が悪化した場合などに適切な判断が難しく混乱・錯乱したり，情動不安定による行動化・暴力行為などが起こることもあり，突発的な事故や自傷・他害によるトラブルが発生することがある．また，治療や保護目的の行動制限・身体拘束が原因で起こる事故，離院・無断外出，向精神薬の副作用や生活習慣病に関連した突然死，転倒・転落などにも注意が必要である．

　これらの事故は，日々の患者-医療者関係の構築や，ささいな患者の変化を見逃さないこと，違和感をスタッフ同士で相談できる職場風土を作ること，看護チーム・医療チーム内で患者の情報やアセスメントをていねいに共有し必要なケアを適切なタイミングで実践することで防止が可能であり，看護職は多職種と協働しながら患者の安全が保たれるように努める必要がある．また，精神科医療に携わる専門職自身が事故に巻き込まれて被害を受けないよう，トレーニングを受け予防的にかかわること，日頃から施設に合った**リスクマネジメント**を行っておくことも，職員自身や患者を守ることにつながる．

　医療者が患者や治療環境を管理するのではなく，患者が自分自身のために安全で安心できる療養生活を送れる治療環境を共につくり上げていくパートナーシップを育み，精神的な苦痛や不安，恐怖から，コントロールできないような精神状態にひどく陥る前に，患者が必要な助けを求められる患者-医療者関係を構築することが，事故を防止する根本的な策となる．

b. 精神看護におけるセーフティマネジメントと事故防止

　精神科医療で起こりやすい事故の特徴から，精神看護での**セーフティマネジメントと事故防止**には，患者の①身体面，②精神面，③行動面への安全の確保と対策（暴力行為の防止と被害の最小化・事故後の対応を含む），および前述のとおり，それらが行えるように日頃から④患者-医療者関係を構築し事故が軽減できる治療環境を共につくり上げるパートナーシップを築くことが重要である．以下のような精神科医療で起こりやすい事故や問題についてはとくに，日頃からリスクマネジメントや事故防止対策を行っておく必要がある．

(1)自殺・自傷行為

　外来受診，電話相談，訪問看護などでの患者の訴えや非言語的表出を観察し，リスクが高いと判断される場合は希死念慮の程度を確認し，行動化の切迫度をアセスメントする．明らかに希死念慮が強い場合や，自己破壊的言動が切迫していると懸念された場合はとく

に慎重にチーム内で情報共有やリスク評価を行い，すでに身体外傷がないか，破壊的行為による身体的問題がないか（例：リストカットをはじめとした静脈壁の自己損傷，過食・拒食による栄養状態の異常，アルコール依存・薬物乱用・性的逸脱行為などによる身体的外傷や感染症など）も確認し，身体的問題の併存や身体的処置の必要度についても把握する．

　患者が入院を必要とした際は，入院時の自殺・自傷行為を行わないという治療同意の場面で，患者は追い詰められていても「大丈夫です」と返答することもあり，また症状が重篤なために希死念慮を否定する場合もある[1]．患者の回復を信じながら，自殺の危険因子や保護因子をアセスメントし，入院環境への不要物の持ち込みや危険物となり得る物品の持ち込み制限，所在・安全確認など，治療環境のルールに則した安全管理が必要となる．その際は，人道的・倫理的な視点をもち，患者や家族の尊厳に配慮した説明と危険物管理についての理解の確認を行う．とくに入院当初など情動が不安定な時期は患者の記憶もあいまいになりやすいため，持ち物管理や約束事などは可能な限り書面にして患者の理解を助ける，間違いのないように複数スタッフで確認する，カルテ記載によってチーム内で共有する，などの工夫が役立つ．

(2)行動制限によって起こる身体的リスクや事故

　治療や保護のために**行動制限**（隔離，身体拘束）が行われることがあるが，行動制限は最小限にとどめることが大前提となる．多職種で慎重にリスク評価を行い，患者の総合的な安全の確保を第一として，精神症状の悪化や自傷他害を防止する目的などでやむを得ず必要と判断された場合にのみ実施する．実施にあたっては，患者の状態に合わせた安全管理が必要となることを心得る．たとえば，興奮する患者に用いる抑制帯による血行障害や神経障害，皮膚損傷などのリスクに留意する．突発的な暴力や衝動行為・治療拒否がある患者には，抑制帯の絡まり，転落や気道閉塞，とくに四肢が抑制されている場合は痰や嘔吐物による誤嚥や窒息の危険がある．抑制帯や鎮静作用のある薬物を使用している患者には，長時間の同一体位による肺血栓塞栓症や褥瘡などのリスクも高まるため，患者の状態を注意深く観察する必要がある．また，とくに高齢患者では行動範囲・ADLの低下による筋力低下，食欲不振・栄養状態の低下・脱水，排泄状態の変調など，行動制限によって全身状態のリスクが高まることを理解する．

　行動制限がやむを得ない場合の対策としては，モニターおよび頻回の巡視による観察，保清や排泄時などに体位交換や血流循環を促すようなケアを意識する，適切な栄養・飲水量摂取への配慮，弾性ストッキングの着用や褥瘡予防用マットの使用，呼吸管理処置の準備を日頃から万全にすることや，救急処置が必要な場合のトレーニングをリスクマネジメントとしてチームで行っておくことも重要である．また，ケアや処置を行う際は，そのつどていねいに根気強く説明を行い，患者の理解や気持ちを聴き，受け止めながら，精神状態のアセスメントや関係性の構築を進めていく．

　行動制限中の患者については，通常の経過記録とは別にチェック式の観察記録シートを併用するなど，患者の状態を経時的に記録し，行動制限による治療効果や精神症状のアセスメント，安全管理を工夫して行う必要がある．精神保健指定医と連携・協働し，精神症状が落ち着いている場合には複数のスタッフで安全を確認したうえで行動制限の段階的な

コラム

精神疾患と静脈血栓塞栓症

●精神障害者において静脈血栓塞栓症が起こる要因

　精神疾患の治療過程で留意すべき身体合併症として，静脈血栓塞栓症（肺血栓塞栓症：PE，深部静脈血栓塞栓症：DVT）がある．

　精神症状による経口摂取量の低下や，精神運動興奮・多動などによる脱水や循環動態の変動が，血液凝固能を亢進させる要因となる．また治療に伴う長期臥床，鎮静，身体拘束，麻痺，衣類やオムツによる圧迫などによって血流のうっ滞が起こることで，血栓リスクが高まる．さらに，抗精神病薬には静脈血栓塞栓症のリスクがあることも知られている．加えて，転倒・転落による骨折，点滴（静脈注射）や尿道カテーテル挿入，自傷行為による静脈壁の損傷なども血栓形成の危険因子となる．それから，向精神薬の中には食欲亢進や，血糖値上昇などメタボリックシンドロームをはじめとした生活習慣病の原因を引き起こす作用をもつものがあるが，生活習慣病では静脈壁が傷害されて血流の停滞や血液凝固能の亢進をまねき，血栓形成のリスクは上昇する．

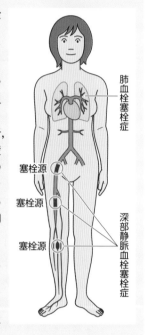

●高齢の精神障害者における注意点

　超高齢社会となり，精神疾患を患った高齢の入院患者も増えている．高齢者は認知機能や身体機能の低下により臥床傾向にあり（血流がうっ滞しやすい），また泌尿器系の機能低下や口渇を感じにくくなることも関連して自発的飲水が少なくなり，脱水状態に陥りやすいため静脈血栓塞栓症のハイリスクとなる．

●静脈血栓塞栓症のリスクを常に考慮する

　隔離・身体拘束のような行動制限中の患者だけでなく，精神疾患を患っている患者には，このように多くの要因によって血栓発生のリスクが高いことに留意する必要がある．入院時より血栓リスクの指標となるD-ダイマーの値を調べて経過を確認する．D-ダイマーの値が高い患者には，患者の状態に合わせて飲水励行・適度な運動の促し，弾性ストッキングの着用や弾性包帯による圧迫法などのケアを行う．また観察項目としては，バイタルサインズの変動や急激な呼吸困難，頻呼吸，頻脈，胸痛などの症状がないか，飲水量や排泄量のバランスなどに留意する．とくにベッド上安静の解除後（例：精神科でよく行われる電気けいれん療法後の安静解除，長期臥床患者の初回離床時，身体拘束されていた患者が拘束を解除され動きだすときなど），離床時・労作後に失神や胸部不快，息苦しさ，急激な血圧変動などがないか注意深く観察する．血液検査結果や症状によっては，下肢エコーによる精密検査や抗凝固薬・血栓溶解薬などの薬物療法が必要となる場合があり，その際は適切な服薬管理や，血栓治療薬により出血傾向になることから転倒・転落への予防策も看護ケアとして重要となる．

解除を進め，早期に適切な行動制限解除を行うことが事故防止にもつながる．

（3）暴力行為による事故

　精神症状による患者の暴力行為によって，他の患者や医療者が事故に遭う場合もある．暴力は決して許されるものではないが，医療者側が力をもって制圧すればよいものではない．患者が暴力行為を行うに至った背景には，その人なりの理由があったはずである．精神看護によって，暴力は未然に防ぐこともできるのである．

　精神科の症状によって起こりやすい暴力の問題に対して，欧米ではC＆R（Control &

⦅コラム⦆

精神科病院における患者安全管理の実態

　全国の精神科病院の施設安全管理の実態を調査した研究では，対象となった1,285施設（回答施設数388）のうち，入院患者の荷物チェックを行っているのは288件（76.6％），包括的暴力防止プログラム（CVPPP）を導入しているのは193件（51.1％）であり，小規模施設に比し大規模施設ほど有意に多く導入していた．また，安全管理対策を施設規模別に比較すると，防犯カメラや金属探知機の設置，警備員の配置は大規模施設ほど有意に多かった[i]．

引用文献
i) 森脇康子, 飛田伊都子, 小川正子ほか：精神科病院における患者安全管理の実態. 精神科救急 22：65-73, 2019

Restrain）などの取り組みが行われていたが，日本ではC＆Rをもとに**包括的暴力防止プログラム**（Comprehensive Violence Prevention and Protection Program：**CVPPP**）が開発され，2005年から研修プログラムとして普及が進められてきた．

　CVPPPは，日本の医療現場で起こる暴力や攻撃性に対し適切に介入することでその場にいる全員を守り，また暴力が起こらないようにするための早期介入によって暴力を予防し，暴力が起こってしまった後に生じるストレスやネガティブな感情を軽減させる効果があるとされている．CVPPPの基本理念は，「攻撃的な患者に対して，ケアとしていかに寄り添い，その怒りがおさまるように治療的にかかわるかという視点から，安全で治療的な環境を守る」ことである．単に暴力への対応や身体的介入技術を説くものではなく，攻撃的な患者にケアとして，いかに適切にかかわるかという治療的な視点で構成されている「当事者中心のケア」である．

　具体的には，①リスクアセスメント（暴力のリスクを予測する），②ディエスカレーション（コミュニケーション技術により相手の興奮，攻撃性を鎮める），③ブレイクアウェイ（突発的な攻撃を効果的に振りほどき，離脱する），④チームテクニクス（対象者を安全に抑制し，移動できる技術），⑤ディブリーフィング（暴力事態の後，対象者，スタッフ双方の心理的サポートを行う）から構成されており，4日間の研修トレーニングの中で，こころの安全を守るためのケアや当事者（患者）中心のケアを習得する．2018年からは「日本こころの安全とケア学会」が設立され，CVPPPはこの学会が管理するプログラムとなり，CVPPPの理念や研修予定などが学会ホームページ上で公開されている[2]．

　精神科病院における安心・安全の医療環境を確保するためには，暴力を未然に防ぐための人材養成の取り組みを拡げていくことが喫緊の課題であり，このため，医療観察病棟を有する病院を中心に普及してきたCVPPPプログラムの基本的考え方の普及が，安全な医療の提供に関する知識や技術を促進し，安全で安心な医療環境の整備が進展すると期待されている[3]．

(4)転倒・転落

　社会の超高齢化とともに精神科病院の入院患者の高齢化も進み，2017年精神科病院在院患者の6割を65歳以上が占めるようになった[4]．

　高齢者は筋力・運動機能の低下，認知機能の低下や注意障害など多くの要因により，**転倒・転落**へのリスクが高い．また，転倒への不安から活動性の低下や臥床傾向が起こりや

すく，セルフケアや栄養摂取の状態がわるくなるなど転倒リスク上昇の悪循環に陥ることにも注意する．看護師だけではなく多職種でかかわり，患者の訴えや状況に応じて，理学療法士による筋力維持のためのベッドサイドエクササイズや，リスクに応じた歩行器や転倒防止用具の使用を検討するなどがよい．

　また，65歳未満の患者でも，年齢や普段のADLに関係なく，精神科において使用頻度が高いベンゾジアゼピン系薬，抗うつ薬，抗精神病薬，抗けいれん薬を服用している場合には，ふらつきや眠気の副作用から転倒のリスクが高くなる．

　患者への転倒・転落アセスメントシートなどを，リスク評価や情報共有に用い，患者・家族にも転倒リスクの説明をていねいに行い，転倒・転落への対策を共に行う．自宅での転倒予防のためにも，向精神薬内服中や精神症状で注意障害が起きている患者には，生活環境の整備や家族の協力（せかさない，後ろから急に声をかけない）などの生活への支援を行うとよい．

(5)情報伝達のエラーや医療者・医療チームの雰囲気

　表面化しないことも多いが，情報伝達のエラーや医療者・医療チームの雰囲気は，患者の心理的安全に影響する．精神疾患を患い苦しんでいる患者本人や，家族・介護者などにとっては，看護師のささいな態度や医療チームの微妙な雰囲気の違いが，猜疑心や情動の不安定を引き起こしたり，不安や不信感を抱かせて正直に話をできなくさせることもまれではない．医療者は，自身の言動も当事者や他職種にとってどう感じられるのかを常に謙虚に配慮する必要がある．

　また，もしも看護師同士あるいは他職種とのコミュニケーションエラーや，患者・家族をめぐる情報や状況認識の違いによる患者理解のずれ，患者へのアセスメントが正しく行われていないことなどが感じられた場合には，率直に話し合える職場の雰囲気づくりも大切である．精神科特有の事故を防止するためには，正確な情報とアセスメントの共有が重要であり，そのためには患者-看護師の信頼関係や医療チーム内の人間関係も大きく影響するため，それらへの配慮にも日頃から努める必要がある．

　患者が治療やケアを受ける組織において，患者のみならず医療者も，身体的・心理的に安全性を感じることは，近年，精神保健領域だけでなく必要性の認識が高まっているトラウマ・インフォームドケア（第Ⅵ章3-2節C-3のコラム参照）の実践にもつながる．「安全をもたらすような対人関係を構築する」ということが重要である[5]．こころの病の治療を必要とする患者が少しでも安心して安全に治療を受けることができるように，個々の専門職および精神科医療チームが患者のよい治療環境となるように調整され，患者も医療者も心理的安全性をもって協働できることが，事故防止や医療の質の向上につながる．

▌引用文献▌

1) 日本精神神経学会精神保健に関する委員会（編著）：日常臨床における自殺予防の手引き，p.12，2013
2) 日本こころの安全とケア学会：学術集会と研修会，〔https://www.jascmh.com/meeting/〕（最終確認：2021年9月15日）
3) 厚生労働省：令和3年度精神科医療体制確保研修（精神科病院における安心・安全な医療を提供するための研修）事業実施団体の公募について，〔https://www.mhlw.go.jp/stf/seisakunitsuite/bunya/0000196934.html〕（最終確認：2021年9月15日）
4) 国立精神・神経医療研究センター：精神保健福祉資料＞630調査＞令和2年度（2021年5月31日），〔https://

コラム

医療の質とQuality Indicator（QI）

　医療評価のスペクトラムは「医療安全から医療の質へ」と変化してきており，Quality Indicator（QI）を用いた組織評価や，アウトカムとして患者満足度などが指標として用いられている．質の高いサービスを提供するためには，看護師が多職種と連携することで，患者の満足度を高めることが重要であり，医療安全や事故防止はQIの1つの指標である．QIは，①structure（医療施設の構造），②process（医療の過程），③outcome（医療の結果），という3つの側面から評価できる[i]．

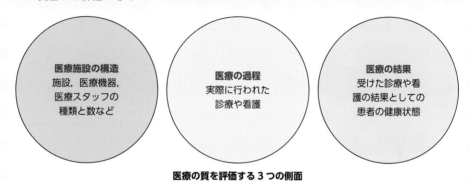

医療の質を評価する3つの側面

　精神科領域におけるQIの例では，「精神科リエゾン・コンサルテーション数」，「修正型無けいれんECT（m-ECT）実施件数」，「精神科において1年間に通院5回未満の患者の割合」，「精神科初診時検査実施率」，「抗精神病薬のCP換算値分布」，「重症度スコア（GAF）改善度」，など施設ごとにさまざまなものが用いられている．近年はQIの情報公開をホームページ上などで行う病院も増えてきており，医療の質の向上と推進の努力が進められている．

引用文献
i) 聖路加国際病院QI委員会：Quality Indicator 2018［医療の質］を測り改善する　聖路加国際病院の先端的試み，2018

　　www.ncnp.go.jp/nimh/seisaku/data/］（最終確認：2021年9月15日）
5)　川野雅資：トラウマ・インフォームドケア　トラウマ・インフォームドケアとリカバリ．精神科看護46（10）：42-48，2019

B. 災害とその対策

1 ● 災害時のアウトリーチと精神看護の役割

　精神障害の未治療・治療中断者のための「精神障害者アウトリーチ推進事業」が行われるようになり，地域で行う多職種チームの支援体制の確立が急がれ，萱間らによる効果的な推進に関しての提言に向け活動の評価が行われてきた[1]．災害時のアウトリーチとしては，被災者のこころのケアに加え，精神障害者をはじめとした災害時要援護者の問題が顕在化しやすく（**図Ⅷ-5-1**），このような場合，外部支援者による対象者を限定しないアウトリーチが必要となる．

　災害初期のアウトリーチでは，急性ストレス反応や，もともともっている疾患の回復が目標とされるが，長期的な視点でいえば被災者の疾患の回復のみではなく，被災者，被災

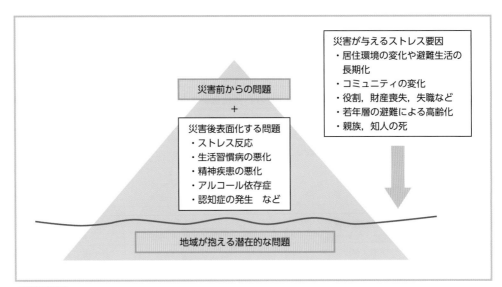

図Ⅷ-5-1　災害によって顕在化すること

地そのものの生活の**回復力（レジリエンス）**を高めることが目標となる．看護師の役割は，チームで被災者がもつセルフケア能力を高め，Life（生命，日常生活，人生）を回復することを目標にケアを行うことである．最終的には，地域の主体性を重視した地域全体のレジリエンスを目的にケアを行うことが望まれる．

　災害時の支援においては「医療」か「保健・福祉」か，どちらの枠組みで行うのかが議論になりがちであるが，これは平時における制度上の問題に関する議論にすぎない．実際に災害が発生したときには，枠組みを超え，身体的，精神的，社会的な回復が大きな目標となる[2]．医療（受診や薬の処方，医療行為を受けることなど）は，生活を回復する手段の1つにすぎない．なぜ症状を呈しているのか，何をどう支援すればよいのか，その答えは，その人の生活を制度で支援するのではなく，どう支えていくかにかかっている．ストレスになっている原因を探し長期的な視点でかかわっていかなければならない．

2 ● 災害の特徴に合わせた支援

　災害は規模や種類（**表Ⅷ-5-1**）によって，必要とされる支援の規模や期間が異なる．したがって支援者は，災害の特性や引き起こされる災害の規模などから正確な情報収集を行い，支援の時期や体制を判断しなければならない．さらに自分自身も被災者となりながら，支援者として活動を求められる場合もあるため，平素より災害の備えを行う．

　大規模災害では，被災地の医療保健活動が対応能力を超えることがあり，支援開始と終了の見極めが重要となる．

3 ● 災害時の看護ケアの目的

　災害時の看護ケアとして，以下が挙げられる[3]．

表Ⅷ-5-1　災害の種類

自然災害	・地震，津波，火山噴火，台風，豪雨，土石流，森林火災など ・局所的な災害から大規模な災害まで広範囲に及ぶ場合がある
人的災害	・列車事故，爆発，テロリズム，戦争など ・なんらかの人的要因によって引き起こされるもの ・自然災害と人的災害が同時発生した場合など，被害が長期化する傾向にある
特殊災害	・放射能汚染，有毒ガス汚染，感染症の流行など ・対応に特殊な装備が必要なもの

①生命を守るケア（救命・救急活動と，生命維持，遺体管理）

②2次被害を予防するケア（感染予防など）

③こころのケア

④個の集団の把握と査定（支援ニーズの高い人々・被災地域・ケア提供者などを見つけ，何がそのときの健康ニーズなのかを査定する）

⑤復旧復興に向けたケア（コミュニティの形成活動）

⑥直接ケア

　・安否を確認し安全を確保するケア

　・安心を提供するケア

　・睡眠・食生活・清潔への援助

　・生活環境の整え方

　・被災者への有効なかかわり方

　・集団の中の生活方法

　・レクリエーション活動への援助

⑦他組織との連携・調整・ネットワーク構築方法

⑧備えに向けたケア（セルフケア能力の向上）

　災害時初期は，多職種チームでコーディネーターが統率し活動を開始する．コーディネートは看護師が担うこともあり，安全確保，物資の調達や関係団体との連絡調整，支援者の調整，役割分担など専門的な知識が問われる．被災地の情報収集や中心となる現地支援者の対応能力，支援者の疲労度などを考慮しながら，活動期間を決定し地域の主体性を尊重した活動を行う．

4 ● 災害時のこころのケア

　災害時のこころのケアとして，災害の規模，特徴，時期に応じ3つのケアが必要とされている（内閣府）．また，対象者の年齢，被災状況によっても個別的なケアが求められ，支援者にとって柔軟な判断能力が問われる．内閣府ではこころのケアの定義を以下のように述べている[4]．

　1）生活支援，情報提供等により一般の被災者に心理的安心感を与え，立ち直りを支援するためのケア（主としてコミュニティの維持・再生やコミュニティに帰属し

ているという実感の醸成による対応が必要なケアを想定する）．医療者に限らず，家族や地域のコミュニティ，支援団体との連携が必要とされるケア

2）精神科医療を必要とはしないものの家族を亡くしたり，独居など継続した見守りが必要な被災者に対するケア（保健師，臨床心理士，精神保健福祉士など専門家による見守り，傾聴，心理教育などによる対応を想定する）

3）被災により精神科医療が必要となった被災者および発災前から精神科医療を受けていた被災者に対する診療（医療機関での対応が必要なケアを想定する）

5 ● こころのケアの活動モデル

a. 心のケアチーム

東日本大震災（2011年3月）の際には，被災地に多くの医療チームが派遣され，救護・支援活動を行った．心のケアチームは，その中の1つで，精神科医を中心としたメンバーで構成される精神医療チームである．東日本大震災の際は，2012年3月までに合計57の心のケアチームが派遣され，延べ3,504人が活動した[5]ものの，その活動の実態は十分に把握されていない．

以下に，代表的な心のケアチームの活動モデルを示す．

心のケアチームの活動モデル[6]
1. 地域外支援型：被災地外から支援者が多数訪れ活動を支えるモデル
2. スーパーバイズ型：外部専門家をスーパーバイザーとして迎え，支援活動は地域内のスタッフが対応するモデル
3. 地域内協働型：地域の精神保健センターなどが中心となって活動するモデル
4. 一般支援型：通常の保健業務形態の中にメンタルヘルス的要素を入れたモデル

b. DPAT（災害派遣精神医療チーム）

自然災害や犯罪事件・航空機・列車事故などの集団災害が発生した場合，被災地域の精神保健医療機能が一時的に低下し，さらに災害のストレスなどにより新たに精神的問題が生じ，精神保健医療への需要が拡大する．このような災害の場合には，被災地域の精神保健医療ニーズの把握，他の保健医療体制との連携，各種関係機関などとのマネジメント，専門性の高い精神科医療の提供と精神保健活動の支援が必要である．

このような活動を行うために都道府県および政令指定都市によって組織される，専門的な研修・訓練を受けた災害派遣精神医療チームがDPAT（disaster psychiatric assistance team）である[7]．

c. 心のケアセンター

阪神・淡路大震災（1995年）をきっかけにその重要性が認識され，主に中長期支援を目的に設置されるこころのケアの拠点である．国や県による補助金などの支援を受け設立されることが多い．震災後のこころのケア終了後も，こころのケアに関する研究・研修・相談・診療など，多様な機能を有する機関として継続し，機能するセンターもある．

（コラム）
東日本大震災を経験して，思うこと

　東日本大震災は，かつて日本が経験したことのない，マニュアルが通用しないほどの大災害であった．マニュアルは過去の教訓に基づいて作成されているため，想定外の災害が起こった場合，マニュアルに頼らない発想の転換が必要になるであろう．医療に偏らない多分野の知識を兼ね備えた人間性を養うことが最大の強みとなる．

　最後に，被災地を後にする際は，被災地の支援者へ労いの言葉を残すことを付け加えておきたい．

6 ● 災害後の精神的反応[8]

a. 災害直後に誰にでも起こり得る正常な反応

　偏った栄養や環境の変化によりストレス反応（不眠，意欲の低下，集中力の低下，神経過敏など）や身体症状（血圧の上昇，生活習慣病の悪化）が顕著にみられるが，避難生活に多くみられる反応である．多くの場合は時間とともに軽減するが，日常生活に支障がでる場合にはただちに治療を開始する．

b. 災害後早期にみられる反応や障害

(1)急性ストレス反応(acute stress reaction：ASR)

　ストレスの強い衝撃から数分以内に出現し，数時間から2，3日以内に消失する著しい症状（幻聴，抑うつ，不安，激怒，絶望，過活動，ひきこもりなど）である．

(2)急性ストレス障害(acute stress disorder：ASD)

　ストレス反応が3日〜1カ月間の短期間だけ認められた場合，ASDとよぶ（1ヵ月を超える場合は，PTSD［後述］とよぶ．第VI章3-2節C-3参照）．PTSDと同様の症状のほか解離症状（一時的に現実がわからなくなる，後で思い出せないなど）がでてくることがある．

c. 治療中の精神疾患の悪化

(1)統合失調症

　幻聴や妄想といった症状が再燃することがある．とくに，薬の供給が絶たれるなどして服薬を中断することがきっかけになることが多い．

(2)気分障害，双極性障害(うつ病，躁うつ病)

　ストレスの影響や，不眠などが重なってうつ状態や躁状態が再燃することがある．これまで健康であった者でも，ストレスをきっかけにして発症し治療が必要になることがある．

(3)不　眠

　災害後のショックや避難所生活という環境の変化によって「眠れない」と訴える者が多くいる．不眠が長引くと心身の負担が増すので，治療が必要になることもある．

d. 災害後，長期にみられる障害

(1)抑うつ状態

　抑うつ気分，興味と喜びの喪失，易疲労感の増大や活動性の減少を基本症状とする．自律神経症状（動悸，手足の震え，発汗など），疼痛（頭痛，筋肉痛，胸痛）などの身体症状が先行し，被災者本人や周囲の者が気づかないことも多い．

(2) 心的外傷後ストレス障害 (posttraumatic stress disorder：PTSD)

　大きな災害に遭遇した後，1ヵ月を超えて長期間，再体験（フラッシュバック），麻痺・回避，過覚醒の症状が続く精神疾患である．一部の症状は，薬物療法や心理療法，環境の調整よって緩和することができる．

(3) 複雑性悲嘆

　死別体験によって悲観的反応が長期間強いまま持続し，日常生活や社会生活および対人関係に大きな支障をきたすことがある．これを複雑性悲嘆とよぶ．予期しない死であったか，死者との関係，悲嘆をもたらす社会的な要因，2次被害（マスコミの取材，支援者の対応）の有無などを観察する．

(4) アルコール依存症

　災害をきっかけとして，不安・不眠・緊張を和らげるために，飲酒量が増加して問題飲酒が顕在化することがある．また，これまで断酒していた人が再飲酒してしまう例や，逆に災害によって飲酒できなくなった結果，離脱症状（幻覚などの著しい症状）が出現したり，飲酒による周囲への迷惑行為が問題となることもある．予防的な節酒・断酒指導や，飲酒できないような環境調整を行う．

コラム
原子力発電所事故が相双地区の精神障害者に与えた影響

　福島県では，2011年の福島第一原子力発電所事故により，福島県相双地区（相馬，双葉地区）にあった5つの精神科病院，多数の福祉事業所の避難を余儀なくされ，精神科医療保健福祉サービスが一時壊滅状態となった．事故後，約半年が経過すると未治療者，治療中断者が増加する一方で支援者が減少する中，残された少人数の精神医療保健従事者が対応に追われることになった．現在も福島第一原子力発電所を挟んで北側，南側と地域が分断され，5病院で約800床あった精神科病院が，2病院で60床しか再開されていない（2020年4月現在）．安心して地域で暮らすことが困難となった精神障害者や，急遽，避難を強いられた高齢者，長期間の避難を余儀なくされた住民への影響は計り知れない．精神障害者に与えた問題事象は以下のとおりである．

●東日本大震災と福島第一原発事故の際の精神科医療保健福祉分野の問題事象[i]
1）他人を避け自宅にひきこもっていた人が，多勢の人がいる避難所へ急に移され，病状が悪化したこと
2）通院していた病院やクリニックが閉鎖となり，通院治療の場がなくなった人がいること
3）流通が遮断され，病院，クリニック，薬局が閉鎖となり，それまで服用していた薬が切れてしまい，服薬を中断せざるを得ない人がいること
4）病院が機能しなくなり，避難のために本人の意思とは無関係に別の病院へ移らざるを得なかった人がいること
5）他地域に避難させられた人の中に精神障害者もおり，それらの人が見知らぬ土地での避難生活を余儀なくされるうちに，病状の悪化した人がいること
6）通っていた作業所が閉鎖となり，社会参加の場が奪われてしまった人がいること
7）孤立化や差別を経験し，種々の不適応を呈した自主避難者がいること

引用文献
i) 丹羽真一, 熊倉徹雄, 鈴木長司ほか：大災害から災害弱者と市民を守る被災地からの提言. 精神医学56(6)：515-522, 2014

表Ⅷ-5-2　災害時期に応じた看護活動

災害時期	目　的	看護活動
フェーズ0 （発生直後～約24時間）	・初動体制の確立	・被害の情報収集と社会資源（医療保健機関）の調査 ・活動拠点の調整・構築，身体医療チーム（DMAT[*1]，JMAT[*2]など）・行政関係機関との役割調整（被災者リスト）の共有，救助活動 ・入院，施設入居者の避難誘導や物資の供給
フェーズ1 （発生後～数日間）	・精神科救急として，急性発症，増悪例への対応，広域的な入院対応 ・精神保健活動として，既往のある人への医療継続，精神医学的評価，相談，避難所生活での不適応者への対応，要支援者対応，環境調整，啓発活動 ・精神保健医療福祉として，平常時に行われる幅広い精神保健医療福祉活動 ・医療機関支援として，地元医療機能の補完	・次のチームのためのロジスティックス（物資の供給体制）の確保 ・情報発信と次のチームへの申し送り ・身体医療チームとの連携，共同作業 ・精神科救急として，急性発症，増悪例への対応，広域的な入院対応 ・精神科医療として，医療継続，服薬中断による再発防止 ・要支援者をピックアップするための避難所のアウトリーチ
フェーズ2 （数日後～数週間）	・精神保健活動として，保健師と連携してのアウトリーチ，集団アプローチ ・精神保健福祉活動と心理社会的支援として，幅広い対応，身体ケア，生活支援，経済支援，公衆衛生活動の一環としての支援 ・支援者への支援として，地元支援者が住民にかかわれるよう後方支援	
フェーズ3 （数週間後～仮設住宅への移行期）	・仮設住宅への移行によるストレスの発生の予防 ・仮設住宅への支援者との調整と分担 ・地元支援者の疲弊の早期発見	・仮設住宅入居者名簿を共有し支援者リストを作成 ・仮設住宅，借り上げ住宅住民へ全戸訪問とスクリーニング，アウトリーチの開始および既存の医療保健福祉機関への引き継ぎ ・精神障害者への全戸訪問など ・仮設住宅の健康講話や安心できる場の提供
フェーズ4 （数ヵ月後～数年）	・長期支援の検討を行い支援終結への準備 ・仮設住宅から復興住宅などへの移行に伴うストレスのケア ・地元支援者の疲弊の早期発見と対応 ・地域関係団体との関係機関の連携体制の構築 ・継続的な情報発信	・未治療・治療中断者の発症・増悪例への対応と，医療保健福祉機関の連携体制を構築 ・地域づくりを主体とした健康相談や啓発活動 ・継続的に行うこころのケアの拠点を構築 ・被災地の関係機関のスーパーバイズや補完的な活動 ・地域と連携し，顕在化するアルコール関連問題，高齢化，子ども，精神障害者への分野に応じたアプローチ ・継続的な被災地の情報発信

[*1] DMAT（disaster medical assistance team）：災害派遣医療チーム．
[*2] JMAT（japan medical association team）：日本医師会災害医療チーム．

7 ● 災害時期に応じた課題と看護活動

　災害の規模にもよるが，精神看護においてチームとして活動する目的と看護活動の時期は，フェーズ0からフェーズ4に分けられる（表Ⅷ-5-2）．これらの活動は，所属するチームによって活動範囲や期間が異なり，多職種チーム内で看護師が果たす役割を認識しておく必要がある．福島第一原子力発電所事故のように災害によっては支援が長期となる

こともあり，被災地の看護師をはじめとしたコメディカルスタッフが中心となって支援チームを継続することもある．

8 ● 災害における支援の留意点

a. 被災地の文化や習慣を知りケアに活用すること

被災地へ支援に行った心のケアチームのスタッフの多くが，「住民の方言や価値観を理解するまで数日を要した」と感想を述べている．このようなことから地域単位の固有の文化が根づいていることを理解し，事前に地域の方言や習慣を学習しておくことが望ましい．地域によっては，「自分の恥を他者にさらけ出すことは許されない」などの理由から症状を隠そうとする被災者も多くいる．個別的なケアに加え，集団を対象にした文化に根ざしたケアの方法として，地域の文化や日本人のハレ（儀礼や祭，年中行事）とケ（日常）に寄り添った文化的なイベントを活用したケアも有効である．また，被災地では，アニバーサリー反応（災害が起こった周年記念日などの節目で報道などを通じて，被災者が震災の状況を思い出し，一度治まっていた心身の異常が再発すること）という現象が一時的に発生することが知られており，これらに配慮したケアも忘れてはならない．

b. 自分のケアを忘れない

被災地への支援は，ストレス過剰となり感情をコントロールすることが困難に陥りやすい．自らが被災者となりながら支援する場合にはなおさらである．可能な限り長期間の支援は避け，十分な休養をとり，次のチームに申し送ることも大切である．支援者のローテーションを取り入れ，体調を整えることや遠慮なく休息がとれるチームの雰囲気をつくる．

c. 平素から地域で精神看護を実践できる力を養う

災害時のこころのケアのために看護師が備えておくべきことは，地域の関連機関との連携体制の構築と地域での看護の実践に尽きる．職種，分野の壁を越え地域の行政，関連機関などと顔見知りの関係をつくり，地域の社会資源，役割を理解しておくことが災害時の迅速な活動につながる．

▌引用文献▐
1) 萱間真美：平成22年度厚生労働科学研究費補助金特別研究事業　精神疾患の受療中断者や未治療者を対象としたアウトリーチ（訪問支援）の支援内容等の実態把握に関する研究，2010
2) 米倉一磨：災害看護と心のケア―福島「なごみ」の挑戦，p.119-120，岩波書店，2019
3) 山本あい子：災害と人々の健康と看護．日本看護学会誌**26**（1）：56-61，2006
4) 内閣府：被災者のこころのケア都道府県対応ガイドライン，2012，〔www.bousai.go.jp/taisaku/hisaisyagyousei/pdf/kokoro.pdf〕（最終確認：2021年9月15日）
5) 厚生労働省：東日本大震災の被災地に派遣された心のケアチームについて，〔http://www.mhlw.go.jp/seisakunitsuite/bunya/hukushi_kaigo/shougaishahukushi/kokoro/shinsai/〕（最終確認：2021年9月15日）
6) 加藤　寛：阪神・淡路大震災後の10年間をふり返って．精神医学**48**（3）：231-239，2006
7) 厚生労働省：災害派遣精神医療チーム（DPAT）活動要領について（2014年1月7日），〔http://www.mhlw.go.jp/seisakunitsuite/bunya/hukushi_kaigo/shougaishahukushi/kokoro/ptsd/dpat_130410.html〕（最終確認：2021年9月15日）
8) 福島県：福島県　心のケアマニュアル（2012年2月15日），〔http://www.pref.fukushima.lg.jp/uploaded/attachment/50123.pdf〕（最終確認：2021年9月15日）

学習課題

1. 精神科医療で起こりやすい事故，および精神看護に必要な事故防止について説明してみよう．
2. 精神保健領域での医療安全・事故防止に役立つ知識や技術について説明してみよう．
3. 精神科医療・精神看護における医療の質やQIについて考えてみよう．
4. 災害の種類や規模によって，災害初期の支援と中長期の支援に違いがある．それはなぜか考えてみよう．

第IX章

事例から学ぶ
精神疾患と看護

学習目標

1. 事例を通して，主な精神疾患およびメンタルヘルス上の問題に対する看護実践モデルについて学ぶ．
2. アセスメントのための生物学的アプローチ，心理学的アプローチ，社会的アプローチの実際を事例から学ぶ．

※本章では，バイオ・サイコ・ソーシャルモデル（第VI章5節A参照）を用いて，事例に基づく精神看護を展開するために，バイオ（生物学的側面），サイコ（心理学的側面），ソーシャル（社会的側面），それぞれの視点からの情報を統合し，患者の全体像をとらえる．

1 統合失調症

統合失調症の患者が危機状態となり入院した場合，患者は急性期，回復期，安定期・慢性期のプロセスをたどる．このプロセスのどこにあるのかをアセスメントし，その時期に応じた看護を行う．また，在宅の場合は，患者自身の**リカバリー**（第Ⅵ章5節E参照）を目指して，疾患とうまく付き合っていく方法を看護師が訪問看護や外来などで支援する．

1-1 急性期の統合失調症

事例 ① 幻聴と妄想に脅かされるAさん

Aさん，50歳代，女性．無職．1人暮らし．

〈入院までの経過〉

事務職として働いていた20歳代後半に統合失調症を発症．取引先に大声でクレームの電話をかけ，同僚が悪口を言っていると上司に訴えることが頻繁になり，上司と共に受診，興奮状態のため入院となった．その後も職場内での人間関係のトラブルをきっかけに幻覚妄想症状が悪化し，何度か入退院を繰り返してきた．仕事は30歳代で退職，以後，外来通院と服薬，就労継続支援事業所の利用を続けてきた．ところが就労継続支援事業所で他のメンバーと口論になり，通所しなくなったところ，家で昼夜逆転した生活となり，自分を非難する幻聴が悪化，取り乱す様子もあり，薬物調整と休息のために入院することとなった．

〈入院後の経過〉

入院直後は他患者におびえ，個室で過ごしていた．食事は自室でとり，入浴はせず，看護師との会話も短時間であった．抗精神病薬をはじめとした薬物の処方量調整が行われた．入院後1週間経過した現在も，表情は硬く，変化に乏しい．1日に何度もナースステーションに立ち寄り，看護師に声をかけ，「いなくなってしまえ，って言われるんです」と訴え，「いまこんな声が聞こえませんか？」と確認している．入院時には，食事中に幻聴に聞き入り箸が止まり，看護師が声をかけて食事を再開することがたびたびあった．また，鏡に映る自分の視線に「見られている」感じがし，排水溝に吸い込まれそう，とおびえ，入浴ができなかったが，ようやく入院2週目から看護師が付き添い一部介助することで，入浴ができるようになった．

▶急性期の統合失調症患者への看護のポイント

急性期の統合失調症患者では，安全を保てるか（症状のために自分や他者を傷つける行動がないか）をアセスメントする．入院時に精神運動興奮状態にある場合には，他の患者の刺激から避け，個室を利用するか，場合によっては行動制限をし，隔離室を使用するこ

ともある.

　また，症状がどの程度，生活を維持する行動に影響を及ぼしているのかをていねいにアセスメントし，できない部分を看護師が支援し，全身状態の改善を促し，食事，睡眠，排泄といった基本的な毎日の生活を整える.

▶**急性期で行うケア**

①安全で安心できる環境をつくり，命を守り，過覚醒，睡眠障害が起きている場合は睡眠がとれるようにする.生活リズムを回復させる.

②幻覚妄想などの症状とそれに伴う苦痛を緩和させる（処方内容と量の調整）.

③症状のために障害されている日常生活のセルフケアを代行し，支援する.

1 ● アセスメントと看護計画

　バイオ・サイコ・ソーシャルモデルを用いてＡさんのアセスメント内容を整理すると，**図Ⅸ-1-1**のようになる.

　Ａさんは，自分を責める**幻聴**によって不安を強く感じており，薬物用量の調整が行われた.また，対人関係での緊張が強く，慣れない人と接することでも不安を強めていた.入浴は，看護師と一緒であればできるようになっており，症状の落ち着きが認められた.Ａさんのストレングスとして，妄想と現実の区別があいまいなときや，不安が強まったときに看護師に相談でき，解決策を考えようとすることが挙げられた.このことを活かし，看護師の力を借り自身で解決する体験を積み重ねていくことで，症状をうまくコントロールしていける自信としてもらうことを看護計画として考えた.

2 ● 看護の実際

a. 妄想と現実の区別がつかないとき

　Ａさんは何度も看護師のもとを訪れ，幻聴かどうかの確認をしている.このように，幻聴かどうかの区別がつかない場合，看護師は，いま患者に聞こえている音や声が幻聴であり，看護師には聞こえていないことを伝えることができる.幻聴に脅かされ，恐怖感があるときには，抗精神病薬などの頓用薬の使用も検討できる.また，幻聴や妄想が活発で持続する場合には，薬物の処方量が状態に合っているかの査定も必要となる.現在の患者の精神状態をアセスメントし，医師と情報共有し，薬剤の調整を図り，看護師はそのモニタリングを行う.具体的な薬物のモニタリング方法として，患者の言動を注意深く観察し，起こり得る副作用の有無，行動や患者自身の感覚の変化を把握する.

b. 精神症状のために日常生活のセルフケアが低下しているとき

　Ａさんは入院時，鏡に映る自分の視線や排水溝におびえ，入浴ができなかった.このような場合に無理に入浴を勧めることはせず，まずは病状が回復するのを待つ.1週間後，担当看護師が付き添って入浴することを提案したところ，怖いけれど入りたい，という希望があり，看護師付き添いでの入浴が実現した.また，幻聴に聞き入り食事が進まない場面では，看護師が食事を勧めそばに付き添うことで，食事に集中することができた.生活にどのような影響があるのかを見ていき，できない部分を補いながら，生活を整える.

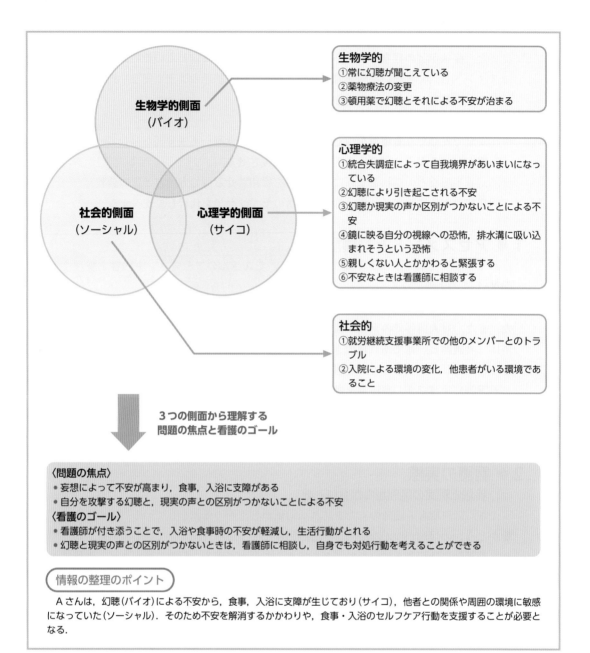

生物学的
①常に幻聴が聞こえている
②薬物療法の変更
③頓用薬で幻聴とそれによる不安が治まる

心理学的
①統合失調症によって自我境界があいまいになっている
②幻聴により引き起こされる不安
③幻聴か現実の声か区別がつかないことによる不安
④鏡に映る自分の視線への恐怖，排水溝に吸い込まれそうという恐怖
⑤親しくない人とかかわると緊張する
⑥不安なときは看護師に相談する

社会的
①就労継続支援事業所での他のメンバーとのトラブル
②入院による環境の変化，他患者がいる環境であること

**3つの側面から理解する
問題の焦点と看護のゴール**

〈問題の焦点〉
• 妄想によって不安が高まり，食事，入浴に支障がある
• 自分を攻撃する幻聴と，現実の声との区別がつかないことによる不安
〈看護のゴール〉
• 看護師が付き添うことで，入浴や食事時の不安が軽減し，生活行動がとれる
• 幻聴と現実の声との区別がつかないときは，看護師に相談し，自身でも対処行動を考えることができる

情報の整理のポイント

　Aさんは，幻聴（バイオ）による不安から，食事，入浴に支障が生じており（サイコ），他者との関係や周囲の環境に敏感になっていた（ソーシャル）．そのため不安を解消するかかわりや，食事・入浴のセルフケア行動を支援することが必要となる．

図Ⅸ-1-1　バイオ・サイコ・ソーシャルモデルによる問題の焦点と看護のゴール

c. 対人関係へのおびえがあるとき

　統合失調症をもつ人は，慣れ親しんだ人以外の新しい人との関係で緊張することが多い．そのため，入院といった環境の変化は，患者に新たな緊張を強いる可能性がある．新たな主治医や看護師，他の入院患者，看護学生などにも，初めて対面する場合には緊張が伴う．
　Aさんは，緊張感から幻覚妄想を悪化させることがあった．しかし，その症状を看護師に相談することができており，そのたびに，看護師がAさんの話を受け止め相談にのっ

た．Aさんは「部屋で休んだほうがいいのよね」「これは気のせいよね．ありがとう」と，自分で，または看護師と一緒に解決策を見つけ，こわばった表情が緩み自室に戻った．しかし，時には幻聴が激しく，看護師が頓用薬の使用を勧め，内服し休むこともあった．緊張が強く休めないときには，安心できる場所を確保し，1人で休めるようにするか，あるいは，付き添って話を聞くことも，看護としてできる支援である．

3 ● 看護の評価

　Aさんは，入院治療で服薬調整がなされ，幻覚妄想による混乱状態から回復に向かい，看護師の力を借りながら，現実と妄想との区別を取り戻し，日常生活のリズムや行動，Aさんらしさを取り戻していった．

4 ● 統合失調症の急性期の事例から学ぶこと

　急性期では，生命の危機を乗り越え，睡眠がとれるようにし，生活リズムを整え，再び患者が患者らしい生活に戻るための支援を行う．病状が落ち着くまでは保護的な環境を整えるが，病状の回復とともに，Aさんのストレングスを活かした支援を取り入れた（第Ⅵ章5節D参照）．看護者と共に回復を目指し生活を整える方法を考えていくことで，他者の力を借りつつも，自分で危機を乗り越えていく経験をもつことにつながった．このことは，治療者とのパートナー関係を維持し，今後の疾病との付き合いに，主体的に，前向きに取り組めるきっかけとなることが期待される．

1-2 在宅における慢性期の統合失調症

> **事例 ②** 服薬管理と生活行動の修正により，暮らしの継続を目指すBさん
>
> 　Bさん，30歳代，男性．無職．パートナーと2人暮らし．訪問看護利用中．
>
> 〈これまでの経過〉
>
> 　裕福な家庭で育つ．高校では剣道部で活躍していた．大学へ進学した頃から，「自分は藩主の一族で時代が時代なら殿様だ」と言い，クラスで孤立するようになり，やがて「ねたんで悪口を言う奴がいる」と，おびえて自分の部屋から出られなくなり，食事もとらなくなった．両親の勧めで精神科を受診し統合失調症と診断され，入院治療開始．退院後に被害妄想が悪化し，退学．その後，病院の外来通院と，デイケア通所を続けている．デイケアで出会ったパートナーがおり，5年間付き合っている．これまで，症状が悪化したり，薬を自己調整し多く飲み倒れていたところを発見されるなどし，入退院を繰り返していた．
>
> 〈現在の状態〉
>
> 　Bさんは現在，パートナーと2人暮らしをしている．妄想は活発であり，訪問看護では，将来起こる出来事を予測するなど，話題が豊富である．「いろんなことが浮かんで忙しい」頭をすっきりさせるために，夜中に公園で大声で気合を入れながら竹刀を振っているという．時々，夜寝つけず，眠前薬を2日分飲むことがあり，日中の訪問時にもろれつが回らず，眠ってしまうこともあった．薬袋を見せてもらうと，就寝前に飲む薬だけ，3日分不足していた．同棲中のパートナーは，訪問看護師にお茶を出し，洗濯などBさんの身の回りのことを世話していた．部屋の中は，歴史書や竹刀，神棚など，Bさんが大切にする品々が飾られていた．Bさんの生活の希望は，パートナーと「これからもこの家で仲良く一緒に暮らしていきたい」ということであった．

▶慢性期の統合失調症患者への看護のポイント

　統合失調症をもち在宅で暮らす人は，疾患とうまく付き合いながら，住み慣れた環境で，その人らしい毎日を送ることが目指される．支援者は，疾患に関する情報だけでなく，対象者がこれからしたい暮らしや目標について知ることから，支援が始まる．これがリカバリーを目指した支援であり（第Ⅵ章5節E参照），在宅ケアではこのことを重視する．病気との付き合い方だけでなく，生活全般にかかわることであるため，支援は訪問看護だけで取り組むのではなく，他職種・他機関と協働することも大切になる．たとえば，働きたい，友達が欲しい，外出したい，という希望には，就労継続支援事業所，地域活動支援センターといった機関との協力や，行政の活動にも一緒に参加することなどが支援として考えられる．また，料理や部屋の掃除の仕方を学びたい，という場合には，ホームヘルパーと協力し合うことができる．さまざまな職種と支援体制をつくることは，リカバリーに向かう支援の幅を広げることにつながるため，看護師は積極的にネットワークづくりをすることが求められる．

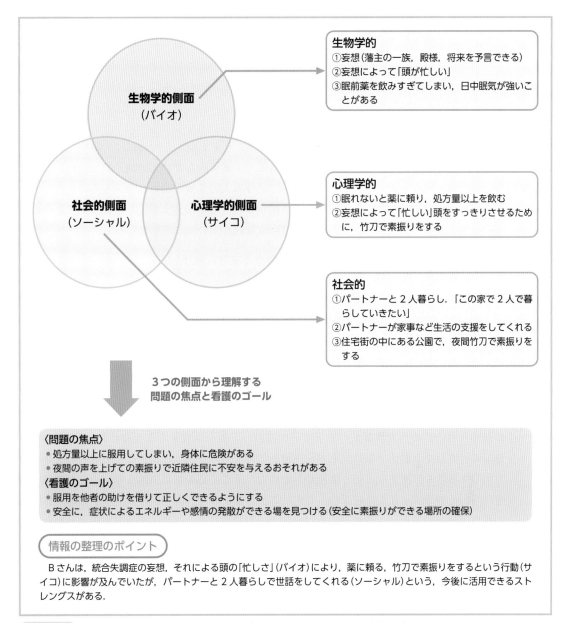

生物学的
①妄想（藩主の一族，殿様，将来を予言できる）
②妄想によって「頭が忙しい」
③眠前薬を飲みすぎてしまい，日中眠気が強いことがある

心理学的
①眠れないと薬に頼り，処方量以上を飲む
②妄想によって「忙しい」頭をすっきりさせるために，竹刀で素振りをする

社会的
①パートナーと2人暮らし．「この家で2人で暮らしていきたい」
②パートナーが家事など生活の支援をしてくれる
③住宅街の中にある公園で，夜間竹刀で素振りをする

3つの側面から理解する
問題の焦点と看護のゴール

〈問題の焦点〉
・処方量以上に服用してしまい，身体に危険がある
・夜間の声を上げての素振りで近隣住民に不安を与えるおそれがある
〈看護のゴール〉
・服用を他者の助けを借りて正しくできるようにする
・安全に，症状によるエネルギーや感情の発散ができる場を見つける（安全に素振りができる場所の確保）

情報の整理のポイント
　Bさんは，統合失調症の妄想，それによる頭の「忙しさ」（バイオ）により，薬に頼る，竹刀で素振りをするという行動（サイコ）に影響が及んでいたが，パートナーと2人暮らしで世話をしてくれる（ソーシャル）という，今後に活用できるストレングスがある．

図IX-1-2　**バイオ・サイコ・ソーシャルモデルによる問題の焦点と看護のゴール**

1 ● アセスメントと看護計画

　　バイオ・サイコ・ソーシャルモデルを用いてBさんのアセスメント内容を整理すると，**図IX-1-2**のようになる．

　　Bさんの支援では，妄想がなくなることを目指すのではなく，妄想によって，自身や周囲が困っていないか，また，本人が目指す暮らしを妨げないかを考え，支援を考える．訪問看護での様子から，妄想は持続しているものの，それによって自分自身は脅かされる体験はないことがわかった．しかし，夜中に外で大声で竹刀を振り回す行動は，近隣住民が

不安になることが心配され，このことを発端にトラブルが起きると，この家に住み続けることができなくなることが懸念された．それによって，本人が望む「パートナーと暮らしていくこと」が維持できなくなるおそれがあった．

　また，自分で判断し，眠前薬を2回分まとめて飲んでいることで，訪問中にも，ろれつが回らず眠りそうになっていた．薬を処方量以上飲むことで身体に危険があることと，日中の強い眠気によるふらつきなど，安全が脅かされることが考えられた．

　そこで，「パートナーと仲良く暮らしていく」ことを実現するためには，何ができているとよいかを，Bさんと共に考えた．その結果，①薬を飲んでいまの調子で元気にいること，②近所の人とうまくやっていきたい，という本人の希望が語られた．さらにこれらを実現するための方法として，看護師からも現状の見立てを伝え，いくつかについて取り組む必要性をBさんも納得し，看護師と一緒に取り組んでいくこととなった．

- Bさんの希望：「パートナーとこの家で仲良く暮らし続けたい」
- 訪問看護師とともに取り組むこと：
  ①処方以上に服薬してしまい，身体に危険を及ぼすおそれがある．
  ②夜間の素振りで近隣住民に不安を与えるおそれがある．

2 ● 看護の実際

a. 在宅での薬の管理方法

　Bさんは眠れないと，ついもう1日分追加で薬を飲んでしまうという．薬への依存傾向が認められるため，看護師とパートナーが協力し，薬を管理することとした．看護師が1週間に必要な薬を数え，袋に入れパートナーに渡す．パートナーはそこから毎回の薬を取り出してBさんに渡す，という方法から始めた．そこで必要量以上飲まないことが継続できたら，その事実を3人で確認し，できたことを確かめ合った．次のステップでは，日中の薬だけ自分で管理し，睡眠薬のみパートナーが管理した．このステップも成功したらそのことをしっかり言語化してフィードバックし，次は睡眠薬を自分で管理することを再開した．このように，小さな成功体験をもってもらうことで，自分で自分をコントロールできる感覚を獲得していけるような支援を，時間をかけ実施した．このように在宅ケアでは，患者の困難や希望に応じ，支援方法を相談し，看護師が服薬継続のための支援を行う．

b. 妄想がある場合

　Bさんは藩主の一族であることを誇りに思っており，一族の将来を危惧していた．これは現実で起こることではないかもしれないが，Bさんにとってはリアルな，憂慮すべき将来であり，使命をもってその役割を担っていた．看護師は，Bさんの使命とそれによる労を労い，疾患の治療で大変なところによくその役割を担っていること，労のため自身の体調を壊さないようまずは体を大切にしてほしいことを伝えた．将来に関する話を傾聴し，なかなか収束がみられない場合には，現実の生活や身体感覚に注意を戻してもらうため，現実の話題に切り替えるようにし（例：「ところでお昼は何を召し上がりましたか」「今朝は冷え込みましたがよく眠れましたか」など），妄想による不安で生活に支障をきたさないように心がけた．また，「忙しい」頭を解消するための素振りをする場として，デイケ

アで体育館を利用できないかを検討した．デイケアスタッフと訪問看護師，Bさんが相談をし，体育館で十分な素振りができる手配ができた．このように，訪問看護だけで支援や解決策を考えるのではなく，他職種，他機関と協力し合い，Bさんが望む生活を実現できるよう，支援を考えていけるとよい．

3 ● 看護の評価

　　訪問看護では，毎回の訪問時を評価のタイミングとして利用できる．Bさんが1つの課題を達成できたことを言語化して伝え，確認し合い，少しずつ，セルフケア能力を高めていけるような支援を実施できた．看護展開は焦らないことが肝要であり，小さな挑戦を次回の訪問時に評価し，積み重ねる．

4 ● 在宅で暮らす慢性期の統合失調症の事例から学ぶこと

　　Bさんは統合失調症の症状として，妄想が常にあったが，パートナーと仲良く幸せな生活を送っていた．この生活を持続できるよう，疾患と生活との折り合いをうまくつけながら，夢の実現に向かう手伝いをするのが在宅での支援である．安心できる環境，人間関係を維持できるよう整え，在宅で医療者としての役割を担うことが，看護師としてできる支援といえる．

2 気分障害

2-1 うつ病

> **事例③** 外泊のたびに，落ち込んでしまうCさん

Cさん，30歳代，女性．専業主婦．夫，長女（12歳），実母との4人暮らし．

〈入院までの経過〉

一昨年2月，実父の死をきっかけに不眠，意欲低下，不安，食欲低下，悪心などが現れたためメンタルクリニックを受診し，うつ病と診断された．その後は通院して抗うつ薬による治療を受けていたが，年明けから調子がわるくなり，家事ができない，やる気がでない，1ヵ月で4kgもやせる，実母に家事のことで責められると包丁で腕を傷つける，などの行動があり，本人の希望で入院した．

〈現在の状態〉

入院して約2週間は，日中はほぼ臥床している状態だったが，その後，院内の作業療法に参加でき，週に1回の外泊にもでられるようになった．主治医や受け持ち看護師，家族との話し合いにより，約1ヵ月後に退院を予定している．

現在，受け持ち看護師は，外泊後にCさんと面接を行っているが，そのたびにCさんは，「家族は自分の病気をいつも理解してくれない」「家族とは，これからもきっとうまくやれないだろう」などと訴え，暗い表情で落ち込んでいる．

外泊後の夜はなかなか眠れず，追加で睡眠薬をもらい，また，翌日の午前中も落ち込みが激しく，ベッドから起き上がれない．朝食にはほとんど手をつけず，なんとか昼過ぎに起きたとき，少量を口にする程度である．

▶急性期の自傷行為とその予防

急性期のうつ病患者の場合，大量服薬やリストカットなど，自傷行為をすることがあり，最も深刻なのは自殺企図である．Cさんには入院前，実母から家事のことで責められると包丁で腕を傷つけるという自傷行為があった．

このような自傷行為が過去にある場合，それを繰り返す可能性が高いことから，入院後，まずそれらの行為を予防する働きかけが優先され，以下のような対応が必要となる．

①危険物（ベルト，かみそり，コード付きイヤホンなど）を預かる．

②自殺・自傷をほのめかす言動（「いなくなりたい」「自分は必要とされていない」と言う，身辺整理する，など），将来への絶望感，強い不安・焦燥感，心気妄想・罪業妄想・貧困妄想（第Ⅴ章1節F-2-b参照）などがあれば，観察を密にする．

③自傷行為の背景にある思いを十分に聴き，受け止める．自傷行為に関連する問題への対処法を共に考え，自傷行為以外の方法で解決が図れるようにする．

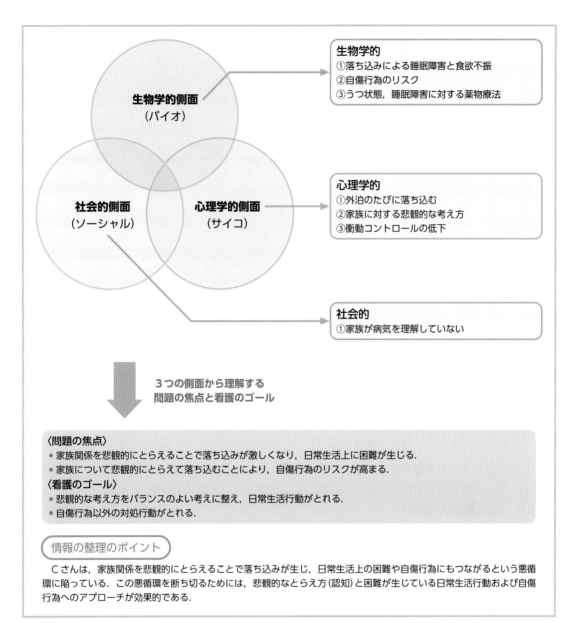

生物学的
①落ち込みによる睡眠障害と食欲不振
②自傷行為のリスク
③うつ状態，睡眠障害に対する薬物療法

心理学的
①外泊のたびに落ち込む
②家族に対する悲観的な考え方
③衝動コントロールの低下

社会的
①家族が病気を理解していない

生物学的側面
（バイオ）

社会的側面
（ソーシャル）

心理学的側面
（サイコ）

3つの側面から理解する
問題の焦点と看護のゴール

〈問題の焦点〉
• 家族関係を悲観的にとらえることで落ち込みが激しくなり，日常生活上に困難が生じる．
• 家族について悲観的にとらえて落ち込むことにより，自傷行為のリスクが高まる．
〈看護のゴール〉
• 悲観的な考え方をバランスのよい考えに整え，日常生活行動がとれる．
• 自傷行為以外の対処行動がとれる．

情報の整理のポイント

　Cさんは，家族関係を悲観的にとらえることで落ち込みが生じ，日常生活上の困難や自傷行為にもつながるという悪循環に陥っている．この悪循環を断ち切るためには，悲観的なとらえ方（認知）と困難が生じている日常生活行動および自傷行為へのアプローチが効果的である．

図Ⅸ-2-1　　バイオ・サイコ・ソーシャルモデルによる問題の焦点と看護のゴール

1 ● アセスメントと看護計画

　バイオ・サイコ・ソーシャルモデルを用いてCさんのアセスメント内容を整理すると，**図Ⅸ-2-1**のようになる．

　Cさんは，退院を控え外泊を繰り返しているが，そのたびに落ち込み，睡眠や翌日の生活（食事の摂取など）にも困難が生じている．この状態の背景には，Cさんが，"家族は，自分の病気をいつも理解してくれない"などと，悲観的に解釈することが関係しており，現在Cさんは，このような解釈の仕方，気分の変化，日常生活の困難さに十分対処できて

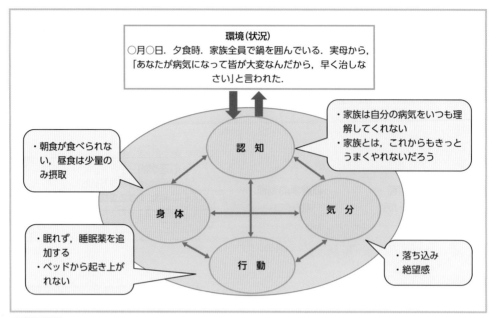

図Ⅸ-2-2　Cさんの5つの領域の関連図

いない．また，Cさんの入院前の経過を踏まえると，自傷行為につながる可能性もある．

　今後大切なことは，退院してから再発をせず，社会生活を維持するために，Cさん自身が症状や生活上の困難に対処できるようになることである．それを想定したうえで，ケアを展開する必要がある．そのためには，落ち込みに対する傾聴や共感と同時に，第Ⅷ章で学んだ認知行動療法における“認知”と“行動”への支援法が役立つ．

a. 認知への支援

　まず，認知への支援では，落ち込みなどの気分や，日常生活行動に影響しているCさんの考え方（認知）をとらえる．Cさんが，どういう状況（環境）のときにどう考え，それが気分や日常生活行動にどう影響したかを，Cさんの話を聴きながら，**図Ⅸ-2-2**のように整理してみる．この図は，「認知」が気分や日常生活行動などと関連し，悪循環をきたす状態を表している．このような状態が続くと，状況はさらに固定化されてしまう．しかし，別の視点を取り入れ，「認知」がバランスのよいものに変われば，気分や日常生活行動の変化，さらには状況の変化がもたらされることもあり得る．これらの内容をCさんと共有すると同時に認知を検討し，バランスよく整えていく働きかけを試みる．

b. 行動への支援

　行動へのアプローチでは，睡眠や食事など，支障をきたしている日常生活行動に働きかける．まず，睡眠や休息のパターン，食事の回数・量などの状況，また落ち込みなどの気分との関連をモニタリングする．

　また，落ち込んでいてもそこからどう行動に移すかなど，まず行動から変える方法をCさんと話し合うのもよい．Cさんと2週間くらいで達成できそうな目標を共有し，達成状況をみながら，Cさんができたことをフィードバックし，少しずつ自信をつけられるようにする．

表Ⅸ-2-1　Cさんの思考記録シート

①状　況	○月○日．夕食時．家族全員で鍋を囲んでいる．実母から，「あなたが病気になって，皆が大変なんだから早く治しなさい」と言われた
②気分（%）	落ち込み（95%），絶望感（90%）
③自動思考	①「家族は，自分の病気をいつも理解してくれない」 ②「家族とは，これからも，きっとうまくやれないだろう」
④バランスのとれた考え	①「いつも」というのはいきすぎだ．また，家族全員が理解してくれないわけではない．夫はうつ病の本を読んでおり，ときどき「休養だと思ってゆっくりすればいい」と言ってくれる ②夫は理解しようと努力している．実母は話してもなかなか理解してくれないが，これまで家事が全然できなかったときは，ほとんどやってくれていた．うまくやれない，ということはないだろう
⑤気分（%）の変化	落ち込み（50%），絶望感（40%）

　Cさんは，これまで実母に責められるというストレスがかかると自傷行為に至ることがあった．自傷行為ではない，別の対処法はないかをCさんと話し合うことも重要である．新たな対処法を見つけ，達成できそうな目標を設定して，達成状況を一緒に評価するようにする．

2 ● 看護の実際

a. 認知を検討しバランスよく整える働きかけ

　図Ⅸ-2-2の内容をCさんと共有した後，「認知」の部分を，Cさんと一緒に検討する．このとき，Cさん自身の考え方・解釈を変えたいという動機づけが大切である．また，検討にあたり，表Ⅸ-2-1のシート（コラム法［第Ⅷ章2節A-4-c参照］の短縮版）を用いるとよいこと，また用い方を事前にCさんに心理教育する．

　どんな状況のとき，どんな気分を感じ，そのときどんなことを考えていたか（自動思考）を，Cさんから話を聴き，できるだけCさん自身で記入する（記載方法は第Ⅷ章2節A-4-cを参照）．「落ち込み」「絶望感」などの気分の強さの程度は，自分の経験上，最大に強い場合を100%，まったく感じない場合を0%と設定し，点数化する．「③自動思考」とは違う「④バランスのとれた考え」をCさん自身で挙げられるように，第Ⅷ章の表Ⅷ-2-5「反証を挙げるための問いかけ」を参考にする．「もし親しい人が同じことで悩んでいたら，どうアドバイスするか」「これまでに似たような体験をしたとき，どんなことを考えたら楽になったか」などとCさんに尋ね，Cさん自身でいろいろな視点から考えを挙げていく．その結果，②「気分」の程度がどう変化するか点数化して確かめる．

b. 日常生活行動のモニタリングと行動を起こすための支援

　まず，Cさんと一緒に，睡眠や食事などの日常生活行動の状況と，そのときの気分との関連を調べる．起床から就寝までの1日，また1週間単位で観察し，記録表などを用いて観察内容を経時的に記入する（本章2-2節の図Ⅸ-2-4参照）．その後，落ち込みなどの強さの程度による活動状況の違い，落ち込みが激しいときでもどうしたら行動を起こせるか，などについてCさんと話し合う．また，具体的に行動を起こすプランの作成も一緒に行い，実施できたことに対して肯定的なフィードバックをする．

c. 自傷行為ではない，別の対処行動を見つけて試す

Cさんと，これまでの自傷行為に至った背景を振り返り，自傷行為以外の対処行動を見つけ，試す機会を得られるようにする．Cさんと問題解決策リストを作成する（第VIII章2節の**表VIII-2-6**参照）．事前に用い方をCさんに心理教育したうえで，できるだけCさん自身で記載するように促す．

(1)問題を整理して目標を設定する

まず「①現在抱えている問題」として，実母に責められて包丁で腕を切りつけた出来事を具体的に記載し，「②今回取り組むこと」として，たとえば「実母に責められたとき，自分を傷つけない対処法をとる」といった明確で達成可能な目標を設定する．

(2)解決策を挙げる

「③ブレインストーミング」では，Cさんから自由な発想で，判断は後回しにして（ブレインストーミングの原則）数多くの解決策を挙げてもらう．「何か言われたとき，まず1回深呼吸する」「責められていると思い始めたら，『私，責められていると思っているな』とこころの中でつぶやく」「好きなアロマの香りをかぐ」など，人から聞いたものやこれまで試したことのあるもの，またそれ以外に「（包丁がある）台所は常に鍵をかけておく」「実母に『うるさい！』と怒鳴る」など，ユニークで一見短所が目につくような解決策も挙げるように促す（看護師があえてこの視点で例を挙げると患者も挙げやすくなる）．

(3)実行可能な解決策を検討する

いろいろな解決策を挙げた後，各解決策の長所・短所を検討し，「⑤今回実行する解決策」としてCさん自身が現時点で最も実行しやすく，達成できそうな解決策を選び，具体的な方法を検討する．たとえば，「何か言われたとき，まず1回深呼吸する」と「好きなアロマの香りをかぐ」を組み合わせ，責められたらその場でまず深呼吸を1回し，その後，自分の部屋でアロマを焚いて心安らぐ画集を見る，といった具体的な対策を立てるようにする．その際，うまくいかないこと，たとえば，外出先でこの事態が起こり，アロマを焚いたり，画集が見られないことが予測されるなら，あらかじめスマートフォンに好きな画集をダウンロードしておき代替する，といった対策も立てておくように促す．最終的に，Cさんが「これならできる」という解決策に落とし込めるようにする．

(4)実行から評価

その後，外泊時に実行したこと，またその評価をCさん自身で記載し，解決策が妥当だったかどうか，他に適切な方法はないかなどを検討し，少しずつ自傷行為以外の方法がとれるようにする．

3 ● 看護の評価

まず，「認知」をバランスのとれた考え方に整えることで，気分の程度がどう変化したか，新たに生じる気分があるかどうかをCさんと確認した．考え方を変えることが気分の変化につながった場合，その考えはどのようなもので，どれくらい確信できるかを確かめる．もし確信度が低い場合は，その考えが妥当なものかどうかを生活のさまざまな場面で確認するように促す．Cさんの場合，思考記録シート（**表IX-2-1**）の②のように，落ち

込みが95%，絶望感が90%だったが，④「バランスのとれた考え」に整えることで，それぞれ50%と40%に下がっているため，効果的なアプローチだったと考える．しかし，バランスのとれた考えの確信度はこの作業の時点では低いことも多いため，別の場面でもこのシートを作成し，バランスのとれた考えを導き出す作業を繰り返し行うようにする．

　また，Cさんと一緒に作成した記録表や問題解決策リストなどの行動プランについては達成状況を確認し，うまく達成できた場合は何がよかったか，継続するにはどうするとよいか，また達成できていない場合はどんな改善点があるかを話し合った．Cさんの場合，自傷行為以外の方法として，深呼吸し好きなアロマの香りをかぐことが，自傷行為の防止につながったかを一緒に評価する．つながった場合はその方法の継続を勧めるが，つながらなかった場合は，どうしたら防止につなげられるか具体策を話し合い，そこから，新たな行動プランの作成につなげる．

4 ● うつ病の事例から学ぶこと

　Cさんのようなうつ病患者の場合，悲観的・マイナス的な考え方・解釈の仕方（認知）が，落ち込みなどの気分や日常生活行動，自傷行為などに影響することが多いため，考え方に対する働きかけは有意義であろう．同時に，行動をモニタリングし，行動プランを立て実行すること，行動上での問題・課題がある場合は，行動面からの働きかけも行うことが重要である．

2-2 双極性障害

事例④ 家族関係がきっかけで気分の波に悩むDさん

　Dさん，40歳代，女性．事務職．実母（65歳），長男（20歳），長女（15歳）との4人暮らし．

〈入院までの経過〉

　大学卒業後，大学時代に知り合った前夫と結婚し，専業主婦となり，2児を出産した．数年後，マンション購入をきっかけに夫の借金の問題が発覚し，関係が急激に悪化した．その頃から落ち込みや不安，不眠が生じるようになり，時々イライラして攻撃的な言動もみられ，子どもたちにつらくあたるようになった．翌年離婚したが，前夫が養育費を滞納したため裁判を起こし勝訴した．その間も不眠，イライラ，落ち込み，涙もろい状態が続き，裁判後，近所の精神科を受診したところ，うつ状態と診断されて抗うつ薬の処方を受けた．その後，実母と同居するようになり，仕事も始めたが，忙しくなると数日寝ずにこなすことが続いた．また，年に数回，家事がほとんどできなくなり，1週間程度寝込むこともあった．この間に双極Ⅱ型障害と診断され，気分安定薬（炭酸リチウム）を服用するようになった．2ヵ月前，家事に非協力的だと実母に暴言を吐いたことがきっかけで関係が悪化し，それ以降，不眠や多弁，焦燥感も強く，落ち着いて食事ができず，家事や仕事もほとんどこなせなくなったことから，本人の希望で入院した．

〈現在の状態〉

　入院後は，薬物療法により睡眠や食事がとれるようになり，焦燥感も落ち着いてきたため，作業療法に参加し，生活リズムが少しずつ整ってきた．入院から3週間経った頃，Dさん，主治医，担当看護師との間で，退院を1ヵ月後に設定し，家族との調整を図っていくことになった．息子が週に1回面会に来るため，その際に看護師が息子と面談し，家族の意向を聴いたが，実母は別居を希望しているという．また看護師が定期的にDさんと面接し，生活の立て直し，再発予防，家族関係の調整などについて話し合いを進めている．Dさんは，仕事や家事が立て込んでくるとコントロールが利かなくなり，寝ずにやりこなそうとすることが問題だと話している．家族に対して暴言を吐いたことを申し訳ないと思っていること，実母との別居も仕方ないと受け止めているとも話している．

1 ● アセスメントと看護計画

　バイオ・サイコ・ソーシャルモデルを用いてDさんのアセスメント内容を整理すると，**図Ⅸ-2-3**のようになる．

a. 気分の波を適切にアセスメントする

　Dさんは，離婚や訴訟などの大きなストレスが重なり，当時，うつ状態と診断されているが，離婚以前からの気分の落ち込みや不安，イライラ，子どもたちへの攻撃的な言動などを考慮すると，すでに夫との関係が悪化した時点では，躁とうつの気分の波を繰り返していた可能性がある．双極性障害の場合，うつ病の場合とは治療内容が異なり，使用され

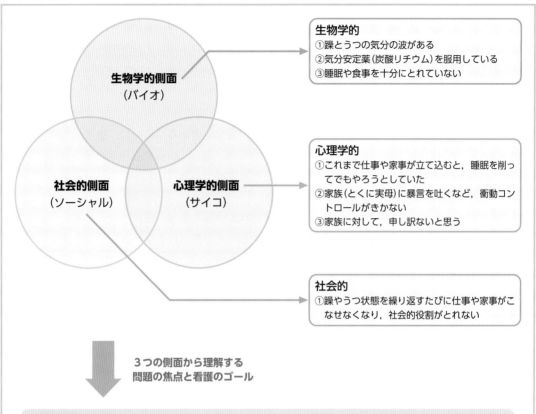

生物学的
①躁とうつの気分の波がある
②気分安定薬（炭酸リチウム）を服用している
③睡眠や食事を十分にとれていない

心理学的
①これまで仕事や家事が立て込むと，睡眠を削ってでもやろうとしていた
②家族（とくに実母）に暴言を吐くなど，衝動コントロールがきかない
③家族に対して，申し訳ないと思う

社会的
①躁やうつ状態を繰り返すたびに仕事や家事がこなせなくなり，社会的役割がとれない

生物学的側面
（バイオ）

社会的側面
（ソーシャル）

心理学的側面
（サイコ）

3つの側面から理解する
問題の焦点と看護のゴール

〈問題の焦点〉
- これまで躁やうつ状態を繰り返すたびに，睡眠や食事などの日常生活に支障をきたし，社会的役割もこなせなくなっている.
- 仕事や家事が立て込むと，やりこなそうとして睡眠を削ってでもやってしまう傾向があり，目標志向的な活動の増加と睡眠時間の減少が躁状態の前駆症状である可能性が高い.
- 家族（とくに実母）への衝動コントロールがきかない.

〈看護のゴール〉
- 生活を立て直し，今後の再発予防のために，躁やうつ状態の前駆症状の把握と適切な対処法を見つけ，それら気分の波とうまく付き合える.
- 家族との関係の修復を図る.

情報の整理のポイント

　Dさんは，これまで躁やうつの気分の波をコントロールできず，日常生活行動や社会的役割に支障をきたし，家族関係の悪化もまねいてきた．躁やうつの波とうまく付き合うためには，それらの状態に発展する前の前駆症状を把握し，適切に対処できることが有効である．また躁状態のときの周囲との関係悪化は，後にDさん自身を苦しめ，うつ状態の重症化にもつながる可能性があるため，家族の病気の理解と家族との関係調整は重要である.

図IX-2-3　バイオ・サイコ・ソーシャルモデルによる問題の焦点と看護のゴール

る薬物は炭酸リチウムなどの気分安定薬となる[1]．そのため，適切な治療が行われるには，過去の気分の波のエピソードを把握すること，抗うつ薬への良好な反応が得られているかどうかをアセスメントすることが重要である[2]．

　そこで，発症までの経過を生育歴までさかのぼり，気分の波に留意しながらていねいに

聴くことが大切である．いつ，どのようなきっかけで，うつあるいは躁状態になったのか，それがどれくらいの期間続いたのか，どのような社会生活機能への影響があったのか，何がきっかけで改善したのかなどである．これらの情報は，現在の患者の問題や課題，また強みを理解するうえでも重要であり，患者が今後，気分の波とうまく付き合いながら社会生活を営むための方策を考えるときに役立つ．

　看護師は，これらの情報を患者から聴きながら，患者と共有し，気分の波とどう付き合っていけばよいかを，患者と話し合うことが効果的である．同時に，患者の薬物療法などの治療内容・方針，薬剤への反応性については，適宜，医師や心理専門職など医療チームとのカンファレンスをもち，確認することも重要である．

b. 退院後の生活の立て直しと再発予防

　Dさんの看護計画については，入院後精神状態が落ち着き，生活リズムも整いつつあることから，1ヵ月後の退院を考慮して検討する．その際，Dさんが自宅での生活を立て直し，再発を予防できるようにすることが大切である．

　まず，先述のうつあるいは躁状態になった際のきっかけや期間など，詳細な状況を話してもらうと同時に，そのようなとき，Dさんはどう対処していたかも聴くことが大切である．どのような対処をしたときにうつや躁の気分が軽減されたか，自身ではどのような対処が効果的だと考えているかなどを聴き，専門家の客観的な見方とすり合わせながら，総合的にアセスメントする．

c. 家族との関係調整

　また，Dさんの場合，家族との関係の修復が，退院にあたっての重要な課題となる．双極性障害患者の場合，先述のように，精神症状が要因となって周囲との間にトラブルを起こし，関係が悪化し破綻するケースも多いため，退院にあたっては周囲との調整が大切である．関係が悪化した状態の中に患者が戻っていくと，再燃や再発につながりやすいためである．そこで，週に1回面会に来る息子がキーパーソンとなる可能性があるため，息子を介してDさんに対する家族の気持ちや思い，Dさんと暮らす中での生活上の困難な点，家族の希望などの情報を得るようにする．一方，Dさんの家族への思いも家族に伝えながら，Dさん，家族，医療チーム間で関係修復に向けて話し合いを進める．

2 ● 看護の実際

　気分の波とうまく付き合う方法を見つけるための看護の実際について述べる．

　まず，1ヵ月後のDさんの退院に向けて，退院後にDさんが気分の波とうまく付き合い，再発を予防することを想定して働きかける．そこで，Dさん自身が普段の生活の中で気分と活動の変化をモニタリングし，パターンを把握すること，またその中で躁やうつ状態になる前に現れる症状，すなわち前駆症状に気づき，適切に対処できるようにすることが有効である．

　具体的に，気分と活動の変化のモニタリングでは，正常気分変動の範囲と躁やうつ状態のときの気分変動の範囲を書き出せる記録表[3]を用いるとよい．その利点は，躁とうつの両方の気分変動をとらえやすく，気分変動がどのような活動とつながっているのかを観察できることである．また，このような記録表の作成を習慣化することで，躁とうつの前

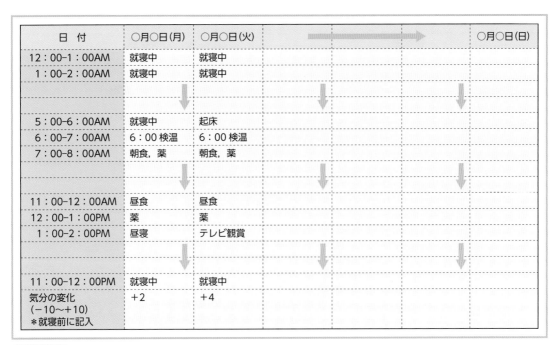

日　付	○月○日(月)	○月○日(火)	━━━━━━━▶	○月○日(日)
12：00-1：00AM	就寝中	就寝中		
1：00-2：00AM	就寝中	就寝中		
	↓	↓	↓	
5：00-6：00AM	就寝中	起床		
6：00-7：00AM	6：00検温	6：00検温		
7：00-8：00AM	朝食, 薬	朝食, 薬		
	↓	↓	↓	
11：00-12：00AM	昼食	昼食		
12：00-1：00PM	薬	薬		
1：00-2：00PM	昼寝	テレビ観賞		
	↓	↓	↓	
11：00-12：00PM	就寝中	就寝中		
気分の変化 (−10〜+10) ＊就寝前に記入	＋2	＋4		

図Ⅸ-2-4　活動と気分の記録表の例

［DH ラム, SH ジョーンズ, P ヘイワード：双極性障害の認知行動療法(北川信樹, 賀古勇輝監訳), p.155, 岩崎学術出版社, 2012を参考に作成］

駆症状に気づきやすくなる.

　記録表には, 1日のうち1時間ごとに, 何をしていたのかと, その日の気分の程度を記載する（**図Ⅸ-2-4**）. 気分の変化は, マイナス方向をうつ状態, プラス方向を躁状態とし, −10から＋10の範囲で記載し, 正常な気分の幅は−5から＋5で入する[3]. −5から＋5は, 病気ではなかったときの気分の幅の範囲と考えてもよい. **図Ⅸ-2-4**のように, Dさんに1週間分をつけてもらい, 活動と気分の変化との関係を調べ, 前駆症状と関係する活動についても話し合うことが効果的である.

　このモニタリングにより, Dさん自身で前駆症状に気づくと同時に, 躁やうつの前駆症状にはどのようなものがあるのかを理解し, 適切に対処することが重要である. 躁とうつの前駆症状には**表Ⅸ-2-2**のようなものがあるといわれている[4-6]. Dさんには, これらの前駆症状について心理教育をすることが効果的であろう. 心理教育をするときには, **表Ⅸ-2-2**のような前駆症状があることを説明しつつ, Dさん自身で過去の躁やうつ状態に陥ったときのことを振り返り, どのような前駆症状があったかを探してみる. また, **図Ⅸ-2-4**を使って, 最近の活動と気分の関係を見る中で, 前駆症状に関係する事柄を探すのもよい. Dさんの場合, これまでの経過の中で, 仕事や家事が立て込んでくると寝ずにやりこなそうとする傾向があると自身で気づいている点がポイントになる. 目標志向的な活動が増し, 睡眠時間を削ってでもこなそうとする点が, 躁状態への移行の前駆症状の可能性がある. この点をDさんと確認できるとよい.

　前駆症状を見つけたら, それらにどう対処するかをDさんと話し合う. まずDさん自

表IX-2-2　躁状態とうつ状態の前駆症状

躁状態	うつ状態
• 睡眠に関心がもてない．睡眠時間が減る • 目標達成しようとする活動が増える（目標志向的な活動の増加） • 動きすぎる（過活動） • 少しのことでピリピリする（易刺激性） • 気分が高ぶる • 社交性が増す • おしゃべりが増える • いろいろな考えが次々に浮かぶ（観念奔逸） • 普段よりも，自分は偉い，優れていると思う（自尊心の肥大）	• 他者や活動への興味・関心がなくなる • 意欲がなくなる • 抑うつ的な気分になる（抑うつ気分） • 悲しい気分になる • 集中力が下がる • 考え方がネガティブになる • 自尊心が下がる • 睡眠に支障がでる（睡眠時間が減る，何度も目が覚める，朝起きられないなど） • 体重が減る • 食欲がなくなる

身が，これまでどのような対処をしてきたのか，またそれらが効果的だったのか，そうでなかったかを聴いてみる．効果的だったものは今後も続けるようフィードバックし，効果的でなかったものは，どう工夫をしたら効果的になるか，別の方法をDさんと話し合えるとよい．

3 ● 看護の評価

退院までに，Dさんが活動と気分の記録表をつけることを習慣化できるよう，定期的に話し合うようにした．まずは，1週間記載してみて，気分がどう変化したか，−5や+5を超えた日はどんな活動をしていたか，その活動が気分の悪化につながったか，過去を振り返りその活動が躁やうつ状態への移行前の前駆症状なのか，または前駆症状を生じさせるきっかけになっていたか，などをDさんと振り返った．また逆に，−5から+5の範囲内の日はどんな活動をしていたのか，過去に安定した気分を維持するためにどんな工夫をしていたか，なども話し合った．これらを通して，退院に向けて，躁やうつの前駆症状とそれにつながる活動を理解し適切な対処法を見つけるようにした．Dさん自身が，適切に対処することで再発予防が可能であると理解していることが重要で，退院後は，外来受診時に，継続したモニタリングができているか，前駆症状にどう対処できているかを確認し，フォローするようにする．

4 ● 双極性障害の事例から学ぶこと

双極性障害の再発予防への有効なアプローチの1つとして，躁とうつの気分の波をモニタリングし前駆症状をとらえ，適切に対処することが挙げられる．これらのアプローチを躁状態が安定した入院期間中に行っておくことが大切である．また退院後の継続的なフォローも欠かせない．その他，双極性障害の再発予防には，服薬や躁・うつ症状の理解と対処などに関する心理教育も重要となる．

引用文献

1）　日本うつ病学会気分障害の治療ガイドライン作成委員会：日本うつ病学会治療ガイドラインI．双極性障害

2020, p.6-19, 2020, 〔https://www.secretariat.ne.jp/jsmd/iinkai/katsudou/data/guideline_sokyoku2020.pdf〕（最終確認：2021年9月15日）

2) 坂元　薫：Bipolar Depression の診断と治療―双極性障害の診断　過少診断と過剰診断をめぐる問題. Depression Frontier **11**（1）：9-13, 2013

3) DH ラム, SH ジョーンズ, P ヘイワード：双極性障害の認知行動療法（北川信樹, 賀古勇輝監訳）, p.182-206, 岩崎学術出版社, 2012

4) Jackson A, Cavanagh J, Scott J：A systematic review of manic and depressive prodromes. Journal of Affective Disorders **74**：209-217, 2003

5) Lam D, Wong G：Prodromes, coping strategies and psychological interventions in bipolar disorders. Clinical Psychology Review **25**：1028-1042, 2005

6) Sierra P, Livianos L, Arques S, et al：Prodromal symptoms to relapse in bipolar disorder. Australian and New Zealand Journal of Psychiatry **41**：385-391, 2007

強迫症/強迫性障害

> **事例⑤** 強迫行為が目立つようになり，母親と共に受診したEさん

　Eさん，20歳代後半，女性．無職．強迫性障害．両親と3人暮らし．

〈現在までの経過〉

　Eさんは，確認を繰り返し，目についたものがきれいに整列していることに過剰にとらわれてしまう．幼少の頃より，おもちゃや本などを好んで一列に並べたり，左右対称に置いたりしていたが，強いこだわりなどはみられず，周囲からは遊びだと思われていた．高校受験の時期には，参考書やノートなどが自分の決めた場所に置かれていないと落ち着かない気持ちになっていた．また，学校や塾に行こうとすると，必要なものが鞄に入っているのか，部屋に置き忘れていないかと心配になり，そのために何度も部屋や鞄の中を確認しては，学校や塾などに遅れることが増えていった．その後，希望の高校に合格したEさんは，不安や落ち着かない気持ちは落ち着いたものの，大学受験の頃には再び高校受験のときと同じような気持ちや行動がみられるようになった．大学入学後も，就職活動中に同じような状態になり，会社の見学や就職試験にたびたび遅れてしまい，内定を得ることができなかった．そのためEさんは，自信を失い，気持ちが落ち込んだり眠れないことも多くなり，さらに確認や目についたものをきれいに整える行動を繰り返しとるようになった．そのようなEさんを心配した母親と友人がEさんを連れて，大学の保健センターに相談に訪れた．校医より強迫性障害が疑われると助言があり，近隣の精神科クリニックを受診したところ，強迫性障害と診断された．また抑うつ状態にあるため，しばらく大学を休むよう説明された．

　大学を休み，精神科クリニックで処方された抗うつ薬を2週間ほど服用したEさんは，少しずつ眠れるようになり，気持ちの落ち込みも和らいでいった．しかし，就職活動にかかわることにふれると，不安や落ち着かない気持ちになり，確認やきれいに整列する行動を繰り返し，卒業までに就職活動を再開することはできなかった．卒業後は就職せず，自宅のみで生活をするようになっていた．

〈現在の状態〉

　Eさんは，睡眠，食事，排泄などは自立しているが，就職して働いている人に会いたくないと言って外に出ようとしない．母親や友人が外出しようと誘っても，まったく受け入れない．最近では，家の中を整理してまわり，Eさんの思うとおりに物を整理・配置することや，その確認を家族にも求めるようになっていた．Eさんは不安を抱え続けているが，家族もEさんへのかかわり方に悩んでいた．

　Eさんを心配した母親が，自宅での様子や強迫行為について医師に相談しようとクリニックの受診に同行してやって来た．

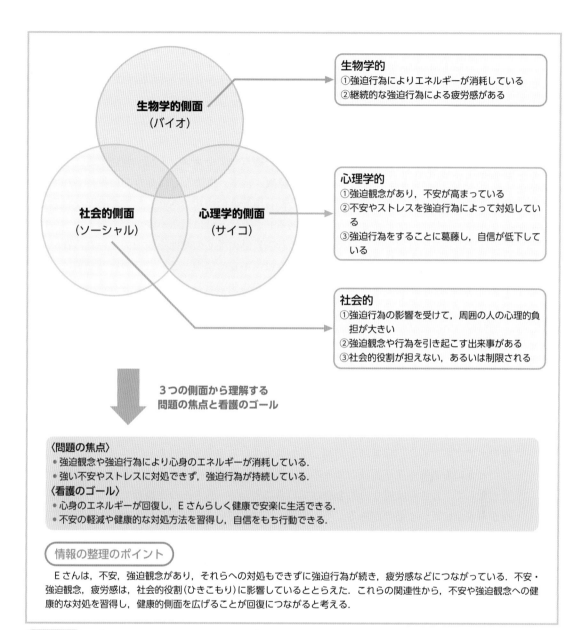

図Ⅸ-3-1　バイオ・サイコ・ソーシャルモデルによる問題の焦点と看護のゴール

1 ● アセスメントと看護計画

　バイオ・サイコ・ソーシャルモデルを用いてEさんのアセスメント内容を整理すると，図Ⅸ-3-1のようになる．

a. Eさんの病状についてのアセスメント

　Eさんに現れている強迫性障害の症状は，「大事なものを忘れている（失ってしまっている）のではないか」「大事なものが正しく整列，配置されていないのではないか」といった**強迫観念**と，それによって不安や恐怖感が起こり，その気持ちを打ち消すために繰

り返されている「確認」と「目についたものを自分の思うとおりに整理，配置する」といった**強迫行為**である．確認することや物の整理・配置にこだわることは人が通常とる行動の1つだが，Eさんの場合は不眠や気持ちの落ち込みがあり，外に出られず，家族以外とのかかわりがないといった社会生活への影響もあるため，病的であり，疾患の症状ととらえることができる．このように強迫性障害の症状やその重症度は，強迫観念に従って起こる強迫行為がどの程度生活（時間やその他の生活行動に）に影響しているのか，また生命や健康の維持に影響をしていないかといった観点でアセスメントし，判断する．

　Eさんは，生命や健康を維持するための睡眠，食事，排泄などは健康的に維持されているが，抑うつや強迫行為が続いていることから中等度の病状であり，ケアが必要な状態であると考えられる．ケアが必要な状態にあるEさんは，外に出る不安などを抱えながら自宅にひきこもり，睡眠などの健康的な生活行動以外の多くの時間を強迫的な行為に費やしていると考えられる．繰り返される強迫行為は，不安や緊張とともにその行為を続けるエネルギーを必要とする．家の中で不安を抱えながら強迫行為を続けるEさんは，心身共に消耗している可能性も考えられる．

　これらのアセスメントや本人の希望をもとに，強迫行為に至らないために不安の軽減を図り，またEさんができることや取り組みたいことなど健康的な側面に働きかけるケアを計画する．

b. Eさんとの信頼関係を構築する

　Eさんは一人で不安を抱え，また，そのようなEさんを見守り，支えている家族も戸惑い，かかわり方に悩み，強迫行為を手伝うことに疲弊している．そこでまずはEさんや家族をケアするために，保健師が訪問して相談を受ける機会を設けたり，クリニックを受診したときに看護師へ生活相談ができるよう調整する必要があると考えられる．その際の注意点として，Eさんは周りの人を避けていることから，Eさんの支援者であることを示しながら安全に近づく必要がある．その中で，疲弊していることを労いながら，不安な気持ちや困っていることについて繰り返していねいに聴き，理解を示し，受け止める姿勢でかかわることで信頼関係を構築する．このように，他者である看護師などを支援者として受け入れられるように進めていく．

c. 不安への対処を共有し，生活に取り入れることを促す

　このように信頼関係を構築したうえで，強迫観念が現れ，不安になったとき，強迫的な行為が起こりそうなときに，どのような対処ができるのかを一緒に考える．対処方法は，いくつか提案しながら，Eさんができそうなことを一緒に探していく．Eさんが選んだ対処方法は，実際の生活の中でも取り組むように促し，その結果についても共有する．そのとき，思うような結果が出ないことやうまくできなかったとしても，取り組もうとしたことを前向きに評価する．同時に，強迫観念に従って起こる強迫行為は，なんらかの緊張や不安が高まると起こりやすくなるため，それらを除去したり，和らげるかかわりも必要である．

d. Eさんができていること，やってみたいことに着目する

　不安や緊張，あるいは強迫観念や強迫行為にのみ注目せず，Eさんができていることややってみたいことについても共有し，それらの取り組みを勧めることも効果的である．で

きていることややってみたいことに取り組むことで，不安や緊張から目をそらして強迫行為に至らず，安心や安全といった肯定的な気持ちで過ごせる時間を増やすことにつながる．

まずは健康的な側面を見つけて，それらが維持，促進される方法を一緒に考え，実施する．Eさんには，食事や睡眠など健康的な側面があることを伝えて，自信の回復を図ることや，それらが維持できる理由と今後も維持継続する方法を一緒に考える．また，健康的な生活方法や取り組んでみたいことも話し合いながら，それらを生活に取り入れることを促し，強迫観念や強迫行為から離れる時間をつくる．

2 ● 看護の実際

a. 安心して相談できる関係をつくる

母親が同行して受診した際，看護師はEさんと母親に声をかけ，生活の様子やいまの気持ち，医師の説明でわからなかったことはないかなどを聞き，看護師との接点をつくった．その後も受診のたびに話をする機会をもち，受診できなかったときは電話をするなどで関係づくりを続けた．このような中で，Eさんは次第に「自分はきちんとしていない」，「外に出ることが怖い」など，困っていることや不安なことを話すようになった．

b. 強迫観念が浮かんだとき，不安になったときの対処法を一緒に考える

Eさんに詳しく話を聞くと，とくに就職のことを考えると自分はきちんとしていないと感じ，家のものを整理したり，自分のルールどおりに物が置いてあるのかを何度も確認してしまうとのことであった．また，これらを行わないと不安な気持ちで苦しくなるという．そこで看護師は，「自分はきちんとしていない」と思ったとき，その思いから気をそらす方法を考えようと提案した．なかなか思いつかないEさんであったが，「深呼吸をする」ならできそうだと話したため，それを自宅で取り組み，結果を知らせてほしいと伝えた．

c. Eさんのストレングスを評価し，自信につなげる

このようなやり取りを続けるのと同時に，看護師はEさんにできていることや健康的側面などストレングスも伝えた．「食事や睡眠がよく取れていますね」「外にでることが怖くても，受診に来ていますね」などと繰り返し伝え，「深呼吸をする」といった対処行動をとることで，強迫行為をすることなく過ごすことができたと，一緒に評価していった．受診に来るたびにこのような話し合いを続けると，Eさんは少しずつ自信を取り戻し，「外出したい，外出先がほしい」と話すようになった．自宅では，時々不安になるけれど物の整理や確認行為の頻度は減ってきて，外に出ると気分がよいと感じるようになったと話した．母親からは定期的にEさんの自宅での様子を聞き，健康的な行動を増やしていくことへの取り組みに協力をお願いしていた．母親の心配も和らぎ，Eさんが不安になっているときの対応もできるようになり，Eさんが外出をするという新しい目標も応援したいと話していた．そのため，これまでと同様にEさんと看護師で安全に外出をするための方法を一緒に考え，次の目標に向けてできることを話し合った．

3 ● 看護の評価

強迫症/強迫性障害を抱えた人への看護の目標は，症状がなくなることではない．これら症状によって起こっている生活行動の制限（たとえば，不潔恐怖でトイレに入れないな

ど）や身体機能の低下（たとえば，過度な強迫行為による体力の消耗など）を緩和し，健康的な側面が拡大されることも目指す．そのため看護の評価は，①生命を維持するための生活行動を安全にとることができるようになったか，②健康的な生活行動がどれだけ増えたかといった観点で行う．

　Eさんは，食事，睡眠，排泄などの生活行動に問題はなかったが，自宅で強迫行為を繰り返していた．しかしEさんは，看護師と協力して不安への対策を立て，それを生活の中に取り入れたことで，不安を自分自身でコントロールするようになった．その結果，自宅での強迫行為が減少し，体力の消耗も軽減されたと考えられる．また，看護師がEさんの健康的な側面に働きかけたことで，Eさん自身がそれに気づき，自信を取り戻すことにつながった．自信を取り戻したEさんは，安心して健康的な行動や取り組みたいことに試み，強迫行為ではなく健康的な生活行動をとる時間が増加したと評価できる．強迫行為をやめることを目標にすることは，大きなプレッシャーになり不安が増大し，過度な強迫行為につながる可能性もある．そのため今回のように健康的な側面にも注目して，その拡大を目標にしたことは，Eさんへプレッシャーを与えることなく，健康的な生活行動やEさんのできることの促進につながったと評価できる．

4 ● 強迫症/強迫性障害の事例から学ぶこと

　強迫行為などの精神症状が表れて生活に影響しているのがみられると，その精神症状がみられなくなることを目標にしたくなるが，今回の事例には有用ではないとわかる．また，ケアやかかわりは，本人が安心・安全であると感じられるものでないと進められない．強迫行為は，自我の不安を治める防衛機制の1つであるともいわれている．つまり，強迫症/強迫性障害を抱えた人の不安が高まることやプレッシャーとなるものは，過度な強迫行為につながるため，避けたほうがよいとわかるだろう．そのためにも，この障害を抱えた人にどのような生活背景があり，どのようなことが不安や心理的負担の要因となるのかをよく理解し，それらの要因が周りの環境やケアに含まれてないかを確認していくことが必要である．それと同時に，この疾患を抱えた人それぞれにどのようなストレングスがあるのかも理解し，それをケアに役立てることも重要である．このようなその人のストレングスを育むケアや支援は，安全で安心できるものになる．看護者と対話を続けながらストレングスを見つけていくことが，本人にとって自信や健康的な行動を取り戻すことになり，それが強迫行為などの精神症状の改善にもつながる．

4 パニック症/パニック障害

事例 ⑥ 通勤時，強い不安や恐怖を感じてしまうFさん

Fさん，20歳代，女性．保険会社の事務職．父親，母親との3人暮らし．

〈これまでの経過〉

Fさんは，大学卒業後，保険会社の事務職として就職し，忙しい毎日を送っていた．約1年前，朝の通勤ラッシュ時の電車の中で突然胸がドキドキし，息苦しさや全身の震えを感じて，慌てて電車を降りた．そのとき内科を受診したが，異常はないといわれた．

半年後，また朝の電車の中で，前回と同様に胸のドキドキする感じが出現し，「まただ！　今度こそ心臓が止まってしまう！」と思うと，ますます強い不安や恐怖に襲われ，本当に電車の中で倒れてしまった．それ以来，「また，同じことが起こるに違いない」と考えると，電車に乗ることができなくなり，家族が車で送り迎えするようになった．また，発作が電車の中以外でも起こるようになり，混雑したスーパーマーケットやデパート，レストランに行けなくなり，仕事も休みがちになった．

〈現在の状態〉

1ヵ月前，家族の勧めで精神科を受診し，パニック障害と診断され，服薬と通院を開始した．服薬により，仕事はなんとか家族の送り迎えがあれば行けるようになったが，それ以外の場所にはでられない状態が続いている．また，親しい友人から外食に誘われても断り続けている．

1 ● アセスメントと看護計画

バイオ・サイコ・ソーシャルモデルを用いてFさんのアセスメント内容を整理すると，**図Ⅸ-4-1** のようになる．

パニック発作は，なんらかの生活上のストレスやきっかけから，動悸や息苦しさ，窒息感，めまい，震えなどの身体症状が突然に起こり，強い不安や恐怖を伴う状態で，誰にでも起こる可能性がある．

しかし，それがパニック症/パニック障害に発展する場合は，パニック発作時の身体の変化に対して，「どうしよう！　倒れてしまう！」「このまま死んでしまうかもしれない！」などの恐ろしく大変なことが起こるという誤った考え方・解釈（破局的認知）がみられる．また，発作後に生じる「また発作が起こるのではないか」「今度起きたら死んでしまうに違いない」などの考え方も，不安や緊張を高め，より発作を起こしやすくしてしまう．そして，発作が起きた場所や状況を避ける回避行動がみられるようになり，悪循環が生じる．

Fさんは，まさにこの状態に陥っている．**図Ⅸ-4-2** のように，電車の中で胸のドキドキする感じが起こったとき，以前の体験を思い起こし，「まただ！　今度こそ心臓が止

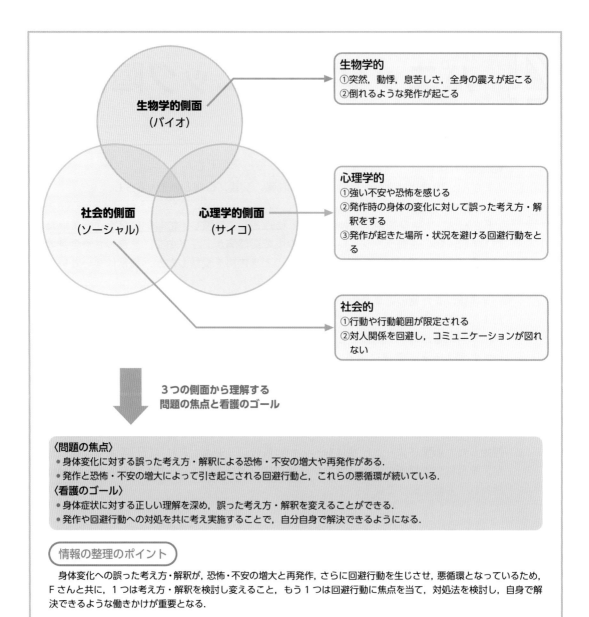

図Ⅸ-4-1 バイオ・サイコ・ソーシャルモデルによる問題の焦点と看護のゴール

まってしまう！」という考えが生じ，ますます状態が悪化，結果的に倒れてしまっている．また，この体験に対して「また，同じことが起こるに違いない」と考えることが，レストランなど電車以外の場所への回避行動につながり，次の発作の引き金ともなる．

　そこで，Ｆさんの考え方・解釈，つまり認知に注目した働きかけが必要である．また，回避行動がパニック障害を維持してしまっているとも考えられることから，回避行動の変容を目指した働きかけも重要である．この場合，認知行動療法の考え方や技法を取り入れるとよい．

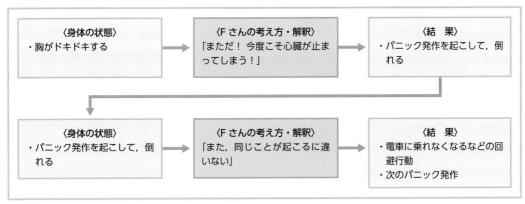

図IX-4-2　Fさんの考え方・解釈とパニック発作，回避行動の関係

2 ● 看護の実際

　パニック症/パニック障害の患者は，他の精神疾患を合併していない場合，外来通院で治療することが多い．看護師は，Fさんに対し主として下記のような働きかけを外来で行う．

a. 考え方・解釈に注目した働きかけ

　まず，身体の状態に対する考え方・解釈が，パニック発作を誘発したり，回避行動を生じさせることを，Fさんが理解できるように説明する．それだけで考え方・解釈が変わる場合もある．また，Fさんと一緒に考え方・解釈を検討し変えていくこともできる．その場合，本章2-1節2-a「認知を検討しバランスよく整える働きかけ」を参照するとよい．

b. 回避行動の変容のための働きかけ

　回避行動をとることでどんなことが困るか，どういう行動を変えたいか，どんな行動なら変えやすいか，などの話を聞きながら，Fさんと目標を設定する．このとき**表IX-4-1**のようなアクションプラン用のシートを活用するとよい．

　具体的な進め方として，Fさんと目標を設定（①）した後，数週間で達成できそうな具体的なアクションプラン（②）を立てる．次に，開始日時（③）を決め，Fさんに，実際にプランを実行しているところをイメージ（④）してもらう．すると，多くの患者は，プランがうまくいかないところをイメージし，心配なことが生じてくる．その心配なことは何か（⑤），またそれを乗り越えるためにはどうしたらよいか（⑥）を一緒に考える．

　このように，実行に移す前に心配なことに対してどう対処するかを考えておくと，プランを達成できる可能性が高くなる．また，心配を乗り越える方法を考えるとき，患者に，「いままで，同じような問題にどう対処してきたか？」「その方法は今回のことにも使えるか？　使えない場合，他のどんな方法を組み合わせるとうまくいくか？」，自分が信頼している人を想像して，「もし，あの人だったら，どのように対処するだろうか？」などと自問を促し，導き出せるようにする．

3 ● 看護の評価

　ここまでをFさんと共に行ったら，次はFさんにプランを実行（⑦）し，その達成状況

表IX-4-1 Fさんのアクションプラン

①**目標設定**
　レストランで友人と食事ができる
②**アクションプラン**
　ランチタイムに，友人とレストランで食事をする
③**開始日時**
　○月○日のランチタイム
④**イメージする**
⑤**心配なこと**
　お店が混んでくると，胸がドキドキして倒れてしまうかもしれない
⑥**心配を乗り越える方法**
　• 混む前（12時頃）にお店をでられるように早めに行く
　• ドキドキしてきたら胸とお腹に手を当てて，お腹を意識しながら，ゆっくり深呼吸
　　する
⑦**実　行**
⑧**計画の達成状況**
　○月○日：12時近くになったら，店が混んできて，少しドキドキしてきた．食べて
　　　　　いる途中だったが，とっさに店からでてしまった
　○月△日：店に着くのが遅くなり，12時過ぎから食べ始めた．店がだんだん混んで
　　　　　きて，ドキドキして店からでたくなったが，まず胸に手を当てたらそれで
　　　　　落ち着き，最後まで食べられた
⑨**この計画を実行した結果，わかったこと**
　• 混んできて胸がドキドキしても，胸に手を当てるだけで落ち着けることがわかった
　• 最後まで食事ができて，少し自信がついた．今度は，数人の友人とディナーに行っ
　　てみたい
→次回のアクションプランに役立てる

（⑧）を記載してきてもらった．このとき大事な点は，Fさんに，実行できたこととでき
なかったことの両方を書くように伝えておくことである．何が効果的だったか，何を改善
したらよいか，次は何に取り組むかなどを，Fさん自身が考えるための材料になる．そし
て，最後にこのプランを実行してわかったことを整理し（⑨），評価した．Fさんと，プ
ランのよかった点は何か，プランを継続するにはどうするとよいか，またプランが実行で
きなかった場合，どう工夫すると実行できるか，などを整理し，次の課題を見つけること
につなげた．

　これらを繰り返すことで，Fさんは，自分で問題に取り組み，解決していく方法を身に
つけられるようになる．

　このプロセスを通して，看護師は，Fさんが自分で問題解決に取り組むこと，焦らず達
成可能な目標を1つずつクリアしていけるように支援することが大切である．また，Fさ
んができたことをフィードバックし，Fさんが少しずつパニック発作や回避行動に対処で
きるよう自信をつけられることが重要である．

4● パニック症/パニック障害の事例から学ぶこと

　Fさんのように，パニック発作と考え方・解釈，回避行動などの悪循環に陥っている患
者の場合，考え方・解釈，回避行動の両面から働きかけることが効果的であろう．また前
述のように，パニック症では患者自身が不安や恐怖に直面し実験的に行動を起こさなけれ

ば，発作や回避行動を改善していくことは難しい．患者が行動を起こすためには，動機づけを高め，少しずつ段階を踏んで不安や恐怖に向き合えるよう支援し続けることが重要である．

5 アルコール使用障害（アルコール依存）

事例 ⑦ 連続飲酒後に体調が悪化し，任意入院となったGさん

　Gさん，40歳代，男性．会社員．パートタイム勤務の妻，中学生の長男，小学生の長女の4人暮らし．

〈入院までの経過〉

　Gさんは職人の父親，専業主婦の母親，妹の4人家族で生育した．父親は飲酒，喫煙，競馬の習慣をもち，酩酊時に家族に暴力を振るうこともあり，食道静脈瘤が原因で50歳代に死去した．

　Gさんは高校卒業後に会社員となり，飲酒，喫煙，パチンコが習慣であった．20歳代で結婚し2児が生まれた．30歳代より飲酒量が増え，起床後に手指振戦が出現し，飲酒が原因で遅刻，欠勤を繰り返すようになった．Gさんは酩酊時に妻や子どもに暴力を振るっても記憶しておらず，妻はGさんの機嫌をとりながら世話をし，2人の子どもはGさんにおびえていた．

　上司から厳しく注意されて禁酒を決意したものの，数日後には隠れて飲酒するようになり，まもなく食事もとらずに飲酒し続ける状態に陥った．この後，連続飲酒による欠勤を何度か繰り返した末に解雇された．

〈入院時の状態〉

　連続飲酒が2週間続いたX年2月1日，体調が急激に悪化したため，しぶしぶ入院を承諾し，午前10時に任意入院した．最終飲酒は同年2月1日午前1時頃，量は1日平均日本酒8合であった．入院時，身長170 cm，体重55 kg，BMI 19.0．体温37.8℃，血圧160/94 mmHg，脈拍108回/分，総タンパク量5.0 g/dL，ヘマトクリット値60.0%，γ-GTP 183 IU/L，AST 153 IU/L，ALT 73 IU/lL，血清総ビリルビン3.0 mg/dLであった．発汗，全身倦怠感，悪心，右上腹部痛，下痢，手指振戦の症状を訴え，極度に落ち着かない様子のため個室へ入室した．

1 ● アセスメントと看護計画

　バイオ・サイコ・ソーシャルモデルを用いてGさんのアセスメント内容を整理すると，**図Ⅸ-5-1**のようになる．

a. Gさんのアセスメントと看護計画

　Gさんの父親もアルコール使用障害（アルコール依存）であり，不適切な養育により，Gさんの発達や愛着形成に大きな影響を受けた可能性がある．Gさんは「断酒の決意→断酒の失敗→連続飲酒→社会生活上の困難→体調悪化による飲酒不能→断酒の決意」という循環を繰り返しており，アルコール，ニコチン，パチンコへの依存，暴力行為により家族関係や社会生活に支障をきたしている．

　入院時にはアルコール離脱症状，肝機能障害，るい瘦（異常な低体重），低栄養がみら

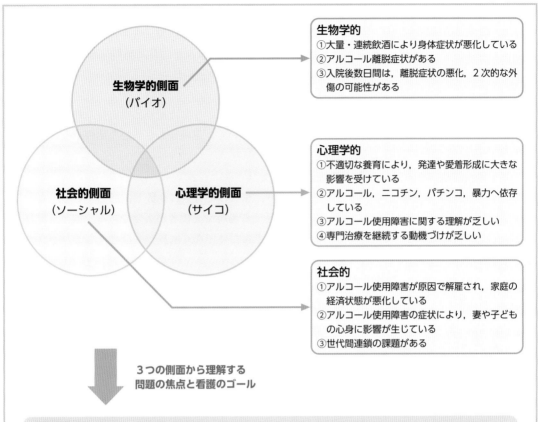

生物学的
①大量・連続飲酒により身体症状が悪化している
②アルコール離脱症状がある
③入院後数日間は，離脱症状の悪化，2次的な外傷の可能性がある

心理学的
①不適切な養育により，発達や愛着形成に大きな影響を受けている
②アルコール，ニコチン，パチンコ，暴力へ依存している
③アルコール使用障害に関する理解が乏しい
④専門治療を継続する動機づけが乏しい

社会的
①アルコール使用障害が原因で解雇され，家庭の経済状態が悪化している
②アルコール使用障害の症状により，妻や子どもの心身に影響が生じている
③世代間連鎖の課題がある

生物学的側面
（バイオ）

社会的側面
（ソーシャル）

心理学的側面
（サイコ）

3つの側面から理解する
問題の焦点と看護のゴール

〈問題の焦点〉
• 離脱症状や環境の変化に伴う全身状態の急激な変調をきたしている．
• アルコール使用障害に関する理解の乏しさ，専門治療を継続する動機づけの乏しさによる悪化のおそれがある．
• 解雇に伴う経済的困窮，家族関係の悪化について不安がある．

〈看護のゴール〉
• 良好な患者−看護師関係を構築する．
• 安心で安全な治療環境の整備，全身状態のモニタリング，適切な薬物療法，セルフケアの支援を受け，離脱症状が回復し，全身状態が改善する．
• 依存症の病理，生活や家族への影響，回復過程について学ぶ．
• 退院後も専門的な治療や支援とのかかわりを継続する．
• それぞれの家族員も，必要に応じて専門的な支援を受ける．
• 経済的困窮の助けとなるような制度の情報を得て検討する．

情報の整理のポイント

　今回の入院はGさんが初めて専門治療に接する重要な機会である．依存症の回復には，患者と支援者との良好な関係性が基盤となることを念頭におき，患者に寄り添う姿勢を入院直後から表し，対話を通じてGさんの望みや困りごとを知り，課題の解決や環境の改善を目指してGさんと共に取り組む姿勢が求められる．

図IX-5-1　バイオ・サイコ・ソーシャルモデルによる問題の焦点と看護のゴール

　れた．入院後数日間は，離脱症状の悪化，けいれん発作，振戦せん妄，2次的な外傷などが生じる可能性がある．また，肝性脳症，肝性昏睡，消化管出血などの重篤な状態も考慮に入れる．このため，アルコール離脱症状出現期間は，脱水，低栄養，肝機能障害，電解

質バランスなどの状態をモニタリングし，離脱症状を安全に脱することができるように支援する．基盤として，これまでのGさんの苦労に想像力を働かせ，さまざまな努力や工夫を肯定し，健康的な面に着目し，治療を選択したGさんへ敬意を示しながら，良好な患者-看護師関係をつくっていく．Gさんの状態やペースに合わせて，依存症の病理や回復過程について学ぶことができる機会を提供する．

　離脱症状を脱して身体状態が安定した時期には，Gさんに寄り添う姿勢で対話を重ね，生活上の問題を整理し，解決に向けて支援していく．退院後も専門的な治療や支援とのかかわりを続けられるように支援していく．

b. 家族のアセスメントと看護計画

　Gさんによる暴力や不適切な養育があり，家族は心身共に疲弊し困惑している．妻，長男，長女それぞれにとっても，安心して話せる場所や支援者が必要である．依存，暴力，虐待の世代間連鎖を断ち切るためにも，Gさんだけでなく家族一人ひとりもそれぞれの回復に向けて専門的な支援を受ける必要がある．

　Gさんの妻も，医療者やセルフヘルプグループを活用し，Gさん，子ども，自分自身に対するより適切な対処を知り，実践できるように支援する．

2 ● 看護の実際

a. Gさんへの看護

(1) 安全な治療環境を整える

　離脱症状出現期間には全身状態が急激に変化する可能性があるため，所在を常に把握し綿密な観察を続ける．離脱症状や環境変化による強い不安に配慮し，安心感を得られるようにかかわり，現在必要な治療内容についてていねいに説明する．

　第Ⅷ章で学んだように，振戦せん妄に伴って自傷他害の危険性が差し迫り，生命を保護するために他に代替手段がない場合には，精神保健指定医の指示に基づいて一時的に隔離や身体拘束を実施することがある．隔離や身体拘束を実施している間は，特別なケア体制が不可欠となる．

(2) 全身状態をモニタリングする

　アルコール摂取を中止すると，血中濃度が減少する4～12時間で離脱症状が出現し，2日以内に最も強くなり約1週間以内に消失する（遷延して3～6ヵ月間続くこともある）．

　アルコール離脱症状には，手指や全身の振戦，発熱，発汗，頻脈，高血圧，頭痛，嘔気，嘔吐，顔面潮紅，瞳孔散大などの身体症状に加え，妄想（被害妄想，嫉妬妄想など），幻覚（被害的内容の幻聴，小動物の幻視など），錯覚，不安，焦燥感，易怒性，過覚醒などの精神症状があり，けいれん発作（アルコール性てんかん）や振戦せん妄などがみられる．

　また，長期にわたる多量のアルコール摂取，慢性的な栄養障害や電解質バランス異常によって，さまざまな疾患を併せもっていることが多く，全身状態の管理が不可欠である．さらに，その他の依存，パーソナリティ障害，気分障害，不安症/不安障害，発達障害，器質性精神障害，統合失調症などの精神疾患の併存がみられる場合には，治療や回復過程に大きな影響を与える．

　このため，既往歴，治療経過，服薬内容，アルコール摂取状況，アルコール以外の依存

対象，外傷の有無などについて十分に把握したうえで，各種検査（血液検査，尿検査，画像検査，脳波検査，知能検査，認知検査，人格検査，心理検査など）の結果，バイタルサインズ，離脱症状，睡眠状況，食事摂取量，水分の摂取量と排泄量のバランス，排尿・排便の回数と性状などから，全身状態の推移をモニタリングする．

(3)医師の指示に基づいて治療を実践し，治療の作用や副作用をモニタリングする

離脱症状の抑制を目的としたジアゼパムなどのベンゾジアゼピン系薬による薬物療法，精神症状の緩和を目的とした抗精神病薬による薬物療法，肝機能の保持・回復を目的としたビタミン・肝庇護薬などの薬物療法，脱水や低栄養の改善，電解質バランスの補正を目的とした薬物療法および食事療法などが行われる．

また，併存する身体疾患や精神疾患の治療も必要に応じて継続される．断酒生活を維持するための一方策として，飲酒欲求軽減薬（アカンプロサート），抗酒薬（シアナミド，ジスルフィラム），飲酒量低減薬（ナルメフェン）の服用が勧められる場合もある．

(4)セルフケアの支援を行う

離脱症状出現期間にはセルフケアレベルが低下することが多い．必要に応じて水分摂取，食事，排泄，体温調節，個人衛生などの介助を行う．離脱症状を脱した後は，規則正しい生活リズムを維持し，活動と休息のバランスや栄養状態を整えることによって体力を回復できるように支援する．

(5)依存症の病理や回復過程について学習し，自己洞察できる機会を提供する

アルコール使用障害（アルコール依存）の病理や回復過程，全身状態への影響，家族への影響などについて理解を深められるように，書籍，視聴覚教材，専門医の講義，主治医による精神療法，心理専門職による心理療法，看護師や精神保健福祉士との面接，他の患者との交流などの学習機会を全身状態の回復に応じて提供する．

リハビリテーションでは，セルフヘルプグループへの参加を積み重ねることも重視される．これは，自分の体験を語り仲間の体験を聴くことが，回復を進め，大きな支えとなるからである．そのため，退院後に通うセルフヘルプグループについて情報を得て，入院中から参加できるように支援する．

代表的なセルフヘルプグループである「AA（Alcoholics Anonymous）」や「断酒会（全日本断酒連盟）」は全国的に組織化され，定期的に例会を開催している．「ASK（アルコール薬物問題全国市民協会）」や「AKK（アディクション問題を考える会）」などの活動も行われている（第Ⅷ章3節B参照）．

さらに必要に応じて，集団精神療法，行動療法，認知療法，作業療法，芸術療法，レクリエーション療法，心理教育，SST（社会生活技能訓練）なども取り入れ，医療チームにおいて統一した対応・介入をすることによって，自己洞察の機会を提供する．

b. 家族への看護

依存症治療においては患者だけでなく家族も苦労を重ねて心身状態が悪化していることも多く，家族員一人ひとりに対しても労い，寄り添う姿勢が求められる．依存の病理，回復過程，家族への影響などについて理解を深められるように，家族対象の学習会，書籍，視聴覚教材，主治医・心理専門職・看護師・精神保健福祉士との面接，依存症家族との交流などを通した学習機会を提供する．家族・友人の代表的なセルフヘルプグループである

「Al-Anon（アラノン）」やGさんと一緒に参加できる「断酒会」，各種相談機関などについて情報を提供し，助言や相談を行う．

　第Ⅳ章で学んだように，患者の家庭には，暴力や虐待の問題が潜在していることもある．虐待，暴力，依存症などの世代間連鎖を断ち切る意味でも，子ども，配偶者，高齢者など，被害を受けている者の安全を優先し，専門機関と連携して対応を検討する．

3 ● 看護の評価

　Gさんは，入院後，安全な環境にて清潔な状態を保ち，十分に休養や栄養をとることができた．次第に身体状態は回復し，生活リズムも安定していった．入院直後より一貫して，Gさんに敬意を払い，寄り添う姿勢でケアを行う看護チームに対して，Gさんは少しずつ自分の感情や葛藤を話すようになった．看護チームは，Gさんのペースに合わせて対話を重ね，Gさんが望んでいること，困っていること，解決したいことについて一緒に考えた．経済的な課題，就職活動の課題，家族関係の課題などについて，関係する他の職種にも相談して検討することになった．

　Gさんや家族にとって今回の入院は，専門治療のスタートとなる重要な機会である．看護師には，患者や家族のこれまでの努力に敬意を表し，患者との良好な支援関係を構築しようとする姿勢が求められる．専門治療を継続する動機づけを維持するためには，生活上のさまざまな課題を整理し，本人が解決できるよう支援することも重要であり，医師，心理専門職，精神保健福祉士，行政の保健師や福祉担当者，産業医や産業保健師などと連携を図ることが重要である．

　依存の課題をもつ患者の苦悩に寄り添い，回復への努力を支援しながら，治療継続への動機づけを維持できるように支援するには，病理の深い理解に基づいた的確なアセスメントとコミュニケーション技術が求められる．

4 ● アルコール使用障害（アルコール依存）の事例から学ぶこと

　アルコール使用障害では，自分の意思でアルコール摂取量を制御することが不可能になることから，回復するためには，専門治療を継続する動機づけの維持が最も重要である．アルコール使用障害が悪化すると，家族関係の破綻，社会関係の破綻，経済状態の困窮，生命の危険に至ることも多く，回復のために努力している患者であっても，症状の1つである強い飲酒欲求によって再び危険な連続飲酒に至り，入院を繰り返すことも少なくない．

　依存症に苦しんでいる人々のうち，専門治療につながる人は一部であり，継続する人はさらに少ないといわれている．近年，依存症治療においてハームリダクションアプローチが実践されるようになった[1]．依存症はコントロール障害を主症状とする病気であり，患者は「やめない」のではなく「やめることができない」のであり，支援が必要な状態であるという理解が基盤となる．ハームリダクションアプローチでは，患者と支援者との良好な治療関係の構築が重要であり，支援者は患者に寄り添い，やめることを強要せず，失敗を責めず，患者が生きていくうえで困っていることを共に考えながら，その困りごとが軽減するよう支援する．

　患者がこれまでの体験を糧として，回復への動機づけを維持し，自身の強みを活かしな

がら回復していく過程に寄り添い，長期的な視点で粘り強く支援していく姿勢が求められる.

┃引用文献┃

1) 成瀬暢也：ハームリダクションアプローチ　やめさせようとしない依存症治療の実践, p.16-17, 中外医学社, 2019

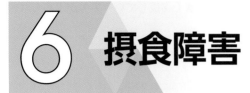

6 摂食障害

事例 8 過食嘔吐により体重が激減し，入院治療が必要となったHさん

　Hさん，10歳代後半，女性．高校生．両親と妹との4人暮らし．身長158 cm，入院時体重31.0 kg，BMI 12.4.

〈入院までの経過〉

　Hさんは長女として出生し，成長発達に問題はなかった．明るく聡明で友達も多く，3歳年下の妹の面倒をよくみる優しい子だった．中学，高校は新体操部に所属し，熱心に取り組んでいた．太りやすい体質を気にして，日頃からダイエットを心がけていた．当初は母親も協力し，Hさんの夕食は家族とは別に低カロリーのメニューを準備していた．

　高校生になると，「もっとやせなければ新体操を続けられない．生理があるうちはダメだ」と考えるようになり，ダイエットがエスカレートした．過食嘔吐や緩下薬の乱用もみられるようになり，時には妹に大量の食事を食べるよう強要し，妹が抵抗すると食事を床に投げつけたこともあった．次第に体力が低下し，新体操の練習についていくことができなくなった．上級生から「チームの足を引っ張らないように」と言われたことに傷つき，退部しようかと悩むようになった頃，顧問の教員から医療機関の受診を指示された．高校2年生の春から外来通院を開始したが，高校3年生になるときに外来治療の適応となる設定体重を下回ったため，身体管理と生活の立て直しを目的に，精神科病棟に任意入院となった．Hさんは「早くよくなって新体操の大会にでたい．みんなと一緒に大学に進学したい」との希望を述べた．

〈入院後の経過〉

　病院食は摂取できず，決められた食事摂取時間の終了時刻が近づくと，看護師の目を盗んで食事を床に落として食べたふりをした．Hさんは「お腹が痛いから食べられないだけだ．食事時間がもっと長ければ食べられる」と主張した．体重測定前には多量の水を飲んで数値を増やそうとしたり，病棟内の激しいウォーキングやベッドでの腹筋運動を行ったりしていた．血液検査では，肝機能障害，電解質異常がみられ，低血糖傾向であった．低血圧，徐脈で，少し体を動かすだけで心拍数が急上昇した．低栄養状態の改善のため，栄養補助食品の摂取を指示されたが，これも隠れて吐き出す行為があり，末梢点滴が行われることとなった．

　看護師がHさんの不適切な行動を指摘しても，「わざとやったわけではない．疑うなんでひどい」などと泣いて否定した．病棟の他の摂食障害の患者たちからは，「私たちはがんばって嘔吐やウォーキングをがまんしているのに，Hさんだけずるい」という訴えが聞かれ始め，患者間のトラブルも懸念されるようになった．母親からは，「入院して回復しているとは思えない．腹痛や便秘を訴えているのに，看護師は何もしてくれないと聞いた」と，治療や医療者への不信感が表出されるようになった．

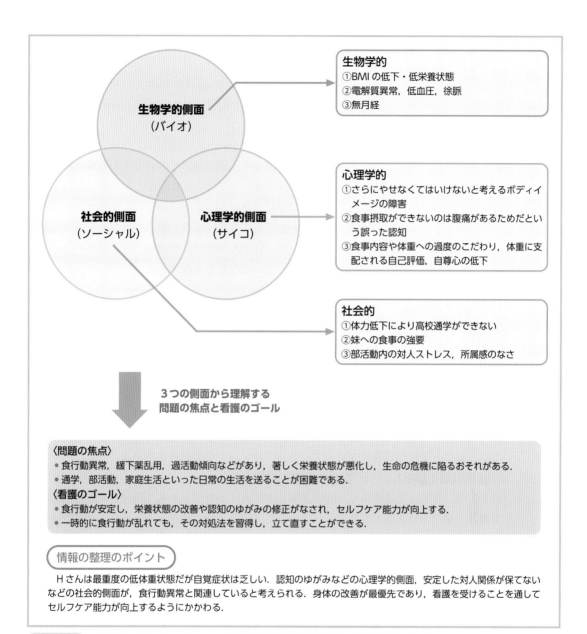

生物学的
①BMI の低下・低栄養状態
②電解質異常，低血圧，徐脈
③無月経

生物学的側面
（バイオ）

社会的側面
（ソーシャル）

心理学的側面
（サイコ）

心理学的
①さらにやせなくてはいけないと考えるボディイ
　メージの障害
②食事摂取ができないのは腹痛があるためだとい
　う誤った認知
③食事内容や体重への過度のこだわり，体重に支
　配される自己評価，自尊心の低下

社会的
①体力低下により高校通学ができない
②妹への食事の強要
③部活動内の対人ストレス，所属感のなさ

3つの側面から理解する
問題の焦点と看護のゴール

〈問題の焦点〉
• 食行動異常，緩下薬乱用，過活動傾向などがあり，著しく栄養状態が悪化し，生命の危機に陥るおそれがある．
• 通学，部活動，家庭生活といった日常の生活を送ることが困難である．
〈看護のゴール〉
• 食行動が安定し，栄養状態の改善や認知のゆがみの修正がなされ，セルフケア能力が向上する．
• 一時的に食行動が乱れても，その対処法を習得し，立て直すことができる．

情報の整理のポイント

　Hさんは最重度の低体重状態だが自覚症状は乏しい．認知のゆがみなどの心理学的側面，安定した対人関係が保てない
などの社会的側面が，食行動異常と関連していると考えられる．身体の改善が最優先であり，看護を受けることを通して
セルフケア能力が向上するようにかかわる．

図IX-6-1　バイオ・サイコ・ソーシャルモデルによる問題の焦点と看護のゴール

1 ● アセスメントと看護計画

　バイオ・サイコ・ソーシャルモデルを用いてHさんのアセスメント内容を整理すると，
図IX-6-1のようになる．

a. 食行動の安定化を図る

　Hさんは，食事を食べたふりをしたり隠れて嘔吐したりと，生命維持に必要な栄養を十
分に摂取することができていない．その理由として腹痛や食事摂取時間を挙げ，自分の問
題として受け止められずにいる．

摂食障害は，心身にさまざまな弊害をもたらす疾患であり，重症の場合には生命の危機に至る場合もある．著しい低栄養状態の場合は，身体管理が最も重要な課題となる．この際，急激なエネルギー負荷による**再栄養症候群***の出現には十分留意する必要があるため，管理栄養士との連携も重要となる．多職種チーム医療において，看護師は，患者を綿密に観察し，身体的な合併症の予防や早期発見に努める．

ただし，体重増加が摂食障害の治療のゴールではない．この時期に，バイタルサインズ測定や点滴管理，清拭といった身体的ケアを通して，看護師は患者の不安や葛藤に近づきながら，治療的な患者-看護師関係を構築していく．ここで生じる患者と看護師の相互作用は，患者に安全感や安心感をもたらすことにつながる．また，いったん身体状態が改善しても，**ボディイメージの障害**や他者との不安定な対人関係のために，再び食行動の問題などが出現するおそれは十分にある．よって，Hさんのゆがんだ認知や対人関係パターンが修正されていくように意図的な介入を行っていくことも重要である．

b. 患者の葛藤を理解し，回復過程を支える

Hさんの入院形態は任意入院であり，入院時には回復への希望を述べることができている．入院後は，望ましくない食行動，過活動，体重測定時のごまかしなど，不適切な行動が目立っているが，それでも入院を継続しており，治療そのものを放棄しているわけでない．

回復したいという希望の一方で，病気の状態に留まろうとする患者も少なくない．Hさんも「早く治りたい」と言いつつ，実際には腹痛などを理由に食事摂取が進まない．こういった葛藤があることを理解しながら，看護師が患者の回復に希望をもち，患者が治りたいという気持ちを行動に移すプロセスに寄り添っていく姿勢が重要である．

c. 治療環境を維持しつつ，個々の患者に対応する

Hさんは，元来友達が多く，妹の面倒もよくみていたことから，周囲の人たちと安定した関係を築く力はあると推察する．しかし，入院後は他の患者とのトラブルが懸念されたり，看護師が何もしてくれないと母親に訴えるなど，対人関係パターンは不安定である．Hさんにとって，看護師や他の患者との交流はこの先の対人関係を築くにあたって練習の機会となる．たとえトラブルが生じたとしても，そこから学びを得られるように支援する．このように，看護師には病棟の治療環境を維持する役割がある．そのため，病棟ルールや治療の枠組みが守れない患者の行動を問題視する傾向に陥りやすい．しかし，病棟ルールや枠組みは患者を守るためのものであり，一律に守らせることが目的ではない．統一されたルールや患者個々に設定された治療の枠組みに対する患者の反応を観察しながら，その患者の個別性を理解し，患者と共に，患者の思考や感情と行動のパターンを探り，適切な対処法を考えていく．

d. 家族への支援を行う

Hさんは両親と妹の4人暮らしで，父親に関する情報は乏しい．母親は，部活動に励むHさんのためにダイエットに協力するなど，Hさんを支援していた．妹は，Hさんから食

---

*再栄養症候群：栄養不良状態が長期間続いていた患者に対し，急激に栄養補給を行うことで代謝に異常が生じる重篤な病態．リフィーディング症候群ともいう．低リン血症をまねき，発熱やけいれん発作，意識障害，運動麻痺，不整脈，心不全，呼吸不全などのさまざまな症状がみられる．

事摂取を強要されるつらい体験をしており，どのような思いを抱いているのかは把握できていない．Hさんは自宅退院を目指しており，家族関係の安定はHさんの病状の安定のためにも大切なことである．機会をとらえて家族に関する情報収集を行い，家族の支援も行っていく．

患者だけでなく，家族もこれまでの経過でさまざまな苦悩を経験し，疲弊している場合も少なくない．親が「育て方がわるかった」と自責感を抱いていることもある．患者の示す治療への抵抗に巻き込まれ，患者の言動のままに医療者に対して批判的になったり，入院治療を価値のないものととらえてしまうこともある．家族への支援は，Hさんの回復のためにも重要である．家族のこれまでの労を労いながら，摂食障害についての心理教育を行い，治療への理解・協力を得る．

2 ● 看護の実際

a. チームカンファレンスで取り組むべき課題を見極める

看護師，精神科主治医，内科医，管理栄養士，ケースワーカーなど，Hさんにかかわる多職種治療チームでカンファレンスを開催して検討した結果，まずは低栄養状態の改善が重要であることが共有された．これをHさんと家族にも十分説明し，点滴管理を行い，食事摂取量に応じて補完的に栄養補助食品を用いることとした．病棟で決められた食事摂取時間は変更せず，時間内に摂取できなければその時点で終了とし，摂取量に応じた対応をすることを再確認した．活動については基本的には安静臥床とし，体重の増加に応じて拡大していく方針となった．

b. 治療的な患者-看護師関係の構築に努める

当初，Hさんは「無理に太らされる」と受け止めて抵抗を示した．食事摂取を励ます看護師に対して，「私が食事を食べないと，点滴や栄養剤の準備などで看護師さんの仕事が増えて大変だからでしょう？」と訴えることもあった．看護師は「看護師のために食事を食べる必要はない．自分のために行動してほしい」と伝え，治療の枠組みに従って対応した．

看護師は一貫して，Hさんの葛藤やつらさを理解しようと試み，とくにHさんの治りたいという気持ちを支え，がまんしていることや努力していることにも目を向けるなど，Hさんに関心を寄せ続けた．また，過食嘔吐や過活動の衝動が高まったときには，看護師を信頼してSOSを出してほしいと粘り強く伝えていった．このようなかかわりを通して，Hさんは看護師に「太りたくない」「治りたいのに吐いてしまう」「じっとしているとイライラして爆発してしまいそう」「こんな自分は生きていても意味がないのではないか」など，そのつど自分に生じている思考や感情を言葉で伝えることができるようになっていた．さらには，食事摂取方法や嘔吐を予防するための方法を一緒に考えるなど，回復に向けた協働ができるようになっていった．

c. 食事摂取に伴う身体の変化への不安を支える

食事を摂取できるようになると下肢の浮腫が出現し，体重が1週間で2.5kg増加した．Hさんは，「やっぱり太るのが怖い」と不安を訴えたが，これは食事を摂取し始めた時期に生じた浮腫であり，太ったわけではないことを主治医から説明されると，納得して食事

摂取を続けることができた．また，しばしば腹痛や便秘を訴え，そのために食事が食べられないと訴えていた．毎日，腹部の観察や排便の有無を確認し，医師の指示の範囲内で緩下薬を使用するなどの必要な身体管理を行い，栄養摂取を続けていくことで，次第に腹痛や便秘は解消し，このような訴えはなくなっていった．

d. 家族がHさんの助けとなれるよう支援する

　家族とも適宜Hさんの状態を共有しながら，疾患の理解や対応方法について心理教育を行っていった．母親は「私の育て方が間違っていたのではないかと不安だった．これからは病気を理解して，行動に振り回されないようにしたい」という発言が聞かれ，Hさんに対して「大変なのによくがんばっているね」と共感しつつ励まし，安定した対応ができるようになっていった．

3 ● 看護の評価

　Hさんは，病院食を全量摂取することができ，過食嘔吐もみられなくなった．点滴や栄養補助食品も不要となり，少しずつ栄養状態が改善されて体重増加のペースが安定していくと，「急激に体重が増加して際限なく太るわけではない」とわかり，食後の時間に他の患者と談話をしたり，臥床して過ごすなど，穏やかな時間を過ごせるようになった．外出や外泊が開始されると，久しぶりに家族で同じメニューの食事を摂取することができ，「妹がお姉ちゃんと一緒に食事ができて嬉しいと言って喜んでくれた」と看護師に報告してくれた．

　病棟に入院したばかりの摂食障害の患者が，治療に対して大声で不満を訴える様子を見て，「私も最初は同じように思っていた．なぜルールがあるのか，何の意味があるのか，それにこだわってばかりいた．今はそんなことは気にならないようになった」と語り，物事に対して柔軟に折り合いをつけられるようになっていった様子がうかがえた．

　看護師は，多職種チーム医療の中で24時間の患者の状態を観察するという独自の役割を担っている．Hさんの身体状態，食行動，家族や他の患者，看護師とのかかわり，反応のパターンなどを把握し，看護のアセスメントを多職種チームにもたらすことで，Hさんの全人的理解が深まり，個別性に応じた治療を提供することに貢献したと思われる．

　また，看護師がHさんに関心を寄せ続け，かかわることを通して，Hさんも自分の行動に対して看護師がどのような対応をするのかがわかり，看護師への信頼や安心につながっていったものと思われる．こういった患者-看護師関係を土台に，Hさんはさまざまな不安や葛藤を安心して言葉にできるようになり，これが回復に向かう力になったものと考える．

4 ● 摂食障害の事例から学ぶこと

　先に述べたように，摂食障害の治療のゴールは体重増加ではない．身体的ケアという患者に近づきかかわることができる機会を活用してていねいにかかわり，治療的な患者-看護師関係の構築を図ることが重要である．

　患者の回復過程は直線的ではない．看護師は，患者の衝動や行動に振り回されず，患者の治りたいという思いを支え，回復への希望を示すことも重要である．

パーソナリティ障害

事例 ⑨ 自殺企図で入院後，暴言，自傷行為を繰り返すⅠさん

Ⅰさん，28歳，女性．アルバイト．1人暮らし．

〈これまでの経過〉

18歳で境界性パーソナリティ障害と診断され，過去に3回ほど精神科病棟への入院歴がある．入院のきっかけは大量服薬や両親への暴力といった行動化だったが，入院中にはとくに問題はみられず，短期間で退院していた．両親と一緒に暮らすとペースが乱されイライラすると言い，25歳からはアパートで1人暮らしをしている．調子がよいときには接客業のアルバイトができるのだが，職場内の人間関係がうまくいかず，いつも長続きはしなかった．

〈現在の状態〉

最近はとくに生活リズムが乱れており，イライラが高まるとリストカットや大量服薬を繰り返しているが，精神科クリニックには定期的に通院している．長い付き合いのある外来看護師には甘えてくることが多く，「誰も自分の気持ちをわかってくれない」「よくないとわかっていても抑えられずに大量に薬を飲んでしてしまう」といった相談をしてくることもあった．しかし，看護師の対応が遅れると受付のカウンターを蹴ったり，トイレの中でスクラッチング*¹などの行動化があり，看護師が声をかけても無視をしたり，暴言を吐くといったこともあった．付き合いが短い看護師へのあたりが強く，看護師の声かけに対する揚げ足取りがあるため，Ⅰさんへの対応に苦手意識をもつ看護師もいた．

クリニックでは，外来患者を対象にした集団療法が毎週行われており，主治医の勧めでⅠさんはときどき参加している．集団療法では，「自分ばかりが不幸だ」「すべての愛が自分に向いていないと狂ってしまう」といった発言や，これまでの大量服薬のエピソードなどをまるで他人ごとのように話す場面があった．集団療法に参加している同年代の女性患者と親しくなり，お互いの悩みを相談し合うようになった．しかし，次第にその患者のことを束縛するようになったため，その患者は自然とⅠさんから離れていくようになった．Ⅰさんはひどく傷つき，「○○さんが他の患者と仲良くする姿を見るとイライラするし，心底腹が立つ．こんなことにイライラする自分自身のことが大嫌い」と大声で泣きながら看護師に訴えた．

1 ● アセスメントと看護計画

バイオ・サイコ・ソーシャルモデルを用いてⅠさんのアセスメント内容を整理すると，**図Ⅸ-7-1**のようになる．

---

*¹スクラッチング：皮膚表層を傷つける自傷行為．自分の腕や足などに，爪や鋭利なものを用いてひっかき傷をつくること．

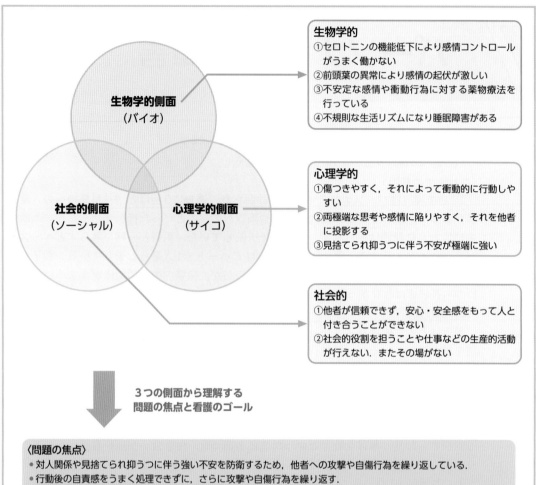

生物学的
①セロトニンの機能低下により感情コントロールがうまく働かない
②前頭葉の異常により感情の起伏が激しい
③不安定な感情や衝動行為に対する薬物療法を行っている
④不規則な生活リズムになり睡眠障害がある

心理学的
①傷つきやすく，それによって衝動的に行動しやすい
②両極端な思考や感情に陥りやすく，それを他者に投影する
③見捨てられ抑うつに伴う不安が極端に強い

社会的
①他者が信頼できず，安心・安全感をもって人と付き合うことができない
②社会的役割を担うことや仕事などの生産的活動が行えない．またその場がない

**3つの側面から理解する
問題の焦点と看護のゴール**

〈問題の焦点〉
● 対人関係や見捨てられ抑うつに伴う強い不安を防衛するため，他者への攻撃や自傷行為を繰り返している．
● 行動後の自責感をうまく処理できずに，さらに攻撃や自傷行為を繰り返す．

〈看護のゴール〉
● 感情や怒りを言葉で表現することで衝動性のコントロールができる．
● 一定の距離を保ちながら一貫した態度で支援し，患者が対人関係における安心感を抱き，自身の行動への対処や振り返りができる．

情報の整理のポイント

　Ｉさんは，見捨てられ抑うつに伴う不安が極端に強く，自傷行為を繰り返している．また，他者を信頼できず，安心・安全感をもって人と付き合うことができない．まずＩさん自身が安全な日常生活を取り戻せるように，具体的な対処法を一緒に考えていくことが必要である．

図Ⅸ-7-1　バイオ・サイコ・ソーシャルモデルによる問題の焦点と看護のゴール

a. Ｉさんの行動のアセスメント

　境界性パーソナリティ障害であるＩさんは，甘えて依存的かと思えば，突然，看護師を攻撃の対象にしたり，衝動的に自傷行為を繰り返す．このような衝動的な行動は，バイオ，サイコ，ソーシャル，それぞれの側面と関連している．バイオの側面でとらえると，精神を安定させる働きをもち，中枢神経系をコントロールする神経伝達物質であるセロトニン

の機能低下や，行動コントロールや合理的判断と関係する前頭前皮質（前頭葉）の機能低下などが，境界性パーソナリティ障害の衝動性に関連していると考えられている．また仲良くなった患者との距離感が保てず，相手が自分から離れていくことに激しく動揺したり，あえてそっけなくしたり，といった行動がみられる．このような他者との不安定な距離感は，他者が自分を理解してくれていないというIさんの対人関係における体験や，見捨てられ抑うつ*2に伴う強い不安によるものと考えられる．

　Iさんは不安を防衛するために，他者への攻撃や自傷行為を繰り返していると考えられるが，こういった攻撃性や激しい怒りの表出は，結局，根底にある自分がわるい存在であるという感覚を再認識させるもので[1]，他者への攻撃や自傷行為の後には自責感を抱きやすい．この自責感を適切に処理できないと，さらに攻撃や行動化を繰り返す悪循環を引き起こす．これらの対人関係や自己像，感情の不安定さと著しい衝動性は，Iさんのセルフケアにも大きく影響を及ぼす．とくに，他者と適度な距離感をもち，安定した対人関係が築けないため「孤独と付き合いのバランス」への支援や，衝動性が高く自傷行為もみられるため「安全を保つ能力」への支援が必要である．看護師に対しても依存的な面と攻撃的な面があり，対応する看護師自身がIさんへの対応に戸惑うときもあるが，背景にあるIさんの強い不安を理解し，Iさん自身が安全な日常生活を取り戻せるように支援していくことが必要である．

b. 看護介入の具体策

(1)Iさんが安心・安全感をもてるようなかかわりをもつ

　この悪循環を断ち切るためには，その時々にIさんが抱く感情や怒りを言葉で表現できるように支援することが重要である．これは日常生活の中で衝動性をコントロールすることにも関連する．Iさんはクリニックで集団療法に参加しているが，集団療法に参加する目的を具体的に話し合っていく必要がある．Iさんはときどき感情的になり，看護師に対しても攻撃的になるが，そういった際にも，看護師は一定の距離を保ちながらも一貫した態度でIさんに接し，Iさんが対人関係における安心・安全感をもてるように支援することがポイントである．このような支援を通して，Iさん自身が対人関係において安心感を抱けるようになることによって，Iさんは自分の問題に気づいていくことができるようになる．Iさんの安定した対人関係の構造化と責任をもって適切な行動を自己決定していく能力の構築を目指し，Iさんがとるべき行動と看護師が支援する内容を明確にする．

　また，Iさんの看護師に対する暴言や繰り返される行動化は，看護師自身の陰性感情を高めるものであるが，看護師は過剰に反応せず，一貫した態度を維持しなければならない．そのためにも，Iさんにかかわる医療スタッフ全体での情報共有や，Iさんとのかかわりの中でわき起こるスタッフ側の思いや気持ちを共有することが役に立つ．

(2)セルフケアへの支援

　セルフケアへの支援としては，普遍的セルフケア要件の①空気・水・食物，②排泄，③個人衛生に関してはとくに問題はみられないため，外来看護師によるケアは必要ないと判

---

*2見捨てられ抑うつ：境界性パーソナリティ障害の患者は，自立することで自分が大切にしている人から愛されなくなってしまうのではないかと感じ，抑うつ的になることがある．それを避けるために，現実に，または想像の中で見捨てられることを避けようと他者にしがみついたり，行動化する場合があると考えられている．

表Ⅸ-7-1　Iさんと一緒に計画したクライシスプラン

壁を殴ることや暴力を振るうこと，自分を傷つけることを回避するために，イライラや
焦る気持ちが強くなりそうなときには，下記を実践してみましょう！

Iさんが行ってみること

- イライラするような場所からまず避難してみる
- 気分転換に役立つことを1つずつ試してみる
  * 昼寝をする，好きな音楽を聴く，歌を歌う，大声で叫ぶ，レシピのアプリを眺める，
    （できそうであれば）料理をしてみる
- 気分転換できそうにもないと感じたら，頓用薬を内服してみる
- クリニックが開いている時間であれば，クリニックに電話してみる（すぐに看護師が
  対応できないことがあります）

〈落ち着いてからでよいので，どんな方法が役に立ったのかをメモしておきましょう〉

クリニックで看護師と一緒に確認すること

- どのようなときにイライラや焦りが強くなったのか，教えてください
- そのとき，どのような方法を実践したのか，教えてください
- 今後に活かせそうな方法がないか，一緒に考えましょう

断した．④活動と休息のバランスにおいては，昼夜逆転傾向の生活リズムを立て直すため
に，昼間の過ごし方を看護師と一緒に考えることにした．図書館などの静かな環境で本や
雑誌を読むと気分が落ち着くということだったので，図書館へでかけることや散歩などを
計画することを助言した．また，夜間寝つけないときのために，処方されている不眠時の
頓用薬を服用するタイミングを話し合った．⑤孤独と付き合いのバランスにおいては，集
団療法参加者との付き合い方などを観察し，Iさんと対人関係のパターンについて話し
合った．人付き合いについてIさんと話し合うことは，Iさんにとってイライラを強める
ものではあったが，そのつど感情の言語化を促すことにした．最後に，⑥安全を保つ能力
においては，Iさんが安全に，安心して1人暮らしを続けられるように，**クライシスプラ
ン**^{*3}を作成した（**表Ⅸ-7-1**）．このプランを活用して対処できたときには，そのことを次
の外来受診日に看護師と共有することにした．

2● 看護の実際

Iさんの看護師への暴言やイライラの訴えは，とくに他の患者との付き合いに行き詰
まったときや，母親から電話がかかってきたあとに，多くみられることがわかった．時に
はイライラを自制できず，待合室で手首へのスクラッチングなどの行動化があった．その
ようなとき，看護師はIさんに以下を説明した．

　①Iさんの行動化は不適切な表現方法であること

　②イライラが強いときの対処方法を身につける必要があること

看護師が説明している間，Iさんはふてくされた表情だったが，強く反発することはな
かった．対処方法については，どんな対処も意味がない（効果がない）とIさんは感じて
いたが，**表Ⅸ-7-1**に示すようなクライシスプランの作成には同意した．このクライシス

---

^{*3}クライシスプラン：調子がわるくなりそうなときにどのような行動をとれば乗り越えられるだろうか，といったこ
とを，状態が安定しているときにあらかじめ話し合って決めておく計画書．当事者が「症状悪化のサイン」に早期
に気づき，効果的な「対処方法」に取り組めるように，クライシスプランの内容は定期的に見直し，当事者と支援
者双方で常に共有しておくことが必要である．

プランを自宅で目につく場所に貼るように伝えた．また，クライシスプランは主治医や看護師，受付スタッフ全員で共有することにした．IさんがクリニックにSOSの電話をかけてきた際には，クライシスプランに沿ってその時々の対処を一緒に確認した．

Iさんは，しばらくはこのクライシスプランを活用していたが，そのうち「こんなものは意味がない」と言って，予約日以外に何度もクリニックを訪れるようになった．看護師が時間をとって話を聞くと，自宅で一人きりになると寂しくてつらくなること，寂しくて死にたくなることなどを泣きながら言語化した．看護師は自傷行為ではなく，相談に来ることができたことを肯定的にフィードバックし，クライシスプランに「寂しくなったときの対処」を付け加えることにした．

3 ● 看護の評価

Iさんと一緒にクライシスプランを作成するプロセスを通して，看護師はIさんがどのような悩みを抱え，どのような点で生活の困難を感じているのか，といったことを改めて知ることができた．また，Iさん自身も，自宅で一人つらい時間をどうやって乗り越えればよいのか，積極的に看護師に相談するようになっていった．同時に，自分自身の思いや考えを率直に話せるように変化してきた．母親から電話がかかってくると不安定になるといったパターンは変わらないが，以前のようにすぐに自傷行為をするのではなく，一呼吸おいてクライシスプランを眺める癖が身についてきた，とIさんは嬉しそうに看護師に報告することもある．一方で，クリニックへの通院や図書館へでかけることのほか，近所のスーパーマーケットへ食材を買いに行くといった時間は気分も落ち着くのだが，「予定がない時間の過ごし方がわからない．やっぱり自分は独りぼっちだという気持ちが強まり，イライラして暇つぶしにスクラッチしてしまう」と話し，体のあちこちにできたひっかき傷を看護師や集団療法で知り合った患者に見せて回るといった状況がある．

最近，Iさんは近所のパン屋でのアルバイトを始めた．同僚には苦手なタイプの人がおり，すぐにアルバイトを辞めたくなるのだが，その人とどうやって付き合っていけばよいのか，Iさんはクリニックのスタッフへ助言を求めることもある．

4 ● パーソナリティ障害の事例から学ぶこと

境界性パーソナリティ障害患者を看護する際には，その病理ゆえに，患者自身の不安や怒りなど，さまざまな感情が看護師にぶつけられるため，強烈な陰性感情が看護師の側に引き出されたり，未解決の葛藤が刺激されるなど，冷静に対応できなくなることがある[2]．そのことを踏まえ，患者と適切な距離感，患者が安心できる距離感を確認しながら，患者のSOSに適切に対応していく必要がある．その対応として，本事例ではIさんとクライシスプランを作成するといった方法が選択されていたが，Iさんと看護師，双方がお互いに何をすべきかを明確にしておくといった点に意義があると思われ，これは治療的な患者−看護師関係を発展させることにつながる．患者がとるべき行動や看護師の対応を具体的に示すことで，患者は自分に期待されている行動や看護師の反応を理解でき，安心して行動変容を目指した努力ができるようになる[3]．このプロセスを通して，Iさんは対人関係における安心感や安全感を獲得していけると考えられた．

▌引用文献▌

1) 神谷栄治：BPD研究の現況―BPDの概念. 境界性パーソナリティ障害の精神療法（成田善弘編）, p.15-18, 金剛出版, 2006
2) 佐々木三和：境界性パーソナリティ障害患者への看護の現状と今後の課題. 東京女子医科大学看護学会誌8（1）：1-6, 2013
3) 河野伸子：リミットセッティング. パーフェクト臨床実習ガイド 精神看護, 第2版（萱間真美編）, p.212-213, 照林社, 2015

⑧　ひきこもり

　ひきこもりとは，さまざまな要因の結果として社会参加を回避し，原則的には6ヵ月以上にわたっておおむね家庭にとどまり続けている状態であり，精神障害が第一の原因とは考えにくいものをいう[1]（I巻第Ⅲ章3-4節A，3-5節A参照）．しかし，ひきこもり支援の対象には，長期間ひきこもっているうちに明確な精神症状が顕在化した者や，未治療の精神障害者も少なくない．

　精神科病棟には，長期間ひきこもり生活を送っていた人が入院してくることがある．精神科の治療歴がまったくない場合も，長く治療が中断されていた場合もある．ひきこもりがちな人に対して，退院後も治療を継続してもらうために，訪問看護が導入されることもよくある．このように，精神医療に従事する看護師にとって，ひきこもり状態にあった人のケアを行うことは珍しくない．

　一方で，ひきこもり状態の真っただ中にいる人やその家族の相談に応じる機会が多いのは保健師である．保健師のひきこもり相談の場は，保健所や保健センターだけでなく，ひきこもり地域支援センター（次頁のコラム参照），生活困窮者自立相談支援機関（p.346のコラム参照），精神保健福祉センターなど幅広い．そこで，本節では，保健師の実践に焦点を当てて事例に基づき解説する．

> **事例⑩　精神疾患が疑われるひきこもりのJさん**
>
> 　Jさん，20歳代後半，男性．無職．会社員の父親とパート勤務の母親との3人暮らし．兄は1人暮らしをしている．
>
> 〈生活歴〉
> 　大学受験を控えた高校3年生の秋に強い不安症状が出現し，精神科を受診し半年ほど薬物療法を行った．副作用が強く，薬物療法の効果も感じられなかったため，治療を自己中断し，その後は精神科医療への不信が強く受診を拒否している．就職活動に励んでいた大学4年生の春に強い対人不安が出現し，就職先が決定しないまま大学を卒業した．弁護士になるという高い目標を掲げてはいるものの，そのための具体的な勉強をしている様子もなく，3年が経過した．
>
> 〈相談までの経緯〉
> 　日中は，ほとんど自室でパソコンに向かって過ごしている．ときどき，帽子をかぶりマスクをつけて，近くのコンビニに買い物に行く以外の外出はない．毎日決まった時間に起床，食事，入浴をしている．起床時間，食事や入浴時間の固定，食事のメニュー，トイレの使い方など生活面でさまざまなルールを設けて母親にも強要している．ルールが守れないと母親を強く非難する．最近，兄の結婚が決まった頃から「自分はがんかもしれない」という不安の訴えがあり，強迫的な行為が強まり，対応に困った母親が保健センターに相談に訪れた．

（コラム）
ひきこもり地域支援センター
　ひきこもりに特化した専門的な第一次相談窓口として全国の都道府県，政令指定都市に設置されている．社会福祉士，精神保健福祉士，臨床心理士などのひきこもり支援コーディネーターを中心に，地域における関係機関とのネットワークの構築や，ひきこもり対策にとって必要な情報を広く提供するといった地域におけるひきこもり支援の拠点としての役割を担う．

1 ● アセスメントと看護計画

　バイオ・サイコ・ソーシャルモデルを用いてJさんのアセスメント内容を整理すると，図IX-8-1のようになる．

a. 母親との面接

　保健師は，Jさんの母親の気持ちを傾聴しながら，これまでの生活歴や現在の日常生活の様子，家族との関係などについてていねいに時間をかけて聞いた．母親は，「これまで息子の言うことを聞いてきたが，状態はよくならない．どうしたらよいかわからない」「いつになったら仕事を始めるのか」「息子のひきこもりは世間体がわるく誰にも相談できないし，父親（夫）は仕事が忙しく頼りにならない」と自分自身の気持ちを保健師に語った．Jさんの様子については，「弁護士になって見返してやると言っており，働くことに対する焦りがあるのだと思う」「最近，頭痛がして朝が起きにくかったり，頭がボーっとして集中できないと言ったりしている．がんは極端だが，長い間医療機関にかかっていないため，健康面は心配である」と話した．

b. 面接後のアセスメントと看護計画

　Jさんの生活歴から，大学受験や就職活動などのストレスによって不安が高まり，社会活動の回避と強迫行為の悪化につながってきたと考えられた．今回は，兄の結婚が決まったことから，ひきこもり状態にある自分に対する焦りと不安が増したことで，心気的になったり，強迫行為が強まったりしたと考えられる．Jさんの不安が日常生活や家族関係に悪影響を与えていること，実際に頭痛の訴えがあることから，背景になんらかの疾患があり，治療が必要な状態である可能性が高く，心身の健康状態を確認する必要がある．Jさんは，ひきこもっている生活であっても，毎朝決められた時間に起床するなど非常に規則正しい生活をしていた．また，一人で近所のコンビニにでかけるなど，自宅から外にまったくでられない状態ではない．これらは，社会復帰への支援を行ううえでの強みである．

　母親は，Jさんの強迫行為に巻き込まれ，心理的に疲弊している状態である．他者に支援を求めることが苦手で，一人で抱え込む傾向がみられる．母親のしんどさに寄り添いながら，Jさんとのかかわり方について助言をしてくれる人が必要である．

　Jさんの心身の状態と家族の状況を考えると，ただちに介入が必要な危機の切迫性はない．まずは，母親に対する通所相談を継続しながら，Jさんとかかわるチャンスをつくっていく．Jさんは精神科医療への不信感が強いことを踏まえ，身体の健康に着目して接点

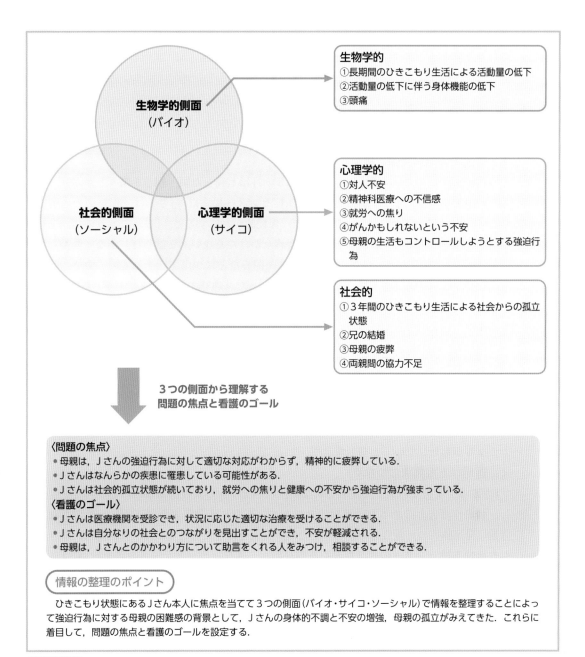

生物学的
①長期間のひきこもり生活による活動量の低下
②活動量の低下に伴う身体機能の低下
③頭痛

心理学的
①対人不安
②精神科医療への不信感
③就労への焦り
④がんかもしれないという不安
⑤母親の生活もコントロールしようとする強迫行為

社会的
①3年間のひきこもり生活による社会からの孤立状態
②兄の結婚
③母親の疲弊
④両親間の協力不足

**3つの側面から理解する
問題の焦点と看護のゴール**

〈問題の焦点〉
・母親は，Jさんの強迫行為に対して適切な対応がわからず，精神的に疲弊している.
・Jさんはなんらかの疾患に罹患している可能性がある.
・Jさんは社会的孤立状態が続いており，就労への焦りと健康への不安から強迫行為が強まっている.

〈看護のゴール〉
・Jさんは医療機関を受診でき，状況に応じた適切な治療を受けることができる.
・Jさんは自分なりの社会とのつながりを見出すことができ，不安が軽減される.
・母親は，Jさんとのかかわり方について助言をくれる人をみつけ，相談することができる.

情報の整理のポイント

　ひきこもり状態にあるJさん本人に焦点を当てて3つの側面（バイオ・サイコ・ソーシャル）で情報を整理することによって強迫行為に対する母親の困難感の背景として，Jさんの身体的不調と不安の増強，母親の孤立がみえてきた．これらに着目して，問題の焦点と看護のゴールを設定する．

図Ⅸ-8-1　バイオ・サイコ・ソーシャルモデルによる問題の焦点と看護のゴール

　をつくっていく．そして，Jさんと関係性を構築し，慎重に精神科への受診も促していく．

2 ● 看護の実際

a. 母親の思いを受け止め，ひきこもり状態にある本人とのかかわり方を助言する

　　保健師は，母親の話を傾聴し，不安や自責などの思いが和らぐよう心理的なサポートを行った．また，ひきこもり地域支援センターで実施されている「ひきこもり家族教室」を

紹介した．母親は，「なんとかしなければと私のほうが焦ってしまい，いつまで家にいるつもりなのか，このままだと兄の結婚相手に紹介できない，などきついことを言っていた」「一番つらいのは，息子本人なのだと気がついた」と保健師に話すようになった．保健師は，母親に対して，Jさんの不安の訴えを傾聴するよう助言した．

　Jさんに対しては，保健センターの「なんでも健康相談」のチラシに簡単な手紙と名刺を添えて母親に渡してもらったが，反応はなかった．

b. 本人との信頼関係を構築する

　母親が保健センターに相談に訪れてから3ヵ月ほど経った頃，帽子を深々とかぶり，マスクと手袋をつけたJさんが突然一人で保健センターに来た．Jさんは，保健師の名刺をだして，「この人と話がしたい」と言った．保健師が対応すると，「ひきこもりの相談をしていると母から聞いた．これ以上家族に迷惑をかけたくない」と話した．かなり緊張した様子であった．Jさんと，現在の生活や興味・関心などについて話をしている中で，時代小説が好きという共通の趣味があることがわかった．趣味の話題で盛り上がり，2週間後にもう一度会う約束をした．自分が病気になったらさらに家族に迷惑をかけてしまうという不安が，心気的な訴えにつながっていると考えられた．

　2回目の面接は母親と一緒に訪れ，Jさんは「身体中に違和感があり，治したいが，病院は怖くて行けない」「数年前にうつと言われて，薬を飲んだら，副作用が出た．薬でひきこもりが治せるとは思えない」と話した．保健師は，Jさんの訴えを傾聴した後に，市内の心療内科をリストアップした資料を渡し，「無理をしてまで今すぐに病院に行ってくださいとは言えないが，病院に行って病気かどうかわかれば安心できるし，治療をしたらよくなるかもしれない」と話した．

c. 適切な支援機関につなぐ

　Jさんは，女医なら大丈夫かもしれない，とベテランの女性医師がいる心療内科を受診し，強迫性障害と診断され，選択的セロトニン再取り込み阻害薬（SSRI）を処方された．背景に発達障害の可能性も考えられたため，検査を行うこととなった．保健師は，ひきこもり地域支援センターの相談員と心療内科のケースワーカーとケース会議を行い，Jさんには保健センターに隣接している地域活動支援センターの利用を提案すること，母親には家族教室修了後はセルフヘルプグループである親の会を紹介することなどの支援の方向性を話し合った．

コラム

生活困窮者自立支援制度

　2015年に施行された生活困窮者自立支援法に基づき，福祉事務所を設置する市町村が実施主体となって，就労支援，住居確保，家計相談，子どもの学習支援などの事業を行う制度．生活保護の一歩手前のセーフティネットともいわれている．ひきこもり状態にある人で，要件を満たさないために生活保護を受けられない人や，障害福祉の対象にならない人もこの制度を利用して自立相談支援や就労支援などを受けることができる．

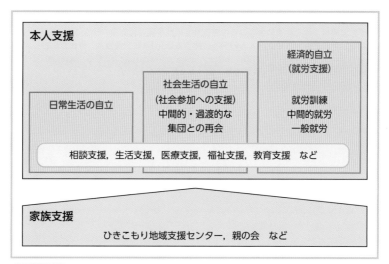

図Ⅸ-8-2　ひきこもりの支援
［厚生労働省：社会的孤立に対する施策について—ひきこもり施策を中心に（2015年8月），
〔https://www.mhlw.go.jp/content/12000000/000515497.pdf〕（最終確認：2021年9月15日）
を参考に作成］

3 ● 看護の評価

　ひきこもり支援は，家族からの相談で始まることが多い．家族は，「とても，つらい」「今すぐなんとかしてほしい」「学校や仕事に行ってほしい」と切羽詰まって来談する．保健師は，家族の話から情報を整理し，心身の健康における危機の切迫性を判断しなければならない．危機介入が必要な状態ではない場合は，家族のこれまでのかかわりを労いながら，対応方法を助言し，長期的な視点で一緒に取り組んでいけるよう意欲と希望をもてるように心理的なサポートをする．Jさんの母親は，保健師の助言や家族教室を通して，Jさんの不安の訴えを傾聴するようになった．

　このように，家族の対応が変わることで，ひきこもっている本人が自分の葛藤に向き合い，相談に訪れるようになることがある．本人が相談につながった後は，家族支援を継続しながら，「日常生活の自立」「社会生活の自立」「経済的自立」に向けた支援を本人のペースに合わせて行っていくこととした（**図Ⅸ-8-2**）.

4 ● ひきこもりの事例から学ぶこと

　ひきこもりは，ネットワークによる支援が必須である．ひきこもり状態にある本人だけではなく，家族も含めた世帯全体をアセスメントし，多機関が連携して支援に取り組まなければならない．教育，児童福祉，精神保健福祉，高齢者福祉など地域のさまざまな制度を活用し，キャリアコンサルタント，訪問看護師，生活困窮者自立支援制度の相談員など多様な職種と連携する必要がある．Jさんに対しても，保健センターだけでなく，ひきこもり地域支援センター，心療内科，地域活動支援センターが関与するようになった．このように保健師は，支援ネットワークを構築する際の要としての役割が期待されている．

┃引用文献┃

1) 厚生労働科学研究費補助金こころの健康科学研究事業「思春期のひきこもりをもたらす精神科疾患の実態把握と精神医学的治療・援助システムの構築に関する研究」（研究代表者　齊藤万比古）：ひきこもりの評価・支援に関するガイドライン，p.6，2010，〔https://www.mhlw.go.jp/file/06-Seisakujouhou-12000000-Shakaiengokyoku-Shakai/0000147789.pdf〕（最終確認：2021年9月15日）

児童虐待

事例⑪ 育児ストレスから虐待，うつ病に陥ったKさん

Kさん，30歳代，女性．専業主婦．夫，長男（4歳）の3人暮らし．

〈これまでの経過〉

Kさんも夫も両親が厳しく，幼少期から勉強が優先で，成績がわるいと両親からけなされて育った．大学卒業後はお互いに企業に就職したが，Kさんは出産を機に退職した．夫は長男誕生を喜んだが，その後も仕事で帰宅が遅く，休日は決まってパチンコにでかけてしまうという生活を続けていた．

4歳になった長男は火がついたように泣くときがあり，Kさんは理由がわからず対応に困ることがあった．長男は主張がはっきりしており，物事を言い聞かせる際など長男の気に入る方法を見つけるのに苦労した．長男の育児がKさんの思いどおりにいかず，Kさんは次第に長男を叩くようになった．

Kさんは，夫は仕事の合間の都合のよいときだけ長男をかわいがっていると思え，自分は長男から試されているのではないかと感じていた．

Kさんは長男が同じ年齢の子どもに比べて体重が軽く，食が細いと感じ，少しでも多く食事をとってもらいたいと考え，時間をかけて食事をつくっていた．ある日長男に「ご飯だよ」と声をかけても，テレビに夢中になって返事をしなかったので「食べなくていい」と食事を捨ててしまった．また，オムツが取れるのが他の子どもより遅いと感じており，「トイレに行こう」と誘っても遊びに熱中し，おもらしをしてしまった長男をトイレに閉じ込めることもあった．他にも，長男が思いどおりにならないと「お尻ペンするからね」と脅かした．Kさんは叩くのはいけないことだと自分を責め，母親としてしつけもできないと指摘されるのではないかと思い，誰にも相談できずにいた．いつしかKさんがイライラし始めると長男は「怖い」と言いながら夫に助けを求めるようになり，夫から「何をイライラしているの，だめじゃない」と言われては，Kさんの気分は落ち込んだ．

ある夜，Kさんは長男の高熱に気づき夜間小児救急を受診した．看護師はKさんの身なりが整っておらず，また疲労が激しい様子から声をかけると「自分が子どもに怒ってばかりいたせいで，子どもが病気になってしまった」と泣き出した．長男は感冒による高熱と診断された以外にはとくに外傷や出血はなかった．しかしKさんの様子を心配した看護師は，Kさんの了解を得て地域の保健師に連絡した．

Kさんは保健師から精神科の受診を勧められて受診したところ，軽度のうつ病と診断された．十分な休息と薬物療法を勧められ，遠方に住むKさんの母親がしばらくの間手伝いにきた．必要な支援が検討された結果，長男は在宅支援となり保育所に入所した．さらにKさんに対して，精神科訪問看護が導入された．

〈現在の状態〉

Kさんは支援の受け入れは良好である．現在は抗うつ薬，睡眠薬を内服中で，軽い

家事や長男を保育所へ迎えに行くことは可能となった．朝は夫が長男を保育所へ送っている．

　長男は保育所に慣れ，Kさんは長男と離れる時間ができ，またしつけの工夫を保育士に相談できるようになり叩くことはなくなった．しかしKさんは子どもを叩いていた自分に罪悪感をもっており，保育所に預けたことに自責感を抱いていた．そして体調がよくないときは，長男の世話がつらいと感じることがいまだにある．

1 ● アセスメントと看護計画

　バイオ・サイコ・ソーシャルモデルを用いてKさんのアセスメント内容を整理すると，図Ⅸ-9-1のようになる．

　児童虐待はさまざまな要因が関連して起こるため，多方面からのアセスメントが必要である．支援は長男の安全が保障されることを念頭におく．そのためには母親であるKさんの体調が回復し，育児ストレスを溜めないことが重要で，Kさんが自分の気持ちを安心して表出できるかかわりが大切である．また，Kさんが体調を崩しやすい傾向として，どのような要因があるか観察し，多職種と連携しながら必要な支援を考えていく．

2 ● 看護の実際

a. Kさんと良好な関係を築く

　訪問看護師は，事前に支援者間で情報を共有し，Kさんへの対応の仕方など留意する点も確認した．訪問看護ではKさんが安心して話せるように環境を調整し，しっかり訴えを聞くことに努めた．Kさんが育児のストレスや体調のつらさを感じていたことに共感し，労いの言葉をかけた．体調がすぐれず育児がつらいと感じたときは無理しないこと，また育児から離れて適度に気分転換することは，Kさんと長男にとって適切な距離を保つことにつながると伝え，具体的な方法を一緒に考えていきましょうと伝えた．

b. Kさんの負担が軽減し，体調が回復に向かう支援

　Kさんの回復には睡眠が大切だが，長男と一緒だと中途覚醒してしまうことがある．そのため日中は無理して家事を行わず，軽く午睡をとるとよいことを伝え，また家事支援の検討を提案した．

　夫が，Kさんが朝つらいときには，無理に起きなくてよいと言っていることがわかり，「夫に頼ってもよいのではないか」と伝えた．また休日の前の晩は，夫が長男と一緒に寝てくれるようになったことで，Kさんは継続して睡眠をとることができるようになった．Kさんは休息がしっかり確保できると体が楽になり，長男にゆとりをもって接することができると話してくれた．また，訪問看護師は育児から解放される時間をもち，気分転換することが大切と伝えた．その後は近所のカフェまででかけて，少しずつ自分の楽しみをもてるようになった．

　Kさんのイライラは月経周期にも関係している様子だった．Kさんには「月経前の時期にイライラするのは，月経周期による影響が考えられるので，主治医に相談してみましょう」と提案した．訪問看護師から精神科の主治医に相談したうえで，今後は産婦人科受診の予定である．

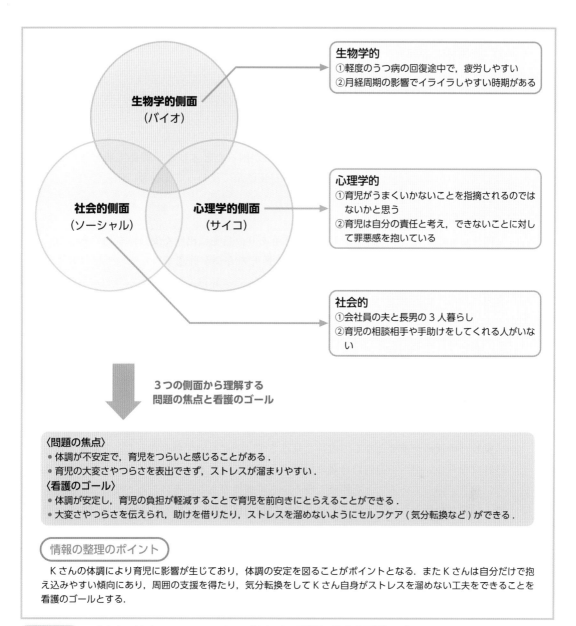

図IX-9-1　バイオ・サイコ・ソーシャルモデルによる問題の焦点と看護のゴール

なお，訪問看護の際はリラクゼーションの目的で，Kさんの好みの音楽をかけて軽い体操行った．

c. 支援が有効に活用され，Kさんの負担が軽減しているかを確認する

Kさんは最初，長男を保育所に預けることに抵抗があったが，長男が保育所に楽しそうに通っている姿を見て「預けてよかった」と感じていた．保育士には育児の相談ができ，しつけの困ったことに少しずつ工夫できるようになったと話した．またKさんの体調を気遣う声かけをしてもらえたことで「保育園に預けたことで自分のことを心配してくれる

人が増えた」と，Kさん自身は前向きに物事を考えられるようになっていった．

d. 多職種との連携

　児童虐待はさまざまな職種の支援者がかかわるため，お互いに情報を共有し，連携し合うことが重要である．支援者はそれぞれが自らの役割を自覚し支援を行うが，どのような職種がどの方面からかかわっているかを把握し，連携の方法や報告先を確認しておく．Kさんは自分の体調がわるいとき，また夫の不在や多忙の際に，育児の人手を確保することが困難だと感じていた．訪問看護師はKさんが困ったときにどの関係機関と連絡を取り合えばよいか整理してKさんに説明したり，Kさんに代わって支援者に伝えた．

3 ● 看護の評価

　Kさんは疲労しやすく外出が困難なときもあり，自宅に出向く支援は有効であった．

　日中は長男が保育所に行っていることで長男の安全が確認できた．自宅にはKさんと看護師しかおらず，安心して話ができたようだった．Kさんは物事をネガティブに考えがちだったが，長男を大切に育てたいと思う気持ちに注目し肯定的にかかわることで，安心感や「これでいいんだ」という考えにつながった．また母親役割から解放され，リラックスできる時間をもてたことは，気分転換になり，長男にとってもよい影響を与える結果となった．

4 ● 児童虐待の事例から学ぶこと

　児童虐待はさまざまな要因が関連し発生するため，多方面からアセスメントする．また多職種との連携が重要となる．虐待を見逃さず，子どもの生命を守ることを最優先にしなければならないが，一方的に母親に指導する態度で接すると，母親は自分を否定されたように感じ，困っていることを相談しなくなる可能性がある．そのため支援者は母親の身近でよい相談相手となれるよう，対象者との信頼関係を築いていくことが大切である．最近の支援の傾向として，虐待が発生する以前から予防的にかかわることにも重点が置かれるようになっている．

索　引

和文索引

看護学テキスト NiCE

精神看護学Ⅱ　地域・臨床で活かすケア（改訂第3版）
対象者の力を引き出し支える

2010 年 2 月 1 日　　第 1 版第 1 刷発行	編集者 萱間真美，稲垣　中
2015 年 3 月 20 日　　第 1 版第 6 刷発行	発行者 小立健太
2015 年 12 月 10 日　第 2 版第 1 刷発行	発行所 株式会社 南 江 堂
2020 年 9 月 5 日　　第 2 版第 6 刷発行	〒113-8410 東京都文京区本郷三丁目 42 番 6 号
2022 年 1 月 20 日　　第 3 版第 1 刷発行	☎(出版) 03-3811-7189 (営業) 03-3811-7239
2023 年 2 月 20 日　　第 3 版第 2 刷発行	ホームページ https://www.nankodo.co.jp/

印刷・製本　三美印刷

© Nankodo Co., Ltd., 2022